Das große Lexikon der
Heilsteine

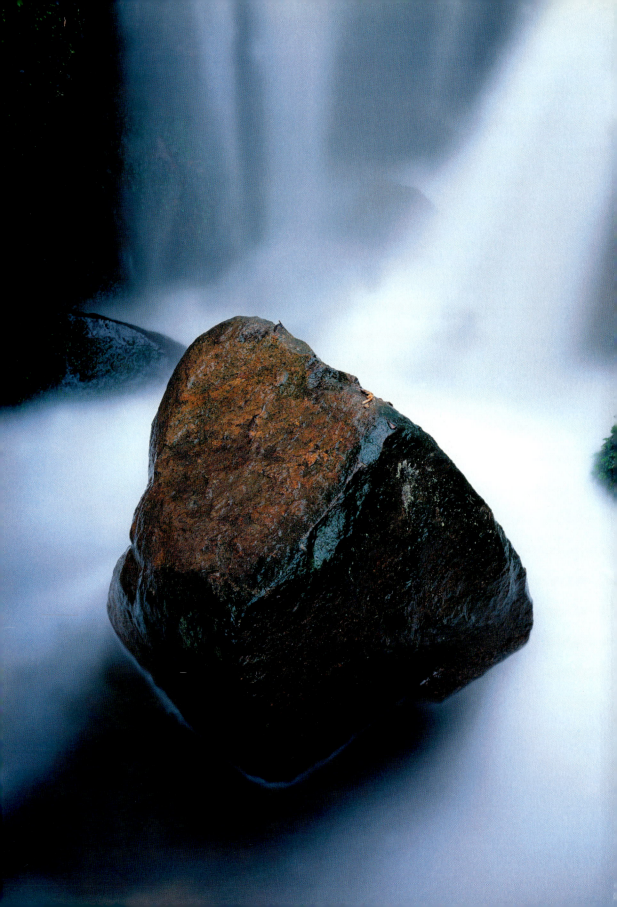

Dieter Stephan / David Aschberg

Das große Lexikon der
Heilsteine

Alle Heilsteine von A–Z
Anwendung und Wirkung

Weltbild

Inhalt

Am Anfang war der Stein ... 8

Faszination seit Menschengedenken ... 10
Steine für Gott und die Welt ... 11
Streifzug durch die Kulturen ... 14
Frühe heilkundliche Anwendungen ... 24
Hildegard, die »Mutter der Steinheilkunde« ... 26
Von der Renaissance zur Moderne ... 30

Im Licht der Wissenschaft ... 32

So kamen die Steine ins Rollen ... 34
Begriffe und Definitionen ... 38
Der Kreislauf der Gesteine ... 40
Vom Wesen der Steine ... 50
Imitationen und Fälschungen ... 64

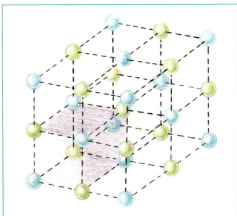

Die Grundform des Kristallgitters z. B. bei Siliziumdioxid – Grundbaustein zahlreicher Mineralien.

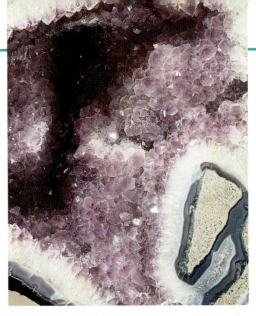

Schon in der mittelalterlichen Klostermedizin wurde der Amethyst viel verwendet.

Heilen mit Steinen ... 70

Eine lange Geschichte ... 72
Wirkprinzip elektromagnetische Strahlung ... 72
Wirkprinzip Mineralfarben ... 73
Wirkprinzip Mineralstoffe und Spurenelemente ... 79
Zum Umgang mit Steinen ... 82
Anwendungen ... 84
Den persönlichen Stein finden ... 86

Von Achat bis Zitrin ... 94

Was Sie wissen sollten ... 96
Die Mineralgruppen ... 99

Beryllgruppe ... 102
Aquamarin ... 104
Beryll ... 107
Bixbit ... 110
Goldberyll ... 112
Goshenit ... 114
Heliodor ... 116
Morganit ... 118
Smaragd ... 120

Inhalt

Eigene Varietäten	124	Gips	170
Aktinolith	126	Hämatit	174
Alexandrit	128	Hiddenit	178
Andalusit	131	Hornblende	180
Aragonit	134	Idokras (Vesuvian)	182
Azurit	136	Jadeit	184
Biotit	138	Kalzit	188
Bronzit	140	Kunzit	190
Charoit	142	Lapislazuli	192
Chiastolith	144	Larimar	196
Chrysoberyll	146	Lepidolith	198
Chrysokoll	149	Magnesit	200
Coelestin	152	Magnetit	202
Diamant	154	Malachit	204
Diopsid	159	Markasit	207
Dioptas	162	Marmor	210
Epidot	164	Moldavit	213
Fluorit	167	Muskovit	216

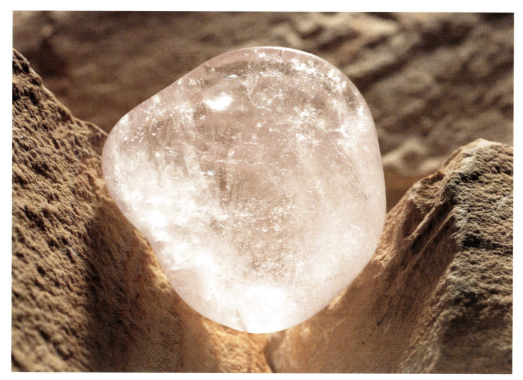

Der Morganit mit seiner zarten rosa Farbe wirkt heilend auf die gestresste Seele. Die negativen Folgen von Hektik und Leistungsdruck werden gemildert.

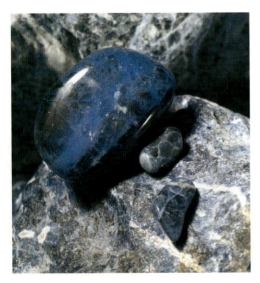

Als Heilstein besonders beliebt ist der dunkelblaue bis schwarze Sodalith.

Nephrit	219
Obsidian	222
Peridot	225
Prehnit	228
Pyrit	230
Pyromorphit	234
Realgar	236
Rhodochrosit	238
Rhodonit	240
Rutil	243
Scheelit	246
Sepiolith	248
Serpentin	250
Sillimanit	254
Sodalith	256
Spinell	259
Staurolith	262
Steinsalz (Halit)	264
Sugilith	266
Tektit	268
Tigereisen	270
Titanit	272
Topas	274
Türkis	277
Ulexit	280
Vanadinit	282
Variscit	284
Versteinertes Holz	286
Zirkon	289

Feldspatgruppe 292

Amazonit	294
Aventurin-Feldspat (Sonnenstein)	296
Feldspat	299
Labradorit	302
Mondstein	305
Orthoklas	308

Granatgruppe 310

Almandin	312
Andradit	314
Demantoid	316
Granat	318
Grossular	322
Hessonit	324
Pyrop	326
Rhodolith	328

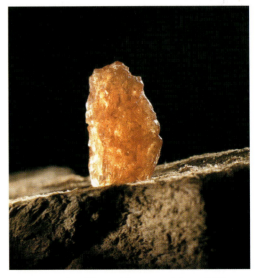

Spessartin gilt – klar und facettenreich geschliffen – als einer der schönsten Granate.

Spessartin	330
Tsavorit	332
Uwarowit	334

Korundgruppe 336
Padparadscha	338
Rubin	340
Saphir	344

Opalgruppe 348
Chrysopal	350
Edelopal	352
Feueropal	356
Girasol	358
Opalith	360

Quarzgruppe 362
Achat	364
Amethyst	367
Aventurin-Quarz	370
Bergkristall	372
Blauquarz/Saphirquarz	376
Chalzedon	378
Chrysopras	381
Falkenauge	384
Heliotrop	386
Jaspis	389
Karneol	392
Moosachat	394
Onyx	396
Prasem	398
Rauchquarz	400
Rosenquarz	402
Rutilquarz	404
Tigerauge	406
Turmalinquarz	408
Zitrin	410

Steine organischen Ursprungs 412
Bernstein	414
Gagat	418
Koralle	420
Perle	423

Turmalingruppe 426
Rubellit	428
Schörl	430
Turmalin	432
Verdelith	436

Edle Metalle 438
Gold	440
Silber	446
Kupfer	450
Platin	454

Bereits in Antike und Mittelalter galt Gold als verjüngendes und lebensverlängerndes Mittel.

Glossar	458
Literatur	461
Bestelladressen und Information im Internet	461
Über dieses Buch	462
Verzeichnis der Indikationen	463
Namen und Synonyme	466
Stichwortverzeichnis	475

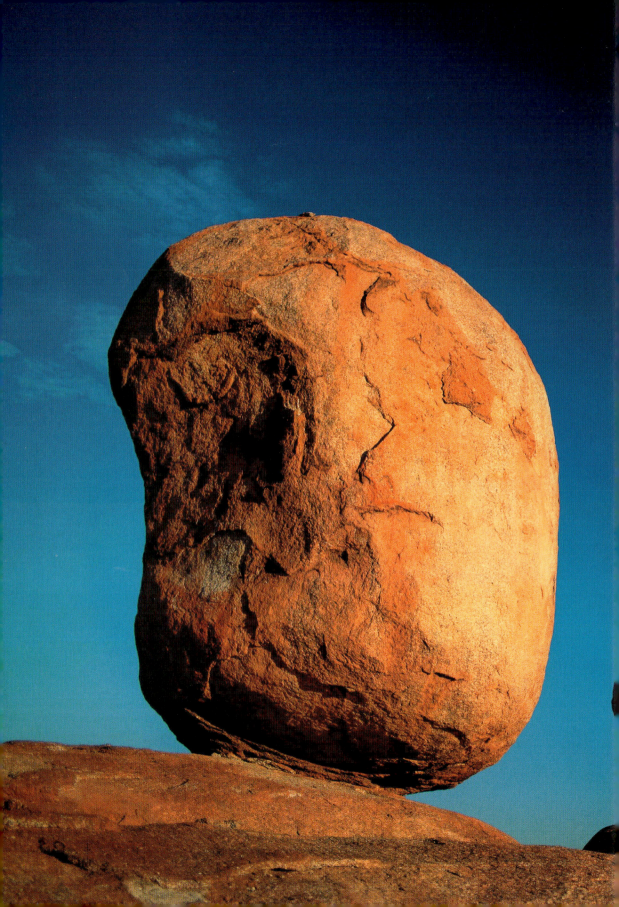

Am Anfang war der Stein

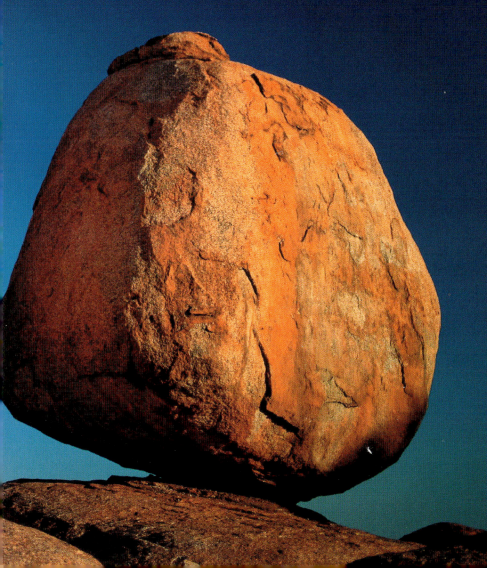

Faszination seit Menschengedenken

Die Schönheit und Vollkommenheit edler Steine regte die Fantasie der Menschen von alters her an: Edelsteine waren Sterne, die auf mesopotamische Erde gefallen waren, sie waren gewachsen an den Bäumen des babylonischen Göttergartens und entstanden aus dem Blut des griechischen Gottes Uranos. Bei der Betrachtung der verschiedenen Mineralien und Gesteine und ihrer heilenden Kräfte betreten wir ein Zauberland längst vergangener Zeiten.

Werkzeug, Schmuck und Wertobjekt

Erste Zeugnisse für den Einsatz von Steinen als Werkzeug gibt es seit der Altsteinzeit. Die erste künstlerische Gestaltung erfuhren sie nachweislich in der Jungsteinzeit: Weichere Materialien wie Kalkstein, Bernstein oder der matt glänzende, schwarze Gagat wurden geschabt und geschnitten, geschliffen und poliert. Tierdarstellungen oder einfach die Betonung der natürlichen Form des Steins überwiegen.

Wie allen ebenso auffälligen wie unerklärlichen Naturphänomenen wurden auch ungewöhnlichen Steinen außerordentliche Kräfte zugesprochen. Nachdem die Bewohner der Jungsteinzeit sesshaft geworden waren, fanden die Mineralien neue Anwendungen. Erste Grundformen des Handels entwickelten sich, wobei Schmucksteine bald als begehrte Tauschobjekte galten. Die Wertschätzung bestimmter Gesteine und Mineralien lässt sich auch aus ihrer Rolle im Totenkult ablesen: Aus der Jungsteinzeit sind aus archäologischen Funden zehn verschiedene Mineralien bekannt, die als Grabbeigaben verwendet wurden.

Über Götter, Dämonen und Talismane

Den gewaltigen Kräften der Natur war die Menschheit über Jahrtausende hinweg machtlos ausgeliefert. Je weniger sie über Ursachen und Zusammenhänge wusste, desto mehr fürchtete sie sich vor Göttern und Dämonen. Mit Schutzzauber und Beschwörungen versuchte man das Böse zu bannen. Eine wichtige Rolle spielten dabei Glück bringende Amulette oder Talismane aus Edelsteinen wie Amethyst, Bernstein, Lapislazuli, Perlen und Smaragd. Sie galten als Verbindung zwischen sichtbarer und unsichtbarer Welt. Solche Anwendungen schutzzauberischer Mittel finden sich bei nahezu allen Völkern, in den verschiedensten Kulturstufen.

Der Geschichtsschreiber Herodot erwähnt in diesem Zusammenhang die Ägypter, die er nicht nur als das älteste Volk der Erde bezeichnet, sondern auch als das der Magie am nächsten stehende. Edelsteine wie Lapislazuli, Jaspis, Opal, Karneol, Amethyst oder grüner Feldspat waren in Ägypten vor allem in Form von Amuletten verbreitet. Meist trugen die Anhänger die Form eines Skarabäus, des heiligen Pillendre-

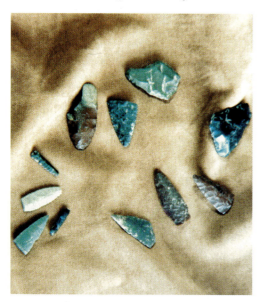

Funde aus der Jungsteinzeit (5.–2. Jahrtausend v. Chr.) belegen die Bedeutung von Steinen als Werkzeuge.

Steine für Gott und die Welt

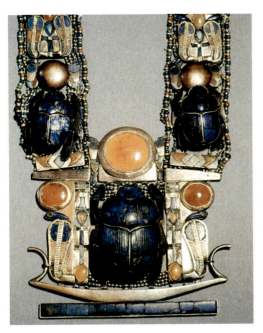

Gold und Halbedelsteine schmücken diesen Skarabäus-Brustschmuck aus dem Grab Tutenchamuns.

Die Edelsteine, die wir heute als archäologische Fundstücke bewundern, signalisierten jedoch nicht nur Mythen und Magie, sondern auch Macht, Eitelkeit und Reichtum. Unter den Pharaonen wurden auch Kalkstein, Steatit oder Aragonit zu Kunstwerken verarbeitet. Zur Zeit des großen Pharaos Tutenchamun brachten die Ägypter die Kunst der Intarsienarbeiten zur Vollendung. Aus verschiedenen kleinen Edelsteinen bildete man ein größeres Dekor, wobei jeder einzelne Stein mit Golddraht umrahmt wurde.

Das Land der Pharaonen gilt als größtes und ältestes Bergbauland. Auf einigen altägyptischen Felsbildern sind Arbeiter verewigt, die Malachit und Edelmetalle abwiegen, Edelsteine schleifen und Erze schmelzen.

Erwähnungen in der Bibel

Auch in der Heiligen Schrift findet man zahlreiche Hinweise auf Edelsteine. Als »Grundlage des Gesunden und des Himmlischen« betrachteten die Christen das kostbare Gut, und so war das Tragen der schmückenden Mineralien gestattet, sofern es nicht mit abergläubischen Bräuchen wie Zauberformeln oder Beschwörungen verbunden war.

In der Bibel spielen Edelsteine vor allem aus spirituellen Gründen eine Rolle. Jedem Mineral sind bestimmte Eigenschaften zugeordnet, die es mit seinem göttlichen Ursprung verbinden. In seinem schönen Aussehen spiegelt der Edelstein den Glanz des göttlichen Wesens wider. In diesem Sinne beschreibt der Prophet Hesekiel eine seiner Visionen: »Du weiltest im Eden,

hers. Dieser Käfer steht als Sinnbild für Wiedergeburt, Schöpfung und Unsterblichkeit. Wertvolle Skarabäen aus Edelsteinen wurden auch als Grabbeigaben, zum Schutze der Toten im Jenseits, verwendet.

Amulett und Talisman

Unter einem Amulett versteht man einen kleinen, als Anhänger getragenen Gegenstand, der vor Gefahr schützen, aber auch Glück bringen soll. Er dient vorrangig zur Abwehr »böser Kräfte«.

Ein Talisman dagegen ist vor allem ein Glück bringender Gegenstand, der »gute Kräfte« anziehen soll. Besonders beliebt ist für Talismane seit jeher die Form des Rings, in den Edelsteine eingefasst werden. Wegen seiner vollkommenen Geschlossenheit gilt bereits der Ring als magisch. In seiner Form werden Zauberkräfte gebannt, die durch die Edelsteine gesteigert werden.

im Gottesgarten. Lauter Edelsteine waren dein Kleid: Karneol, Topas und Jaspis, Chrysolith, Beryll und Onyx, Saphir, Rubin und Smaragd. Deine Fassung und deine Verzierung waren aus Gold. Sie wurden erschaffen am Tag, da du erschaffen warst. Du warst auf dem heiligen Gottesberg und ergingst dich inmitten feuriger Steine.«

Sakrale Kunstwerke im reichen Schmuck
Das Dreikönigsfest am 6. Januar war traditionell der Tag, an dem in christlichen Gotteshäusern profan wie sakral genutzte Edelsteine geweiht wurden.

Reliquien und Heiligenbilder schmückten die Künstler ebenso wie rituelle Gegenstände mit teuren Steinen. Auch persönliche Schmuckstücke wie beispielsweise Ringe wurden kirchlich gesegnet und durften als Schutzmittel getragen werden. Bald fand man prachtvolle Steine auf Zölibat-Ringen, Abendmahlskelchen oder Kleidungsstücken. Reich verziert mit Gold und Edelsteinen wurden auch sämtliche rituellen Gegenstände wie etwa die Einbände der vier Evangelien. Als Schmuckstein für Ringe werden bis heute Saphire, Topase oder – wegen ihrer violetten Farbe vielfach bei Bischöfen – Amethyste eingesetzt.

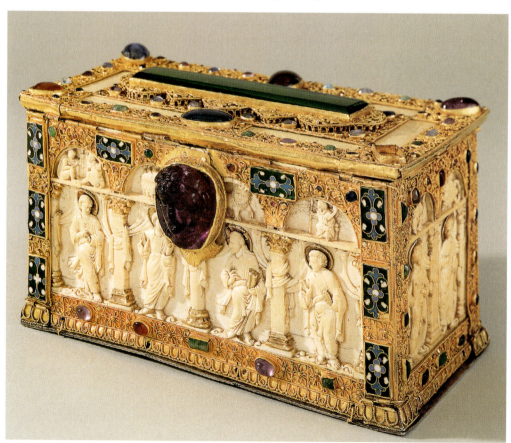

Edelsteine fanden häufig Verwendung in sakralen Kunstwerken: Reliquienkasten Ottos I. mit einem Amethystrelief (Vorderseite).

Edelsteine in der Bibel 13

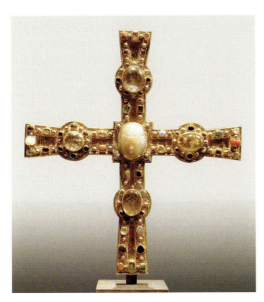

Beispiel christlicher Prachtentfaltung: ein mit Edelsteinen reich verziertes Reliquienkreuz.

Ab dem 12. Jahrhundert dominierten in der Liturgie die Farben Weiß, Rot, Grün und Schwarz. Später kamen Violett, Gold und Rosa hinzu. Dies wirkte sich auch auf die Verwendung von Edelsteinen in sakraler Kunst aus, die sich fortan dieser Mode unterwarf. Besonders reich geschmückt wurden seit jeher Vortragekreuze, die beim prachtvollen Einzug von Kaisern, Königen und hohen Würdenträgern in die Kirchen vorneweg getragen wurden. Seit jeher fanden Edelsteine auch als Zierrat von Reliquiaren Verwendung, jenen prächtigen Behältnissen, die Überreste von Heiligen, wie zum Beispiel ein Gewandstück, den Splitter eines Knochens oder Haare, beinhalten. Um die weltliche Herrschaft und den göttlichen Auftrag zu unterstreichen, verwendete man edle Steine im Mittelalter zur Zierde der Reichsinsignien (Krone, Zepter, Apfel, Schwert) und der Reichsheiligtümer (Heilige Lanze, Reliquiare, Evangelare). Gleichzeitig sollten die Steine ihre Besitzer vor den Kräften des Bösen schützen.

Das Buch Mose und die Apokalypse

Eine aufschlussreiche Erwähnung der Bedeutung von Edelsteinen in der Bibel findet sich im Buch Mose. Hier ist die Rede vom Brustschild des Hohepriesters, in dem sich zwölf in Gold eingefasste Steine befanden. Sie waren in vier Reihen zu je drei Steinen angeordnet und repräsentierten die zwölf Stämme Israels. Die Zahl zwölf steht für Vollkommenheit und Harmonie; sie ist eine heilige Zahl. Die Edelsteine aus dem Brustschild ordnete man als »Apostelsteine« den zwölf Aposteln zu (→ Kasten).

Josephus von Scythopolis (286–356 n.Chr) schrieb den Edelsteinen am Gewand des Hohepriesters Zauberkräfte zu. In seiner Darstellung ersetzte er den Spinell durch Hyazinth. »Der Jaspis wehrt den Ehebruch; der Saphir ist ein Schönheitsmittel für die Augen, macht sie funkelig; der Achat verleiht Nüchternheit; der Smaragd vetreibt Dämonen; der Sardonyx macht durch und durch glühend; der Chrysolith heilt die Augen; der Beryll ist Heilmittel gegen die Traurigkeit; der Topas, Hyazinth, Amethyst wehrt die Trunkenheit.«

Die Apostelsteine

Edelstein	Apostel
Sardonyx*	Petrus
Topas	Andreas
Smaragd	Jakobus der Ältere
Spinell**	Johannes
Saphir	Thomas
Jaspis	Jakobus der Jüngere
Bernstein***	Philippus
Achat	Bartholomäus
Amethyst	Matthäus
Chrysolith	Simon
Onyx	Thaddäus
Beryll	Matthias

Lateinische Namen:
* Sardius, ** Carbunkulus, ***Ligurius

Die Vision vom Himmlischen Jerusalem
Dass die Edelsteine in der Bibel eine große Rolle spielen, erkennt man auch in der Johannes-Offenbarung. So lautet die Vision vom Himmlischen Jerusalem: »Die Mauer war aus Jaspis und die Stadt selbst aus lauterem Gold so rein wie Glas. Die Grundmauern waren mit allerlei Edelsteinen geziert: Der erste Grundstein war aus Jaspis, der zweite ein Saphir, der dritte ein Chalzedon, der vierte ein Smaragd, der fünfte ein Sardonyx, der sechste ein Sardis, der siebte ein Chrysolith, der achte ein Beryll, der neunte ein Topas, der zehnte ein Chrysopras, der elfte ein Hyazinth, der zwölfte ein Amethyst. Die zwölf Tore waren zwölf Perlen, jedes Tor war eine Perle. Die Straßen der Stadt waren reines Gold wie durchsichtiges Glas.« (Offenbarung 21, 18–21).

Die von Johannes aufgezählten Steine blieben bis ins Mittelalter hinein die bedeutendsten Schutz- und Heilsteine. Man findet sie auch auf der »Wiener Reichskrone«, wo sie direkt auf den Kopf des Kaisers einwirken sollten.

> **Die Symbolkraft der Zahl Zwölf**
> Edelsteine sind in vielen alten Quellen an die symbolischen Bedeutungszusammenhänge der Zahlenmystik gebunden. Die Zahl Zwölf galt schon im alten Orient als Zahl der Vollständigkeit und Heiligkeit, die mit der Einteilung von zwölf Tages- und zwölf Nachtstunden sowie den zwölf Monaten des Jahres den Ablauf der Zeit repräsentiert. Ihre Rolle in der Astrologie zeigt sich in den zwölf Tierkreisbildern des Sternenhimmels; in der Religionsgeschichte ist sie mit den zwölf Söhnen Jakobs und somit den zwölf Stämmen Israels, den zwölf Toren Jerusalems sowie den zwölf Aposteln die Zahl der Nachkommenschaft und Erwählung. Gegenseitige Bezüge und Verweise sind kein Zufall, sondern mehren stets den Bedeutungshintergrund des Gegenstandes. Ein Beispiel dafür sind die zwölf Edelsteine Jerusalems und die am Brustschild des Hohepriesters. Hier stellt die Zahl Zwölf über die Tierkreisbilder den Bezug zum Sternenhimmel und zum Kosmos her.

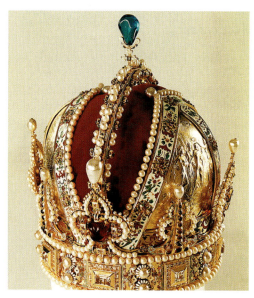

Edelsteine galten als Symbol von Würde und Macht (Replik der österreichischen Kaiserkrone Rudolphs II).

Streifzug durch die Kulturen

Seit Urzeiten beschäftigen sich die Menschen mit den gleichen Fragen. Woher kommen wir? Wie ist die Welt entstanden? Wohin gehen wir? In den Schöpfungsmythen der verschiedenen Religionen finden diese Fragen Antworten. Verblüffend ist die Tatsache, dass es in zahlreichen Mythen Übereinstimmungen gibt, obwohl sie an den unterschiedlichsten Orten zu verschiedensten Zeiten weitergegeben wurden. Solche Parallelen finden sich, unabhängig von der geografischen Nähe, auch in Edelsteinmythen.

Erstaunliche Parallelen

Ein Beispiel für die ähnliche Verwendung des gleichen Minerals an verschiedenen Orten ist der Quarzkristall. Im vorkeltischen Großbritannien etwa spielte der weiße Quarzkristall (auch Milchkristall genannt) eine wichtige Rolle bei der Auswahl von Steinen für die Erstellung der heiligen Kreise. Auch im Totenkult und bei Initiationen wurde er häufig verwendet: Grabhügel wurden nicht selten völlig mit Quarz bedeckt. Genauso gerne griffen Druiden im kontinentalen Westeuropa zu diesem Mineral. Eiförmige Kristalle galten als enorm zauberkräftig. Ertappte man Delinquenten in einem Gerichtsverfahren mit solchen Steinen, drohte ihnen der Tod. Man nahm an, dass sie sich durch den Kristall heimlich einen Vorteil verschaffen wollten.

Auch andernorts nutzten Schamanen bevorzugt Quarzkristalle. In Malaysia glauben die Angehörigen des Semang-Stammes noch heute, dass einem Medizinmann bei seiner Amtseinführung von himmlischen Wesen Quarzkristalle überreicht werden. In diesem Mineral sollen Geister hausen, die den Schamanen bei seiner Arbeit unterstützen. Im Osten Malaysias glauben die Urwaldbewohner in anderer Weise an die heilende Kraft der »Steine des Lichtes«. Mit ihrer Hilfe suchen sie die verloren gegangene Seele eines Kranken und bringen sie wieder an ihren angestammten Platz zurück.

Auch in Australien und Südamerika war man von der Kraft der Quarzkristalle überzeugt. Auf symbolische Art und Weise öffnete man dort Medizinmännern, während der Einführung in ihr Amt, den Leib. Auf diese Weise gelangten neue innere Organe in den Körper. Diese bestanden aus Quarzkristall und füllten den Heiler mit »geronnenem Licht«. Heute wird der Quarzkristall vor allem gegen den Verlust von Vitalität und Kraft und zur Steigerung der Konzentration eingesetzt.

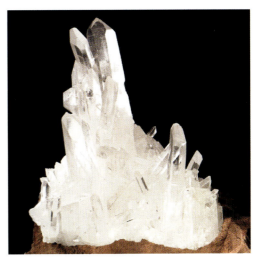

Der Bergkristall galt lange Zeit als Urform der Kristalle und wurde vielfach rituell eingesetzt.

Mesopotamien und Vorderer Orient

»Die Wiege der Kultur« nennt man Mesopotamien, denn in dem Gebiet zwischen Euphrat und Tigris entstanden um 5000 v. Chr. die ersten Hochkulturen. Bewohnt wurde das Land von Sumerern, Babyloniern und Assyrern. Sie errichteten Städte, gründeten Religionen und schufen ein Schriftsystem. Überliefert ist, dass sie edlen Steinen häufig die Form von Muskatnüssen gaben. Diese wurden meist mit Inschriften verziert und den Gottheiten des Zweistromlandes geweiht. Wurde ein Edelstein mit einem Koranvers versehen, wirkte er doppelt so stark. Dieser Glaube war und ist noch heute im Islam weit verbreitet.

Schutzamulette aus Tigerauge, Smaragd und Türkis

Reisende mit Angst vor Schlangen bedienten sich der Kraft von Smaragdamuletten, denn die Tiere wurden durch den Anblick des grünen Steines geblendet. In einem Sprichwort heißt es: »Blind wie eine Schlange, die von den jungfräulichen Strahlen eines Smaragds getroffen

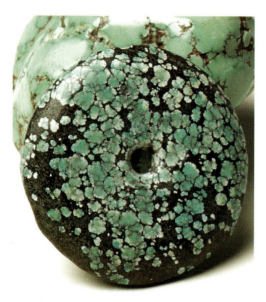

Das Blaue Auge war ursprünglich aus Türkis. Heute benutzt man auch gläserne Imitationen als Amulett.

wurde.« Symbolisch im (Tiger-)Auge behielt ein Ehemann seine Frau im Islam, indem er ein Tigeraugen-Amulett zur »Empfängnisverhütung« einsetzte. Begab sich ein verheirateter Mann auf eine längere Reise, so reichte er seiner Frau ein Glas Milch, in das er vorher das Amulett eingetaucht hat. Brach die Frau ihm während seiner Abwesenheit die Treue, konnte sie dank der Schutzwirkung des Tigerauges wenigstens von ihrem Liebhaber nicht schwanger werden. Als besonderes Schutzamulett gilt in der Türkei bis heute das Blaue Auge, das meist aus Türkis, inzwischen aber auch aus schlichtem Glas gefertigt wird. Es wird auch »Nazur Boncuk« oder »Stein des bösen Blicks« genannt. Getragen wird es als Schmuckstück, am Schlüsselring, oder man hängt es im Auto oder Haus auf. Seinen Besitzer soll es vor dem bösen Blick und vor Unheil im Allgemeinen schützen. In früheren Zeiten galt der Türkis in der Türkei als Stein der Wahrsager und Hellseher.

Totenkult in Ägypten

Ergiebige Smaragdvorkommen begründeten den unermesslichen Reichtum des alten Ägyptens mit. In großen Schachtanlagen wurde der grün schimmernde Stein schon rund 2000 Jahre v. Chr. in der Nähe des Roten Meeres gewonnen. Kleopatra soll mächtige Smaragdgruben im oberen Ägypten besessen haben. Seine besondere Wirksamkeit entfaltete dieser kostbare Stein im Liebeszauber. Eine wichtige Funktion hatte er aber auch in den Totenritualen. Die Ägypter glaubten an eine Vereinigung mit ihren Göttern im Reich des Todes. Deshalb wurden die einbalsamierten Leichname der Pharaonen ebenso reich mit Edelsteinen geschmückt wie die Könige zu ihren Lebzeiten. Die enge Verbindung, die man zwischen Edelsteinen und den Göttern sah, wird auch in einem Loblied an den Gott Osiris deutlich: »Du bist es, der Glieder von Gold, einen Kopf von Lapislazuli und eine Krone von Malachit hat.«

Hohe Amt- und Würdenträger trugen bestimmte Edelsteine bei der Ausübung ihrer Ämter. Übten etwa die Priester ihre heilkundlichen Fähigkeiten aus, hatten sie einen Jaspis bei sich. Zur Amtstracht der Richter gehörte ein Lapislazuli. In den blau schimmernden Stein war die Hieroglyphe für »Wahrheit« eingeritzt. Eine besondere Verehrung genoss auch der Magnetit. Der dunkle, schwere und hoch magnetische Stein wurde lange für magische Zwecke genutzt. Die Ägypter planten zum Beispiel für einen Tempel der Arsinoe ein Magnetit-Dach, damit die Göttin wegen der starken Anziehungskraft des Daches in die Luft schweben könne. Angeblich soll der Architekt gestorben sein, bevor man seine fantasievolle Idee umsetzen konnte.

Heilige Steine in Indien

Als »Herr der Edelsteine« bezeichneten die Inder den Rubin. Er galt in erster Linie als Beschützer der königlichen Familie. Als heilig galt der Mondstein. Er war einerseits als Stein der Liebenden von Bedeutung, der einen geliebten Menschen dazu bringen sollte, die Neigung zu erwidern. Andererseits galt er auch als Stein der Seher und Wahrsager. »Sonne und Monde begegnen sich alle 21 Jahre in einer speziellen Konstellation, bei der blaue Mondsteine ans Ufer gespült werden«, heißt es in einer indischen Sage, aus der sich die englische Redewendung »once in a blue moon« ableitet, was so viel heißt wie »alle heiligen Zeiten einmal«.

In der indischen Ayurveda-Medizin wird der Topas seit langem als Lebenselixier eingesetzt. Er soll die Intelligenz und das Gedächtnis fördern. Er wird auch zur Linderung von Entzündungen, Appetitlosigkeit, Fieber, Verdauungsbeschwerden und Leberschmerzen eingesetzt. Auch auf Jaspis greifen Ayurveda-Mediziner gerne zurück. Er wird zunächst in Wasser getaucht und dann auf eine blutende Wunde gelegt, um sie auf diese Weise zu schließen. Schwangere Frauen trugen im alten Indien einen Jaspis um die Hüften, damit er ihnen helfe, die Geburt zu erleichtern. Es ist interessant, dass die moderne Medizin heute aus dem Blutjaspis eine Substanz gewinnt, die bei lang anhaltenden Blutungen Verwendung findet.

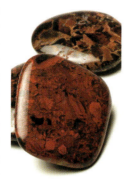

Blutjaspis wird bis heute medizinisch eingesetzt.

Religiöse Riten in Tibet

Eines der schönsten Schutzamulette besitzen bis heute die Tibeter: das Gaú oder auch Gahu oder Gawo. Hierbei handelt es sich um prachtvolle, mit Edelsteinen geschmückte »Zauberdosen«, die um den Hals getragen werden. Besonders auf Reisen sollen sie vor Krankheiten und Unfällen schützen. Darin befindet sich ein in Sanskrit geschriebenes »Zauberwort«, üblicherweise ein kurzer religiöser Text. Das Amulett kann aber

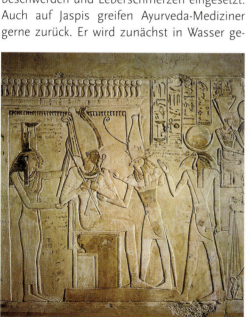

Im Totenkult Ägyptens spielten Edelsteine eine wichtige Rolle (Osiris als Totenrichter, um 1250 v. Chr.).

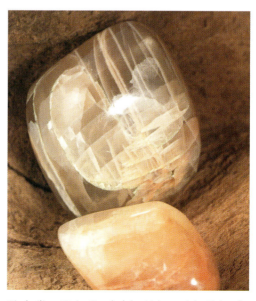

Ein heiliger Stein, Symbol der Liebe und der Zukunft, war der Mondstein in Indien.

auch das Bild von Schutzheiligen oder ein Andenken enthalten, das von einem tibetischen Geistlichen, einem Lama, gesegnet wurde.
Reicher noch als die indische ist die tibetische Medizin an heilkräftigen Zubereitungen mit Mineralien. Man denke beispielsweise an die berühmten Edelsteinpillen, die aus zahlreichen kostbaren Steinen hergestellt werden.

Chinesische und japanische Glücksbringer

In Japan werden Amulette und Talismane am Körper getragen oder im Hauseingang aufgehängt, um sich gegen ansteckende Krankheiten zu schützen. Die »Omamori« stellen häufig Gottheiten in geschnitztem Elfenbein dar.
In China dagegen wird im Amulett – häufig aus Perlmutt – das Symbol von Yin und Yang dargestellt. Diese beiden Kräfte bestimmen in der chinesischen Weltsicht alles. Sie bilden ein gegensätzliches Paar, welches jedoch im Gleichgewicht zueinander steht und sich ergänzt. Yin steht dabei für die weiblich-passiven, dunklen und erdgebundenen Kräfte, Yang für die männlich-aktiven, hellen und dem Himmel zugewandten Energien.

Die »Kraft des Drachens« in Jade

Als wertvollster Stein überhaupt gilt bei den Chinesen Jade. Seine Bedeutung lässt sich am besten mit diesem Spruch erklären: »Jade ist nichts anderes als das hart gewordene Sperma, das ein großer chinesischer Drache einst über die Erde ergossen hat.« Als Amulett hat Jade eine lange Tradition in Form von Tierfiguren. Fledermaus- und Storchendarstellungen werden gewählt, wenn das Amulett seinen Besitzer vor einem vorzeitigen Tod bewahren soll. Ohne seinen steinernen Glücksbringer in der Tasche schließt noch heute mancher chinesische Händler keinen Vertrag ab. Großer Beliebtheit

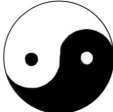

Das chinesische Yin- und Yang-Zeichen.

erfreuen sich auch die so genannten »Pi-Scheiben« aus Jade (→ Seite 188). Dabei handelt es sich um eine flache Scheibe mit einem Loch in der Mitte, die als Amulett getragen wird. Diese Tradition geht zurück bis ins 4. Jahrtausend vor Christus. Aus jener Zeit entdeckte man in China ein Grabmal mit 24 solcher Pi-Scheiben. Man hatte sie als »Beschützer« auf einen Leichnam gelegt. Bis heute gilt diese Scheibe als Symbol des Himmels, der seinen Träger in schwirigen Zeiten beschützen soll. »Schlüpft man durch das Loch in der Mitte, kommt man in den Himmel«, so die Legende. Fühlt der Besitzer sich bedroht, muss er seine Pi-Scheibe so lange mit den Fingern reiben, bis die Gefahr gebannt ist.

Mythologie und Wissenschaft im antiken Griechenland

Als »Ausfluss der Gestirne« oder auch »Blut des Uranos« betrachtete das antike Griechenland die Edelsteine. Besonders zu Steinen mit sattem Farbglanz und leuchtenden Farben wie dem Türkis, Amethyst oder dem Bernstein fühlte man sich hingezogen. Aber auch klare Erkenntnisse über die Beschaffenheit der Steine waren Gegenstand der Betrachtung.

Wissenschaftliche Beschreibungen bei Aristoteles

Dem Philosophen und Naturforscher Aristoteles (384–322 v. Chr.) verdanken wir einige der frühesten wissenschaftlichen Beschreibungen der Beschaffenheit von Edelsteinen. Seine Bilder können wir, zumindest teilweise, auch heute noch nachvollziehen.
▶ Über die außergewöhnlichen Eigenschaften des Diamanten sagt er Folgendes: »Die Natur des Diamanten ist im vierten Grad der Kälte und Trockenheit. Es besitzt zwei besondere Eigenschaften. Die eine davon ist, dass er mit

keinem natürlichen Körper zusammengebracht werden kann,
ohne ihn zu zerdrücken und zu zerbrechen. Wenn er auf den Körper
getan wird, spaltet er ihn. Auch hat
kein einziger Stein Macht über ihn,
diese hat nur Blei. Die Farbe des Di-
amantsteins ist die Farbe des Salmiaks. Der Stein Diamant und das
Gold lieben sich gegenseitig, und
der Diamant bewegt sich rasch zum
Golde hin. Wird der Diamant mit
Hilfe des Bleis pulverisiert auf eine
eiserne Spitze gebracht, so durchbohrt er alle Arten von Gestein und
Steine wie Perlen, Rubin, Saphir,
Smaragd und andere.«
Folgerichtig bedeutet »adamas«, der griechische Name des Diamanten, »der Unbe-
zwingliche«.

► Auch dem Türkis widmet Aristoteles einige
Betrachtungen, wobei er besonders über
seine Auswirkungen auf die Seele schreibt.
»Dies ist ein grüner Stein mit Blau gemischt,
und in ihm ist etwas, das sich durch die
Schönheit des Anblickes auszeichnet. Es ist
ein Stein, dessen Farbe mit der Reinheit der
Luft rein ist und bei ihrer Trübung sich selbst
trübt. In seiner Substanz ist Weichheit. Wenn
geschmolzenes Gold mit ihm zusammen-
kommt, so nimmt es ihm seine Schönheit.
Seine Farbe erfreut die Sorgenbeladenen.«
Aristoteles' Beschreibung hat ihre Aktualität bis
in die heutige Steinheilkunde bewahrt. So wird
der Türkis als »aufmunternd« bezeichnet, er
spiegelt unsere schönen Seiten und gilt als der
Amulettstein schlechthin.

Dionysos und die Nymphe Amethyst

Auch dem Amethyst sprachen die geselligen
Griechen besondere Wirkung zu. Seinen Träger
sollte er bei rauschenden Festen vor Trunkenheit schützen. In einer Schrift des Aristoteles

Die Tränen der Sonnentöchter

Zu den vielen Geschichten, die sich um die Entstehung von Steinen ranken, gehört auch jene vom
Bernstein: Im antiken Mythos beweinten die Son-
nennymphen (Heliaden) am Ufer des Flusses Erida-
nos ihren Bruder Phaethon, den Sohn des Sonnengottes Helios, den Zeus erschlagen hatte. Zeus
strafte Phaethon, weil er unerlaubt seinen Sonnen-
wagen bestiegen, dann zu nah an die Erde gesteuert
und dort alles verbrannt hatte. Die weinenden
Schwestern wurden in Pappeln verwandelt, die jedes
Jahr an Stelle von Tränen eine Flüssigkeit abgaben,
die nach und nach zu Bernstein versteinerte.

findet sich dazu folgende Schilderung: »Während eines Trinkgelages fiel Dionysos, der Gott
des Weins, über eine schöne, junge Nymphe
namens Amethyst her, um sie zu vergewalti-
gen. Die Nymphe aber flehte die Göttin der
Keuschheit um Hilfe an und wurde in einen
funkelnden Edelstein verwandelt. Als Dionysos
diesen in seinen Händen erblickte, war er auf
der Stelle wieder nüchtern und schämte sich
sehr. Um sein Unrecht wieder gutzumachen,
verlieh er dem glitzernden Stein ein helles Pur-
purrot – die Farbe seines Lieblingsweines – und
schwor, dass künftig jeder Träger eines Amethysts vor Übergriffen von Betrunkenen sicher
sein sollte.«
In einer anderen Überlieferung soll der Amethyst einen Giftanschlag vereitelt haben. Die
tödliche Flüssigkeit habe sich in einem Giftbe-
cher befunden, den das Opfer leerte. Doch das
Gift wirkte nicht. Daraus folgerte man: Der
Amethyst, den der Mann bei sich trug, machte
gegen unerwünschte Wirkungen sämtlicher
Getränke immun.

Traditionen im Römischen Reich

Der Glaube an die Kraft der Edelsteine war im
Römischen Reich weit verbreitet. Gladiatoren

Am Anfang war der Stein

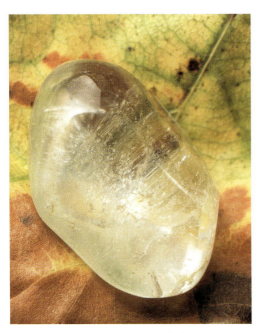

Der Topas war in der römischen Welt dem Kriegsgott Mars geweiht und daher der Stärke gewidmet.

und Athleten schützten sich im Wettkampf mit Blutsteinen (Hämatit) vor zu großem Blutverlust im Falle einer Verletzung. Der Stein war dem Kriegsgott Mars geweiht und sollte daher auch Soldaten im Kampf schützen. Meist wurde er als Amulett um den Hals getragen.

Den Achat trug man im alten Rom dagegen vorzugsweise in der Form des Rings. Erst die geschlossene Form ermöglichte, dass er seine volle Kraft entfalten konnte. Als »Stein der Kraft« galt bei den Römern der Topas, der besonders auf Reisen vor Gefahren schützen sollte. Kaiser Hadrian trug den Topas zu einem Ring verarbeitet.

Die Römer schickten ihren Legionen auf Eroberungszügen einen so genannten »Prospector« mit. Er sollte bei der Suche nach Mineralvorkommen helfen. Wie erfolgreich jene Männer waren, zeigen die zahlreichen Bergwerke, die damals im westlichen Europa angelegt wurden.

Frühes Wissen über Mineralien

Kurz nach Beginn unserer Zeitrechnung erschien die Enzyklopädie »Naturalis historia« des römischen Naturforschers Plinius des Älteren (23–79 n. Chr.). Schon damals war das Wissen über die Zusammensetzung, die Vorkommen und Lagerstätten der Mineralien und Gesteine so umfangreich, dass Plinius ein komplettes Buch seiner Naturgeschichte der Mineralogie widmete.

Plinius schreibt, dass Bernsteinketten Kleinkindern Schutz vor Gift böten und ein probates Mittel gegen Hexerei seien. Bernstein war sehr wertvoll. Und so verwundert Plinus' Klage nicht, dass »eine Bernsteinfigur teurer komme als ein Sklave.« Auch auf den Chelonit, den »Schildkrötenstein«, geht der Gelehrte näher ein. Legte man sich diesen Stein unter die Zunge, könne man in die Zukunft blicken.

Schöpfungsmythen in Ozeanien und Australien

Große Reisen bestimmen die Mythen der Aborigines in Australien und anderer Bewohner der zahlreichen Pazifikinseln. Während die Ahnen der australischen Ureinwohner quer über ihren Kontinent wanderten, zogen die Vorfahren der polynesischen Völker in ihren Booten von Insel zu Insel.

In den Legenden der Aborigines durchwandern die verschiedenen Sippen und deren Wandjinas (mystische Geister der Ahnen, die die Welt erschaffen haben) den Kontinent. In Übereinstimmung mit der Kraft, der Weisheit und den Absichten der Ahnen entstand allmählich die Welt. Die Aborigines nennen diese Epoche Traumzeit. Denn die Vorfahren legten sich nach ihren anstrengenden Wanderungen schlafen und träumten von den Ereignissen des folgenden Tages. Indem sie die nächtlichen Geschehnisse in die Tat umsetzten, schufen sie Tiere und Pflanzen, alle Elemente der Natur, die Menschen, die Stämme und die Clans.

Unveränderte Rituale bis heute

Edelsteine haben bei den australischen Ureinwohnern vor allem symbolische Funktionen. Am weitesten verbreitet ist das Einsetzen eines Quarzkristalls oder Mabain in den Körper. Dieser Vorgang symbolisiert den Übergang des Bewusstseins von der körperlichen zur übersinnlichen Ebene. Bevorzugt verwendet man Quarzkristalle mit inneren Bruchstellen, die häufig Lichtbrechungen in Regenbogenfarben hervorbringen. Im Mythos wird dadurch angezeigt, dass der Stein kraftvoll mit den Urenergien der Regenbogenschlange mitschwingt. Durch diese Bewegung wird die Starrheit der Materie in einen alles sehenden, alles hörenden, alles wahrnehmenden Kanal für kosmische Energie verwandelt. Die Stammesältesten der Aborigines verbergen daher bis heute Quarzsteine an Orten, von denen sie wissen, »dass die Erde sie für den Zweck als Schneideinstrument vorbereitet hat«. Im Ritual halten die Alten das Fundstück mit beiden Händen hoch und sagen: »Das Feuer lebt in diesem Stein wie ein Traum in deinen Gedanken. Sein Wesen ist im Inneren des Steins seit der Traumzeit vorbereitet worden. Nun ist er bereit, geboren zu werden.« Darauf bearbeiten die Aborigines den Quarz mit kurzen, heftigen Schlägen eines anderen Steins. Und siehe da: Das entstandene Werkzeug ist identisch mit jenen, die man in die Zeit vor 13 000 Jahren datiert.

In einer alten australischen Legende wird der Teufel mit dem Opal gleichgesetzt. Halb Mensch, halb Schlange lauerte er unter der Erdoberfläche darauf, arglose Menschen mit »Blitzen böser Magie« ins Verderben zu ziehen. Warum die Australier aber ausgerechnet diesen Stein als Nationalsymbol auserkoren haben, erscheint noch immer rätselhaft.

Das Hei-Tiki der Maoris

Aus schwerem, hartem, hell- oder dunkelgrünem Nephrit-Stein fertigen die Maoris, die Ureinwohner Neuseelands, ihre Schutzamulette. Diese Hei-Tikis (auch Hine-Tei-Wauin genannt) geben den Forschern bis heute viele Rätsel auf. Es handelt sich hierbei um eine figürliche Darstellung, die einem zusammengekrümmten Fötus im Mutterleib gleicht. Seine Glieder wirken zusammengepresst, der Kopf und die Augen überdimensional groß. Als gesichert gilt, dass der Hei-Tiki-Anhänger mit Fruchtbarkeit und Geburt in Zusammenhang steht. Einer Sage nach bekam Hine-Tei-Wawa (auch Hine-Tei-Wauin), die Göttin des Gebärens, den ersten Nephrit-Stein von ihrem Vater geschenkt. Deshalb sollte der Stein im Amulett Frauen als Schutz vor den neidischen Geistern der totgeborenen Kinder dienen.

Als Erbstück wird das Hei-Tiki in den Familien geschätzt und stets vom ältesten Familienmitglied getragen. Nach dessen Tod wird es an den Nächstälteren weitergegeben. Weil das Hei-Tiki weitervererbt wird, gilt es als Beschützer des

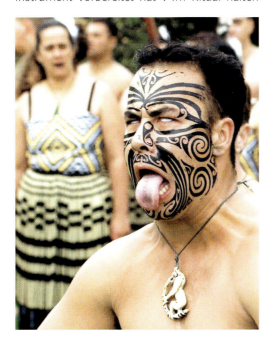

Auch bei der Willkommenszeremonie (Powhiri) neuseeländischer Maoris wird das Hei-Tiki getragen.

Familiennamens, als dessen Ahne und Zukunft zugleich. Jedes Hei-Tiki trägt einen eigenen Namen, es wird besungen und beweint und war stets mehr als ein Schmuckstück. Heute werden Hei-Tikis oft aus Grünstein gefertigt. Wer ein Hei-Tiki als touristisches Mitbringsel erstehen will, muss sich jedoch oft mit Imitationen aus grünem Plastik zufrieden geben.

Nord- und südamerikanische Indianer

Als die Spanier die Neue Welt betraten, trugen sie Jade-Amulette als Schutz vor Nierenleiden. Erstaunt stellten sie fest, dass auch die amerikanischen Ureinwohner solche Amulette als Schutz vor Nierenleiden und Blasensteinen nutzten.

Ein »Stein für Paare« wird in Peru und Bolivien überwiegend aus Speckstein hergestellt. Sein Name in der Sprache der Quechua-Indianer bedeutet »bewirken, dass Liebe eintritt«; er soll die Leidenschaft wecken und erhalten. Ein solches Amulett zeigt in diskreter Art und Weise die Vereinigung von Mann und Frau. Nach der

Überlieferung muss es an einem speziellen Ort, etwa unter dem Ehebett, versteckt werden und dort für immer bleiben. So soll es dafür sorgen, dass die Verbindung fruchtbar und dauerhaft ist.

Die besondere Rolle des Goldes bei den Inkas

An der Spitze der Hierarchie der Inkas stand der Sapay Inka. Um seinen Rang und seine Bedeutung zu unterstreichen, wurde er auf einer goldenen Sänfte, die mit kostbaren Steinen verziert war, von seinen Dienern durch das Land getragen. Vor allem Gold wurde von den Inkas als Zeichen königlicher Macht verwendet. Sein äußerer Glanz sollte seinen inneren, erhabene Eigenschaften ausdrückenden Glanz widerspiegeln. Die Kunstfertigkeit der Inkas zeigt sich auch in den reich verzierten, filigranen Einlegearbeiten. Dabei wurden vor allem Edelmetalle wie Gold und Silber mit edlen Steinen und Muschelstücken kombiniert. Frauen der oberen Gesellschaftsschicht befestigten ihre Gewänder mit Schmucknadeln. Adeligen Männern waren Ohrringe vorbehalten. Ein archäologischer Fund von einer Insel im Titicacasee gibt Aufschluss über die religiöse Bedeutung der Edelmetalle und -steine. Ein weißes Lama wurde gefunden, Heiligtum und Symbol königlicher Autorität. Es war ganz aus Silber gefertigt, trug königlichen Schmuck und eine rote Decke aus Cinnabarit.

In ganz Süd- und Mittelamerika spielt der Türkis eine bedeutende Rolle als Schmuckstein und religiöser Fetisch. Neben Mosaikarbeiten setzten die Künstler ihn auch als Rohmaterial für geschnitzte Figuren ein. Zahlreiche Bänder aus kleinen Türkissteinen wiesen auf einen hohen Würdenträger

Die Hei-Tikis der Maoris wurden ursprünglich aus dem schwer zu verarbeitenden Nephrit hergestellt.

hin. An älteren Bohrungen in archäologischen Fundstücken erkennt man, dass die Steine teilweise mehrmals verwendet wurden, was auf ihren Wert hinweist.

Von Raben aus Serpentin und Fröschen mit türkisen Augen

Die Indianer im Nordosten Amerikas benutzten gerne steinerne Pfeifen aus Serpentin, die häufig die Form eines Raben hatten. Das erinnert daran, dass der schwarze Vogel der Sage nach das Feuer auf die Erde gebracht haben soll. Er soll gesehen haben, wie in der Ferne Rauch im Dorf eines Volkes aufstieg. Zusammen mit seinen Freunden Rotkehlchen, Maulwurf und Floh machte er sich nun auf, um das Feuer zu stehlen. Der Maulwurf grub einen Gang zum Haus des Häuptlings, und der Rabe stahl dessen Kind. Als Lösegeld verlangte er Feuer. Der Häuptling überreichte dem Raben daraufhin zwei Quarzsteine, die er aneinander schlagen sollte, um Funken zu erzeugen.

Im Südwesten Nordamerikas erzählte man sich bei den Pueblo-Völkern die Sage, wie ein wütender Frosch aus Gagat mit Augen aus Türkis den Tod auf die Erde brachte. Die Leute verspotteten ihn wegen seiner Gestalt und seiner Nacktheit. In seinem Zorn sprühte der beleidigte Frosch Gift und Wasser. Als der Schöpfungsgott dies sah, wusste er, dass die Welt verloren war.

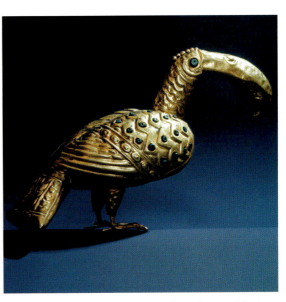

Eine besondere Wertschätzung als Schmuckstein erfuhr der Türkis in Südamerika (Peru, um 200–650 n. Chr.).

Sagenumwobenes Eldorado

Die Legende hat ihren archäologisch belegbaren Hintergrund im Hochland von Bogotá, wo der Stamm der Muisca zwischen dem 10. und 16. Jahrhundert siedelte. Nach Angaben eines spanischen Chronisten aus dem Jahr 1636 sollen dort neue Herrscher ihre Regentschaft stets auf einem Floß im heiligen Bergsee angetreten haben. Dort wurde eine Opferzeremonie vollzogen. Der Körper des Herrschers war lediglich mit Goldstaub bedeckt – daher sein Name Eldorado, was wörtlich übersetzt heißt »der Vergoldete«. Unter den Klängen von Muschelhörnern und Trompeten fuhr der Vergoldete durch den Rauch der Weihefeuer bis in die Mitte des Sees hinaus. Dort vollzog er schweigsam das Opfer. Er versenkte Schätze aus Gold und Perlen, Smaragden und anderen Edelsteinen im tiefen Blau des Wassers. Zu guter Letzt wusch er sich selbst den Goldstaub vom Körper. Nach der Ankunft der Spanier lockte die Sage von dem goldreichen Volk zahlreiche, vom Pech verfolgte Expeditionen in die unwegsamen Urwälder des Amazonas und Orinoko.

Edelsteine in afrikanischen Mythen

In den afrikanischen Kulturen spielen Schamanen eine wichtige Rolle. Im Verlauf der verschiedenen Zeremonien legt der Heilkundige stets eine bestimmte Maske und ein Kostüm an. Auf diese Weise verwandelt er sich in den Geist, den er beschwört. Hilfreich zur Seite standen dem Medizinmann dabei unter anderem Werkzeuge aus Edelsteinen, Metall oder Holz. Amethyst und Granat, aber auch Perlen wurden gerne verwendet.

Das trockene Klima Afrikas nährte viele Geschichten über die Entstehung des Wetters. So glaubte das Volk der Fon, dass der Sturm nach einem Streit mit der Erde den Blitz geschaffen habe und es regnen ließ. Dieser Regen, so der Mythos der Fon, sei in Form von Achaten auf die Erde niedergefallen. Fortan sollte der Achat den Menschen Glück und gute Ernten bringen.

Frühe heilkundliche Anwendungen

Verschiedene Rezepturen über die Anwendung von Mineralien in der Medizin sind im »Papyrus von Ebers« zu finden. Aber nicht nur in Ägypten fanden edle Steine in der Heilkunst Anklang. Vor etwa 5000 Jahren verfasste der legendäre Arzt Shen Nung das erste Medizinbuch Chinas, in dem er sich unter anderem auch mit der Wirkung von Edelsteinen auf den Organismus auseinander setzte. Als traditionelles Heilverfahren hat die heutige Steinheilkunde einige der historischen Anwendungen bis heute beibehalten.

Edelsteine als Monats- und Tierkreiszeichen

Nach jahrhundertealtem Glauben gibt es Mineralien, deren geheime Kräfte besonders wirksam sind, wenn ein im pas-

senden Sternzeichen Geborener sie trägt. Schon früh waren Astrologen der Ansicht, dass es nicht gleichgültig sei, welcher Mensch welchen Stein trage.

Während eines Jahres durchwandert die Sonne alle zwölf Tierkreiszeichen, wobei sie in jedem etwa einen Monat lang verweilt. Aus dem Sonnenstand und dem vorherrschenden Planeten ermittelten die Astrologen den jeweiligen Glücksstein aus einem Tierkreiszeichen. Dabei musste jedoch berücksichtigt werden, dass das astrologische Jahr nicht mit dem Kalendermonat einsetzte. Deshalb handelte es sich bei den zwölf Steinen nicht um Monats-, sondern um Tierkreiszeichen. Die Zuordnung der Edelsteine zu den einzelnen Tierkreiszeichen ist bis zum heutigen Tag zwar nicht immer unverändert geblieben. Unter Astrologen gab es immer wieder Anlass zum Streit darüber, welches System der Zuordnung das beste und wirksamste wäre. Zwischenzeitlich entstanden sogar gesonderte Edelsteintabellen für Juden, Christen, Mohammedaner und andere Religionen.

Auf welche Weise wir uns auch in der heutigen Steinheilkunde dieses Wissen zu Nutze machen können, lesen Sie ab Seite 86.

Tierkreisbilder

Sternzeichen	Edelstein	Farbe
Widder	Amethyst	Rot
Stier	Hyazinth	Dunkel(-braun)
Zwillinge	Chrysopras	Gelb
Krebs	Topas	Blau
Löwe	Beryll	Golden
Jungfrau	Chrysolith	Grün
Waage	Sardius	Purpur
Skorpion	Sardonyx	Schwarz
Schütze	Smaragd	Feuerfarben
Steinbock	Chalzedon	Weiß
Wassermann	Saphir	Blau
Fische	Jaspis	Aschfarben

Die traditionelle indische Heilkunst

Einen der ältesten ganzheitlichen Ansätze kennen wir aus dem alten Indien. Er bezieht sich auf den Energiekreislauf, der ähnlich wie der Blutkreislauf alle Zellen und Organe des Körpers mit Lebenskraft versorgt. Diese Energie durchfließt sieben »Knotenpunkte«, die Chakren, die auf einer Linie vom Steißbein zum Scheitel angeordnet sind (→ Abbildung auf Seite 92). Ist ein Chakra durch psychische oder physische Probleme blockiert, kann die Energie nicht fließen. Der gesamte Kreislauf ist unterbrochen, und bestimmte Regionen des Organismus werden nicht mehr ausreichend mit Lebensenergie versorgt. Dies kann sowohl geistige als auch körperliche Beschwerden hervorrufen. Heilsteine wurden dazu eingesetzt, diesen Energiekreislauf wieder zu schließen, und so das Gleichgewicht des gesamten Organismus mit Körper, Geist und Seele wieder herzustellen. Das Verfahren war einfach: Die Steine wurden für bestimmte Zeit auf dem Chakra aufgelegt, wo die Störung ihre Ursache hatte, und konnten von dort wirken.

Auf welche Weise dieses alte Wissen Eingang in die heutige Steinheilkunde gefunden hat, können Sie ab Seite 90 nachlesen.

steine nahmen die Bücher von Isidor von Sevilla (560–636) und dem Benediktiner Marbod von Rennes (1035–1123). Sein kleines Nachschlagewerk »Liber lapidum seu de gemmis«, in dem 60 Edelsteine und ihre Heilwirkung beschrieben sind, wurde oft zitiert. Er empfahl vor allem, die Mineralien zur Krankheitsvorbeugung zu tragen. Bei akuten Erkrankungen wurden sie sowohl als äußerliches Arzneimittel als auch in pulverisierter Form zur Einnahme verordnet.

In der Folge entstanden erste Geschäfte, die mit Steinen als Medikamente handelten. Auch mineralogische Erkenntnisse waren für die Systematisierung des Wissens um die Heilsteine von Bedeutung. Hier ist vor allem Georgius Agricola (1494–1555) zu nennen, dessen Buch »De natura fossilium« von 1546 als erstes Handbuch der Mineralogie gilt. Auch heute noch sind diese Schriften in den Ausgewählten Werken Agricolas zugänglich (→ Weiterführende Literatur, ab Seite 474). Darin beschrieb er das Aussehen und Vorkommen der Mineralien sowie die unterschiedlichen Arten ihrer Gewinnung. Viele seiner Zeitgenossen sahen sein Werk zunächst als ketzerisch an. Erst später erfuhr es Anerkennung.

Verbreitung der Heilkunde im Mittelalter

Erst durch die Berührung mit dem antiken Rom drang das Wissen von den geheimnisvollen Kräften der Mineralien zu den Germanen. Bis zu diesem Zeitpunkt wurden zur Behandlung der Kranken und Verwundeten nur die Heilkräfte der Pflanzen eingesetzt. Entscheidenden Einfluss auf die Verbreitung der heilkundlichen Kenntnisse über Edel-

Abergläubische Traditionen

Neben Fortschritten in der Systematisierung und Anwendung heilkundlicher Erkenntnisse existierten die buntesten Formen des Aberglaubens weiter. Zu Zeiten der Ritter und Minnesänger waren Edelsteine und Heilsteine ganz selbstverständlich auch noch Teil magischer Rituale. So diente beispielsweise der Magnetit zur »Prüfung der ehelichen Treue der Frau«. Der Ehemann legte den Stein unter das gemeinsame Bett. Schlief die Unwissende ein und schmiegte sich an ihn, war dies ein Beweis für ihre Keuschheit. Hatte sie aber die Treue gebrochen, so warf die Kraft des Steines die Ehebrecherin aus dem Bett. Solche Formen des Aberglaubens blieben bis tief ins Mittelalter hinein erhalten.

Hildegard, die »Mutter der Steinheilkunde«

Heute wird vor allem die Äbtissin Hildegard von Bingen (1098–1179) mit dem Wissen um die Heilkraft der Steine in Verbindung gebracht. Die später heilig gesprochene Mystikerin glaubte, dass Erkrankungen nicht nur physische, sondern auch psychische und spirituelle Ursachen haben. Hildegard veröffentlichte im Benediktinerkloster Rupertsberg am Rhein mehrere Schriften zur Wirkungsweise von Edelsteinen. In der »Physica« gibt sie beispielsweise ein umfassendes Bild volkskundlicher Anschauungen über die Entstehung und die Heilkräfte von Edelsteinen. Viele ihrer Rezepte wirken heute jedoch nicht mehr zeitgemäß.

Lange Zeit vergessenes Wissen

800 Jahre lang wurde von der Edelsteintherapie Hildegard von Bingens keine Notiz genommen. Ihre Bücher waren praktisch verschollen. Das war bereits bei dem bedeutsamen Naturforscher Albert dem Großen der Fall, der von 1198 bis 1280 lebte und Lehrer von Thomas von Aquin war. Er hatte zu seiner Zeit alles verfügbare Wissen über Edelsteine zusammengetragen, doch Hildegard von Bingens Werk schien er nicht zu kennen. Erst in der Neuzeit stießen die Ausarbeitungen der Äbtissin wieder auf Interesse. Dem Konstanzer Arzt Dr. Gottfried Herthka ist es im Wesentlichen zu verdanken, dass ihre Heilslehren wieder entdeckt wurden.

Teil einer ganzheitlichen Heilkunde

Neben der richtigen Ernährungsweise und einem spirituellen Leben in Meditation und Gebet bildete das Heilen mit Edelsteinen einen wesentlichen Bestandteil von Hildegards Medizin. Die Äbtissin empfahl unter anderem das Auflegen der Heilsteine sowie deren »energetische Aufladung und innere Anwendung«. Dazu gehörten das Lutschen bestimmter Steine sowie die Einnahme von aufgelösten Mineralien und Edelsteinessenzen. Hildegard setzte Mineralien auch ein, um den Teufel zu vertreiben: »Jeder Stein enthält Feuer und Feuchtigkeit. Die teuflische Schar schreckt vor kostbaren Steinen zurück und hasst und verschmäht sie, denn sie erinnert sich daran, dass ihr Glanz sich auch in ihnen zeigte, bevor sie aus der ihnen von Gott verliehenen Ehrenstellung als Engel hinabstürzten, und auch, weil verschiedene Edelsteine ihren Ursprung im Feuer haben, in dem die gefallenen Engel nun ihre Strafe gefunden haben. Denn durch den Willen Gottes wurde die teuflische Schar durch das Feuer besiegt und stürzte ins Feuer, wie sie auch durch das Feuer des Heiligen Geistes besiegt wird, wenn Menschen durch die Einhauchung des Heiligen Geistes ihrem Rachen entrissen werden.«

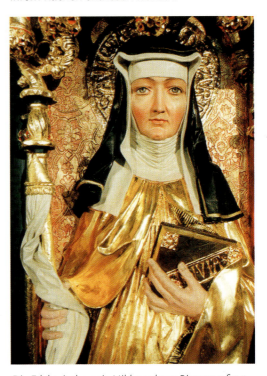

Die Edelsteintherapie Hildegard von Bingens erfreut sich heute wieder größter Beliebtheit (Hildegardisaltar, nach 1895).

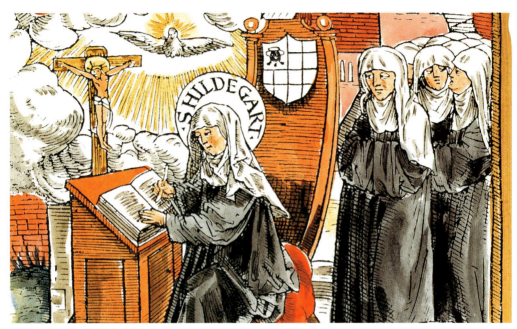

Die Erkenntnisse Hildegards von Bingen zur Heilkraft der Edelsteine, die sie für die Nachwelt schriftlich festhielt, wurden bis heute in viele Sprachen übersetzt (Holzschnitt, 1524).

Eine eigene Theorie

Hildegard hatte eine ganz eigene Theorie über die Genese der Mineralien, derzufolge Edelsteine auf folgendem Weg entstanden: »Die Edelsteine und Juwelen entstehen in der Gegend des Orients und in jenen Gegenden, wo allzu große Hitze der Sonne herrscht. Denn die Berge jener Gegenden haben durch die Sonnenhitze eine große Hitze wie Feuer. Auch die Flüsse, die in jenen Landstrichen fließen, sieden beständig durch die allzu große Hitze der Sonne.« Komme es zu Überschwemmungen, berührten sich siedendes Wasser und heiße Berge. Daraufhin entstehe ein Schaum, der an den feurigen Steinen hängen bleibe und nach einigen Tagen selbst zu Stein erhärte. Die Edelsteine trockneten ab, fielen in den Sand und wurden bei der nächsten Überschwemmung an Plätze gespült, wo sie von Menschen gefunden werden.

Edelsteine als Lichtgeschöpfe

Hildegard von Bingen beschreibt alle Heilkräfte der Natur in der Reihenfolge der sechs Ur-Schöpfungstage. Die Edelsteine ordnet sie als Lichtgeschöpfe in den vierten Schöpfungstag ein. Ihren Angaben zufolge verkörpern viele von ihnen einen kosmischen Moment im Zeitablauf, sei es ein Sonnentag oder eine Mondfinsternis.

Im Lichte der Erkenntnisse der modernen Physik erscheint Hildegards Charakterisierung der Heilsteine als Lichtwesen nicht mehr so weit hergeholt. Denn man weiß heute, dass alle Materie letztlich Energie ist und in bestimmten Frequenzen schwingt – so wie das Licht. Über ihre unterschiedlichen Frequenzen entfalten Mineralien und Gesteine einige Effekte, die in der Steinheilkunde gezielt eingesetzt werden können. Lesen Sie mehr dazu im Kapitel »Heilen mit Steinen« ab Seite 72.

Hildegards Edelsteintherapie

Die Heilslehre der Hildegard von Bingen würden wir heute als psychosomatisch betrachten. In ihrem Buch »Liber vitae meritorum« beschreibt Hildegard die Licht- und Schattenseiten des Menschen, die sie in 35 Konfliktmöglichkeiten der menschlichen Existenz einteilt. Praktisch jeder dieser Tugenden, Fähigkeiten und destruktiven Seiten ist ein Edelstein zugeordnet. In der ersten Gruppe der Tugenden und Laster stehen die Sinnesorgane, die dem Leben Glanz und Freude verleihen, aber den Menschen auch in die Abhängigkeit sinnlicher Genüsse führen können.

> Ein ganzheitlicher Ansatz: Hildegard benennt 35 »Laster« und ordnet ihnen heilende Steine zu, die Seele und Körper wieder ins Gleichgewicht bringen.

Heilsteine gegen Erkrankungen der Sinnesorgane

➤ Für Erkrankungen der Augen empfiehlt Hildegard einige Heilsteine besonders nachdrücklich: Der Bergkristall zum Beispiel schenkt bessere Sehkraft. Der Hyazinth hellt die Augen auf und heilt verschiedenste Krankheiten, ebenso der Saphir, der auch Klarsicht verspricht, und der Topas, den Hildegard als »Topas-Wein« verordnet.

➤ Das Gehör verbindet Hildegard mit den Polen Disziplin und Ausgelassenheit. Sie empfiehlt bei Ohrleiden eine ganze Reihe von Heilsteinen. Die Jaspis-Ohrolive, die ihrer Größe und Form wegen so genannt wird, beseitigt zum Beispiel Mittelohr-Katarrh. Mit Sarder und Sardonyx lässt sich Taubheit bekämpfen.

➤ Die Nase ist Hildegards Lehre zufolge der Kampfplatz zwischen Schamhaftigkeit und Gaukelei. Der Jaspis-Nasenstein ist in der Lage, körperliche und seelische Verschnupfung zu beseitigen. Auch bei Nasennebenhöhlen-Entzündung und Heuschnupfen soll er heilende Wirkung haben.

➤ Zunge und Geschmack sind der Ort von Barmherzigkeit und Unbarmherzigkeit. Der Achat soll den Menschen Klugheit im Reden bescheren, der Chalzedon Redegewandtheit. Der Diamant hilft gegen Sprachlosigkeit, die aus Verstocktheit entsteht.

➤ Bei Feigheit und Resignation ist nach Hildegard von Bingen oft die Haut betroffen. Bei Bluterguss und Geschwulsten lässt sie den Amethyst einsetzen. Der Hyazinth hilft bei fieberhaften Hautausschlägen und allergischen Erkrankungen der Haut, der Prasem bei Hautekzemen.

Zorn besänftigen, Geduld stärken

➤ Das sechste Laster in Hildegards Lehre ist der Zorn. Seine Gegenkraft ist die Geduld. Sie wird durch den sanft blauen Chalzedon gestärkt. Hildegard empfiehlt Armbänder aus Chalzedon zur Therapie und schreibt dazu: »Auf die Haut gelegt, soll er möglichst über einer Ader des Körpers zu liegen kommen.

Hildegard setzte den Amethyst gegen Blutergüsse und Geschwulste ein.

> ## Zwei Rezepte mit Amethyst und Bernstein
>
> **Amethyst gegen Schwellung** »Wenn jemand aufgrund einer plötzlichen Geschwulst irgendwo an seinem Körper geschwollen ist, befeuchte er diesen Stein mit seinem Speichel und berühre dann mit dem feuchten Stein überall die betroffene Stelle: Die Schwellung wird zurückgehen und verschwinden.«
>
> **Bernstein gegen Magenschmerzen** »Ein Mensch, der unter starken Magenschmerzen leidet, lege den Ligurius für eine kurze Stunde ins Wasser, Bier oder Wein und nehme ihn dann wieder heraus. Diese Flüssigkeit wird sodann von den Kräften des Steins durchdrungen und nimmt die Energien in sich auf. Und so verfahre er alsdann 15 Tage lang und trinke eine kleine Menge davon, aber nur nach dem Essen und nicht auf nüchternen Magen. Nicht Fieber, noch Krankheit können in seinem Magen so stark sein, dass der Magen nicht geläutert und gereinigt wird, es sei denn, der Tod stehe bereits vor. Aber trinke nur kein anderer Mensch dieses Mittel, der nicht von Magenschmerzen befallen ist. Sonst verliert er sein Leben, denn die Kraft des Elixiers ist mächtig.«

Jene Ader und damit das Blut nehmen Wärme und die innewohnende Kraft des Steines an und übertragen dessen Kräfte in die anderen Adern und ins übrige Blut. Auf diese Weise wendet jener Stein Krankheiten vom Menschen ab und verleiht ihm eine starke Einstellung gegen den Jähzorn, wodurch sein Verhalten so friedfertig wird, dass sich kaum jemand finden dürfte, der ihn beleidigen oder zu Zorn verleiten könnte.«

Gegen jede Form des Überschwangs

> - Als siebtes Laster wird unangebrachte und zwanghafte Lustigkeit genannt. Sie kann mit dem Hyazinth behandelt werden.
> - Bei Übertreibungen in sinnlichen Genüssen wie Essen und Trinken (achtes Laster) hilft der Diamant. Er soll auch Menschen helfen, die oft und gerne lügen, das elfte Laster.

»Wenn ein Mensch fanatisch, lügnerisch und jähzornig ist, behalte den Diamant im Mund, und solche Übel werden abgewendet.«

> - Streitsucht und Aggressivität stehen auf Platz 12 und werden mit Hilfe des Berylls oder des Aquamarins gemildert und geheilt.
> - Traurigkeit, auf dem 13. Platz, ist die Indikation für den Onyx und den Amethyst: »Schau den Onyx aufmerksam an und lege ihn in deinen Mund, und deine Traurigkeit wird weichen.«
> - Bei übersteigerter Sexualität, dem 22. Laster, empfiehlt sie den Hyazinth: »Wer von Sinnlichkeit erhitzt wird, habe immer einen Hyazinthen bei sich, und die Liebesglut in ihm erlischt.«
> - Viele Steine helfen gegen Krankheiten des Herzens (Platz 28). Der Smaragd ist der Heilstein bei gastrokardialen Beschwerden, medizinisch Roemheld-Syndrom genannt. Der Bergkristall hilft bei Herzleiden, die mit der Schilddrüse in Zusammenhang stehen. Bei zu viel Stress mit einhergehenden Herzbeschwerden sollte der in Olivenöl getauchte Chrysolith helfen.

Hildegards Medizin heute

Kann man diesen Darstellungen heute auch keine wissenschaftliche Bedeutung mehr zusprechen, so sind sie doch immer noch eine interessante Anregung. Leider ließ die gelehrte Heilige zahlreiche Edelsteine außer Acht. Und das, obwohl beispielsweise Mondstein und Opal, Türkis und Lapislazuli, Granat oder Turmalin zu jener Zeit bereits sehr bekannt waren. Unter der Überschrift »Die übrigen Steine« vermerkt sie lediglich, dass sie diesen keinen medizinischen Nutzen beimesse.

Von der Renaissance zur Moderne

»Man zeigt, was man hat.« Vor allem im Zeitalter der Renaissance (etwa 1350 bis 1527) und des Barock (etwa 1530 bis 1789) galt dieses Motto. Modisches Vorbild war zunächst Italien, das zuletzt von Frankreich in dieser Frage abgelöst wurde. Genüsslich stellte man Luxus und Reichtum zur Schau. Edelsteine und Edelmetalle verzierten ein Speiseservice ebenso wie Möbel, Uhren, Spiegel, Waffen, Knöpfe oder Schmuckstücke. Das »toskanische Mosaik« (italienisch: Pietra dura) wurde entwickelt. Als Zentrum dieser kunstvollen Intarsienarbeiten galt Florenz, wo insbesondere die Familie der Medici dieses Handwerk förderte. Es waren vor allem Verbesserungen in der Werkzeugtechnik, die einen derart kunstvollen Umgang mit Stein ermöglichten. Die edlen Steine dienten neben der Prachtentfaltung in Kunst und Handwerk aber nach wie vor auch zur medizinischen Therapie. Die großen Entdeckungen der Medizin standen in den Jahrhunderten des ausgehenden Mittelalters bis zum Ende des Absolutismus noch lange nicht bevor.

Von der Erfahrungsmedizin zur Wissenschaft

Bis ins 19. Jahrhundert hinein war die Edelsteintherapie ein fester Bestandteil der Erfahrungsmedizin. In Deutschland wurde sie über die Apotheken verbreitet und von zahlreichen Ärzten und Heilkundigen angewandt. Ein Beispiel veranschaulicht dies: Das zu damaliger Zeit als Allheilmittel gerühmte »Theriaca coelestis«, das auch »Therak« genannt wurde, enthielt unter anderem Bestandteile von den Kristallen Rubin, Granat und Smaragd.
Mit der Entwicklung der modernen Medizin und Wissenschaft geriet diese Form der Behandlung mit Heilsteinen jedoch zunehmend in Vergessenheit.

Grundlegende Erkenntnisse der Mineralogie

Auch im Bereich der Wissenschaften folgte eine Entdeckung der anderen. Immer besser erkannte man, wie es um den Aufbau von Mineralien bestellt ist. So beobachtete etwa Nicolaus Steno 1669, dass gleichartige Kristallflächen immer auch gleiche Winkel bilden. Zur gleichen Zeit entdeckte Bartolinus das Phänomen der Doppelbrechung (→ Seite 57). 1784 schließlich trat René Just Haüy mit einer gänzlich neuen Theorie an die Öffentlichkeit, die besagte, dass sich Kristalle aus winzigen, gleichartigen Bausteinen zusammensetzen, die er Moleküle nannte. Damit wurde er zum Begründer der wissenschaftlichen Kristallografie.

Bedeutungsverlust im 19. Jahrhundert

Im 19. Jahrhundert entstand in ganz Europa das Bürgertum, dessen Wohlstand bald dem der adligen Gesellschaftsschichten gleichkam. Auf diese Weise verloren Edelsteine nach und nach ihre einstige Bedeutung als der Aristokratie vor-

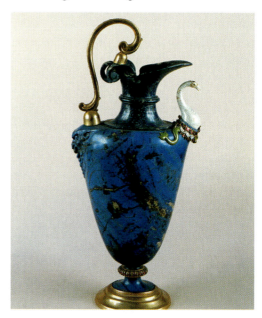

Der prachtvolle Krug aus Lapislazuli entstammt der florentinischen Werkstatt des Francesco de' Medici.

behaltenes Statussymbol. Sich zu schmücken wurde immer mehr zu einer Frage des persönlichen Geschmacks.

Bis zum heutigen Tag haben edle Steine aber nichts von ihrer Faszination eingebüßt: Die althergebrachten Beobachtungen über ihre therapeutischen Wirkungen stoßen immer noch – oder wieder – auf starkes Interesse. »Der wahre Wert von Edelsteinen kann nicht in Gold aufgewogen werden«, heißt es in einer alten Legende. Der wahre Wert könne nur im unendlichen Staunen über die Schönheit der Steine, ihre Beständigkeit und ihre Eigenschaft, Lebewesen zu überdauern, gemessen werden.

So kommt es, dass im dritten Jahrtausend unserer Zeitrechnung der Glaube an die Schutzwirkung von Mineralien eine Wiedergeburt erlebt. Verknüpft mit dem Wissen einer naturwissenschaftlich aufgeklärten Welt, werden viele Mythen aus heutiger Sicht jedoch anders gedeutet: Eine neue Epoche der Mineralienmagie scheint anzubrechen.

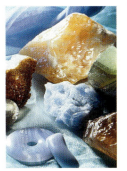

Im 21. Jahrhundert wird die heilende Kraft der Steine wieder genutzt.

Wiederentdeckung und wissenschaftliche Untermauerung

Erst vor etwas mehr als 20 Jahren, zusammen mit der Renaissance der Naturheilkunde und alternativen medizinischen Methoden, wurde die Steinheilkunde wiederentdeckt. Die ersten, die die Edelsteintherapie wieder belebten, waren die Anthroposophen. Das Interesse weitete sich jedoch bald schon aus. In den USA, in den Niederlanden und in Großbritannien begannen Firmen, Edelsteinelixiere herzustellen und zu verkaufen. Die Aufzeichnungen der Hildegard von Bingen wurden publiziert. Da die Grenzen der modernen Medizin immer deutlicher wurden, fingen immer mehr Menschen an, sich für alternative Therapieformen zu öffnen und sie auszuprobieren. Parallel zu dem steigenden Publikumsinteresse fingen Wissenschaftler an, die Wirkweise der Heilsteine zu erforschen.

In Deutschland wurde im Jahr 1988 die Forschungsgruppe Heilsteine gegründet. Sie setzte sich zum Ziel, eine wissenschaftliche Begründung für die Edelsteintherapie zu erarbeiten. In den folgenden Jahren entwickelten sich international im Wesentlichen drei Richtungen.

Analytische Steinheilkunde

Die Analytische Steinheilkunde widmet sich, wie der Name schon sagt, vor allem der Analyse der Wirkungen der Heilsteine, ihren Inhaltsstoffen, Frequenzen, Farben und anderen Eigenschaften. Die Patienten werden ausführlich über den Hintergrund ihrer Erkrankung befragt. Die Lebensumstände, die psychischen Probleme und das Persönlichkeitsprofil geben Auskunft darüber, welcher Stein genau zu diesem Menschen passt. Über die Wirkprinzipien der Analytischen Steinheilkunde lesen Sie mehr ab Seite 79.

Energetische Steinheilkunde

Die Energetische Steinheilkunde konzentriert ihre Forschung auf die Energieschwingungen der Heilsteine. Sie untersucht deren Wirkung auf die Energieströme im Menschen. Deswegen befassen sich Therapeuten der Energetischen Steinheilkunde vorwiegend mit der Aura, den Chakren, den Meridianen und dem Energiehaushalt ihrer Klienten (→ Seite 72).

Intuitive Steinheilkunde

Die Intuitive Steinheilkunde steht der Erfahrungsmedizin am nächsten. Sie untersucht die spontan auftretenden Heilwirkungen der Edelsteine und arbeitet zum Beispiel mit der Wirkung der Mineralfarben (→ Seite 73).

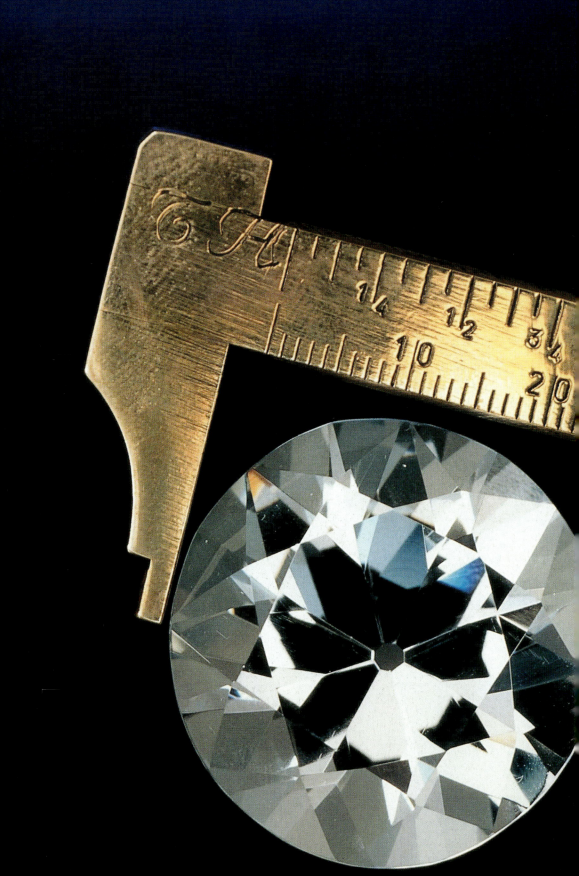

Im Licht der Wissenschaft

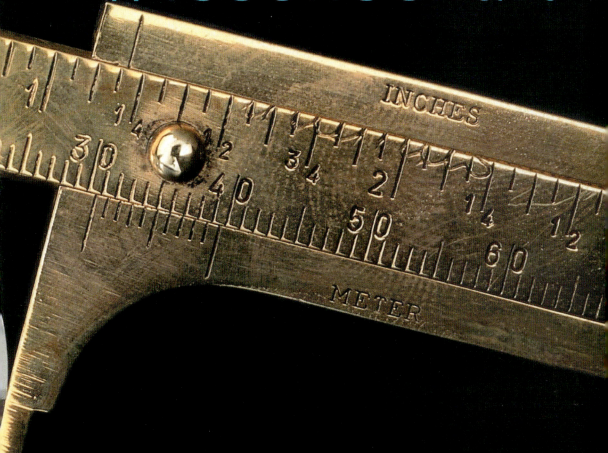

So kamen die Steine ins Rollen

Wie sind Steine überhaupt entstanden? Das ist eine Frage, die wir angesichts der Vielfalt, in der Steine und Mineralien unser Leben begleiten, leicht vergessen. Und wer ein Ölgemälde betrachtet, wird sich kaum bewusst machen, dass die Farbpigmente der Ölfarben mineralischen Ursprungs sind. Ebenso wenig, wie beim Blick auf die Quarzuhr der Gedanke aufkommt, dass es sich bei ihrem »Schrittmacher« um ein Mineral handelt. Beispiele solcher Art ließen sich noch endlos aufführen, denn die Fülle mineralischer Stoffe, die uns im alltäglichen Leben begegnet, ist enorm. Der nun folgende Exkurs in die Gesteinskunde soll die Grundlage zum Verständnis und zum Umgang mit den Hauptdarstellern dieses Buches legen.

Der Schalenbau der Erde

Woher die Steine kommen, ist mit einem Satz gesagt: Sie stammen vornehmlich aus der Erdkruste. Und dieser Erdschicht gilt nun auch unsere Aufmerksamkeit, um die Gesteinsbildung genauer unter die Lupe zu nehmen.

Unser Planet, neuesten wissenschaftlichen Schätzungen zufolge vor rund 19 000 Millionen (5–6 Milliarden?) Jahren durch Verdichtung kosmischen Staubs aus dem Umfeld der Sonne entstanden, gliedert sich in drei Schichten: Erdkruste, Erdmantel und Erdkern. Im Entstehungsprozess ordneten sich die verschiedenen Elemente aufgrund ihres unterschiedlichen Gewichtes konzentrisch um den Erdmittelpunkt an. So bildete sich der schalenartige Aufbau der Erdschichten heraus, und damit das Grundmuster des Erdaufbaus, wie er bis heute geblieben ist. Schwere Elemente, allen voran Eisen und Nickel, verdichteten sich im Erdmittelpunkt zum Erdkern – dem Innersten unseres Planeten. Aus den leichteren Elementen bildete sich der Erdmantel, während die »Leichtgewichte« – Elemente wie beispielsweise Silizium – obenauf trieben und im Laufe der weiteren Jahrmillionen die Erdkruste bildeten.

Eine Reise ins Erdinnere

Der Begriff Erdkruste bezeichnet nicht nur die Oberfläche unseres Planeten, sondern eine 35 Kilometer dicke, in eine Granitschicht und eine darunter liegende Basaltschicht unterteilte Gesteinsmasse. Der obere Teil der Erdkruste ist von magmatischen, siliziumreichen Gesteinen durchsetzt.

In 35 Kilometer Tiefe geht die Erdkruste in den zähflüssigen Erdmantel über. Dieser reicht bis in eine Tiefe von 2800 Kilometer ins Erdinnere und besteht aus einer dunklen, basischen Schmelze mit gesteinsbildenden Mineralien wie Olivin und Pyroxenen. Die genaue chemische Zusammensetzung des Erdmantels ist umstritten. Durch Messungen ist jedoch bekannt, dass der Anteil basischer Bestandteile innerhalb des Erdmantels zum Erdinneren hin zunimmt.

Die Grenze zum Erdkern markiert die so genannte Gutenberg-Wiechert-Diskontinuität. Nur der äußere Bereich des Erdkerns ist bis zu einer Tiefe von etwa 5000 Kilometer flüssig. Der innere Kernbereich ist hingegen fest. Früher ging man davon aus, dass der Erdkern fast ausschließlich aus Eisen und Nickel bestünde. Die moderne Messtechnik liefert heute jedoch Werte für die Dichte des Erdkerns, die darauf schließen lassen, dass der Erdkern auch leichtere Elemente enthält.

Der genaue Ablauf dieses Geschehens allerdings, vor allem dessen zeitliche Abfolge, ist in wissenschaftlichen Kreisen nach wie vor strittig. Einigkeit herrscht jedoch in dem Punkt, dass sich in der Erdfrühzeit vor rund 4000 Millionen Jahren, dem frühen Präkambrium, die Erdkruste langsam abzukühlen begann. Etwa 1500 Millionen Jahre später bildeten sich die ersten Kontinentalplatten heraus – bereits in der Form, wie sie zu einem großen Teil heute noch bestehen.

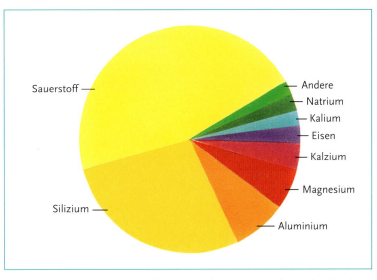

Der Grundbaustein der verschiedenen Mineralien ist meist Siliziumdioxid. Schon kleinste Beimischungen können zu gewaltigen Unterschieden führen.

Die Zusammensetzung der Erdkruste

Das häufigste Element in der Erdkruste ist Sauerstoff, der hier allerdings nur an andere Atome gebunden vorkommt. In Form eines reinen Elements würde er als Gas O_2 in die Atmosphäre entweichen. Dieser gebundene Sauerstoff beansprucht rund die Hälfte des Gewichtsanteils an der Erdkruste (→ Grafik). Auf der Rangliste folgt ihm das Element Silizium mit einem Gewichtsanteil von etwa einem Viertel. Sauerstoff und Silizium verbinden sich zum häufigsten Mineral der Erdkruste, zum Siliziumdioxid (SiO_2) – in seiner reinen Form besser bekannt als Quarz, Bergkristall oder Kieselsäure. Das letzte Viertel der Erdkrustenmasse verteilt sich auf die Metalle Aluminium (8 %) und Eisen (5 %) sowie auf die Alkalimetalle Kalium, Kalzium und Natrium (jeweils 3 %) und Magnesium (2 %). Für alle noch übrigen Elemente verbleibt lediglich ein Massenanteil von rund einem Prozent.

Grundbausteine von Mineralien und Gesteinen

Silizium und Sauerstoff sind in ihrer Verbindung Siliziumdioxid (SiO_2) Grundbaustein zahlloser Mineralien. In die Kristallgitter dieser Mineralien werden die metallischen Elemente wie Aluminium und Eisen eingebaut. Diese Metalle sind häufig in Feldspäten sowie als Bestandteil der Tonmineralien in den Böden zu finden. Im Verbund mit Spurenelementen und wegen ihrer wasserspeichernden Eigenschaften sind sie für das Gedeihen der Pflanzen von großer Bedeutung. In oxidierter Form, also mit Sauerstoff verbunden, spielen die Metalle der Erdkruste zudem eine wichtige Rolle als oxidische Erze; Beispiele sind das Eisenerz Hämatit (Fe_2O_3) (→ Seite 176) oder das Aluminiumerz Bauxit (AlO(OH)).

Bei Abwesenheit von Sauerstoff nehmen die Metalle andere Wege. So verbindet sich Eisen im Rahmen vulkanischer Prozesse und unter Mithilfe von Schwefelbakterien in sauerstoffarmen fossilen Schlammablagerungen mit

Schwefel zu dem Mineral Pyrit (→ Seite 230), auch Eisenkies (FeS_2) genannt. Pyritlagerstätten sind die größten Eisenerzvorkommen der Welt.

Kalzium findet sich in größerem Umfang unter anderem in Kalkgestein, in Dolomit und in Gipsablagerungen. Ebenso wie die Kieselsäure entdeckt man Kalzium auch in abgelagerten Kalkgesteinen fossilen Ursprungs. Das berühmteste Beispiel dafür sind sicher die Schreibkreidefelsen der Insel Rügen. Sie setzen sich im Wesentlichen aus kalkigen Gehäuseresten von einzelligen Kleinstlebewesen zusammen.

Der bereits erwähnte Dolomit enthält neben Kalzium auch Magnesium. Aus einstmals kalkigen Meeressedimenten entstanden durch spätere Auffaltung der Erdkruste ganze Gebirgsmassive. Dazu gehören auch die, wie der Name schon sagt, Dolomiten in Südtirol. Kalzium ist darüber hinaus auch Baustein von Gips (($CaSO_4$) nH_2O), der in Trockengebieten durch das Austrocknen von Salzseen und Lagunen bisweilen riesige Wüsten bildet. Gips und Anhydrit ($CaSO_4$) liegen in großen Mengen in Ablagerungen aus dem Perm und der Trias vor. Als Mineral bildet Gips darüber hinaus eine Reihe sehr schöner Kristallformen, wie etwa die bekannte Wüsten- oder Sandrose (→ Seite 174).

> *Ein faszinierender Gedanke: Alle 129 Heilsteine in diesem Buch bestehen aus nicht mehr als acht Grundbausteinen.*

Kontinentaldrift: wie Gebirge und Vulkane entstanden

Die Bewegung der Kontinentalplatten, die so genannte Kontinentaldrift, beruht vor allem auf vertikalen Rotationsströmungen im Bereich des oberen Erdmantels. Zum Erdmittelpunkt hin wird es immer wärmer. Dort entstehen zähflüssige Schmelzen, die in die oberen Bereiche des Erdmantels aufsteigen. In der Asthenosphäre angelangt, kühlen die Gesteinsmassen ab und sinken wieder nach unten, wo sie erneut erwärmt werden und aufsteigen. Kurz, der Kreislauf beginnt wieder von neuem.

Exkurs in die Plattentektonik

Wie hat die Oberfläche der Erde eigentlich ihre Gestalt erhalten? Wie sind Gebirge und Ozeane entstanden? Bei der Beantwortung dieser Frage darf ein Wissenschaftler nicht ungenannt bleiben: der deutsche Geophysiker Alfred Wegener. Er veröffentlichte 1913 in seinem Werk »Von der Entstehung der Kontinente und Ozeane« eine Abhandlung über die Bewegung der auf dem flüssigen Bereich des Erdmantels schwimmenden Kontinentalplatten. Erst 1968 wurde für die Weiterentwicklung dieser Hypothesen der Begriff »Plattentektonik« eingeführt. Wegener ging davon aus, dass sich die Kontinentalplatten frei auf einer zähflüssigen Masse im Inneren des Erdmantels, heute Asthenosphäre genannt, bewegen. Als Antrieb für diese Bewegungen erachtete er die Erdrotation. Sie wirke über die damit verbundene Fliehkraft auf die Gesteinsmassen sowie die Anziehungskraft des Mondes auf Gesteine und Ozeane.

Einige von Wegeners Thesen wurden inzwischen verworfen und aufgrund neuerer Forschungen anders formuliert. Aus der Plattentektonik wurde die »Neue Globaltektonik«. Wenn auch längst nicht alle geophysikalischen Erscheinungen durch sie zu erklären sind, kann die Globaltektonik heute doch zumindest die wichtigsten Fragen zur Geologie, zu den Vorgängen in der Erde und der Bewegung der Erdkruste beantworten.

Laufen nun zwei benachbarte Materialströmungen in entgegengesetzte Richtungen – die eine hoch zum Erdmantel, die andere hinunter zum Erdkern –, so werden die Kontinentalplatten des festen Erdmantels und der Erdkruste auseinander gedrückt. Dies geschieht vorwiegend in Bereichen, wo bereits Risse in der Erdkruste vorhanden sind. Dort steht den Kontinentalplatten am wenigsten Widerstand entgegen. Während die Platten auseinander driften, dringt zugleich flüssige Lava aus dem Erdinneren mit hohem Druck in die entstehenden Spalten ein und ergießt sich auf die Erdoberfläche. Meist geschieht das in den Ozeanen, im Bereich der Ozeanischen Schwellen und Tiefseegräben.

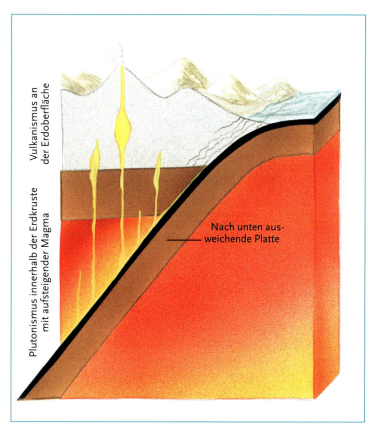

Bei der Kollision zweier Platten werden durch Kompressionsdruck in der Subduktionszone Gebirge aufgefaltet, Gesteine zu Metamorphiten umgewandelt.

Ein Beispiel für diese Prozesse ist der mittelatlantische Rücken, der den gesamten Atlantischen Ozean von Island bis in die Höhe der äußersten Spitzen Südamerikas und Afrikas teilt. Sein wellenförmiger Verlauf stimmt mit den Küstenlinien der beiden angrenzenden Kontinente überein – ein Hinweis darauf, dass diese ozeanische Grenze auch die Grenze zwischen der südamerikanischen und der afrikanischen Kontinentalplatte markiert. Die hier austretende heiße Magma schiebt die ozeanischen Platten auseinander, und diese werden an den Kontinentalgrenzen über oder unter die Landmassen gedrückt.

Dynamik über Jahrtausende

Die auseinander driftenden Schollen stoßen in ihrer (Jahrtausende andauernden) Bewegung auf benachbarte Platten. Beim Aufprall werden die Platten entweder über- oder untereinander geschoben (→ Grafik). Die überlagernden Sedimente werden gestaucht und aufgefaltet – es entstehen Kettengebirge oder Inselbögen. Die Gesteinsmassen der nach unten ausweichenden Platte werden in tiefer gelegenen, heißeren Bereichen des Erdmantels erneut aufgeschmolzen. An dieser Stelle schließt sich der Kreislauf vom Entstehen und Vergehen der festen Oberfläche unseres Planeten.

Begriffe und Definitionen

Wer sich mit Steinen beschäftigt, wird sich schon bald mit Widersprüchlichkeiten und der unterschiedlichen Verwendung von Fachbegriffen konfrontiert sehen. Die Ursache für diesen Begriffswirrwarr ist sicherlich oft eine unzulängliche Kenntnis, andererseits fehlen klare Definitionen. Aus diesem Grund sollen anschließend einige Grundbegriffe geklärt werden.

Mineralien

Ein Mineral ist per Definition ein natürlicher Festkörper, der aus einem oder aus mehreren Elementen besteht. Er besitzt insofern eine definierte, gleichförmige physikalische und chemische Struktur. Mineralien aus einem einzigen Element sind beispielsweise Diamant, Graphit und Schwefel. Auch reine Metalle sind Mineralien, weil sie sich aus nur einem einzigen Element zusammensetzen. Sie tragen den Zusatz »gediegen«, etwa gediegenes Kupfer (→ Seite 450) oder gediegenes Gold (→ Seite 440). Die meisten Mineralien bestehen jedoch aus mehreren Elementen.

Mineralien besitzen immer eine Kristallstruktur (→ Seite 54, Grafik). Doch auch hier gibt es wieder Ausnahmen. So genannte »amorphe« (griechisch »gestaltlose«) Mineralien haben keine Kristallstruktur, erfüllen aber alle weiteren Kriterien für ein Mineral. Amorphe Steine wie zum Beispiel der Opal (→ Seite 352) oder das vulkanische Glas Obsidian (→ Seite 222) werden also ebenfalls in Mineralienbüchern aufgeführt.

Edelsteine und Halbedelsteine

Die Begriffe Edelstein und Halbedelstein sind nicht fest definiert. Zunächst handelt es sich in beiden Fällen um Mineralien. Unter einem Edelstein versteht man allgemein ein seltenes, schönes und farbenprächtiges Mineral. Ihre Verwendung als Schmuckstein erfordert eine Mohs'sche Härte von 7 und mehr (→ Seite 50).

Nicht umsonst ist der wohl begehrteste Edelstein das härteste Mineral der Erdkruste: der Diamant mit dem maximalen Härtegrad von 10 auf der Mohs'schen Skala. Aufgrund ihrer Härte finden Edelsteine auch in der Industrie ein breites Spektrum an Verwendungsmöglichkeiten. Als Besatz auf Schleifscheiben und Bohrköpfen sind beispielsweise Diamant und Korund aus der modernen Fertigungstechnik und anderen Bereichen nicht wegzudenken.

Um eine gewisse Unterscheidung treffen zu können, werden weichere und häufiger vorkommende Mineralien im allgemeinen Sprachgebrauch Halbedelsteine genannt. Malachit beispielsweise ist ein typischer Halbedelstein, der mehr für Gefäße und Dekorationsgegenstände als für Schmuck verwendet wird.

Die Grenzen zum Edelstein sind jedoch fließend und wirken mitunter willkürlich. So können etwa Achat und Rosenquarz eine Härte von 7 aufweisen, werden aber dennoch meist als Halbedelsteine betrachtet. Die Härte des Serpentins bewegt sich dagegen lediglich zwischen 3 und 4. Dennoch wird er als Edelstein angesehen und zu Schmuck verarbeitet. Eine Sonderstellung nimmt auch der Bernstein ein. Er besteht aus fossilem Harz und ist deshalb nicht einmal ein Stein im eigentlichen Sinne. Dennoch gilt er als Edelstein.

Gesteine

Gesteine sind definitionsgemäß aus mehreren Mineralien zusammengesetzt, eine Regel, von der es ebenfalls wieder Ausnahmen gibt. So bestehen Salzablagerungen wie Steinsalz, Gips oder Baryt sowie Karbonate wie Kalkstein oder Dolomit, von vereinzelten Verunreinigungen abgesehen, nur aus einem einzigen Mineral. Dennoch werden sie Gestein genannt, da sie gesteinsbildend im herkömmlichen Sinne sind. Um sie begrifflich ein wenig abzugrenzen, nennt man solche Gesteine »monomineralische Gesteine«.

Die Mineralklassen

Alle Gesteine und Mineralien werden in so genannte Mineralklassen eingeteilt. Innerhalb der Mineralklassen gibt es wiederum verschiedene Reihen, die einen noch engeren Verwandtschaftsgrad auf Grund gleicher Kristallformen oder sehr ähnlicher chemischer Zusammensetzung der Mineralien angeben. Die Mineralklassen werden wie folgt beschrieben:

Karbonate

Karbonate bilden sich aus Kohlensäure und einem Metall. Hier ragen die Mineralien der Kalzit-Reihe mit den bekannten Heilsteinen Kalzit, Magnesit und Rhodochrosit heraus.

Halogenide

Diese Klasse besteht aus Steinen, die sich mit den Elementen Brom, Chlor, Fluor und Jod verbunden haben. Wenn Halogenide in Kontakt mit Wasserstoff treten, bilden sich Säuren wie zum Beispiel die Salzsäure. Die wichtigsten Heilsteine sind der Fluorit und das Steinsalz.

Natürliche Elemente

Es gibt in der Natur 90 Elemente, von denen man 24 in reiner Form, also als Mineralien findet. Gold und Silber gehören beispielsweise dazu. Zahlenmäßig sind die Elemente eine kleine Mineralklasse, und in der Natur kommen sie nur selten vor.

Oxide

Oxide sind Verbrennungsprodukte, bei denen sich ein Stoff mit Sauerstoff verbindet. Sie bilden sehr stabile Verbindungen, und die entsprechenden Steine besitzen eine große Härte. Oxide können auf vielfältige Weise entstehen, und ebenso groß ist das Spektrum ihrer Erscheinungsformen. Bekannte Oxide sind Hämatit, Opal, Rubin, Saphir, Spinell sowie alle Quarze.

Phosphate

Nach den Silikaten sind die Phosphate zahlenmäßig die größte Mineralklasse. Das gemeinsame Element ist hier Phosphat, zum Beispiel im Apatit und Türkis.

Silikate

Kieselsäure ist hier das verbindende Element. Mit 40 Prozent aller Gesteine sind Silikate die größte Mineralklasse.

Sulfide

Sulfide sind Schwefelabkömmlinge, die meist einen typischen metallischen Glanz aufweisen. Als Heilsteine bekannt sind zum Beispiel der Pyrit und der Realgar.

Sulfate

Hier bildet Schwefelsäure eine Einheit mit einem Metall, meist Chrom, Molybdän oder Wolfram. Bekannte Heilsteine sind Coelestin, Gips, Scheelit und Selenit.

Der Kreislauf der Gesteine

Die Entstehung ebenso wie das Vergehen von Gesteinen vollzieht sich in Jahrmillionen währenden Kreisläufen. Diese Prozesse sind eng mit den Prozessen der Globaltektonik (→ Seite 36) verknüpft.

Der Ursprung der Gesteine ist in der Erdkruste zu suchen. Sie wird zwischen auseinander driftenden Kontinentalplatten ständig von nachdrängendem, flüssigem Magma erneuert. Dort, wo zwei Kontinentalplatten aufeinander stoßen, versinkt die nach unten gedrückte Platte wieder in den Tiefen des flüssigen Erdmantels und wird erneut aufgeschmolzen. Die magmatischen Gesteine der an der Erdoberfläche verbliebenen Platte verwittern im Laufe der Zeit und werden zu Sedimenten. Diese gelangen ganz allmählich durch weitere Überlagerung mit neuen Sedimenten in tiefere Bereiche der Erdkruste. Hier verwandeln sie sich durch höhere Temperaturen und zunehmenden Druck zu Metamorphiten. Diese können durch Auffaltungen und Hebungen erneut an die Erdoberfläche gelangen, wo sie durch Verwitterung wieder zu Sedimentiten werden. Diese Kreisläufe können von Gesteinen viele Male durchlaufen werden. Irgendwann geraten sie in die Tiefen des Erdmantels und werden dort neu aufgeschmolzen. In einigen oder vielen Jahrtausenden kommen sie schließlich wieder als flüssiges Magma an die Erdoberfläche. So schließt sich der ewige Kreislauf der Gesteine.

Die verschiedenen Gesteins- und Mineraliengruppen

Entsprechend den mannigfachen Bedingungen, unter denen sie entstehen können, werden Gesteine und Mineralien in die drei folgenden Gruppen eingeteilt:

▸ Magmatite, die aus Schmelzflüssen von Magma entstehen (→ ab Seite 42).

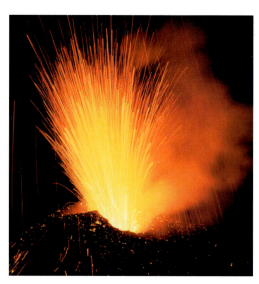

Durch großen Druck und hohe Temperaturen tritt flüssiges Magma durch die Erdkruste.

▸ Metamorphite, die durch Umwandlung von Gesteinen innerhalb der Erdkruste entstehen (→ ab Seite 44).
▸ Sedimentite, Ablagerungsgesteine, die durch Verwitterung von anderen Gesteinen – von Magmatiten, Metamorphiten und älteren Sedimenten – an der Erdoberfläche entstehen oder organischen Ursprungs sind (→ ab Seite 46).

Die gesteinsbildenden Mineralien

Insgesamt kommen über 400 verschiedene Mineralien in Gesteinen vor, doch nur etwa 40 davon sind regelmäßig oder häufig vertreten. Ein Mineral, das wesentlich am Aufbau eines Gesteins beteiligt ist, nennt man sein Hauptgemengteil. Mineralien, die nur einen geringeren Anteil haben, heißen entsprechend Nebengemengteile. Im weiteren Textverlauf werden die Hauptgemengteile mit (H) und die Nebengemengteile mit (N) gekennzeichnet.

Mineralien, die unter bestimmten Bedingungen stets gemeinsam entstehen, nennt man

Paragenesen. Sie werden durch so genannte Leitminerale bestimmt. Mineralien, die in mehreren solcher Paragenesen vorkommen, nennt man Durchläufer. Zu ihnen gehören unter anderem Quarz, Feldspat und Glimmer.

Gesteinsbildende Mineralien der Magmatite

Zum Hauptgemenge der Magmatite zählen Quarz, Feldspat sowie Feldspatvertreter wie Leuzit und Nephelin. Weitere Hauptgemengeteile sind Glimmer, Pyroxene, Hornblende und Olivin. Zu den wichtigsten Nebengemengeteilen der Magmatite gehören Apatit, Magnetit, Fluorit, Anthophyllit, Hämatit, Ilmenit, Natrolith, Rutil, Titanit und Zirkon.

Gesteinsbildende Mineralien der Metamorphite

Die wichtigsten Bestandteile der Metamorphite sind Quarz, Feldspat, Serizit, Pyroxene, Amphibole, Disthen, Sillimanit und Andalusit. Epidot, Granat, Chlorit, Talk, Serpentin, Rutil und Hämatit sind vertreten.

Gesteinsbildende Mineralien der Sedimentite

Die wichtigsten gesteinsbildenden Mineralien der Sedimentite sind Salzmineralien wie Steinsalz, Anhydrit und Gips sowie die Kalkmineralien Kalzit und Aragonit. Weiterhin zum Hauptgemenge gehören die Tonmineralien Kaolinit, Montmorillonit und Chlorit sowie Erze wie Pyrit, Hämatit und Bauxit.

Außerdem gehören Dolomit, Coelestin, Strontianit, Witherit und Apatit dazu. Nicht zu vergessen die magmatischen Bestandteile des Granits, die als Nebengemengeteile auftreten: Feldspat, Quarz und Glimmer. Eine alte Eselsbrücke, die Generationen von Schulkindern kennen, lautet deshalb: »Feldspat, Quarz und Glimmer, das vergess' ich nimmer.«

Magmatite

Im Bereich des oberen Erdmantels ist das Gestein durch großen Druck und hohe Temperaturen aufgeschmolzen. Das daraus entstehende flüssige Magma (griechisch: »magma« = Teig) tritt durch Spalten und Risse durch die Erdkruste. Im Zuge vulkanischer Tätigkeiten wird dieses schließlich an die Erdoberfläche befördert. Von nun an spricht man nicht mehr von Magma, sondern von Lava.

Alle Gesteine, die aus flüssigem Magma entstanden sind, nennt man Magmatite. Je mehr Zeit die Schmelzflüsse hatten, um an der Erdoberfläche zu erstarren, desto besser konnten sich die in ihnen enthaltenen Elemente zu Mineralien formieren und desto größer konnten deren Kristalle werden. Die Reihenfolge der Kristallisation der Mineralien ist fest definiert und heißt magmatische Abfolge (→ Kasten Seite 43). Man unterscheidet drei Arten von Magmatiten: Plutonite, Vulkanite und Ganggesteine.

Lava: Regenbäche aus dem Erdinnern

Das Wort »Lava« kommt aus dem neapolitanischen Italienisch und bedeutet Regenbach. Die Regenbäche aus dem Erdinnern können abhängig von ihrer Herkunft und ihrer chemischen Zusammensetzung sehr unterschiedlich ausfallen. Der Siliziumdioxidgehalt zum Beispiel ist sehr aussagekräftig. Je mehr Siliziumdioxid die Lava enthält, desto geringer ist ihre Fließfähigkeit. Zudem senkt Siliziumdioxid den pH-Wert: Je mehr Siliziumdioxid enthalten ist, desto saurer ist die Lava. Demzufolge unterscheidet man saure Lava mit hohem und basische mit niedrigem Kieselsäureanteil. Saure Lava stammt überwiegend aus den Bereichen der Erdkruste. Ihre Temperatur ist deshalb niedriger als die der basischen Lava. Meist sind es

> *Flüssige Lava besteht im Wesentlichen aus Silizium, daneben sind noch Eisen, Magnesium, Kalzium, Kalium und Natrium enthalten.*

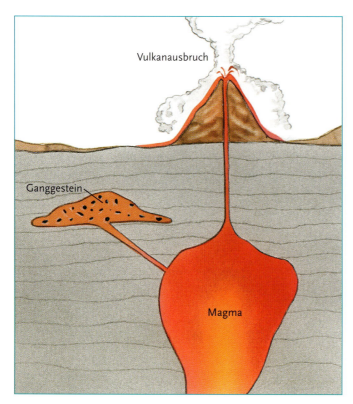

Aus den Tiefen der Erde gelangt flüssiges Magma durch den Vulkanschlot und tritt als Lavastrom an die Erdoberfläche. Aus erhärtetem Magma, das nicht an die Erdoberfläche ausgetreten ist, bilden sich Ganggesteine.

aufgeschmolzene helle, granitische und damit silikatreiche Gesteine. Basische Lava hingegen stammt aus tieferen Erdschichten, aus dem Bereich des oberen Erdmantels, ist entsprechend heißer und damit auch dünnflüssiger.
Die Temperaturen von Lava bewegen sich zwischen 1000 und 1200 °C . Die höchste je gemessene Temperatur liegt bei 1350 °C. Je nach ihrer Zusammensetzung erstarrt sie zwischen 600 und 900 °C. Lavaströme können sehr schnell fließen und an steilen Hängen durchaus Geschwindigkeiten von bis zu 50 km/h erreichen. Durch Klüfte und Schlote ergießen sie sich auf die Erdoberfläche (→ Grafik Seite 40). Rund um die Öffnung von Schloten entsteht durch die Anhäufung von Eruptionsschutt ein Vulkan, dessen Lavaergüsse und Ascheregen ganze Landstriche bedecken können. Aus Klüften können sich allerdings noch weit mächtigere Lavaströme über die Erde ergießen. Sie sind Ursprung jener großflächigen Vulkanitdecken, den Plateaubasalten, die heute etwa 2,6 Millionen Quadratmeter der Festlandsfläche einnehmen. Ein eindrucksvolles Beispiel dafür ist das Columbia-Plateau in Nordamerika. Entsprechend ihrer äußeren Erscheinungsformen unterscheidet man drei Typen von Lava.

- Kissen- oder Pillow-Lava: dünnflüssige, heiße kissenförmige Lava mit glasig erstarrender Oberfläche.
- Pahoehoe-Lava: dünnflüssige, heiße Lava erstarrt zu Fladenlava, Seillava, Schollenlava oder Gekröselava.
- Aa-, Brocken- oder Blocklava: Diese besteht aus kühleren, zähflüssigen, runden oder eckigen Schlackenbrocken.

Plutonite oder Tiefengesteine

Plutonite, benannt nach dem griechischen Gott der Unterwelt, entstehen aus flüssigem Magma, das in vulkanischen Schloten und Klüften in den unteren Bereichen der Erdkruste erstarrt. Sie werden auch Tiefengesteine genannt. Die hohen Temperaturen in den tieferen Schichten der Erdkruste halten das Magma länger flüssig. Durch die längere Erstarrungszeit des Magmas kommt es zur Ausbildung großer Kristalle, da sich die Elemente »in aller Ruhe«

zusammenfinden und ordnen können. Zeit genug haben sie. Die Erstarrungszeit von Magma kann nämlich einige tausend Jahre betragen. Im Unterschied zu den Vulkaniten sind die Plutonite grobkörnig und mit dem bloßem Auge gut sichtbar. Da Plutonite nicht wie Vulkanite aus fließender Lava entstehen, ist kein Fließgefüge erkennbar. Die Kristalle liegen ohne Richtungseinregelung durcheinander. Auch die bei Vulkaniten von den Gasblasen stammenden Poren fehlen bei den Plutoniten, sodass ihr Gefüge sehr dicht und kompakt ist.

Die wichtigsten Plutonite sind Granit, Syenit, Diorit, Gabbro und Peridotit. Der Quarz- und Silikatgehalt dieser Gesteine, und damit auch ihre Helligkeit und ihr Säuregrad, nehmen in der genannten Reihenfolge ab. Tiefdunkle Gesteine enthalten überhaupt keinen Quarz mehr. Man nennt sie deshalb auch ultrabasisch: In wässriger Lösung liefern sie keine Säure, sondern Lauge (Base). Da die Übergangsformen von einem Plutonitgestein zum anderen fließend sind, kann die genaue Bestimmung oft nur im Labor erfolgen.

Vulkanite oder Ergussgesteine

Tritt Lava aus der Erdoberfläche aus, so entstehen Vulkanite. Solche Ergussgesteine erkalten

Die magmatische Abfolge

Abkühlung von 1200 °C auf 650 °C

Bei diesen Temperaturen kristallisieren in dieser Reihenfolge folgende Gesteine: Magnetit (N), Apatit (N), Olivin (H), Pyroxene (Augit N), Amphibole (Hornblende N), Glimmer (H), Feldspäte (H) und Quarz (H). Abhängig vom Kieselsäuregehalt und der restlichen Zusammensetzung der Schmelze entstehen basische oder saure Magmatite. Bei kieselsäurearmer Schmelze bilden sich zudem Feldspatvertreter.

Abkühlung von 650 °C auf 500 °C

Kühlt Magma auf diese Temperaturen ab, kommen grobkörnige Magmatite mit Quarz (H), Glimmer (H) und Feldspat (H) vor. Ebenso bilden sich Ganggesteine wie Granitporphyr und Pegmatit, der meist sehr viel Olivin (H), aber auch Edelsteine wie Zirkon (N), Turmalin (N), Beryll (N) und Spodumen (N) enthält.

Abkühlung von 500 °C auf 400 °C

Mit Salzsäure, Flusssäure, Borsäure und Metallionen stark angereichertes Wasser dringt in Ritzen und Spalten ein. Durch Verdampfen des Wassers bei Druckentlastung wachsen in den Spalten Erze wie Wolframit, Molybdänglanz, Magnetit, Magnetkies und andere Mineralien wie Topas, Turmalin, Apatit und Lithiumglimmer (Lepidolith).

Temperaturen von 400 °C an abwärts

Jetzt dringen schwefel- und metallhaltige Wasserlösungen in Spalten und Ritzen. Gelangen sie bis an die Erdoberfläche, hinterlassen sie Kupfer-, Zink-, Blei-, Antimon-, Gold-, Silber-, Kobalt- und andere Erze. Die Metallionen erscheinen, häufig mit Schwefel verbunden, als Sulfide. Sulfidische Erze werden auch Kies genannt. Zudem entstehen bei Temperaturen von 400 °C und darunter erzhaltige Mineralien wie Quarz, Kalzit, Baryt, Fluorit und Dolomit.

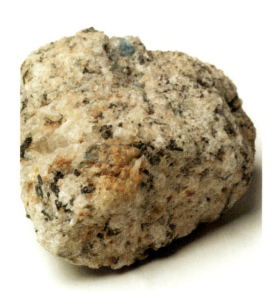

Ein typischer Vulkanit: Tuffstein mit groben Poren und Bläschen an der Oberfläche.

schnell, und der Temperaturwechsel von dem heißen Erdinneren zur relativ kühlen Erdoberfläche tritt abrupt ein. Deshalb sind die Kristalle der Vulkanite so klein, dass man sie mit bloßem Auge gerade noch erkennen kann. Nur wenige Einzelkristalle bilden sich voll aus. Diese typische Struktur wird »porphyrisch« genannt und ist ein Merkmal der Vulkanite.

Geht die Erstarrung der Lava allzu schnell vor sich, kann überhaupt keine Kristallstruktur aufgebaut werden. Das Resultat sind vulkanische Gläser wie beispielsweise Bimsstein und Obsidian. Bimsstein, auch Tuffstein genannt, entsteht oftmals im Zuge »vulkanischer Bomben«. Dabei wird Lava explosionsartig aus dem Krater geschleudert, kühlt extrem schnell ab und nimmt längliche bis ovale Formen an. Durch die beim Austritt an die Erdoberfläche entweichenden und sich ausdehnenden Gase wird Bimsstein im Verhältnis zu seinem Volumen sehr porös. Die eingeschlossenen Gasblasen verschaffen ihm Auftrieb. Dieser Eigenschaft hat es der Bimsstein zu verdanken, dass er schwimmen kann. Die wichtigsten vulkanitischen Gesteine sind Quarzporphyr, Trachyt, Porphyrit, Basalt und Pikrit.

Ganggesteine

Ganggesteine entstehen aus erhärtetem Magma in vulkanischen Gängen der obersten Schichten der Erdkruste, also aus Magma, das nicht an die Erdoberfläche ausgetreten ist. Die Gruppe der Ganggesteine umfasst daher Übergangsformen zwischen Plutoniten und Vulkaniten. Abhängig von ihrem Entstehungsort und ihrer mineralischen Zusammensetzung können sich in Ganggesteinen die Eigenschaften der Plutonite und Vulkanite vereinen. Die einzelnen Kristalle des Kristallgefüges sind mittelgroß.

Jedes oberflächennahe Ganggestein hat ein plutonisches Tiefenmuttergestein. Diese beiden Gesteine können sich sehr ähnlich sein, aber auch sehr unterschiedlich aussehen. Ganggesteine, die sich von ihrem Tiefenmuttergestein stark unterscheiden, nennt man gespaltene Gesteine. Bei Apliten beispielsweise handelt es sich um gespaltene Ganggesteine. Sie bestehen größtenteils aus feinkörnigem Quarz und Feldspat.

Grobkörnige Ganggesteine, die Feldspat, Quarz und Glimmer enthalten, heißen Pegmatite. In ihnen kommen gehäuft Elemente wie Lithium, Rubidium, Cäsium, Beryllium und Edelsteine vor (Edelsteinpegmatite). Zu den wichtigsten Ganggesteinen zählen Granitporphyr, Syenitporphyr, Dioritporphyr, Gabbroporphyrit.

Metamorphite

Gesteine sind im Erdinneren hohem Druck und hohen Temperaturen ausgesetzt. Dadurch verändern sie sich und bringen neue Gesteinsarten hervor, die Metamorphite (griechisch:

»Metamorphose« = Verwandlung). Die chemische Zusammensetzung des Gesteins bleibt unverändert. Aber der Einfluss von Druck und Temperatur kann sehr unterschiedlich sein, weshalb die daraus hervorgehenden Gesteine auch sehr verschieden sind. Die häufigsten Metamorphosen sind die Regionalmetamorphose und die Kontaktmetamorphose.

Regionalmetamorphose

In tiefer gelegenen Bereichen der Erdkruste, in denen ausgeprägte vulkanische Aktivitäten stattfinden, sind Druck und Temperaturen extrem hoch. Dies führt zu einer großräumigen mineralischen Umwandlung von Gestein, der Regionalmetamorphose. Diese, ganze »Regionen« betreffende Gesteinsumwandlung, ist die häufigste Art der Metamorphose.

Kontaktmetamorphose

Dringt flüssiges Magma in Spalten und Risse der Erdkruste ein, wird das direkt angrenzende Gestein stark erhitzt. Es kommt zur Umwandlung des Kontaktgesteins, der Kontaktmetamorphose. Im direkten Kontaktbereich ist die Umwandlung am stärksten, mit wachsender Entfernung vom eindringenden Magma nimmt sie immer mehr ab.

Das Gefüge der metamorphen Gesteine

Ausgangsprodukte der Metamorphose sind stets Festgesteine mit einer bestimmten Mineralzusammensetzung und einem meist dichten Gefüge. Von der Gesteinsumwandlung sind oft nur einzelne oder wenige Mineralien betroffen. Andere Mineralien bleiben unverändert, und so müssen sich die neu entstehenden Mineralien dem vorhandenen Raum anpassen. Typische Kristallisationsformen können dann nicht gebildet werden. Es entstehen unregelmäßige Kristalle mit gerundeten Flächen, die sich bei gleichzeitiger Umkristallisierung ineinander verzahnen. Man spricht von einem kristalloblastischen Gefüge. Manche Mineralien, wie Granat, Staurolith, Disthen und Turmalin, setzen ihre Kristallstruktur im Gefüge dennoch durch. Sie bilden so genannte Idioblasten aus, kleine Inseln, die sich vom umliegenden Gestein unterscheiden. Granat bildet solche Idioblasten in umliegendem Gneis aus.

Die metamorphen Gesteinsfamilien

Regionalmetamorphe Gesteine richten ihre Kristallstruktur waagerecht zum Druck aus. Es entstehen platte Mineralformen und die für regionalmetamorphe Gesteine typische grobschuppige Textur der Schieferfamilie. Bei einsei-

Gesteinsumwandlung in der Regionalmetamorphose

Ausgangsgestein	Metamorphit	Endgestein bei fortschreitender Metamorphose
Pelit	Phyllit und Glimmerschiefer	Migmatit und Granulit
Grauwacke	Paragneis	Migmatit und Granulit
Granit und Rhyolith	Orthogneis	
Sandstein	Quarzit	
Kalkstein	Marmor	
Basischer Magmatit und Mergel	Grünschiefer und Amphibolit	Pyroxengranulit und Eklogit
Ultrabasisches Gestein	Serpentinit	Olivinfels und letztendlich Granatperidotit

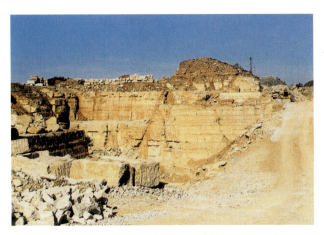

Ein moderner Marmorsteinbruch mit gut sichtbaren Gesteinsschichten. (Foto: Josef Schöpfel oHG, Eichstätt/Bayern)

tigem Druck »sortieren« sich die einzelnen Bestandteile des Mineralgefüges neu und bilden gut voneinander abgrenzbare Bänder. So entstehen die Metamorphite aus der Gneis-Familie.

Kontaktmetamorphe Gesteine entstehen unter wesentlich geringerem und ungerichtetem Druck, dafür aber unter größerem Einfluss der erhöhten Temperatur. Kleinere Kristalle aus dem direkten Kontaktbereich können sich unter diesen Umständen stark verändern, es findet eine Umkristallisierung zu den größeren, fest ineinander verzahnten Kristallen der Fels-Familie statt. Die Metamorphose von Kalkstein zu Marmor ist das bekannteste Beispiel.

Sedimentite oder Sedimentgesteine

Am Anfang bestand die Erdoberfläche vermutlich ausschließlich aus magmatischen Gesteinen. Aus ihnen bildeten sich im Lauf der Jahrtausende die Sedimentgesteine, jene Gesteine, die uns in der Natur am häufigsten begegnen. Drei Viertel der Erdoberfläche ist von Sedimenten unterschiedlichsten Ursprungs bedeckt. Sedimentite entstehen durch physische, chemische oder organische (biologische) Verwitterung von Ausgangsgesteinen. Die hervorgehenden Sedimente werden als mannigfaltiges Gesteinsmaterial abgelagert und zum Teil erneut verfestigt. Verfestigte Sedimentite können auch mehrmals abgetragen werden und erneut Sediment bilden.

Wie schnell ein Gestein verwittert, ist abhängig von seiner Härte sowie seiner chemischen und mineralischen Zusammensetzung.

Die verschiedenen Verwitterungsformen

▶ Physikalische Verwitterung umfasst die zerstörenden Einflüsse von Wasser, Wind und Temperaturschwankungen. Der Regen schwemmt schützende Erdschichten weg und gibt die darunter liegenden Gesteinsschichten der Verwitterung preis. Wasser dringt in Gesteinsrisse ein, dehnt sich durch Gefrieren aus und sprengt dadurch das Gestein. Und natürlich zermahlen die Eismassen der Gletscher gewaltige Gesteinsmengen und schieben diese Schuttmassen vor sich her, um sie letztlich als Endmoränen abzulagern. Wind schleift und poliert Gesteine mittels feiner Sandkörnchen, die er mit sich führt. Häufige Temperaturschwankungen zermürben Gesteine durch den ständigen Wechsel von Ausdehnung und Schrumpfung. Ähnliche Prozesse finden bei der Salzsprengung statt, wo die durch Feuchtigkeit bedingte Ausdehnung von Salzen die umliegenden Gesteine zerstört.

▶ Als chemische Verwitterung bezeichnet man alle Vorgänge, bei denen Gesteine durch Wasser und Säuren gelöst oder in eine andere Form überführt werden (beispielsweise Kalk, Gips, Dolomit). Die häufigste chemische Erosion ist die Lösung von Kalk und Kalksteinen durch Kohlensäure (H_2CO_3).

> Als biologische Verwitterung bezeichnet man die Sprengung von Gesteinen durch eindringende Pflanzenwurzeln oder Pflanzensäuren. Im Vergleich zu den anderen Verwitterungsformen spielt sie eine eher untergeordnete Rolle.

Klastische Sedimente und verfestigte Trümmergesteine

Aus den verschiedenen Verwitterungsformen gehen zunächst nicht verfestigte Lockergesteine hervor, so genannte klastische Sedimente. Diese Lockergesteine können durch Ton, Kalk oder Kieselsäure verbunden werden und so neue, verfestigte Trümmergesteine bilden. Die Gesteine aus klastischen Sedimenten werden nach dem Durchmesser der einzelnen Teilchen, der Korngröße, unterschieden.
Im Laufe der Sedimentation (→ Grafik) werden die Gesteine zu immer feineren Bestandteilen zermahlen. Aus den erkennbaren Bruchstücken oder Kieseln von Brekzie und Konglomerat werden feinkörnige Sandsteine und schließlich Tonsteine, deren winzige Körner man mit bloßem Auge nicht mehr erkennen kann.

Drei Gruppen klastischer Sedimente

Je nach Art beziehungsweise Größe der enthaltenen Gesteinstrümmer unterscheidet man die folgenden mechanisch entstandenen Sedimentsgesteine:

Brekzie und Konglomerat (Psephite) enthalten Teilchen mit einem Durchmesser über 2 mm, die in der Brekzie kantig sind und im Konglomerat abgerundet.

Sandsteine (Psammite) bilden sich, wenn die Korngröße zwischen 0,02 und 2 mm liegt.

Tonsteine (Pelite) beinhalten feinste tonige Teilchen, die eine Korngröße unter 0,2 mm aufweisen.

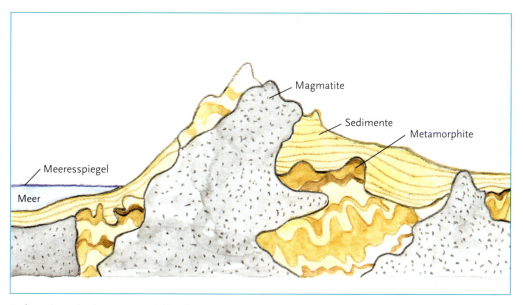

Aufgrund verschiedener gesteinsbildender Prozesse werden drei Mineralien- und Gesteinsgruppen unterschieden: Magmatite, die sich durch Abkühlungs- und Erstarrungsprozesse aus Magma bilden, durch Verwitterung entstandene Sedimentite und Metamorphite, die sich bei enormem Druck und großer Hitze herausbilden.

Verwitterungsneubildungen

Bei der chemischen Verwitterung werden Gesteine teilweise oder vollständig aufgelöst. Die gelösten Stoffe werden mit dem Wasser transportiert und an anderer Stelle wieder abgelagert, wo sich aus ihnen neues Gestein bilden kann. Dieses hat mit dem Ursprungsmaterial meist so gut wie nichts mehr gemeinsam, deshalb spricht man von Verwitterungsneubildungen. So ist beispielsweise Malachit aus der Verwitterung von Kupfererzen hervorgegangen und Zinkspat aus der Verwitterung von Zinkblende.

Diese Art der Neubildung ist der Entstehung organischer Gesteine, die aus Resten von Lebewesen aufgebaut werden, sehr ähnlich. Denn auch die organischen Gesteine bauen sich aus gelösten Stoffen auf, die durch chemische Verwitterung ins Wasser gelangen.

Organische Gesteine

Organische oder organogene Gesteine entstehen aus den verwitterten Überresten von Lebewesen, meist Meerestiere. Grundbaustein der organischen Gesteine ist, wie bei so vielen anderen Gesteinsarten, Kalk, der aus den Schalen oder Skeletten vor allem der riffbewohnenden Tiere wie Korallen, Muschelkrebsen, Moostierchen und Schwämmen stammt. Kalkalgen gehören ebenfalls zu solchen Gesteinsbildnern. Sterben diese Tiere im Riff, so werden ihre kalkigen Überreste rasch wieder neu besiedelt – von Korallen, Meerespflanzen usw. Auf diese Weise entstehen über die Jahrtausende mächtige Riffstrukturen, die in mehreren Etagen übereinander liegen. Fossile Riffkalke können bis zu 2000 Meter hoch werden.

Auch Meeresgetier ohne festen Wohnsitz kann Gesteine bilden. Die Gehäuse und Skelette solcher frei beweglichen Organismen häufen sich am Meeresgrund an oder werden durch die Meeresströmungen aufgeschwemmt. Im Laufe der Zeit werden diese Kalklager durch den Druck darüber liegender Sedimentlagen verfestigt. So entsteht beispielsweise aus Muschelschalen Muschelkalk. Aus den Skeletten von Stachelhäutern wie Seesternen, Seeigeln und Seegurken bilden sich Crinoidenkalke.

Selbst Plankton unterhält rege Bautätigkeiten. Einzellige Mikroorganismen wie zum Beispiel Flagellaten bauen aus ihren winzigen Gehäusen organische Gesteine auf. Die berühmten Kreidefelsen auf Rügen bestehen einzig aus den kalkigen Gehäuseresten von Abermillionen solcher fossilen Einzeller. Kieselalgen, die ebenfalls zum Plankton gezählt werden, besitzen Gehäuse oder Skelette aus Kieselsäure. Sie können beachtliche Sedimentschichten anhäufen, auch im Süßwasser. Kieselerde, die als Heilerde bekannt ist, besteht fast ausschließlich aus den Skeletten solcher fossilen pflanzlichen Einzeller. Beim Radiolarit kann man die Gehäuse von fossilen Strahlentierchen unter dem Mikroskop sogar noch erkennen.

Sedimentgesteine entstehen durch Verwitterung eines Ausgangsgesteins und die Neubildung aus den Verwitterungsprodukten.

Kohlegesteine

Der Kohlenstoff der meisten Kohlegesteine entstammt dem Prozess der Inkohlung fossiler Tier- und Pflanzenreste, daher kommt auch die Bezeichnung fossiler Brennstoff. Braunkohle und Steinkohle bestehen beispielsweise aus pflanzlichen Resten, Bitumenkohle dagegen aus dem Kohlenstoff tierischer Fette und Eiweiße. Bei der Braunkohle, die nahe der Erdoberfläche und unter geringen Druckverhältnissen entstanden ist, sind die Kohlenstoffatome in amorpher Weise zusammengefügt. Steinkohle dagegen entsteht in tieferen Erdschichten und unter hohem Druck. Ihr Kohlenstoffgehalt liegt bei über 80 Prozent, und sie besitzt höhere kristalline Kohlenstoffanteile.

Breites Spektrum der Sedimentgesteine

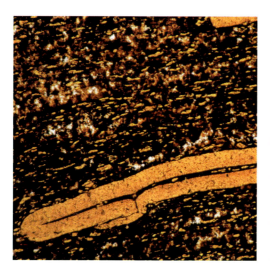

Die elektronenmikroskopische Aufnahme zeigt ein fossiles Blattfragment im Prozess der Inkohlung.

Der Prozess der Inkohlung verbirgt sich auch hinter der Entstehung von Granit und Diamant. Anthrazit mit einem Kohlenstoffanteil von über 90 Prozent wird zu Graphit – reinem, mineralischem Kohlenstoff. Diamant dagegen, der ebenfalls aus reinem Kohlenstoff besteht, bildet sich unter sehr hohem Druck in magmatischem Gestein, dem so genannten Kimberlit.

Kalkstein und Salze

Vor rund 220 Millionen Jahren, also am Ende der Trias-Zeit, kam es durch starke globale Erwärmung zur Eindampfung großflächiger Meeresbereiche, vornehmlich von Lagunen. Gelöste Stoffe wie Kalk, Dolomit, Anhydrit, Steinsalz und Baryt ebenso wie natrium- und kaliumreiche Edelsalze blieben zurück, mächtige Salz- und Kalkablagerungen entstanden.

Bereits im Perm, vor etwa 250 Millionen Jahren, trockneten riesige Flachmeerbereiche in ganz Europa aus. Die Salzlagerstätten des Zechsteins entstanden so, und auch die Kalksteinschichten des Jura-Mittelgebirgszugs zeugen noch heute vom Rückzug des Jura-Meeres.

Kalksinter

Tritt stark kalkhaltiges und sehr kaltes Wasser als Quelle an die Erdoberfläche, wird es erwärmt und scheidet dabei kristallinen Kalk ab. Auf diese Weise entsteht Kalktuff, auch Kalksinter genannt. Am Rande der Quelle und im Wasserlauf wachsende Moose, ebenso wie abgestorbene Pflanzenreste, werden durch die Abscheidung von einer kristallinen Kalkschicht überzogen. Diese wächst im Laufe der Zeit zu teils sehr mächtigen, so genannten Sinterschichten heran. Stark abgelagertes und dicht verfestigtes Sintergestein wird als Travertin abgebaut und zu Bauzwecken verwendet. Der Kalksinter kann auch terrassenförmige Abstufungen bilden. Die berühmten Sinterterrassen von Pamukale in der Türkei sind auf diese Weise entstanden. Auch die Tropfsteine in Tropfsteinhöhlen haben ihren Ursprung im Kalksinter.

Fossile Brennstoffe aus Tier- und Pflanzenresten

Elementarer Baustein aller Lebensformen der Erde ist neben Wasser- und Sauerstoff auch Kohlenstoff. Abgelagerte fossile Überreste von Tieren und Pflanzen werden über Jahrtausende von Mikroorganismen zersetzt. Diese Inkohlung, der Abbau von Tier- und Pflanzenresten zu Kohlenstoff, ist ein hochkomplexer chemischer Vorgang, in dessen Verlauf die organische Substanz ganz allmählich zu mineralischer Kohle umgewandelt wird. Außer den Kohlegesteinen bildeten sich auch die Kohlenwasserstoffe, Ketten von Kohlenstoffatomen, die mit Wasserstoffatomen gesättigt sind. Sehr kurze Ketten sind leicht flüchtig und trennen sich als Erdgas von den längeren Kohlenwasserstoffketten ab. Die zurückbleibenden langen Ketten liegen als Erdöl vor.

Vom Wesen der Steine

Die Bestimmung von Mineralien und Gesteinen kann, angesichts ihrer mannigfachen Entstehungsmöglichkeiten, einigermaßen kompliziert sein. Um sich dennoch in der großen Welt der Steine besser zurechtzufinden, gibt es einige Kriterien, die bei ihrer Bestimmung hilfreich sind. Welche dies im Einzelnen sind und worin sich das »Wesen der Steine« unterscheiden kann, ist Thema der folgenden Seiten.

Härte

Ein grundlegendes Merkmal von Mineralien ist ihre Härte. Der Wiener Mineraloge Friedrich Mohs schlug 1820 eine Möglichkeit vor, Mineralien nach ihrer Ritzhärte zu unterscheiden. Er stellte eine Härteskala von 1 bis 10 auf, die zehn Mineralien aufführt. Jedes Mineral auf dieser Skala kann das vorausgehende ritzen. Die Unterschiede zwischen den einzelnen Härtegraden sind dabei ungleich. Man kann beispielsweise nicht davon ausgehen, dass Kalzit mit dem Härtegrad 3 genau dreimal so hart ist wie Talk mit dem Härtegrad 1. Die Härtebestimmung nach Mohs kann daher nicht als genaues, dafür aber als schnelles und unkompliziertes Prüfverfahren für die Härte eines Minerals genutzt werden.

Zur groben Bestimmung nach Mohs eignen sich einfache Hilfsmittel (→ Tabelle). Für den höheren Anspruch gibt es spezielle Ritzbestecke. Dabei handelt es sich um stiftartige Instrumente, an deren Enden die entsprechenden Mineralien befestigt sind (→ Grafik Seite 51). Um die Härte fachkundig zu bestimmen, bedient man sich eines bestimmten technischen Verfahrens, bei dem ein wenig Substanz von dem betreffenden Mineral abgeschliffen wird. Die Menge an abgeschliffenem Material gilt als Maß für die »Schleifhärte«.

Die Mohs'sche Härteskala

Mineral	Ritzhärte nach Mohs	Schleifhärte
Talk	1 Mit dem Fingernagel zu schaben	0,03
Steinsalz, Gips	2 Mit dem Fingernagel ritzbar	1,25
Kalzit	3 Mit einer Pfennigmünze ritzbar	4,5
Fluorit	4 Mit einem Messer leicht ritzbar	5
Apatit	5 Mit einem Taschenmesser gerade noch ritzbar	6,5
Orthoklas	6 Mit einer Stahlfeile ritzbar	37
Quarz	7 Ritzt Fensterglas	120
Topas	8 Ritzt leicht Fensterglas und Quarz	175
Korund	9 Ritzt leicht Fensterglas und Topas	1000
Diamant	10 Selbst nicht ritzbar, ritzt alle anderen	140 000

Mineralien bestimmen: Härte und Farbe

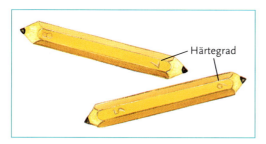

Ein Ritzbesteck besteht aus einem Stift, in dem verschieden harte Spitzen befestigt werden können.

Vorsicht bei der Strichfarbenbestimmung ist bei all jenen Mineralien geboten, deren Härtegrad mehr als 7 beträgt. Die Porzellanplatte besitzt lediglich eine Mohs'sche Härte von 6,5–7. Infolgedessen hinterlassen härtere Mineralien oft nur einen weißen Kratzer auf der Oberfläche – den Abrieb von der Porzellanplatte. Deshalb wird bei sehr harten Mineralien zur Strichfarbenbestimmung ein wenig Substanz abgeschabt und das Pulver dann mit dem Finger auf der Porzellanplatte zerrieben.

Strichfarbe

Das auffälligste und daher erste Kriterium für die Bestimmung eines Minerals ist seine Farbe. Da sie jedoch je nach Varietät und abhängig vom Ausmaß seiner »Verunreinigung« sehr unterschiedlich ausfallen kann, ist sie allenfalls für eine grobe Einschätzung ausreichend (→ Seite 60).

Jedes Mineral besitzt allerdings seine ganz spezifische Strichfarbe, kurz Strich genannt. Um ihn zu bestimmen, kratzt man mit dem Mineral über eine raue Porzellantafel. Die Farbe, die der zurückbleibende Strich aufweist, ist weitgehend unabhängig von Varietät und Verunreinigung eines Minerals.

Verfälschungen können leider dennoch vorkommen, auch bei verfärbten und künstlich gefärbten Mineralien. Mit Anilinfarben leuchtend eingefärbte Achate sind ein Beispiel dafür. Oft sehr verblüffend ist die Strichfarbe bei metallisch glänzenden Mineralien, denn sie unterscheidet sich meist deutlich von der Eigenfarbe des Minerals. Wer würde beispielsweise dem schwarzen, metallisch glänzenden Hämatit eine rote Strichfarbe zutrauen?

Bruch und Spaltbarkeit

Gerade bei farblich schwer bestimmbaren Mineralien ist die Spaltbarkeit ein zuverlässiges Kriterium. Wie verhält sich das Mineral bei mechanischer Krafteinwirkung, zum Beispiel einem kräftigen Hammerschlag? Die Art der entstehenden Teilstücke gibt Aufschluss über die kristalline Struktur (→ Grafik) des Minerals. Spaltet es sich erkennbar entlang seiner kristal-

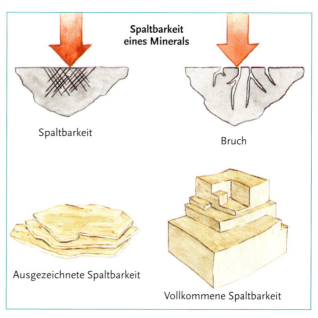

Ein verlässliches Kriterium zur Mineralienbestimmung ist die Spaltbarkeit, die Aufschluss gibt über die kristalline Struktur. Bei fehlender Spaltbarkeit spricht man von Bruch.

lografischen Flächen, spricht man von Spaltbarkeit. Je nachdem, wie glatt die Bruchflächen sind, wird die Spaltbarkeit als undeutlich, deutlich, gut, sehr gut oder vollkommen bezeichnet. Glimmer beispielsweise, dessen kristallografische Flächen parallel übereinander liegen und nur schwach miteinander verbunden sind, besitzt vollkommene Spaltbarkeit (→ Abbildung unten). Die Spaltbarkeit des Kalzits wird als sehr gut bezeichnet.

Einige Mineralien, wie unter anderem Quarz, Opal oder Granat, besitzen keine Spaltbarkeit. Das kann daran liegen, dass alle Bindungen in ihren Kristallgittern gleich stark sind, so dass sich kein Schwachpunkt findet, an dem die Kristallstruktur nachgeben könnte. Oder aber es sind überhaupt keine Bindungen vorhanden. Hier spricht man vom »Bruch« des Minerals, der als muschelig, splitterig, faserig, glatt oder erdig beschrieben wird.

Dichte

Das Verhältnis des Gewichts eines Minerals zu seinem Volumen bestimmt seine Dichte. Je höher die Dichte, desto größer das spezifische Gewicht. Spezifisches Gewicht und Dichte sind also zahlenmäßig identisch – deshalb ist auch die Bezeichnung Wichte verbreitet. Die Dichte eines Minerals lässt sich mit Hilfe einer Balken- oder Federwaage und folgender Formel berechnen: Gewicht des Minerals geteilt durch sein Volumen.

Innerhalb eines Kristalls ist die Dichte überall gleich. Die meisten Mineralien besitzen eine Dichte von 2 bis 2,5, nur bei Erzmineralien liegt diese höher.

Glanz

Der Glanz von Mineralien kann sehr unterschiedlich sein, und selbst ein und dasselbe Mineral kann in seinen verschiedenen Erscheinungsformen unterschiedlich ausgeprägten Glanz aufweisen. Grob betrachtet werden metallischer und nichtmetallischer Glanz unterschieden. Metallischen Glanz besitzen die Metalle und Erzmineralien wie etwa Pyrit. Nichtmetallischer Glanz findet sich bei mehr oder weniger durchsichtigen, »glasigen« Mineralien.

Den Glanz von Mineralien zu beschreiben, ist nicht einfach. Dennoch hat man sich auf einige beschreibende Ausdrücke geeinigt, die bei der Bestimmung von Mineralien verwendet werden. Diese sind: Diamantglanz, Glasglanz, Fettglanz, Seidenglanz, Pechglanz, Wachsglanz, Harzglanz und Perlmutterglanz, mattglänzend und hochglänzend.

Besitzen Mineralien überhaupt keinen Glanz, werden sie als matt bezeichnet. Aber nicht immer ist die Mattigkeit eines Minerals ein zuverlässiges Kriterium. Die Oberfläche kann auch durch Verwitterung angegriffen sein, was die optische Erscheinung stark beeinflusst. Auch so genannte »Anflüge«, ein feiner Überzug mit anderen Mineralien, können den Glanz verfälschen. Darauf muss bei der Bestimmung besonders geachtet werden.

Kristallsystem

Alle außer den amorphen Mineralien besitzen eine Kristallstruktur, die einem bestimmten Kristallsystem zuzuordnen ist. Als Kristallsys-

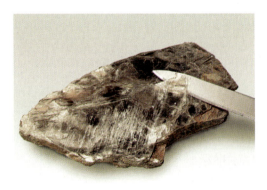

Die einzelnen Glimmerschichten lassen sich schon mit einem spitzen Gegenstand problemlos trennen.

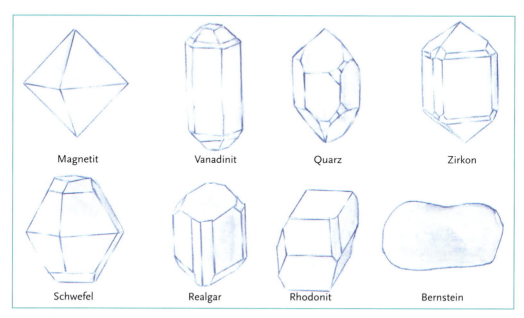

Die Grafik zeigt charakteristische Kristallformen der acht verschiedenen Kristallsysteme (von links nach rechts: kubisch, hexagonal, trigonal, tetragonal, rhombisch, monoklin, triklin, amorph).

tem bezeichnet man eine feste Regel, nach der die Atome und Moleküle in dem Kristall miteinander verbunden und symmetrisch angeordnet sind. Je nach dieser Anordnung unterscheidet man verschiedene Kristallsysteme. Innerhalb dieser sieben Kristallsysteme gibt es wiederum verschiedene Formen der Ausbildung (→ Grafik). Als achtes Kristallsystem werden die amorphen (gestaltosen) Kristalle einbezogen.

Kubische Struktur

Die einfachste Struktur ist die kubische. Die Steine sehen wie Würfel mit gleich langen Seiten aus. Derartige Steine vermitteln Regelmäßigkeit, Ordnung und Verbindung mit der Erde.

Hexagonale Struktur

Diese Steine sehen aus wie sechseckige Doppelpyramiden, manchmal mit Spitze, manchmal ohne. Ihnen sind die Grundmuster der Kreativität und Effektivität zugeordnet.

Trigonale Struktur

Sie hat Ähnlichkeit mit der hexagonalen Struktur und wird aus vier Achsen gebildet, von denen drei in einem Winkel von 120 Grad auf der gleichen Fläche liegen. Diese Steine sehen aus wie ein Dach. Sie entsprechen den Eigenschaften von Zufriedenheit, Gelassenheit, Ruhe und Pragmatismus.

Tetragonale Struktur

Sie sind im Prinzip wie die kubischen Strukturen, jedoch nicht immer quadratisch, sondern in abweichenden Formen viereckig aufgebaut. Diese Steine entsprechen den Mustern von Neugier, Ungeduld, Abenteuerlust, Reizbarkeit.

Rhombische Struktur

Die innere Struktur dieser Kristalle ist rautenförmig. Rhombische Heilsteine stehen für Sensibilität, Einfühlungsvermögen, Verständnis und Anpassung.

Monokline Struktur
Die Winkel, in denen die Flächen monokliner Kristalle zueinander stehen, sind stets ungleich 90 Grad. Mit diesen Steinen werden Intuition, Lebensfreude und Beweglichkeit gefördert.

Trikline Struktur
Diese Form wird aus drei Achsen von unterschiedlicher Länge gebildet, die alle in stumpfem Winkel zueinander stehen. Sie sehen aus wie eine Haushälfte, die man in der Mitte des Dachfirstes herausgetrennt hat. Sensibilität, Impulsivität und Unabhängigkeit sind die ihnen entsprechenden Charakterstrukturen.

Die Symmetrie der Kristalle

Dank ihres regelmäßigen Aufbaus spricht man auch von der »Symmetrie der Kristalle«. Diese kann durch drei Kriterien beschrieben werden:

▸ **Symmetrieebene (Spiegelebene)**
Sie verläuft durch die Mitte des Kristalls und teilt diesen in zwei spiegelbildliche Hälften.

▸ **Symmetrieachse**
Sie verläuft durch den Mittelpunkt des Kristalls. Dreht man ihn um seine Symmetrieachse, so nimmt er bei einer ganzen Drehung um sich selbst (360°) mehrmals eine zur ursprünglichen Ausgangsstellung deckungsgleiche Position ein. Geschieht dies zweimal, nennt man die Symmetrieachse zweizählig, bei drei deckungsgleichen Positionen dreizählig usw.

▸ **Symmetriezentrum**
Jeder Fläche eines Kristalls liegt eine parallele Fläche gegenüber. Diese ist um ihr gedachtes Symmetriezentrum – den »Mittelpunkt« der Fläche – im Vergleich zu ihrem Gegenüber um 180° verdreht.

Aus der Variation und Kombination dieser drei Symmetriekriterien ergibt sich eine Vielzahl an Kristallformen. Diese werden von Fachleuten in 32 Kristallklassen eingeteilt und den bereits genannten sieben verschiedenen Kristallsystemen zugeordnet.

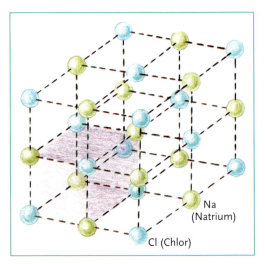

Die Grundform des Kristallgitters, wie wir es bei Siliziumdioxid oder Kieselsäure antreffen.

Die kristallinen Strukturen der Silikate

Silizium und Sauerstoff sind die häufigsten Elemente der Erdkruste und Siliziumdioxid das häufigste Mineral. Deshalb soll kurz auf die vielfältigen Kristallformen der Silikate eingegangen werden.

Siliziumdioxid, in seiner reinen Form auch Kieselsäure oder Quarz genannt, ist der Grundbaustein zahlloser Mineralien. Seine Grundform ist die Pyramide, bestehend aus einem zentralen Siliziumatom (Si) und vier Ecken aus je einem Sauerstoffatom (O) – zusammen SiO_4. Die Grundfläche der Pyramide ist ein gleichseitiges Dreieck, die Kanten sind alle gleich lang. Im Wesentlichen sind alle Silikate durch Aneinanderreihung solcher SiO_4-Pyramiden aufgebaut.

▸ **Amorphe Silikate**
In der amorphen, »gestaltlosen«, Struktur sind die SiO_4-Pyramiden regellos und ohne jede Symmetrie an den Ecken miteinander verbunden. Ebenso sind Fremdatome regellos integriert. Durch dabei vielfach auftretende, so genannte »verbogene« Bindungen entstehen

Spannungen zwischen den einzelnen Pyramiden. Beim Ausgleich dieser Spannungen bilden sich weiße Flockenstrukturen, auskristallisierte Stellen, wie es beispielsweise beim Schneeflockenobsidian ($\rightarrow$ Seite 222) der Fall ist.

➤ **Nadelsilikate**

Hier sind mehrere SiO_4-Pyramiden in einer Reihe miteinander verbunden. Jede Pyramide hat dabei ein Eckatom mit der vorhergehenden und der folgenden gemeinsam. Auf diese Weise entstehen Silikat-Nadeln.

➤ **Ringsilikate**

Diese bestehen aus Ringen, die mittels Fremdatomen räumlich miteinander verbunden sind. Solche Ringe können aus drei oder sechs SiO_4-Tetraedern bestehen. Aus drei Tetraedern sind beispielsweise die Ringe des Wollastonit, aus sechs die Ringe des Berylls aufgebaut.

➤ **Bandsilikate**

Werden Ringsilikate zu einem Ringband erweitert, wobei jeder Ring je zwei Pyramiden mit dem angrenzenden gemeinsam hat, so ergibt sich eine Bandstruktur. Fremdatome begrenzen dieses Band an den noch nicht verbundenen Ecken oder verbinden mehrere Bänder zu Bündeln. Auf diese Weise entstehen stängelförmige Kristalle, wie etwa Hornblende oder Aktinolith.

➤ **Schicht- oder Blattsilikate**

Hier sind Bandsilikate zu einer Fläche erweitert. Die Ecken der Schicht- oder Blattsilikate bestehen aus OH-Ionen. In Zweischichtsilikaten wie Serpentin liegen jeweils eine Silikatschicht und eine Oktaederschicht aufeinander. Über gemeinsame Sauerstoffatome sind sie miteinander verbunden. In Dreischichtsilikaten wie den Glimmern Biotit und Muskowit liegt eine Oktaederschicht zwischen zwei Silikatschichten; ingesamt liegen also drei Schichten aufeinander. Zweischichtsilikatblättchen werden lediglich durch schwache elektrostatische Kräfte zusammengehalten. Dreischichtsilikatblättchen verfügen über stabileren Zusammenhalt – meist durch Ionenverbindungen.

Beim Zweischichtsilikat Chrysotil, besser bekannt unter dem Namen Asbest, passen die Kristallgitter der Silikatschicht und der Oktaederschicht nicht zusammen. Es treten deshalb Spannungen auf, die ausgeglichen werden, indem die biegsamen Blättchen sich zu Röllchen formen. Daher erscheint Asbest in der uns bekannten Form feiner, dicht aneinander hängender Fasern, die leicht voneinander trennbar sind.

➤ **Gerüstsilikate**

Die Struktur des reinen Quarz mit perfekter Kristallstruktur, wie beispielsweise des Bergkristalls, besteht aus nach oben und unten zum »Gerüst« erweiterten Blattsilikaten. Die Summenformel des reinen Bergkristalls lautet SiO_2, es fehlen also im Vergleich zu den anderen Silikaten zwei Sauerstoffatome. Das kommt daher, dass die im Kristall verbundenen Tetraeder »gemeinsame Ecken« besitzen – jedem Siliziumatom sind also nur zwei eigene Sauerstoffatome zuzuordnen.

Weitere Gerüstsilikate sind unter anderem die Feldspäte und Zeolithe. Sie enthalten zusätzlich Aluminium, Magnesium, Natrium oder Kalzium.

➤ **Inselsilikate**

Ähnlich wie Gerüstsilikate bilden Inselsilikate Mineralien mit hoher Dichte. Dabei sind die einzelnen Silikattetraeder nicht direkt miteinander, sondern durch Metalle verbunden. Bei Olivin geschieht dies beispielsweise durch Eisen und Magnesium, bei Granat durch Magnesium und Aluminium und beim Zirkon durch Zirkonium. Bei Inselsilikaten besitzen die einzelnen Pyramiden also keine »gemeinsamen Ecken« mehr.

➤ **Gruppensilikate**

Ihr Aufbau ähnelt prinzipiell jenem der Inselsilikate. Bei Gruppensilikaten werden jeweils zu Zweiergruppen verbundene Pyramiden durch Fremdatome isoliert und zugleich verbunden. Epidot, Prehnit und Idokras (Vesuvian) sind hier die wichtigsten Heilsteine.

Tracht und Habitus

Unter der Tracht eines Minerals versteht man die Kombination seiner Kristallflächen. Diese Flächen können bei verschiedenen Kristallen unterschiedlich groß sein. Deshalb haben die Kristalle auch ein sehr individuelles Aussehen – entweder breit oder eher hoch. Die Tracht des Kristalls bleibt dabei jedoch immer gleich (→ Grafik unten).

Das äußere Erscheinungsbild eines Kristalls, die Art, wie er zum Beispiel auf Grund der umliegenden Gesteine gewachsen ist, nennt man Habitus. Dieser kann beispielsweise säulig, nadelig, faserig, tafelig oder nierenförmig sein – je nachdem, wie viel Platz der Kristall hatte und in welche Richtung er sich bei seinem Wachstum ausdehnen konnte.

Zwillingsbildung

Durch bestimmte mineralogische Gesetzmäßigkeiten kann es zu Zwillings-, Drillings- oder sogar Vierlingsbildungen von Kristallen kommen (→ Grafik). Im Verlauf ihres Wachstums können die einzelnen Kristalle ineinander wachsen und so Durchdringungszwillinge bilden, wie etwa beim Pyrit oder Fluorit. Auch bei Orthoklasen entstehen sehr häufig solche Durchdringungszwillinge, so genannte »Karlsbader Zwillinge«.

Wenn dagegen zwei Kristalle aus einer gemeinsamen Fläche wachsen, dabei aber unterschiedliche Richtungen nehmen, spricht man vom Berührungszwilling. Dieses Phänomen ist häufig bei Gips zu beobachten. Die Enden von Gips-Berührungszwillingen sind oft schwalben-

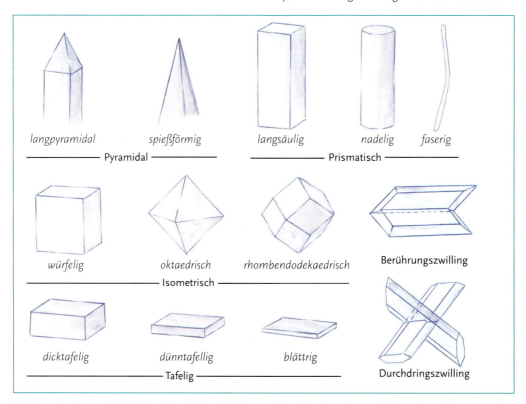

Die Grundvarianten des Habitus (lateinisch: »habitus« = Gestalt) zeigen isometrische, prismatische, pyramidale oder tafelige Formen. Im Verlauf ihres Wachstums kann es zu Zwillingsbildungen von Kristallen kommen.

schwanzförmig ausgebildet. Man spricht deshalb auch von »Schwalbenschwanzzwillingen«. Zwillingsbildungen kann man leicht an einspringenden Winkeln erkennen. Dabei handelt es sich um Winkel oder Ecken, die beim Kristall nach innen gehen. Solche einspringenden Winkel kommen in einfachen Kristallen nicht vor.

Optische Eigenschaften von Mineralien

Mineralien, deren physikalische Eigenschaften in allen Richtungen gleich sind, nennt man isotrop. Optisch isotrope Mineralien zeigen immer das gleiche Verhalten des Lichts, egal ob der Lichteinfall längs oder quer zur Kristallrichtung stattfindet. Die Kristalle des kubischen Kristallsystems beispielsweise sind isotrop.

Anisotrope Mineralien, wie zum Beispiel der Cordieritkristall, verändern dagegen ihre Farbigkeit, je nach der Richtung des Lichteinfalls. Dies hängt mit der unterschiedlichen Absorption sowie mit der Polarisation des in den Kristall einfallenden Lichts zusammen. Die Veränderung der Farbigkeit wird bei zwei auftretenden Farben Dichroismus, bei vielen auftretenden Farben Pleochroismus genannt.

Lichtbrechung

Ein Lichtstrahl, der auf ein Mineral trifft, wird an dessen Oberfläche abgelenkt beziehungsweise »gebrochen«. Dieses Phänomen der Lichtbrechung kennen wir auch von einem Prisma. Trifft weißes Licht auf dessen Oberfläche, so wird es in seine farbigen Bestandteile zerlegt (→ Grafik oben rechts).
In der Natur kann dieser Vorgang am Regenbogen beobachtet werden, der auf Grund der Lichtbrechung von Sonnenstrahlen an Regentropfen entsteht. Bei Steinen kann die Lichtbrechung durch Schliff verstärkt werden. Der Schliff erhöht die Lichtstreuungsfähigkeit (Dispersion) des Minerals.

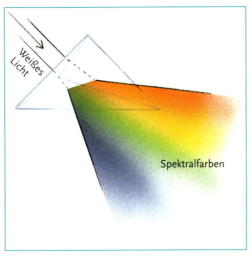

Trifft ein Lichtstrahl auf ein Prisma, so wird das Licht in alle Farben des Regenbogens zerlegt.

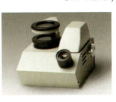

Ein Refraktometer dient zur Bestimmung der Doppelbrechung.

Beim Eintritt in ein Mineral kann ein Lichtstrahl allerdings auch doppelt gebrochen, das heißt in zwei Strahlen geteilt werden. Ein eindrucksvolles Beispiel für eine besonders stark ausgeprägte Doppelbrechung bietet der Doppelspat, ein klarer, farbloser Kalzitkristall mit rhomboedrischer Struktur. Legt man diesen auf beschriebenes Papier und blickt hindurch, erscheint die Schrift doppelt und zueinander verschoben. Die von dem Papier reflektierten Lichtstrahlen werden an der Kristalloberfläche geteilt und täuschen so zwei Bilder vor.

Alle optisch anisotropen Mineralien, wie beispielsweise Granat und Fluorit, sind mehr oder weniger stark doppelbrechend. Eine Ausnahme bilden anisotrope Mineralien mit kubischem Kristallsystem. Um die Doppelbrechung eines Minerals bestimmen zu können, bedient sich der Fachmann eines Refraktometers (→ Abbildung), da mit bloßem Auge die Stärke der Brechung nicht exakt erkennbar ist.

Transparenz

Die Lichtdurchlässigkeit von Mineralien ist sehr unterschiedlich. Durchsichtige Mineralien sind so klar, dass man durch sie hindurch Schrift lesen kann. Dazu gehören unter anderem der Bergkristall, tafelige Gipskristalle und natürlich Glas. Bei durchsichtigen Mineralien wird das eindringende Licht nicht oder nur teilweise absorbiert. Es durchdringt den Kristall nahezu ungestört. Darüber hinaus besitzen durchsichtige Mineralien eine glatte Oberfläche und keine Grenzflächen in ihrem Inneren, an denen das Licht reflektiert werden könnte.

Ist die Klarheit eines Minerals auch nur geringfügig eingeschränkt, bezeichnet man es als durchscheinend. Auftreffendes Licht wird bereits an der Oberfläche der vielen kleinen Kristallflächen reflektiert und zerstreut. Das Mineral erscheint in seiner Gesamtheit deshalb undurchsichtig, obwohl die Einzelkristalle durchaus durchsichtig sein können. Endgültige Klarheit verschafft das Mikroskop oder Binokular (Stereolupe).

Mineralien, die selbst in kleineren Stücken oder dünnen Proben nicht lichtdurchlässig sind, wie etwa Malachit, Rhodochrosit oder Erze, nennt man undurchsichtig oder opak.

Lumineszenz

Einige Mineralien beginnen zu leuchten, sobald sie mit ultraviolettem Licht bestrahlt werden. Diese Erscheinung bezeichnet man als Lumineszenz (lateinisch »lumen« = Licht). Ihr liegt ein komplizierter physikalischer Prozess zugrunde: Die Elektronen im Kristallgitter werden durch die energiereiche UV-Strahlung in Schwingung versetzt. Das hebt die Elektronen kurzfristig auf ein höheres Energieniveau – ein Überschuss, den sie in Form eines Lichtblitzes wieder abgeben.

Da nicht alle Mineralien diese Eigenschaft besitzen, ist Lumineszenz bei der Mineralbestimmung ein sehr eindeutiges Kriterium.

Eine seltenere Eigenschaft eines Minerals ist die Thermolumineszenz, das Leuchten bei Erhitzung. Beim Zerfall radioaktiver Elemente im Kristall wird Energie durch die Erhitzung in Form von Licht freigesetzt. Dieses Phänomen lässt sich beispielsweise beim Fluorit beobachten, der durch den Zerfall von Uran zu Thorium entsteht.

Irisieren, Opalisieren und Co.

Dreht man dünnblättrige Mineralien hin und her, kann man dabei häufig ein farbiges Schimmern beobachten, das Irisieren. Diese Erscheinung kommt durch Reflexion und Überlagerung von Lichtwellen an den übereinander liegenden Mineralschichten zu Stande.

➤ Besonders farbenprächtig irisiert der Labradorit, weshalb der Begriff »Labradorisieren« entstand.

➤ Opalisierende Farbspiele treten beim Opal auf. Dieser besteht aus vielen kleinen Kügelchen von Christobalit, so genannte Sphärolithe. Auftreffendes Licht wird um diese Kügelchen herum abgelenkt, es wird gebeugt. Das Opalisieren entsteht durch diese Lichtbeugung sowie durch Lichtbrechungs- und Reflexionsvorgänge. Sie sind von ebenso außerordentlicher wie auffälliger Farbenpracht und führen zur Identifizierung des Steines.

➤ Als Asterismus bezeichnet man sternförmige Lichtfiguren, die auf den Oberflächen von rund geschliffenen Kristallen entstehen. Dieses Lichtspiel kommt durch Lichtreflexionen an regelmäßig angeordneten Einschlüssen von winzigen Kristallen zu Stande; beim Rubin beispielsweise an den feinen Rutilnädelchen.

➤ Beim Aventurisieren handelt es sich um ein durch Lichtreflexion an ungeordneten Kristalleinschlüssen verursachtes Schillern. Eingeschlossene grüne Glimmerblättchen verursachen dieses Farbspiel beim Aventurin, von dem dieser Begriff abgeleitet wird.

Farbspiel, Glanz und spezielle Effekte 59

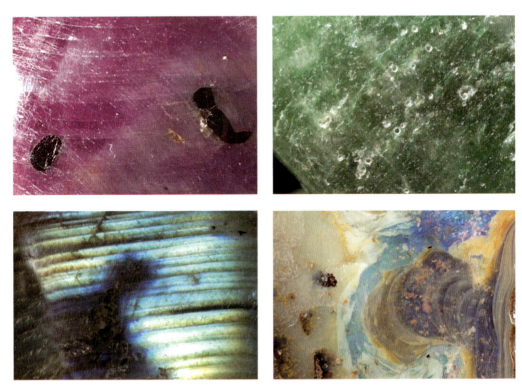

Die stark vergößerten Aufnahmen zeigen Asterismus beim Rubin (oben links), das schillernde Farbspiel des Aventurins (oben rechts), das farbige Schimmern (Irisieren) des Labradorits (unten links) sowie opalisierende Farbspiele beim Opal (unten rechts).

Farbe

Die Farbe von Mineralien gehört ebenfalls zu den optischen Eigenschaften. Jedes reine Mineral besitzt eine Eigenfarbe, die auf seine chemische Zusammensetzung und Kristallstruktur zurückzuführen ist. Innerhalb einer Mineralgruppe, wie etwa bei der Granat-Gruppe, kann die Farbigkeit zwar stark variieren, dennoch handelt es sich hier um in ihrer chemischen Zusammensetzung nur geringfügig unterschiedliche Varietäten. Reine Mineralien mit charakteristischer Eigenfarbe nennt man idiochromatisch. Bestehen durch Verunreinigungen im Kristallgitter bedingte Farbigkeiten, nennt man die betreffenden Mineralien allochromatisch. Als erstes und auffälligstes Merkmal von Steinen, das zudem den Handelswert stark beeinflussen kann, wird die Farbe oft manipuliert (→ Seite 65).

Tönen von Mineralien durch Bestrahlen

Rauchquarz erhält seine natürliche rauchfarbene Tönung durch radioaktive Langzeitbestrahlung aus dem umgebenden Gestein. Diese Tönung kann aber auch durch künstliche Bestrahlung erzielt werden. Tiefschwarze Rauchquarze sind meist künstlich bestrahlt.
Auf die gleiche Weise lassen sich auch andere Mineralien umfärben: Halit (Steinsalz) beispielsweise wird bei Bestrahlung blau, Beryll, Turmalin und andere wertvolle Steine nehmen alle möglichen Farben an (→ Seite 66).

Ein Mineral bestimmen – Schritt für Schritt

Sie haben in den vorangegangenen Kapiteln einiges darüber gelesen, welche Kriterien es gibt, um die ganze Bandbreite der verschiedenen Materialien zu unterscheiden. Die Fülle der Informationen ist vielleicht aber auch etwas verwirrend. Eine zusammengefasste Übersicht kann Ihnen in der konkreten Situation helfen, ein Mineral zu klassifizieren. Natürlich ist dies kein Vorgehen, wie es in Fachlabors und von wirklichen Experten üblich ist. Wenn Sie einen wertvollen Stein erstehen wollen oder bereits gekauft haben, sich über seine Qualität aber nicht wirklich im Klaren sind, sollten Sie immer einen anerkannten Fachmann zu Rate ziehen. Außerdem empfiehlt es sich, beim Kauf eines Edelsteins auf das Echtheitszeugnis zu achten, das alle mineralogisch und gemmologisch wichtigen Aussagen enthält. Nur dann können Sie einen Händler auch juristisch belangen, falls sich im Nachhinein herausstellt, dass der Stein nicht echt ist.

1. Bezeichnung

Wie viel ist Ihnen über den vorliegenden Stein bekannt? Wurde er Ihnen bereits unter einer bestimmten Bezeichnung angeboten, oder ist Ihnen völlig unklar, um welches Mineral es sich handelt? Ist Ihnen ein Stein mit einem bestimmten Namen verkauft worden, lässt sich oft bereits daran feststellen, ob es sich um einen echten Stein handelt oder nicht. So weisen beispielsweise Bezeichnungen wie »Madeiratopas« oder »Rauchtopas« darauf hin, dass es sich in Wirklichkeit nicht um eines der kostbaren Topas-Exemplare handelt. Der Madeiratopas ist in der Regel ein Zitrin, und der Rauchtopas meist ein Rauchquarz. Der echte Topas wird dagegen als Edeltopas gehandelt. Auch beim Aventurin muss man aufpassen, dass man nicht das in China in Massen produzierte billige Aventuringlas ersteht. Bezeichnungen, die dem ursprünglichen Edelsteinnamen etwas hinzufügen, sollen oft suggerieren, dass es sich um eine wertsteigernde Besonderheit handelt. Hier ist immer Vorsicht geboten.

Im weiteren Verlauf wollen wir davon ausgehen: Sie haben einen völlig unbekannten Stein vor sich. Stellen Sie sich vor, Sie haben im Nachlass Ihrer Großmutter einen Stein gefunden, von dem Sie nicht wissen, ob er echt oder unecht, ob er wertvoll oder eher gewöhnlich ist. Wie ist nun der Weg, um herauszufinden, um welches Mineral es sich handelt?

2. Farbe

Eine erste Orientierung ist das sichtbare Äußere des Steines, also zunächst einmal seine Farbe. Finden Sie heraus, ob sie echt ist. Bemalte oder durch Brennen gefärbte Steine sind weniger wertvoll. Es gibt zwei Methoden, um zu erkennen, ob der Stein manipuliert wurde oder nicht.

▸ **Bruchflächentest**

Dieser Test hat nur dann Sinn, wenn Sie mehrere Steine von der gleichen Sorte haben. Dann

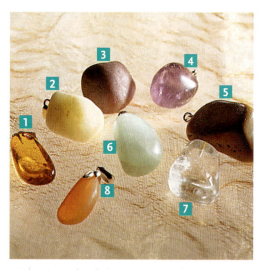

Eindeutige Farben haben zum Beispiel Bernstein (1), Aquamarin (2), Rubin (3), Amethyst (4), Jaspis (5), Jade (6), Bergkristall (7) und Feueropal (8).

können Sie nämlich ein Probestück abbrechen und die Bruchstelle gut mit Wasser benetzen. Wenn das Innere des Steines heller bleibt als seine Oberfläche, handelt es sich mit hoher Wahrscheinlichkeit um ein gefärbtes Exemplar. In unserem Beispiel des Erbstückes kommt das natürlich nicht in Frage.

▸ **Wattetest**
Sie können aber auch einfacher vorgehen. Nehmen Sie etwas Watte und einige Tropfen Nagellackentferner. Tupfen Sie den Stein mit dem getränkten Stück Watte ab. Wenn sich die Watte verfärbt, ist der Stein nachbehandelt worden.

3. Strichfarbe

Gehen wir nun davon aus, dass keine Manipulation an dem Stein ersichtlich ist. Als Nächstes wird die Strichfarbe getestet. Im Handel sind Porzellantafeln erhältlich, mit denen man eine solche Probe durchführen kann. Führen Sie den Stein über diese Tafel. Die Farbe, die der Strich auf der Tafel aufweist, ist weitgehend unabhängig von Verunreinigungen und Varietäten (→ Seite 50).

Leider nur eingeschränkte Gültigkeit für den Test der Strichfarbe besteht bei sehr harten Mineralien, die härter sind als die Porzellantafel. Dann bleibt nur ein weißer Kratzer auf der Porzellanplatte zurück.

Hat man also jetzt die Farbe und die Strichfarbe, kann man mit Hilfe von Farb- und Strichfarbtabellen schon einmal eingrenzen, um welchen Stein es sich unter Umständen handeln könnte. Wenn es sich beispielsweise um einen schwarz glänzenden Hämatit handelte, müsste seine Strichfarbe rot sein.

4. Glanz und Transparenz

Mineralien können metallisch glänzen wie der Pyrit, durchsichtig glänzen wie der Bergkristall, Perlmuttglanz zeigen wie die Perle oder lediglich matt schimmern. Auch dies ist ein Unterscheidungsmerkmal für Steine, die die gleiche Farbe haben. Vorsicht: Der gleiche Stein kann unter Umständen unterschiedlichen Glanz zeigen. Zum Beispiel kann Hämatit metallisch glänzen, zeigt aber auch matte Erscheinungsformen. Poliert wirkt er silbern.

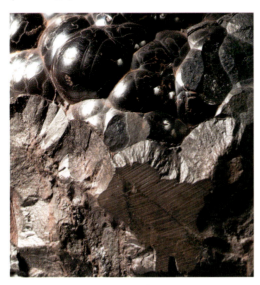

Der Hämatit überrascht mit rotem Strich bei schwarzer Körperfarbe.

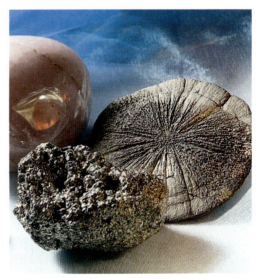

Ein Beispiel für metallischen Glanz: Pyrit, auch bekannt als Katzengold.

Die Transparenz eines Minerals reicht von durchsichtig (wie Glas) über halb durchsichtig und durchscheinend bis undurchsichtig oder opak. Halten Sie den Stein zum Beispiel über ein Schriftstück, um seine Transparenz festzustellen.

5. Oberfläche

Das nächste Kriterium zur Bestimmung des Minerals ist die Beschaffenheit seiner Oberfläche. Bleiben wir bei dem schwarzen Hämatit. Auch ein Turmalin kann schwarz sein, hat jedoch fast immer feine Risse in der Oberfläche und unterscheidet sich so vom Hämatit.

6. Härte

Haben Sie die äußere Erscheinungsform des Steines analysiert, stehen weitere Möglichkeiten zu seiner Bestimmung zur Verfügung. Eine davon ist die Härte oder, wie der Experte sagt, seine Ritzhärte (→ Seite 50). Ein Hämatit hat die Härte 6 bis 6,5. Nach der Mohs'schen Härteskala bedeutet das, er ist mit einer Stahlfeile ritzbar, aber nicht mit einem Messer. Professionell können Sie die Ritzhärte mit einem Ritzbesteck bestimmen (→ Grafik Seite 51). Sie schleifen ein wenig Substanz von dem Stein ab, und die dabei entstehende Menge an Abrieb ist ein Maß für die Schleifhärte.

7. Dichte

Allmählich wird der Kreis der in Frage kommenden Steine immer enger. Farbe, Strichfarbe, Glanz und Härte haben die Möglichkeiten immer weiter eingeschränkt. Der nächste Schritt zur Bestimmung Ihres Steines ist die Bestimmung seiner Dichte (seines »spezifischen Gewichts«). Als Vergleichsgröße nimmt man die Dichte von Wasser: 1 Kubikzentimeter Wasser wiegt 1 Gramm, hat also die Dichte 1.
Hängen Sie den Stein an eine Federwaage. Wiegen Sie den Stein zunächst in der Luft und anschließend im Wasser. Ziehen Sie das »schwimmende« Gewicht vom »Luftgewicht« ab. Teilen Sie dann erneut das »Luftgewicht« durch diese Zahl, und Sie erhalten die Dichte.
▶ Rechenbeispiel:

Luftgewicht 5,2 g
Wassergewicht 3,2 g
5,2 − 3,2 = 2
5,2 : 2 = 2,6

8. Kristallsystem

Das Glitzern und Funkeln eines Edelsteines wird durch seine Kristallstruktur bestimmt. Diesen Effekt kann der Juwelier durch einen bestimmten Schliff noch verstärken.
Mit Hilfe von Mikroskopen lässt sich feststellen, welchem Kristallsystem das Mineral zuzuordnen ist. Da die Varianten der verschiedenen Kristallsysteme allerdings recht zahlreich sind, ist dieses Kriterium für den Laien nur bedingt zu empfehlen.

9. Brechungsindex

Auch die Lichtbrechung ist ein Erkennungsmerkmal, das vor allem Fachleute einsetzen

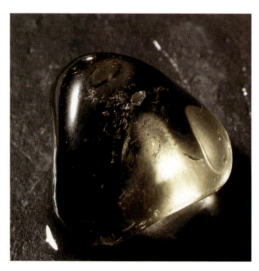

Trotz seiner deutlichen goldgelben Färbung ist der wunderschöne Zitrin durchsichtig.

können. Dieser Index gibt an, um wievielmal langsamer sich das Licht in dem Stein fortbewegt als in der Luft. Der Index ist bestimmend für das Feuer eines Steines. Von ihm hängt ab, wie stark das eindringende Licht abgelenkt wird und wieder austritt. Ein Teil des Lichtes wird von der Oberfläche des Steines zurückgeworfen, also gespiegelt. Dies bezeichnet den Glanz des Minerals.

Beim Eintritt des Lichtstrahls in den Stein kann das Licht auch doppelt gebrochen werden; der Strahl wird in zwei Teile geteilt, etwa beim Doppelspat, Granat oder Fluorit. Beim Hämatit beträgt die Lichtbrechung 2,940 – 3,220. Dies bedeutet, dass sich das Licht im Hämatit 2,9- bis 3,2-mal langsamer fortbewegt als in der Luft. Den höchsten Brechungsindex von allen Edelsteinen hat der Diamant.

10. Spaltbarkeit und Bruch
Die Spaltbarkeit gilt gerade bei schwer zu bestimmenden Steinen als zuverlässiges Unterscheidungskriterium. Schlägt man mit einem Hammer auf ein Mineral, zeigen sich spezifische Bruchstücke und Bruchflächen, die Aufschluss geben über seine kristalline Struktur. Manche Steine wie der Granat oder der Opal besitzen keine Spaltbarkeit. Bei mechanischer Einwirkung entstehen keine mehr oder weniger glatten Flächen. Dann spricht man vom Bruch des Steines.

11. Tracht und Habitus
Die Tracht bezeichnet die Kombination der Flächen des Kristalls, die verschieden groß sein können.

Das äußere Erscheinungsbild des Kristalls ist auch abhängig davon, wie er aufgrund seiner Umgebung wachsen konnte. Dieses Bestimmungsmerkmal heißt Habitus.

12. Besondere Eigenschaften
Magnetismus, elektrische Leitfähigkeit, Fluoreszenz, Säurelöslichkeit oder besondere Lichteffekte auf der Oberfläche können schlussendlich Sicherheit über einen Stein geben. Ob ein Mineral magnetisch ist, lässt sich leicht mit Hilfe eines Kompasses feststellen: Die Nadel bewegt sich mit, wenn ein magnetischer Stein um den Kompass herum geführt wird.

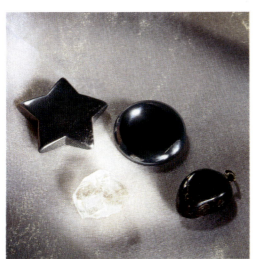

Hämatit und Diamant sind nicht nur in Bezug auf den Lichtbrechungsindex sehr unterschiedlich.

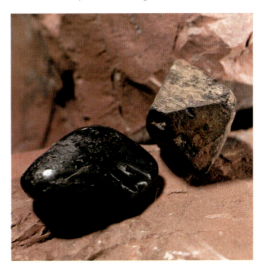

Ein extrem seltenes und daher eindeutiges Unterscheidungsmerkmal ist der Magnetismus beim Magnetit.

Imitationen und Fälschungen

»Mehr Schein als Sein« – dieses Sprichwort galt und gilt in besonderem Maße auch für Edelsteine. Um die große Nachfrage nach den kostbaren, aber raren Materialien zu stillen, geben sich Forscher längst nicht mehr mit dem zufrieden, was die Natur liefert. So werden Edelsteine seit jeher gefärbt und imitiert, synthetisiert und rekonstruiert – die Nachahmung edler Steine ist beinahe so alt wie ihr Gebrauch.

Verwirrende Vielfalt der Namen

Absichtlich getäuscht werden potenzielle Käufer heute durch eine Reihe von verwirrenden Namen, die die Exklusivität eines bestimmten Minerals vorgaukeln sollen. In Wirklichkeit jedoch handelt es sich um ein weniger wertvolles Objekt. So wird beispielsweise der Name Topas vielfach missbräuchlich benutzt. Ein »orientalischer Topas« ist keineswegs ein besonderer Topas, sondern vielmehr ein gelblicher Korund. Bei »spanischem Topas« handelt es sich um gelben Quarz (Zitrin), und ein »Rauchtopas« steht für einen bräunlichen Quarzstein (Rauchquarz). Dagegen hilft der Vergleich der Handelsnamen, die man vor dem Kauf eines Steines nachlesen sollte.

Methoden zur Nachahmung

Als Nachahmung bezeichnen wir alle Stoffe, die einen Edelstein vortäuschen. Genauso zählen dazu Veränderungen an der Steinsubstanz, um eine höhere Wertschätzung zu erreichen. Solange Nachahmungen als solche deklariert sind, kann und sollte man sie nicht kritisieren. Um die edle Pracht nachzuahmen, zu fälschen oder Schönheitsfehler zu vertuschen, werden verschiedene Methoden eingesetzt.

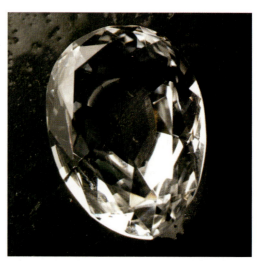

Ob eine Imitation oder ein echter Stein vorliegt, ist in vielen Fällen nicht mit bloßem Auge zu erkennen.

Ölen

Steine werden gerne geölt, um Risse zu vertuschen, die Farbe zu intensivieren und den Glanz zu erhöhen. Beliebt ist diese Methode vor allem bei Smaragden. Es werden Öle unterschiedlichster Herkunft verwendet, synthetisches Maschinenöl ebenso wie natürliches Olivenöl. Wird farbloses Öl verwendet, muss der Stein nicht als »geölt« gekennzeichnet werden. Wird jedoch farbiges Öl benutzt, ist der Zusatz obligatorisch.

Erste Diamant-Imitationen

Mitte des 18. Jahrhunderts entwickelte der Wiener Goldschmied Josef Strasser ein hartes Spezialglas, das in seiner hohen Lichtbrechung und starken Dispersion dem Diamant ähnelte. Da aber die österreichische Kaiserin Maria Theresia die Verwendung dieses Diamant-Ersatzes verboten hatte, musste Strasser sein Glück anderweitig suchen. So kam es, dass »Strass-Steine« ihren weltweiten Siegeszug über einen Umweg von Paris nahmen. Heute werden Diamanten häufig durch Bleiglas ersetzt.

Wachsen

Eine weitere Methode, um Risse zu vertuschen, ist das Wachsen oder Paraffinieren der Steine. Diese Schicht reibt sich mit der Zeit jedoch ab, wenn ein Stein oft getragen wird. Dadurch verliert er seine intensive Farbe und zeigt Risse und Sprünge noch deutlicher auf. Ob ein Stein gewachst ist, lässt sich feststellen, indem man ihn mit einer heißen Nadel berührt. Normalerweise schmilzt das Wachs oder es entsteht ein heller Fleck.

Färben

Edelsteine werden häufig gefärbt. Sei es, um den Anschein zu erwecken, es handle sich dabei um ein wertvolles Mineral, sei es, um bestimmte Farbeffekte zu betonen und den Stein so kostbarer erscheinen zu lassen.

- Wird die Farbe äußerlich aufgetragen, ist dies leicht nachweisbar, indem man versucht, sie mit einem in Aceton (ersatzweise Nagellackentferner) getränkten Tuch oder Watte abzureiben. Das Tuch verfärbt sich, und der Stein verliert seine künstliche Farbe und wird auf diese Weise »enttarnt«.
- Schwieriger wird der Nachweis, wenn ein Stein von innen gefärbt wurde, denn hier verfügen die Fälscher über ausgefeilte Methoden. So werden beispielsweise Risse, die bis an die Oberfläche reichen, mit Säuren weiter freigeätzt. Die Zahl von Rissen kann man überdies erhöhen, indem man dem Stein einen künstlichen Temperaturschock zufügt. Die Farbstoffe werden dann in die Risse eingebracht. Erst danach wird der Stein bearbeitet und geschliffen und wirkt somit authentischer. Voraussetzung bei dieser Fälschungsmethode ist allerdings, dass der Stein eine poröse Beschaffenheit besitzt.
- Steine werden auch teilweise monatelang in Farblösungen gekocht. Unter dem Mikroskop sind diese Farbpigmente allerdings deutlich zu erkennen, da sie sich in den Rissen und Poren befinden und nicht Teil des Kristallgitters sind. Wird der Stein zertrümmert und in eine Aceton-Lösung gelegt, kann auf diese Weise eine Färbung nachgewiesen werden. Gerne wird Achat durch Kochen eingefärbt, da sein natürliches Farbspektrum vielen Händlern und Kunden als zu wenig spektakulär erscheint. Die Grundtechnik zu diesem

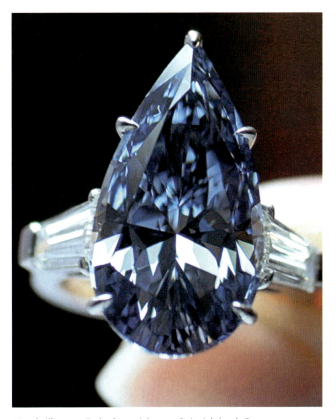

Eine brillantere Farbe lässt sich zum Beispiel durch Brennen, Erhitzen, Bestrahlen oder auch einfaches Färben erzielen.

Verfahren war bereits den Byzantinern bekannt. Während die Achat-Manipulation nicht gekennzeichnet werden muss, gilt grundsätzlich: Gefärbte Steine werden mit dem Prädikat »gefärbt« oder »behandelt« versehen. Dies gilt beispielsweise auch für Türkis: Der poröse und undurchsichtige Stein wird gerne mit gefärbtem Kunststoff versetzt. Aceton kann dabei die Färbung nicht mehr nachweisen, da die Farbe im Kunststoff gebunden ist.

Brennen

Zur Verstärkung oder Veränderung des Farbeffektes kommt es auch, indem man Steine in bestimmte Lösungen legt und diese dann einbrennt. Wird Bernstein gebrannt, wirkt er klarer und täuscht seinem Besitzer eine höhere Qualität vor. Man spricht dabei vom »Blitzen«. Durch das Brennen werden bestimmte Oxidationsvorgänge beschleunigt, die zur Veränderung der Farbe führen. Karneol wird auf diesem Wege roter, Zitrin klarer, Aquamarin blauer. Auch die auf diese Weise behandelten Steine müssen entsprechend deklariert werden. Ein Nachweis darüber, ob ein Stein gebrannt wurde, ist schwierig. Fachleute erkennen es jedoch, wenn etwa Einschlüsse durch das Brennen aufgeplatzt oder geschmolzen sind.

Bestrahlung

Auch Bestrahlung bewirkt eine Veränderung der Farbe. Die Steine werden in Röntgenröhren oder unter UV-Lampen mit Kobalt-Strahlung (radioaktive Gammastrahlen) »beschossen«. Die Farben kommen anschließend klarer zur Geltung. Vor allem in den USA werden Edelsteine inzwischen in großem Umfang bestrahlt. Geschieht dies mit Sorgfalt, verändern sich selbst Einschlüsse nicht mehr. Herauszufinden, ob ein Mineral bestrahlt wurde, ist daher extrem schwierig. Im Handel befindet sich unter anderem bestrahlter Beryll, der danach tiefblau statt farblos, orange statt leicht rosa oder kräftig gelb statt hellgelb wirkt. Topas, Chrysoberyll oder auch Diamanten können nach der Bestrahlung Radioaktivität ausstrahlen. Ehe sie in den Handel kommen, werden solche Steine erst einmal in Quarantäne genommen.

Nachahmungen kommen an minderwertigen Steinen zur Anwendung. Imitationen sind immer aus fremder Substanz hergestellt.

Rekonstruktion

Edelsteine wie beispielsweise Hämatit, Türkis, Lapislazuli oder das »Gold des Nordens«, Bernstein, werden auch gerne rekonstruiert. Dabei werden selbst kleinste Teilchen der Edelsteine verwendet, Schleifstaub und kleine Splitter werden mit Hilfe von Kunstharz zusammengeklebt, gepresst oder miteinander verschmolzen. Um rekonstruierte Steine ausfindig zu machen, kann man einen Schmelztest durchführen. Der Kunststoff schmilzt und riecht stark, sobald er von einer heißen Nadel berührt wird. Auch unter dem Mikroskop sind diese Rekonstruktionen anhand der Einschlussbilder fast immer nachweisbar. Im Handel tragen diese Steine oft eigene Namen. Bernstein wird zu »echt Bernstein«, Hämatit zu »Hämatin«.

Imitationen

Aus künstlich hergestellten Produkten wie Keramik und Glas oder aus ähnlichen Mineralien entstehen Imitationen. Sie sehen ihrem Vorbild meist zum Verwechseln ähnlich, sind in ihrer chemischen und physikalischen Beschaffenheit jedoch völlig anders aufgebaut. Bei einem Blick durch das Mikroskop entpuppt sich so der scheinbar wertvolle Smaragd schnell als billiges grünes Glas. Schwerer zu erkennen sind so genannte Dubletten (→ Foto Seite 64) oder Tripletten (Drei-Schicht-Steine). Hierbei handelt es sich um Steine, die zum Teil aus echtem Material bestehen, dann aber beispielsweise mit Fälschungen aus Glas unterlegt werden. Bei bereits gefertigten Schmuckstücken ist die Imitation äußerst schwierig zu erkennen, da die einzelnen Steine in der Regel gefasst sind. Unter dem Mikroskop zeigen sich jedoch die Klebeflächen und die verschiedenen Strukturen der Materialien.

Synthese

Ein weites Feld der Edelstein-Imitation beschreitet die Synthese. Nahezu alle natürlichen Edelsteine werden inzwischen auch gezüchtet.

Ausschließlich für wissenschaftliche Zwecke gedacht, gelang die Edelstein-Synthese erstmals in den dreißiger Jahren des 19. Jahrhunderts. Der französische Chemiker Verneuil züchtete rund 50 Jahre später im so genannten Schmelz-Tropf-Verfahren künstliche Rubine. Kurz darauf gelang dies auch mit Saphiren und Korunden. Künstlich synthetisierte von echten Steinen zu unterscheiden, ist für Laien nahezu unmöglich. Fachleuten gelingt dies meist anhand der veränderten Kristallstruktur und veränderten Einschlussbilder. Es wird aber auch daran gearbeitet, die typischen Einschlussbilder in der Synthese nachzuahmen.

Nicht mehr wegzudenken: synthetische Diamanten und Laser

Seit den fünfziger Jahren des 20. Jahrhunderts werden synthetische Edelsteine industriell hergestellt. In ihrer Reinheit sind sie unübertroffen, was sie vor allem für wissenschaftliches Arbeiten unentbehrlich macht. Bestes und bekanntestes Beispiel dafür sind synthetische Diamanten, deren Einsatzbereich sich von der Erfindung bis heute stetig erweitert hat.

Die Synthese von Diamanten gelang erstmals 1953 in Schweden, 1954 dann in den USA. Im November 1957 verkaufte ein amerikanisches Unternehmen zuerst »Man-made Diamonds« auf den Weltmärkten. Die Amerikaner provozierten damit vor allem das mächtige südafrikanische Unternehmen De Beers, das eine führende Rolle im weltweiten Diamantenhandel spielte. Doch auch dort arbeitete man an der Diamantsynthese und war 1958 erfolgreich. Heute stellen die Firmen aus Südafrika, USA, Russland und dem Fernen Osten jährlich rund 180 Tonnen Diamanten her. Dies entspricht der neunfachen Menge der Diamanten, die Bergleute zu Tage fördern.

Das Grundrezept für die Diamantsynthese: Graphit (Kohlenstoff) und Metall werden unter extrem hohem Druck bei 1200–1600 °C zusammengepresst. Das Metall schmilzt, löst den Graphit auf, und aus den Kohlenstoffatomen bildet sich Diamant.

Synthetische Diamanten sind aus technischen Produktionen nicht mehr wegzudenken. Auf Fräsköpfen finden sie ebenso Verwendung wie beim Zerlegen von Granitplatten, als Diamant-Sägen, im Automobilbau oder als Wärmeleiter. Auch in der Computerproduktion sind synthetische Diamanten bereits ein Thema. Als Basis für Chips habe der Stoff wegen seines elektrischen Verhaltens große Zukunft, sagen Experten.

Auch die Eigenschaften anderer Mineralien werden genutzt in Computern und Uhren, in der Raumfahrttechnik ebenso wie in der Lasertechnologie. Letztere wurde 1960 von dem amerikanischen Physiker Theodore Maimann entwickelt. Er entdeckte, dass Rubine Licht in einer einzigartigen, bis dahin nie nachgewiesenen Qualität erzeugen können. Heute helfen Laser in der medizinischen Therapie, sie schneiden, härten, messen und übertragen Nachrichten.

Verbreitete Manipulationen und Imitationen bei Edelsteinen

- **Achat** Wird gerne gefärbt, gebrannt, gewachst und geölt.
- **Alexandrit** Verbreitet sind Fälschungen durch synthetischen Korund, synthetischen Spinell, Dubletten aus Granat und gefärbtem Glas.
- **Amethyst** Wird häufig gefärbt und gebrannt (dabei wird er zu Zitrin), geölt, aus Glas imitiert und synthetisiert.
- **Ametrin** Man brennt oder bestrahlt ihn, synthetisiert und imitiert ihn.
- **Aquamarin** Wird gefärbt und gebrannt, synthetisiert sowie durch synthetischen Spinell imitiert.
- **Aventurin** Es gibt Fälschungen aus Kunstglas mit Kupfereinlässen.
- **Azurit-Malachit** Wird oft rekonstruiert und gewachst, geölt und imitiert.
- **Bergkristall** Wird gebrannt, synthetisiert und durch Bleiglas imitiert.
- **Bernstein** Färben, Brennen (»Blitzen«), Rekonstruktion sowie Imitation in Kunstoff und Glas sind häufig.
- **Beryll** Bestrahlen, Brennen, Imitation durch Glas und durch synthetischen Spinell.
- **Chalzedon** Wird häufig zur Imitation von Jade genommen, zudem wird er gerne gefärbt und gebrannt.
- **Chrysoberyll** Bestrahlen, Synthetisieren und Imitieren werden angewandt.
- **Demantoid** Wird durch synthetisches Yitrium-Aluminium-Oxid oder synthetisches Lithium-Niobat imitiert.
- **Diamant** Wird häufig bestrahlt, aber auch synthetisiert und imitiert, vor allem durch Strass, Scheelit sowie Zirkonia.
- **Feldspat** Wird bestrahlt, um die Farbe zu verändern.
- **Feueropal** Wird aus Glas gefälscht.
- **Fluorit** Wird bestrahlt, zur Aufhellung der Farbe gebrannt, mit Kunstharz imprägniert und synthetisiert.

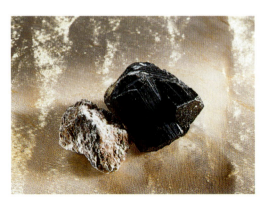

Turmalin und Zirkon – hier die Rohsteine – werden vielfach durch Brennen und Bestrahlen aufgewertet.

- **Goldberyll** Goldberyll nimmt nach dem Erhitzen eine kräftige blaue Farbe an. Deswegen wird er zur Imitation von Aquamarinen benutzt.
- **Granat** Ist oft gefärbt oder geölt und wird vielfach als Imitation für Rubin, Turmalin und Spinell eingesetzt.
- **Hämatit** Wird gerne rekonstruiert, aber auch durch gepresstes Eisenoxid (Hämatin) imitiert.
- **Jadeit** Wird gefärbt, gewachst, geölt und imitiert.
- **Kalzit** Färben und Bestrahlen sind gängig.
- **Karneol** Möglich ist Färben und Brennen.
- **Kunzit** Wird aus gefärbtem Glas gefälscht, durch Brennen werden bräunliche oder grünviolette Steine rosaviolett.
- **Labradorit** Wird gefälscht aus blauem Glas und Kupferspänen.
- **Lapislazuli** Kommt oft gefärbt, rekonstruiert, gewachst, geölt oder imitiert auf den Markt.
- **Malachit** Rekonstruktion, Ölen, Wachsen und Imitieren sind verbreitet.
- **Marmor** Wird bestrahlt oder gefärbt.
- **Moldavit** Wird durch grünes Flaschenglas gefälscht.
- **Mondstein** Wird gerne durch Glas imitiert.

Die häufigsten Fälschungen

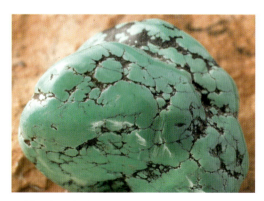

Zahlreiche Fälschungsmethoden werden beim Türkis angewandt – von gefärbt bis zu Glasimitationen.

- **Morganit** Wird erhitzt, um tiefere Rottöne zu erzielen. Es gibt Nachahmungen durch gefärbtes Glas, oder er wird synthetisiert.
- **Nephrit** Färben, Ölen und Wachsen sowie Imitation durch Serpentin, Glas, grünen Achat und Chalzedon.
- **Obsidian** Wird gerne durch Glas imitiert.
- **Onyx** Wird häufig gefärbt sowie durch Obsidian oder Glas imitiert.
- **Opal** Er wird gefärbt und imitiert, darüber hinaus oft rekonstruiert und auch synthetisiert. Verbreitet sind Opaldubletten und -tripletten, die nur zu einem Teil tatsächlich aus Opal bestehen.
- **Orthoklas** Wird gefälscht mit Glas und gebranntem Amethyst.
- **Peridot** Nachahmungen aus Glas, mit grüner Folie unterlegt, sind verbreitet.
- **Prasem** Gebräuchlich sind Färben, Imitieren.
- **Pyrit** Nachahmungen aus geschliffenem Stahl oder dunklem Glas.
- **Rauchquarz** Wird gebrannt und bestrahlt sowie synthetisiert.
- **Rosenquarz** Wird gefärbt und synthetisiert.
- **Rubin** Hier kommt beinahe die gesamte Palette der Fälscher zur Anwendung. Die Farbe der Steine wird oft durch Färben und Brennen sowie durch Ölen verbessert.
- **Rutil** Wird durch Flammenschmelzverfahren künstlich hergestellt.
- **Saphir** Der sehr wertvolle Edelstein ist in allen Varianten von Fälschungen und Imitationen verbreitet. Die Farbe der Steine wird durch Färben und Brennen sowie durch Ölen verbessert, um höhere Preise zu erzielen.
- **Sardonyx** Färben und Imitieren durch Glas.
- **Scheelit** Wird synthetisiert und als Diamantersatz benutzt sowie durch Beimengung von Metalloxiden gefärbt.
- **Serpentin** Färben, Ölen und Wachsen sind verbreitet.
- **Smaragd** Der Stein wird gerne gefärbt, geölt, synthetisiert und imitiert.
- **Sodalith** Wird synthetisiert. Auch blau gefärbter Quarzit wird mitunter als Sodalith angeboten.
- **Spinell** Brennen und Synthetisieren sowie Imitation durch Glas.
- **Sugilith** Wird durch Staub-Kunstharz-Mischung imitiert.
- **Tektit** Wird aus grünem Flaschenglas imitiert.
- **Tigerauge** Wird häufig gebrannt.
- **Titanit** Durch Brennen wird brauner Titanit in die beliebteren Farben Orange und Rot umgewandelt.
- **Topas** Wird gebrannt, bestrahlt (auch als Imitation für Aquamarin) sowie durch Glas oder synthetischen Spinell imitiert.
- **Türkis** Wird gefärbt und rekonstruiert, gewachst und geölt sowie durch Glas imitiert. Auch mit Magnesit gefärbter Kunstharz wird als Türkis verkauft.
- **Turmalin** Wird oft gebrannt und bestrahlt sowie durch Glas oder synthetischen Spinell imitiert.
- **Zirkon** Brennen und Bestrahlen sind verbreitete Techniken. Zirkon dient häufig als Imitation für Diamant.
- **Zitrin** Brennen, Bestrahlen und Synthetisieren sowie Imitieren durch Glas.

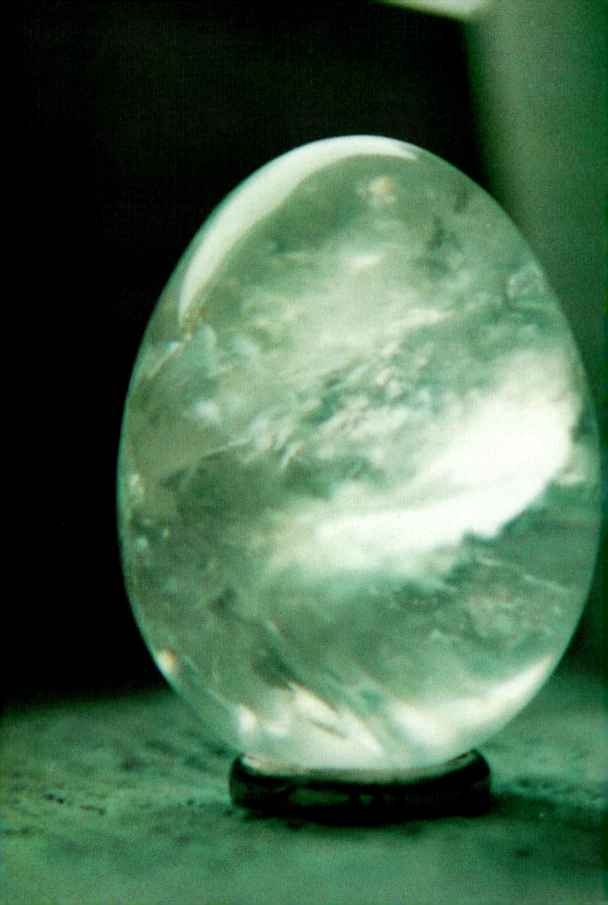

Heilen mit Steinen

Eine lange Geschichte

Von Dioskurides bis Plinius, von Paracelsus bis Hildegard von Bingen und natürlich in ganz Asien, allen voran in der tibetischen Medizin und im indischen Ayurveda, wurden und werden die heilenden Kräfte der Gesteine und Mineralien gegen Erkrankungen des Körpers und der Seele eingesetzt.

Auch im Europa des 21. Jahrhunderts wissen wir die Heilkräfte der Mineralien zu schätzen. Die Lithotherapie (griechisch: lithos = Stein) ist heute wieder ein viel beachtetes Heilverfahren. Ihre Wirkprinzipien und Konzepte sowie deren praktische Umsetzung sollen im Folgenden erläutert werden.

> *Die Energie, die Farbe sowie die Mineralstoffe sind die verbreitetsten Erklärungsmodelle für die oft erstaunlichen Heilungserfolge.*

Wirkprinzip elektromagnetische Strahlung

Das Wachstum von Kristallen und die Metamorphosen der Gesteine stellen auf eine bestimmte Weise die »Lebendigkeit« dieser gemeinhin als unbelebt betrachteten Materie dar. Sie wachsen und verändern sich über unendlich lange Zeiträume hinweg, und wir können niemals eine Veränderung wirklich beobachten. Aber Steine besitzen, ebenso wie jede andere belebte und unbelebte Materie unseres Planeten, elektromagnetische Strahlung. Über die unterschiedlichen Frequenzen dieser Strahlung entfalten Mineralien und Gesteine einige Effekte, die sich auch therapeutisch einsetzen lassen.

Die Bedeutung der Magnetfelder

Man weiß heute, dass verschiedene Tiere die elektromagnetischen Strahlen der Erde spüren und Informationen daraus beziehen. Insbesondere von den Zugvögeln ist bekannt, dass sie entlang der natürlichen Magnetfelder der Erde ihre Routen »erspüren« und sich daran orientieren können.

Bei fast allen Arten lebender Organismen gibt es wohl so etwas wie einen »inneren Magneten«, auch beim Menschen. Einige Forscher glauben, diesen inneren Magneten in der Rückwand der menschlichen Siebbeinhöhle lokalisieren zu können. Diese liegt im oberen Bereich der Nasenluftwege, direkt vor der Hypophyse.

Magnetfelder objektiv messen und darstellen

Jeder fließende Strom erzeugt im Raum um sich herum ein Magnetfeld. Es wird von Elektronen erzeugt, die sich in Kreisen um ein Atom bewegen. Sie fluktuieren mit einer bestimmten Frequenz, zeigen also Wellenbewegungen, die sich als elektromagnetisches Spektrum darstellen lassen. Die jeweiligen Frequenzen der Strahlung können beispielsweise mittels des so genannten Resonanzmessverfahrens ermittelt werden.

Auch der menschliche Körper erzeugt solche Magnetfelder. Diejenigen, die vom Gehirn ausgehen, können schon heute ohne weiteres im Magneto-Enzephalogramm gemessen werden. Ihre Kraft zeigt sich bereits darin, dass die Messung in einiger Entfernung vom Kopf, in der Regel etwa ein Meter, vorgenommen wird. Die menschlichen »Kraftfelder« regulieren zum Beispiel die Funktionen von Wachstum und Heilung und dienen auch als Grundlage für unser inneres Steuerungs- und Kommunikationssystem.

Die Schwingung von Heilsteinen

Mit denselben Verfahren wird auch die Strahlung bei Edelsteinen gemessen. Werden diese mit einem Frequenzgenerator einem breiten Spektrum elektromagnetischer Strahlung verschiedener Frequenzen ausgesetzt, kann die Eigenschwingung eines Minerals durch dessen Resonanz ermittelt werden. Bei Resonanz schwingt ein Kristall mit jener Frequenz, in der er selbst strahlt.

Interessant für die Lithotherapie ist dabei nun, dass die von bestimmten Mineralien abgestrahlten Frequenzen sich vielfach mit jenen von Organen und Geweben des menschlichen Körpers decken. Häufig finden wir Übereinstimmungen zwischen der Schwingungsenergie eines Heilsteins mit der eines Organs, für dessen Heilung der Stein vorgeschlagen wird. Auf der Basis dieser Beobachtungen wird die heilende Wirkung eines Steins bestimmt.

Energetische Prozesse ausbalancieren

Die biophysikalische Medizin befasst sich vor allem mit Energieprozessen und ist sozusagen ein unverdächtiger Zeuge für die Heilwirkung von Edelsteinen. Sie fand heraus, dass Heilsteine so genannte Frequenzumwandler sind. Die Energie, die sie in Form von Licht und Wärme aufnehmen, können sie in hoch frequente Strahlen umwandeln. Kommen sie mit dem menschlichen Organismus und seinen Schwingungsfrequenzen in Berührung oder zumindest in deutliche Nähe, dringen diese sehr kraftvollen Strahlungen in unseren Organismus ein und sind in der Lage, disharmonische Energieprozesse im Körper auszubalancieren.

Wirkprinzip Mineralfarben

Farben haben eine machtvolle Wirkung auf unser Befinden. Sie können anregen oder beruhigen, sie können nervös machen oder besänftigen, sie können uns frösteln lassen oder sich warm anfühlen, uns verwirren oder die Stimmung aufhellen. Viele Menschen haben eine Lieblingsfarbe, und in der Farbtherapie nutzt man diesen Aspekt, um ein genaueres Bild des Menschen zu bekommen.

»Lebendige« Farben

Die physikalische Farbenlehre bedient sich vor allem der von Isaac Newton entdeckten prismatischen Lichtbrechung. Die spirituelle Bedeutung von Mineralfarben beziehen wir aber eher aus der Farbenlehre Johann Wolfgang von Goethes aus dem Jahr 1792. Er arbeitete seine Theorie in den folgenden Jahren immer wieder aus. Für ihn war das Licht eine göttliche und somit »unteilbare« Erscheinung. Farben betrachtete er als Teil des dynamischen Lebensflusses. Goethe betonte, wie wichtig es sei, Farben als lebendige Empfindungen und als aktives Wechselspiel zwischen Hell und Dunkel wahrzunehmen.

Mineralienfärbung

Man unterscheidet bei den Farben der Steine zwischen Eigenfärbung und Fremdfärbung. Bei Steinen mit Eigenfärbung ist die Farbe eine Eigenschaft der Grundsubstanz des Steines (idiochromatische Färbung). Dies ist etwa beim Chrysolith der Fall, der nur in einer einzigen Farbe vorkommt. Bei Steinen mit Fremd-

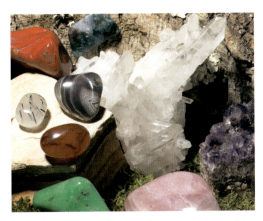

Auch die Lieblingsfarbe kann die spontane Auswahl des richtigen Heilsteines beeinflussen.

färbung entscheiden dagegen minimale Beimischungen von Mineralstoffen die Färbung. Die meisten Steine, die in verschiedenen Farbtönungen existieren, weisen solche allochromatischen Färbungen auf. Interessant dabei ist immer die Kombination mit den Grundelementen, die unterschiedliche Ergebnisse hervorbringt. So kann zum Beispiel Chrom in Verbindung mit einem Smaragd Grün und in Verbindung mit einem Rubin Rot erzeugen.

Psychologische und medizinische Aspekte

Die psychologischen Wirkungen der Farben auf den Menschen wurden inzwischen schon umfangreich wissenschaftlich erforscht. Die Farben werden natürlich vom Sehsinn aufgenommen und beeinflussen indirekt unser Gefühlszentrum. Physiologisch gesehen geschieht das über den Hypothalamus und die Hirnanhangdrüse. Viele Tests wurden mittlerweile entwickelt, um die Macht der Farben auf uns zu bestimmen: Farben werden in der Medizin eingesetzt, um komplexe emotionale und geistige Wesenszüge ans Tageslicht zu bringen. Im therapeutischen Malen werden unbewusste Teile der Psyche offenbar. Die Bestrahlung mit Farben ist zu einem eigenen Therapiefeld geworden, der Farbtherapie.

Wirkungen der Mineralienfarben

Auch Farben haben ein bestimmtes Frequenzspektrum an Strahlung. Darüber sind, bei gezieltem Einsatz, gesundheitsfördernde und heilende Wirkungen möglich. Und ebenso wie die Bestrahlung mit verschiedenen Farbspektren wirken auch die Farben von Mineralien direkt auf den Organismus ein.

Durch das Tragen eines bestimmten Minerals auf der Haut über einen längeren Zeitraum hinweg breitet sich die Farbwirkung allmählich im gesamten Organismus aus. Wird der Stein hingegen nur kurze Zeit an einer bestimmten Stelle des Körpers aufgelegt, bleibt die Wirkung seiner Farbe lokal begrenzt. Auf diese Weise lassen sich die im Folgenden genannten Wirkungen der verschiedenen Steinfarben gezielt einsetzen und entsprechend dosieren.

Rot

Rot ist die dichteste Farbe des Farbspektrums. Sie vermittelt Erdverbundenheit und körperliche Stärke.

➤ Auf der körperlichen Ebene aktiviert sie als Farbe die Bewegung und regt den Kreislauf an. Sie unterstützt die Durchblutung und die Bildung von Hämoglobin, das zur Produktion roter Blutkörperchen benötigt wird. Die Adrenalinausschüttung wird stimuliert, der Blutdruck wird erhöht, Wärme im Körper gebildet und das Nervensystem angeregt. Rot trägt die Energie in sich, die zum Aufbau und zur Kräftigung des Körpers benötigt wird, regt den Energiefluss an und sorgt darüber hinaus für mehr Vitalität.

➤ Auf der emotionalen Seite stärkt Rot Mut und Ausdauer und kann bei der Verarbeitung von schwierigen Lebenserfahrungen unterstützen. Wenn wir »rotsehen«, werden unser emotionaler Ausdruck, die Selbstbehauptung und Durchsetzungskraft gefördert. Initi-

---

Zuordnung der Steinfarben zu den Planeten

Mehr dazu lesen Sie ab Seite 86.

- ● Sonne
- ● Mond
- ● Mars
- ● Erde
- ● Jupiter
- ● Venus
- ● Saturn

ative, Tatkraft und die Bereitschaft zu handeln werden mit Rot in Verbindung gebracht. Aber auch Starrheit und Spannung, die Eigenschaften des Festhaltens und Nichtloslassen-Könnens, Wut und Zorn, Rücksichtslosigkeit und Rebellion sind mit Rot assoziiert.
- Wichtige rote Heilsteine sind Rubin, Granat, Hämatit, Achat und Jaspis.
- Rote Steine empfehlen sich unter anderem bei Depressionen, mangelndem Selbstvertrauen, nach schweren Operationen und Verwundungen sowie bei niedrigem Blutdruck, Blutarmut und Erkältungen.

Rosa

Rosa ist eine Farbnuance, die beruhigt, tröstet und entspannt. Sie stimmt insgesamt versöhnlich und friedlich.
- Entsprechend werden die Empfindungs- und Liebesfähigkeit gesteigert und die Herztätigkeit in körperlicher wie seelischer Hinsicht positiv beeinflusst. Rosa holt uns aus dem Alltag und seinem Stress heraus und fördert die Sanftmut. Die Farbe reguliert auch physiologisch die Herztätigkeit.
- Wichtige rosa Heilsteine sind Rosenquarz, Rhodochrosit und Rhodonit.
- Rosa empfiehlt sich unter anderem bei psychosomatisch bedingten Herzbeschwerden, in Krisenzeiten, nach Streitigkeiten, bei Liebeskummer und mangelnder emotionaler Offenheit.

Orange

Orange ist die Farbe zwischen Rot und Gelb. Entsprechend hat sie einiges mit beiden Farbschwingungen gemeinsam.
- Auch Orange fördert die Blutbildung und den Blutkreislauf. Es beeinflusst das Nervensystem und die Atemwege. Besonders bei Bronchitis kann man sich die Farbe zunutze machen, da ihre Schwingungen eine tiefe

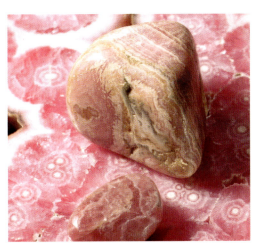

Einer der klassischen rosa Heilsteine ist der kraftvolle und dennoch sanfte Rhodochrosit.

rhythmische Atmung fördern. Orange schenkt dem Körper Energie, es ist die Farbe des Erfolgs und unterstützt die Verdauungs- und Verteilungsprozesse im Körper. Hohe Wirksamkeit wird ihm bei Darmgasen und Darmkrämpfen zugeschrieben. Orange ist auch die Farbe von Kalzium und wird für schwangere Frauen und stillende Mütter empfohlen, um die Milchbildung anzuregen. Weiterhin wirkt Orange positiv auf Haare, Nägel, Zähne und Knochen. Es ist ein Schönheitsmittel, das den Glanz der Haut bewahrt.
- Auf der emotionalen Ebene macht die Farbe vor allem heiter, belebt und regt auf sanfte Weise an. Darüber hinaus fördert sie Sinneslust und Lebensfreude wie auch Hilfsbereitschaft und Mitgefühl.
- Wichtige orangefarbene Heilsteine sind Feueropal, Heliodor, Karneol, Koralle und oranger Jaspis.
- Orange empfiehlt sich unter anderem bei Anspannung, Nervosität und emotionaler Verschlossenheit. Orange ist nicht geeignet für Menschen, die leicht reizbar sind und häufig unter Stress leiden.

Gelb

Gelb ist die leichteste Farbe des Farbspektrums und erinnert am stärksten an das Sonnenlicht.

➤ Gelb wärmt und erheitert, steigert die Lebensfreude und Kontaktfreudigkeit. Zudem fördert es die geistige Entwicklung und Reifungsprozesse und stärkt das Urteilsvermögen, da es geistige Offenheit und Inspiration spiegelt. In seiner positivsten Schwingung steht Gelb für Wissen und Weisheit.

➤ Auf der körperlichen Ebene stärkt es vor allem das Nervensystem und die Muskeln. Es unterstützt den Kreislauf und regt die Funktionen der Leber, Galle und des Darmes an. Gelb ist eine gute Farbe für die Behandlung entzündlicher Prozesse der Gelenke und des Bindegewebes, da es die Fähigkeit hat, Kalziumablagerungen im Organismus zu lösen. Auch hilft Gelb bei der Lösung von Schleim und regt den Lymphfluss an.

➤ Wichtige gelbe Heilsteine sind Bernstein, Peridot, Rutilquarz, Tigerauge, Topas, gelber Turmalin und Zitrin.

➤ Gelb empfiehlt sich bei Hemmungen, Ängsten, mangelnder emotionaler Offenheit und Störungen des vegetativen Nervensystems, auch bei Arthritis, Rheuma und Gicht. Beeinträchtigende Aspekte von Gelb sind Kontrolle, Berechnung, Negativität und tiefer Pessimismus. Es wird nicht für Menschen empfohlen, die an Neurosen oder schweren psychiatrischen Erkrankungen leiden.

Grün

Grün ist die Farbe des Lebens und des Wachstums, des Ausgleichs und der Harmonie. Es steht mit dem Herzen in Verbindung und beeinflusst auch direkt seine Funktion.

➤ Grün fördert den Blutkreislauf, kann aber auch hohen Blutdruck senken. Es unterstützt den Aufbau der Muskeln, der Haut und des Gewebes und wirkt bei Atembeschwerden und Engegefühlen im Brustbereich.

➤ Auf der emotionalen Ebene gleicht Grün aus, stimmt großherzig und hilft, Veränderungen zu bewältigen. Es verringert Ängste und Phobien. Die Farbe repräsentiert Anpassungsfähigkeit und Kooperationsbereitschaft. Sie steht auch für natürlichen Gerechtigkeitssinn, Sicherheit und Schutz.

➤ Wichtige grüne Heilsteine sind Amazonit, Aventurin, Beryll, Kalzit, Chrysolith, Jade, Malachit, Nephrit, Olivin, Serpentin, Smaragd und Turmalin.

➤ Grün fördert die Regeneration, beispielsweise nach operativen Eingriffen, unterstützt Leber- und Gallenfunktionen und begünstigt so auch die körperliche und seelische Entgiftung. Es empfiehlt sich bei Atembeschwerden, Herz- und Kreislaufbeschwerden, Ängsten, Phobien und Kopfschmerzen. Geiz, Gleichgültigkeit und Unsicherheit gehören zu den negativen Seiten dieser Farbe, ebenso Neid und der Hang zu Vorurteilen.

Blau

Blau ist eine kühle Farbe, die oft mit Gefühlen des Friedens, Vertrauens und der angenehmen Entspannung assoziiert wird.

➤ Die Farbe wirkt hemmend und hypnotisch. Sie wird bei allen Erkrankungen, die Hitze und übersteigerte Aktivität im Körper eindämmen sollen, eingesetzt. Blau lindert Stresssymptome und mildert Kopfschmerzen und Entzündungen in Hals und Atemwegen. Auch Krämpfe und Menstruationsbeschwerden sind eine häufige Indikation. Blau wirkt beruhigend auf das Nervensystem, macht mutig und aufrichtig, stimmt dabei jedoch auch gelassen.

➤ Auf körperlicher Ebene stimuliert es die Hormonproduktion und regt die Nieren- und Blasenfunktion an.

➤ Wichtige blaue Heilsteine sind Lapislazuli, Aquamarin, Chalzedon, Cyanit, Fluorit, Saphir und Sodalith.

> Blau wird vor allem eingesetzt bei Migräne, Schlaflosigkeit, Atemproblemen, Husten und Heiserkeit, Menstruationsbeschwerden, Fieber, Bluthochdruck, Sonnenbrand, Dickdarmbeschwerden. Blau sollte nicht bei zu niedrigem Blutdruck oder bei Depressionen eingesetzt werden.

Violett

Violett spiegelt Würde. Es ist eine königliche Farbe, die für Macht steht und in ihren feinsten Schwingungen Idealismus, Demut und Integrität repräsentiert. Künstlerische Fähigkeiten, Toleranz und Rücksicht werden mit ihr assoziiert.

> Sie stärkt die geistige Leistungsfähigkeit, bringt andererseits aber auch zur Ruhe und stimmt gelassen. Violett erhöht das Einfühlungsvermögen und die Kreativität.
> Auf der körperlichen Ebene regt die Farbe das Nervensystem und die Hautfunktionen an. Sie stimuliert die Drüsentätigkeit und lindert Neuralgien. Violett hilft, das Gleichgewicht zwischen Natrium und Kalium im Körper aufrechtzuerhalten, was den Wasserhaushalt ausgleicht.
> Wichtige violette Heilsteine sind Amethyst, Fluorit, Purpurit, violetter Quarz, Rubellit und Spinell.
> Violett wird empfohlen bei Gehirnerschütterung, Meningitis, Persönlichkeitsstörungen, Ischias, allgemeine Nervenbeschwerden, Nieren- und Blasenbeschwerden. Die negative Seite von Violett äußert sich in Vergesslichkeit und mangelndem Durchhaltevermögen, wirklichkeitsfernem Idealismus, Stolz und Arroganz.

Braun

Die Farbe Braun ist die Farbe der Fruchtbarkeit und der Beruhigung. Sie stärkt und gibt körperliche wie psychische Stabilität.

Lesen Sie hier die Wirkungen von Heilsteinen in Ihrer Lieblingsfarbe nach. Häufig beeinflusst sie auch die Wahl des persönlichen Steines.

> Braun hilft bei der Entspannung, regt das Wachstum des Körpergewebes an und unterstützt die Regulation der Drüsentätigkeit.
> Wichtige braune Heilsteine sind Achat, Aventurin, Spinell, Tigerauge und Zirkon.

Braun empfiehlt sich bei Zuständen körperlicher wie emotionaler Instabilität.

Schwarz

Schwarz fördert die Konzentrationsfähigkeit und stärkt geistig wie körperlich. Schwarze Steine schützen vor negativen Einflüssen.

> Wichtige Heilsteine sind Turmalin, Magnetit und Onyx.
> Schwarze Steine helfen bei Prüfungsangst ebenso wie bei anderen Zuständen körperlicher und seelischer Schwäche.

Weiß und Silber

Weiß ist die Farbe der Unschuld, des Lichtes.

> Beide Farben fördern die geistige Leistungsfähigkeit und das Konzentrationsvermögen. Sie verhelfen zu Klarheit und stärken die Entschlusskraft. Sie geben das Gefühl, sich auf seine Fähigkeiten verlassen zu können, und schützen vor übereilten Entscheidungen. Körperlich stärken sie das Immunsystem.
> Wichtige weiße und silberfarbene Heilsteine sind Bergkristall, Beryll, Biotit, Kalzit, Diamant, Diopsid, Galaktit, Mondstein, Perle, Silber und Zirkon. Sie werden bei Entschlusslosigkeit, mangelndem Selbstvertrauen, Prüfungsangst und Immunschwäche gewählt.

Gold

Gold muntert auf, erhöht die Freude am Leben und die emotionale Empfindungsfähigkeit. Es stärkt das Immunsystem und macht sowohl körperlich wie seelisch belastbarer und stabiler.

> Wichtige goldene Steine sind Chrysoberyll, Gold und Pyrit.

Die Farben der Heilsteine und wie sie wirken

Farbe	Edelstein	Körperliche Heilwirkung	Psychische Heilwirkung
Rot	Rubin, Granat, Hämatit, Achat, Jaspis	Durchblutungsstörungen, Anämie, niedriger Blutdruck, Verwundungen, Erkältung, nach Operationen	Ängste, mangelnde Durchsetzungskraft, mangelndes Selbstvertrauen, Depressionen
Rosa	Rosenquarz, Rhodochrosit, Rhodonit	Herzbeschwerden	Aufregung, Sorge, Kummer, Stress, mangelnde emotionale Offenheit
Orange	Feueropal, Heliodor, Karneol, Koralle, oranger Jaspis	Kreislaufbeschwerden, Blutarmut, Bluthochdruck, nervliche Belastungen, Darmkrämpfe, Verstopfung, Hauterkrankungen, Zahnprobleme	Nervosität, Stress
Gelb	Bernstein, Peridot, Rutilquarz, Tigerauge, Topas, gelber Turmalin, Zitrin	Gelenkentzündungen, Rheuma, Gicht, Arthritis, Bronchitis, Schnupfen, Kreislaufschwäche, Verdauungsbeschwerden	Ängste, emotionale Verschlossenheit
Grün	Amazonit, Aventurin, Beryll, Kalzit, Chrysolith, Jade, Malachit, Nephrit, Olivin, Serpentin, Smaragd, Turmalin	Bluthochdruck, Herz-Kreislauf-Beschwerden, Kopfschmerzen, nach Operationen, zur Entgiftung	Ängste, Phobien, Stress
Blau	Aquamarin, Chalzedon, Cyanit, Fluorit, Lapislazuli, Saphir, Sodalit	Fieber, Kopfschmerzen, Infektionen, Menstruationsbeschwerden, Atemprobleme, Sonnenbrand, Dickdarmbeschwerden	Stress, Schlaflosigkeit
Violett	Amethyst, Fluorit, Purpurit, violetter Quarz, Rubellit, Spinell	Neuralgien, Gehirnerschütterung, Meningitis, Ischias, Nieren- und Blasenbeschwerden	Persönlichkeitsstörungen
Braun	Achat, Aventurin, Spinell, Tigerauge, Zitrin	Drüsenprobleme	Stress
Schwarz	Turmalin, Magnetit, Onyx	Allgemeine Schwächezustände	Konzentrationsstörungen
Weiß und Silber	Bergkristall, Beryll, Biotit, Kalzit, Diamant, Diopsid, Galaktit, Mondstein, Perle, Zirkon	Immunschwäche	Leistungsschwäche, Konzentrationsstörungen
Gold	Chrysoberyll, Pyrit, Gold	Immunschwäche	Emotionale Verschlossenheit

Wirkprinzip Mineralstoffe und Spurenelemente

Unser eigener Körper besteht nicht nur aus Fett, Eiweiß, Kohlehydraten und Wasser. Auch Mineralien und Metalle sind in Spuren vorhanden, beispielsweise Kalzium, Natrium, Kalium, Eisen, Magnesium, Schwefel, Zinn usw. Mitunter sind es nur millionstel Gramm, und trotzdem sind sie entscheidend für unsere Gesundheit und das reibungslose Funktionieren unseres Organismus.

Inhaltsstoffe der Steine

Steine bestehen aus Mineralstoffen, Spurenelementen und Metallen, und diese Stoffe können beim heiltherapeutischen Einsatz entscheidend sein. Lithotherapeuten unterscheiden die Mineralstoffe nach Nichtmetallen und Metallen. Nichtmetalle sind unter anderem Chlor, Fluor, Sauerstoff, Schwefel, Silizium, Kohlenstoff und Phosphor. Sie bestimmen die grundlegenden Eigenschaften ganzer Mineralklassen. Zu den Metallen gehören Aluminium, Eisen, Kalium, Mangan, Silber oder Zinn.

Die Mineralstoffe sind es auch meist, die den Steinen ihre schöne Farbe und die vielen Farbvarianten verleihen. Welche Wirkungen die am häufigsten in Steinen vorkommenden Mineralstoffe und Spurenelemente entfalten, ist nachfolgend aufgeführt.

Die in einem Stein enthaltenen Mineralstoffe sind eng mit seiner Farbe verbunden. Beide Aspekte beeinflussen die Wahl Ihres Steines.

Aluminium

Aluminium reguliert den Säure-Base-Haushalt und wirkt einer Übersäuerung des Organismus entgegen. Es stärkt die Nerven und regt die geistige Leistungsfähigkeit an. Es stimuliert die Kraft, Veränderungen herbeizuführen.
Aluminium ist vor allem in Rubin und Saphir enthalten.

Antimon

Antimon wirkt positiv auf die Verdauungsorgane und heilsam bei Hauterkrankungen. Es lindert Stressfolgen, erleichtert es, Belastungen zu bewältigen und stärkt die Denkfähigkeit.

Beryllium

Beryllium lindert allergische und andere Hauterkrankungen, wirkt rheumatischen Beschwerden entgegen und stärkt die geistige Leistungskraft, Durchsetzungs- und Konzentrationsfähigkeit sowie Weitsicht.
Beryllium findet sich vor allem in Aquamarin, Beryll, Katzenauge und Smaragd.

Blei

Blei wirkt Muskelschwund, Muskelverhärtung und der Steinbildung in den Organen entgegen. Es verleiht Kraft fördert die Fähigkeit, Emotionen zu beherrschen, und unterstützt das Gefühl von Verantwortung.

Chrom

Ein Erwachsener hat normalerweise etwa sechs Milligramm Chrom in seinem Körper. Es spielt eine entscheidende Rolle bei drei der gefährlichsten Zivilisationskrankheiten: Diabetes, Herzerkrankungen und Arteriosklerose. Chrom stimuliert das Enzym für die Fettsäuresynthese und ist wichtig für die Bildung von Insulin. Bei einem Mangel an Chrom werden die Zellen insulinunempfindlich, mit dem Effekt, dass das Insulin im Blut weiter ansteigt. Da Insulin auch ein Faktor bei der Entstehung von Arteriosklerose ist, wirkt sich ein Chrommangel auch hier aus. Chrom ist gut gegen Entzündungen und allgemein gegen Schmerzen, vor allem Kopfschmerzen. Es senkt das Cholesterin im Blut und kann begleitend bei Zuckerkrankheit, Erkrankungen des Herzens und Arteriosklerose eingesetzt werden.

Eisen

Von dem Mineral Eisen haben wir etwa tausendmal so viel in unserem Organismus wie von dem Mineral Chrom, nämlich etwa vier bis sechs Gramm. Zwei Drittel davon sind Bestandteil des roten Blutfarbstoffs, denn wir benötigen Eisen für die Bildung der roten Blutkörperchen. Es transportiert Sauerstoff, der grundlegend für das Leben und Überleben unserer Zellen ist. Eisenmangel ist weltweit gesehen eine der häufigsten Mineralstoff-Mangelkrankheiten. Eisen fördert die Blutbildung und wirkt damit gegen Blutarmut. Es ist beteiligt an der Produktion von Kollagen, dem Stütz- und Bindegewebe unseres Körpers, stimuliert das Immunsystem und wirkt allgemein regenerierend sowie belebend.
Eisen findet sich unter anderem im Peridot, Chrysolith und Hämatit.

Fluor

Fluor ist vor allem bekannt als Mineral zur Härtung der Zähne im Wachstumsalter und somit als Mittel gegen Karies. Auch erhöht es die Stabilität der Knochen.
Der Topas ist einer der Steine mit hohem Fluorgehalt.

Gold

Gold wirkt physisch wie psychisch tonisierend, es gibt neue Vitalität und Lebensfreude. Die Drüsentätigkeit wird durch Gold angeregt, ebenso der Stoffwechsel.

Kalium

Kalium harmonisiert den Blutkreislauf, ebenso die Nierenfunktionen und die Verdauung. Es wirkt muskelstärkend und lindert seelische Anspannung und Verstimmungen.

Kalzium

Kalzium stärkt das Herz, die Knochen, die Zähne und das Bindegewebe. Der Organismus

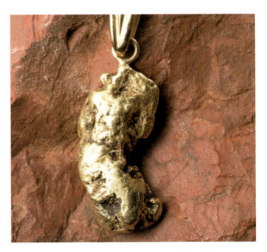

Gold ist wohl das bekannteste natürliche Element. Aber dass in unseren goldenen Schmuckstücken auch Heilkräfte der Natur stecken, ist nicht jedem bewusst.

benötigt den Mineralstoff für die Weiterleitung neuronaler Impulse, auf diese Weise fördert Kalzium die geistige Leistungsfähigkeit.
Kalzium finden wir unter anderem in der Koralle, im Nephrit und in der Perle.

Kobalt

Kobalt aktiviert eine Reihe von Vitaminen in unserem Körper. Es verbessert die Blutbildung und fördert Vitalität, Neugier, Witz und Lebensfreude.

Kupfer

Kupfermangel kann zu vielerlei gesundheitlichen Störungen führen, unter anderem zu Blutarmut, Müdigkeit, Schwächezuständen, Herz-Kreislauf-Problemen, Depressionen, Immunstörungen und Haarausfall. Die Zufuhr von Kupfer steigert die Blutbildung. Es stimuliert den Stoffwechsel und die Durchblutung, entgiftet, wirkt auf seelischer Ebene ausgleichend und beruhigend und lässt die Gefühle klarer erkennen. Kupfer ist vor allem in Malachit enthalten.

Lithium

Lithium lindert Stressfolgen und Überreizung, macht ausgeglichener und hellt die Stimmung auf. Es wirkt auch gegen Rheuma, nervliche Überlastung und Nervenschmerzen sowie Gicht. Darüber hinaus frischt es das Erinnerungsvermögen auf.

Magnesium

Magnesium wirkt gegen Verspannungen und Krämpfe der Muskeln und Sehnen. Es arbeitet Gefäßverkalkungen entgegen und hilft bei Kopfschmerzen. Es unterstützt und schützt das Herz. Außerdem entspannt es und macht belastbarer bei Stress und in Zeiten körperlicher wie geistiger Überbeanspruchung. Magnesium findet sich unter anderem in Chrysolith, Granat, Nephrit und Spinell.

Mangan

Mangan lindert Schmerzen aller Art, stärkt das Herz und steigert die Fruchtbarkeit. Es schenkt mehr Sensibilität im Umgang mit anderen.

Natrium

Natrium gleicht den Wasserhaushalt aus und reguliert die Nieren- und Kreislauftätigkeit. Es unterstützt die neuronale Reizweiterleitung und stabilisiert psychisch. Vor allem verleiht es Beharrlichkeit und den Glauben an sich selbst. Natrium findet sich unter anderem im Lapislazuli.

Nickel

Nickel regt die Leberfunktionen an und wirkt entgiftend. Es lindert Aggressivität und Anspannung, indem es die Wirkung von Adrenalin vermindert. Es macht insgesamt ausgeglichener und zuversichtlicher, befreit von Alpträumen und kann Angst und Gereiztheit vertreiben.

Silber

Silber wirkt antibakteriell und antiseptisch, bekämpft Fieber, fördert die Fruchtbarkeit und lindert Schmerzen und Entzündungen. Auf psychischer Ebene gibt es Klarheit und fördert die geistige Aufnahmebereitschaft sowie die Kreativität.

Silizium

Silizium ist nach dem Sauerstoff das zweithäufigste Element auf der Erde. Es ist dort im Körper vorhanden, wo Haltbarkeit gefragt ist. Das sind die Adern, die Knorpel, Knochen und Sehnen. Es fördert die Funktion der Hornhaut des Auges sowie die Regeneration von Haut, Haaren, Nägeln und Bindegewebe. Es hält die Schleimhäute gesund, stabilisiert bei Erschöpfung, stärkt allgemein die Drüsenaktivität und lindert übersteigerte Sensitivität.

Erfahrene Lithotherapeuten beziehen Mineralklasse und Kristallstruktur in die Wahl des Heilsteins ein, denn auch sie beeinflussen seine Wirkung.

Silizium findet sich in sehr vielen Edel- und Heilsteinen, unter anderem in Achat, Amethyst, Aventurin, Chalzedon, Chrysopras, Falkenauge, Heliotrop, Jaspis, Karneol, Katzenauge, Mondstein, Opal, Onyx, Peridot, Rosenquarz, Tigerauge und Turmalin.

Strontium

Strontium ist effektiv bei Nervenentzündungen und Verspannungen der Muskulatur. Es verleiht mehr Leichtigkeit im Umgang mit Problemen.

Titan

Titan wirkt immunstärkend und entsprechend lindernd bei Erkältungskrankheiten wie Schnupfen oder Bronchitis. Auch gegen Nierenentzündungen wird es eingesetzt. Titan fördert den Selbstausdruck und die persönliche Unabhängigkeit. Heilsteine, die Titan enthalten, sind zum Beispiel Rutil und Titanit.

Vanadium

Vanadium ist heilsam bei entzündlichen Erkrankungen der Augen, der Haut und der Atemwege. Auf seelischer Ebene hilft es, Schüchternheit zu überwinden.

Wismut

Wismut fördert die Wundheilung und hält auch prophylaktisch die Schleimhäute gesund.

Auf psychischer Ebene ist es wirksam bei andauernden seelischen Problemen wie Selbstzweifeln und Zwangsvorstellungen.

Zink

Zink unterstützt die Wundheilung und andere Heilungsprozesse, vor allem der Knochen. Es stimuliert die Abwehrkräfte und die Sinneswahrnehmungen.

Zink macht insgesamt ruhiger, verleiht Mut und Hoffnung und erhöht die Konzentrationsfähigkeit.

Zinn

Zinn löst Krämpfe und Verspannungen und lindert so zum Beispiel Menstruationsbeschwerden. Es ist ein bewährtes Mittel bei allgemeinen körperlichen Erschöpfungszuständen, Gallenleiden und chronischen Atemwegserkrankungen.

Auf psychischer Ebene erleichtert es das Aufarbeiten alter Konflikte und das Verlassen eingefahrener Verhaltensweisen. Beim Aufbruch in neue Lebensphasen schenkt Zinn Inspiration und Begeisterungsfähigkeit.

Zirkonium

Bei Menstruationsbeschwerden und Magenkrämpfen wirkt Zirkonium lindernd und entspannend.

Zirkonium findet sich in Hyazinth und Zirkon.

> *Heilsteine können sich erheblich in ihren Pflegeansprüchen unterscheiden. Deshalb gibt es besondere Hinweise im lexikalischen Teil.*

Zum Umgang mit Steinen

Um die Wirksamkeit von Heilsteinen dauerhaft zu erhalten und immer wieder zu erneuern, sollten Sie die folgenden Hinweise beachten. Betrachten Sie Ihre Heilsteine als »kleine Persönlichkeiten«. Edelsteine brauchen Aufmerksamkeit, sie wollen von dem Menschen, der sie besitzt, geschätzt werden und ihm ihre Energie übermitteln können.

Aufbewahrung

Steine sollten auf keinen Fall in dunkle Schachteln oder Tresore gelegt werden. Am besten eignen sich Glasvitrinen, die sie vor Staub bewahren und dennoch den Blick auf die wertvollen Stücke gewähren. Vermeiden Sie Orte, die der direkten Sonnenstrahlung ausgesetzt sind, denn dies wirkt sich bei vielen Steinen nachteilig aus. Steine lieben es auch nicht, zusammengewürfelt auf einem Haufen zu lagern. Jeder der Steine möchte über ausreichend Platz verfügen, um die eigene Ausstrahlung ungehindert an die Umgebung abgeben zu können.

Beliebte Plätze

Häufig sind es die kostbaren Steine, die die größte Energie besitzen, aber auch kleinere Halbedelsteine können sehr wirksam sein. Wenn Sie in der glücklichen Lage sind, wertvolle Steine zu besitzen, sollten Sie sie in Ihr tägliches Leben einbeziehen. Es ist gut, sie oft am Körper zu tragen, um von ihrer Schwingungsenergie zu profitieren. Sie schenken Ihnen auf vielen Ebenen Schutz, Stärke und Energie. Auch am Arbeitsplatz aufgestellt, auf dem Nachttisch oder als Dekostück an einem besonders schönen Ort in Ihrer Wohnung platziert, machen Heilsteine sich gut.

Aufbewahrung, Reinigung und Pflege

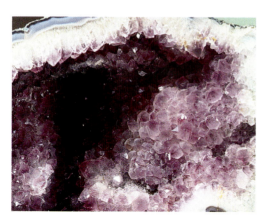

Für kleinere Heilsteine ist die Amethystdruse geeignet zum Reinigen und Entladen.

Reinigung, Entladen und Aufladen

Steine müssen regelmäßig entladen werden, weil sie sich durch den Körperkontakt statisch aufladen. Da Heilsteine zu therapeutischen Zwecken eingesetzt werden, können sie die negativen Informationen – die Krankheitsinformationen – in sich aufnehmen und bei der nächsten Anwendung freisetzen. Um dies zu vermeiden, sollte der Stein nach der Behandlung gereinigt und so unerwünschte Energien vollständig gelöscht werden.

Sanfte Reinigung

Jegliche Ladung der Edelsteine kann durch fließendes kaltes Wasser entfernt werden. Eine Reinigung lässt sich auch erreichen, indem man den Stein auf eine Amethystdruse auflegt, welche die Informationen löscht. Dazu genügen in der Regel Zeiträume von einer Stunde. Wurde der betreffende Stein mehrmals täglich beziehungsweise über mehrere Tage hinweg angewendet, sollte er einen ganzen Tag über auf dem Amethyst entladen werden.
Bei den ausführlichen Darstellungen der Heilsteine ist darüber hinaus jeweils gesondert eine Methode zur Reinigung, Ent- und Aufladung angegeben. Vom Reinigen in Salz sollte man absehen, da viele Steine von diesem Reagens angegriffen werden.
Heilsteine sollten regelmäßig auch von materiellen Verschmutzungen gereinigt werden: Staub und Ähnliches entfernt man am besten und schonendsten mit einem Pinsel.

Aufladen im Sonnenlicht

Die Heilwirkung eines Steins kann und sollte durch Aufladen erhalten beziehungsweise gefördert werden. Dies geschieht am besten, indem man den Stein bei Sonnenauf- oder untergang in das Sonnenlicht legt – nicht jedoch über die Mittagszeit, denn da ist die Strahlung zu stark und kann sogar eher eine Entladung des Steines bewirken. Bei manchen Heilsteinen ist die Methode jedoch nicht angezeigt. Ist dies der Fall, so wird es jeweils gesondert vermerkt, und es sind Alternativen aufgeführt.

Weitere Methoden zum Aufladen

Eine weitere Methode ist das Vergraben in Erde für drei bis vier Tage. Dieser Vorgang lädt Steine wieder vollkommen mit neuer Energie auf. Besonders wirksam ist darüber hinaus, einen Heilstein in eine Gruppe von Bergkristallen oder Hämatit-Trommelsteinen zu stellen.

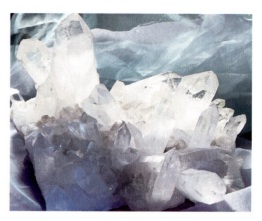

In einer Schale mit kleineren Bergkristallen können auch größere Steine aufgeladen werden.

Anwendungen

Für die konkrete Anwendung der Heilsteine gibt es mehrere, innerliche wie äußerliche Methoden. Welche davon sich für Sie empfiehlt, entscheidet zum einen der Stein, denn nicht jeder Stein ist für jede Methode geeignet. Dazu finden sich jeweils bei den Portraits der Steine gesonderte Hinweise. Zum anderen wird Ihr Therapeut eine bestimmte Behandlungsform empfehlen. Letztlich sind es aber auch Ihre eigenen Neigungen und Fähigkeiten (zum Beispiel zur Meditation), die zur Entscheidung für Auflegen, Bäder oder ein anderes Verfahren führen.

Äußerliche Anwendungen

Kurz vor der Anwendung empfiehlt es sich, den Stein durch Halten in der Hand oder das Ablegen in der Nähe einer Heizung – jedoch nicht zu nah – zu erwärmen. Zum einen ist dies angenehmer bei der Anwendung, vor allem, wenn der Stein direkt auf den Körper gelegt wird. Zum anderen verstärkt sich durch die Wärme seine therapeutische Wirkung.

Das Tragen des Steins

Man kann Edelsteine als Schmuckstücke tragen. Dazu zählen Anhänger, Ketten oder Ringe. Edelsteine sind auch als Handschmeichler (so genannter Trommelstein) beliebt. Man kann sie beispielsweise beim Fernsehen in der Hand halten oder täglich in der Hosen- oder Jackentasche mitführen. Ein Handschmeichler strahlt viel Energie aus. Wenn Sie ihn immer dann in die Hand nehmen, wenn Sie seine Unterstützung brauchen, erhöht sich seine Heilwirkung.

Auflegen

Edelsteine können entweder lokal auf die zu behandelnde Körperstelle, auf einen bestimmten Muskel- oder Organbereich oder ein Chakra aufgelegt werden. Die Anwendung sollte man – sofern bei dem betreffendem Stein nicht anders angegeben – so lange durchführen, bis eine Besserung des Befindens spürbar ist, in der Regel jedoch nicht länger als eine Stunde.

Meditation

Während einer Meditation können Sie einen Edelstein Ihrer Wahl in der Hand halten, oder Sie legen sich den Stein auf die Stirn, den Solarplexus oder die Herzgegend auf.

Einreibungen

Man kann sich mit Edelsteinen auch an schmerzenden Partien des Körpers einreiben und massieren. Dazu benutzt man die flachen Seiten des Steins. Der Schmerz an der betreffenden Stelle wird dadurch regelrecht in den Stein hineingezogen. Wenn Sie sich stärken und beruhigen möchten, empfiehlt es sich, sich mit der Spitze des Steines zu massieren. Dadurch wird die Energie und Heilkraft in den Organismus geleitet.

Edelsteine in Salben und Tinkturen

Salben und Tinkturen aus Heilsteinen können ein wirksames Mittel zur Behandlung sein. Man sollte sie jedoch nicht selbst herstellen, sondern von Fachleuten zubereitete Fertigpräparate kaufen.

Akupressur

Eine sehr effektive Methode, um mit Heilsteinen zu arbeiten ist die Akupressur mit Edelsteinen. Die Jahrtausende alte Methode der Akupressur basiert auf der Vorstellung und Erfahrung, dass die Energie im Körper ungehindert fließen muss, damit der Mensch gesund ist und sich wohl fühlt. Dieses Heilverfahren wurde in China zu einer wahren ärztlichen Kunst und medizinischen Wissenschaft ausgearbeitet. Dabei werden Energiepunkte, die wiederum auf Energiebahnen liegen, gedrückt, sanft massiert oder einfach nur gehalten.

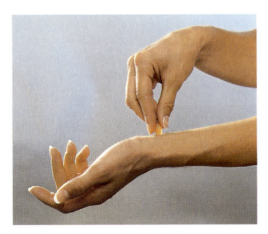
Akupressur mit Heilsteinen kann zum Beispiel zur Schmerzbehandlung eingesetzt werden.

- Sie können mit dem Edelstein Ihrer Wahl direkt auf Akupressurpunkten massieren oder sie einfach nur ein bis zwei Minuten mit dem Stein halten.
- Zunächst mit Edelsteinen meditieren (siehe oben) und dann die jeweiligen Akupressurpunkte drücken.
- Während einer Edelstein-Trinkkur regelmäßig mit Edelsteinen akupressieren.

Heilbad

Ein Heilbad mit Edelsteinen ist besonders hilfreich bei chronischen Schmerzen oder bei Hauterkrankungen, da die Steine einen Teil ihrer Mineralstoffe und Spurenelemente in das Badewasser abgeben. Für ein Edelstein-Bad legen Sie den entsprechenden Heilstein in die Badewanne und lassen Sie etwa eine halbe Stunde lang das heiße Wasser in dünnem Strahl einlaufen, bis die Wanne zu drei Vierteln gefüllt ist. Danach füllen Sie die Wanne, bis das Wasser eine Temperatur von 34 bis 37 Grad Celsius erreicht hat. Das heißt, das Wasser ist angenehm warm, aber nicht zu heiß. Sie können den Heilstein dann entfernen und sich zwanzig bis dreißig Minuten in diesem Bad entspannen. Achten Sie darauf, dass Sie für eine halbe Stunde lang ungestört sind.

Um ein entspannendes Bad zu bereiten und einen gesunden tiefen Schlaf zu fördern, nehmen Sie beispielsweise einen Amethyst, einen Rosenquarz oder einen Türkis.

Edelstein-Kompressen

Tränken Sie ein Leinen- oder Baumwolltuch mit einer Essenz des Steines Ihrer Wahl (→ Elixier, Seite 86). Sie können diese Kompresse auf die Augen, das Gesicht oder jede andere Körperstelle legen und dort etwa eine halbe bis ganze Stunde wirken lassen.

Raumgestaltung

Sie können Edelsteine in einem Raum, in dem Sie sich häufig aufhalten, aufstellen, zum Beispiel an Ihrem Arbeitsplatz, oder aber in der Nähe Ihres Schlafplatzes. Auch unter dem Kopfkissen über Nacht entfalten sie ihre Wirkung. Dies verändert das energetische Feld in dem betreffenden Raum und kann so die therapeutischen Effekte entfalten.

Innere Anwendungen

Eine schöne Möglichkeit, die Heilkräfte der Mineralien zu nutzen, ist die Aufnahme durch Trinken. Die Edelsteinenergie wird in Form eines selbst zubereiteten Elixiers aufgenommen.

Heilstein-Trinkkur

Sie können mit einer Heilstein-Essenz eine regelrechte Trinkkur machen. Bereiten Sie sich dazu die Essenz jeweils täglich oder zumindest alle zwei bis drei Tage frisch zu. Trinken Sie die Essenz über drei bis vier Wochen lang täglich jeden Morgen auf nüchternen Magen und abends vor dem Schlafengehen. Danach machen Sie eine Pause von vier bis sechs Wochen. Dann können Sie die Kur wiederholen oder mit einem anderen Edelstein neu beginnen.

Elixier zubereiten

Dazu legt man den Stein über Nacht in Leitungswasser oder stilles Mineralwasser. Achten Sie darauf, dass das Behältnis sauber ist, am besten eignet sich Glas oder Porzellan. Wenn Sie den Stein drei bis vier Tage darin liegen lassen, erhöht sich die Heilkraft. Sie können das Behältnis auch noch zusätzlich in die Morgen- oder späte Nachmittagssonne stellen. Ist die Zeit verstrichen, nehmen Sie den Stein heraus und trinken die Flüssigkeit, vor allem morgens auf nüchternen Magen, langsam und in kleinen Schlucken.

Den persönlichen Stein finden

Es gibt viele verschiedene Arten und Weisen, wie Sie den für Sie zu diesem Zeitpunkt zu Ihnen passenden Stein finden können. Einige der Möglichkeiten haben wir bereits in den vorangehenden Kapiteln beschrieben. Im Folgenden wollen wir Ihnen einen Überblick über die verschiedenen Methoden geben, mit denen Sie Ihren persönlichen Stein finden können.

Auswahl nach Tierkreiszeichen und Planeten

Steine leiten als kleiner Teil der Materie, aus der unsere Erde besteht, Schwingungen aus dem Kosmos an uns weiter. Auch Tierkreiszeichen sind Teil des Kosmos, die von Energien beeinflusst sind. Die Kräfte der Steine und die Kräfte der Sternzeichen haben nach alter Überlieferung eine enge Beziehung zueinander. Auch wenn die profane Illustrierten-Astrologie zu Recht von vielen belächelt wird, haben sich die Zusammenhänge zwischen verschiedenen energetischen Kräften in unserer Welt doch über die Jahrtausende als erstaunlich aussagekräftig erwiesen. Wenn Sie daher kein gravierendes gesundheitliches Problem haben und

auch sonst nicht recht wissen, nach welchen Kriterien Sie einen Stein auswählen sollen, ist ein guter und sicherer Anfang immer, den Stein des eigenen Tierkreiszeichens zu wählen. Denn jedem Sternzeichen sind charakteristische Eigenheiten, Stärken und Anfälligkeiten zu Eigen, die durch die Auswahl des passenden, dem jeweiligen Zeichen zugeordneten Steins ausgeglichen und in positive Bahnen gelenkt werden können. Da oft verschiedene Aspekte aus den Sternzeichen ausgewählt werden, sind auch die Zuordnungen der Steine dazu nicht immer die gleichen. Manchmal überschneiden sie sich. Im Folgenden finden Sie einige Hinweise für eine Entscheidung.

Widder und Mars

Widder ist das erste Zeichen des Tierkreises. Es symbolisiert den Zugang zum Leben, den Weg der Tatkraft und Aktion, des Elements Feuer. Während das Leben im Frühjahr sich aufs Neue regt, der Saft in die Bäume steigt und Knospen zu sprießen beginnen, zeigt sich die Energie des Widders. Sie steht für Mut, Energie und Initiative, für eine impulsive und direkte Natur, für Willenskraft und Lebensfreude. Der Planet Mars weist auf das kriegerische Element im Widder hin.

Die Steine des Widders sind: Rubin, Hämatit, roter Jaspis, Rhodochrosit, Amethyst, Granat und Opal.

Stier und Venus

Der Stier symbolisiert den Weg der Natur. Er steht für Beständigkeit im häuslichen und privaten Bereich, für Entschlossenheit, Gelassenheit, Wärme und sinnliche Freude am Leben. Stiere haben einen guten Geschmack für Essen, Kleidung, Musik und Kunst, sind erdgebunden, bodenständig und realistisch. Venus als Göttin der Liebe ist für den Stier ein zentrales Lebensthema. Materielle und emotionale Sicherheit sind ihm wichtig.

Die Steine des Stiers sind: Goldtopas, Koralle, Smaragd, blauer Saphir, Rosenquarz, Lapislazuli und Bernstein.

Zwillinge und Merkur
Zwillinge ist ein Luftzeichen. Ihr Zugang zum Leben ist erfinderisch, kommunikativ, geschickt, neugierig und vielseitig. Zwillinge beeindrucken oft durch ihre geistige Beweglichkeit, ihre Schnelligkeit und ihre Erfindungsgabe. Der herrschende Planet ist Merkur, der Planet der Kommunikation.
Die Steine des Zwillings sind: Turmalin, Aventurin, Karneol, Bergkristall, Aquamarin, Zitrin, Katzenauge und Tigerauge.

Krebs und Mond
Der Krebs verbirgt oft sein weiches Inneres unter einer harten Schale, wie das Symboltier des Sternzeichens es auch nahe legt. Er ist ein Wasserzeichen, Gefühle spielen eine wesentliche Rolle in seinem Leben. Der Krebs kann sehr sinnlich, nährend und beschützend sein, zeigt oft große Beharrlichkeit und erstaunliche Fantasie.
Die Steine des Krebs sind: Smaragd, Mondstein, Olivin, Serpentin, Chalzedon und Achat.

Löwe und Sonne
Der Zugang zum Leben unter diesem Sternzeichen ist der Weg des Selbstausdrucks. Das Feuer des kraftvollen und mächtigen Löwen, dessen herrschender Planet die Sonne ist, will oft dramatisch gelebt werden. Löwen spielen gerne die erste Geige, brauchen vor allem Bestätigung und Bewunderung, sind aber auch großzügig, spielerisch und treu.
Die Steine des Löwen sind: Diamant, Tigerauge, Chrysopras, Rubin, Bernstein, Goldquarz, Almandin und Olivin.

Jungfrau und Merkur
Das Erdzeichen Jungfrau hat als Lebensthema den Weg der Klarheit gewählt. Ordnung und Systematik stehen bei ihnen an erster Stelle. Jungfrauen sind geschickt, scharfsinnig, nachdenklich, oft sehr ernst und aufmerksam. Ihre Ideen sind häufig optimistisch und herausfordernd für alle Arten von Selbstzufriedenheit oder Fatalismus. Bescheiden und ihren Grundsätzen treu bleibend, sind sie gleichzeitig aber auch an ständigen Verbesserungen in allen Lebensbereichen orientiert.
Die Steine der Jungfrau sind: Rauchquarz, Aquamarin, Ko-

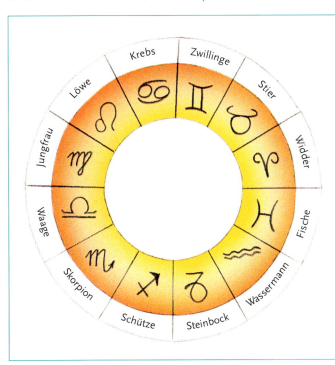

Die charakteristischen Eigenschaften jedes Tierkreiszeichens können durch die Wahl eines geeigneten Heilsteins positiv beeinflusst werden.

ralle, rosa Jaspis, Türkis, Zirkon, Karneol, Achat und Sardonyx.

Waage und Venus

Wie das Zeichen schon nahe legt, ist der Weg der Waage die Suche nach Ausgeglichenheit. Das Luftelement ist an Gleichgewicht interessiert, an Gerechtigkeit, Kooperation, Harmonie und Anerkennung.

Waagepersönlichkeiten sind oft große Idealisten. Venus stärkt zusätzlich die Kraft der Liebe, den Sinn für das Schöne und das Vertrauen in die Macht der Gefühle.

Die Steine der Waage sind: Lapislazuli, Perlen, Türkis, Opal, Diamant, Smaragd, Aventurin, Jade und Nephrit.

Skorpion und Pluto

Dem Wasserzeichen Skorpion sind Intensität gepaart mit einem festen Willen, Scharfsinn, Leidenschaft und, mit dem Planeten Pluto, der Drang nach Transformation zugeordnet. Die tiefgründigen Skorpione haben oft den Mut, tief in ihr Inneres zu schauen und daraus die Kraft für Veränderung zu schöpfen. In Krisensituationen entwickeln sie oft eine besondere Stärke.

Die Steine des Skorpions sind: Granat, Topas, Achat, Hämatit, Beryll, Spinell, Azurit und Falkenauge.

Schütze und Jupiter

Schützen gehen den Weg des Erforschens. Das Feuer der Schützen ist expansiv, optimistisch, und sie lieben ihre Unabhängigkeit und Freiheit über alles. Mit dem Planeten Jupiter, der für Weisheit und Forscherdrang steht, sind Schützen Freunde der Philosophie, der Weitläufigkeit des Geistes und der Kommunikation mit anderen.

Die Steine des Schützen sind: Amethyst, Topas, Hyazinth, Sodalith, Chalzedon und auch Obsidian.

Steinbock und Saturn

Das Erdzeichen Steinbock geht den Weg der Bindung. Steinböcke sind motiviert, haben großes Verantwortungsbewusstsein und glänzen durch Kompetenz und Bestimmtheit. Der Planet Saturn verleiht Struktur, Selbstdisziplin und Verantwortungsbewusstsein.

Die Steine des Steinbocks sind: Onyx, Beryll, Gagat, Rauchquarz, Malachit, Moosachat und Goldtopas.

Wassermann und Uranus

Wassermänner sind die geborenen Idealisten. Dieses Luftzeichen ist oft schwärmerisch, prophetisch, revolutionär, aber auch exzentrisch veranlagt und nicht geerdet. Der Planet Uranus steht ebenfalls ganz in diesem Sinne für Individualität, Genialität, Rebellion, Erfindungsgeist und Originalität.

Die Steine des Wassermanns sind: Amazonit, Chrysokoll, Rhodonit, blauer Saphir, Türkis und Malachit.

Fische und Neptun

Das Wasserzeichen Fische hat den Weg des Verständnisses gewählt. Fische sind oft mitfühlend, aber auch leicht zu beeindrucken mit einem leichten Hang zum Mystizismus. Die Neptun-Energie verleiht ihnen Einfühlungsvermögen, Feingefühl und viel Fantasie.

Die Steine des Fisches sind: Diamant, Jade, Aquamarin, Amethyst, Opal, Mondstein, Olivin und Magnesit.

Auswahl nach der Farbe

Die Wirkung der Mineralienfarben haben wir ausführlich beschrieben (→ ab Seite 74). Für eine erste kleine Orientierung beim Kauf hilft Ihnen vielleicht auch die folgende Zusammenstellung, die Sie nutzen können, wenn Sie irgendwo, etwa im Urlaub, einen Stein erstehen und noch nicht genau wissen, wie er eingesetzt werden kann.

Grundannahmen als Leitfaden
➤ Rote, rosafarbene und orange Edelsteine dienen vor allem dem Erhalt der körperlichen Gesundheit und Vitalität.
➤ Gelbe Edelsteine vermitteln zusätzliche Energie.
➤ Grüne und blaue Edelsteine haben heilende Wirkung auf erkrankte Teile des Organismus und dienen der Regeneration und Beruhigung.
➤ Violette Steine erhöhen die Inspiration und geistige Regsamkeit.

Auswahl nach der Form

Edelsteine haben verschiedene Formen, die unterschiedliche Wirkungen entfalten und eine spezielle Lebenshaltung repräsentieren. Je nachdem, was in Ihnen gestärkt werden möchte, können Sie sich auch nach der äußeren Form der Steine richten und den Stein Ihrer Wahl nach seinem äußeren Erscheinungsbild auswählen.

Dreieck
Das Dreieck steht für Stabilität und Neutralität. Es hilft, in schwierigen Zeiten einen kühlen Kopf zu bewahren und sich auf die eigene Stärke zu besinnen.

Kreis
Kreise bringen den Geist zur Ruhe und verhindern, dass Energie verloren geht. Kreise, auch als Ringe mit innerer Öffnung, symbolisieren Vollendung. Sie schützen und schenken Entspannung.

Kreisel
Der Kreisel stärkt den Geist und bringt Harmonie. Seine Form entspricht dem Fortschritt und innerer Kraft.

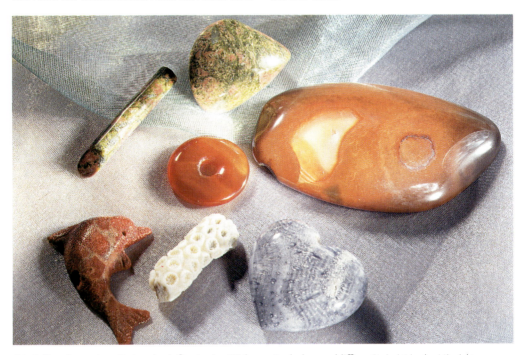

Die äußere Form eines Steines beeinflusst seine Wirkung. Auch der geschliffene Stein ist in der Hinsicht aussagekräftig, da der Schliff sich stets nach der natürlichen Form richtet.

Kreuz

Steine, die als Kreuze geformt sind, helfen, in ungewohnten Situationen stark zu bleiben und das innere Gleichgewicht nicht zu verlieren oder wieder zu finden. Das können Steine sein, die bei ihrer Entstehung zu einer zwillingshaften Verwachsung zweier Kristalle neigen, wie der Kreuzstein. Aber auch Steine mit Kreuzzeichnung wie der Chiastolith haben diese Wirkung.

Herz

Herzen machen offen für andere, fördern Großzügigkeit und Hilfsbereitschaft und symbolisieren Liebe und Mitgefühl.

Mond

Mondförmige Steine sind ideal in einer Situation, in der Sie tief in sich selbst hinein spüren möchten, um sich ihrer Bedürfnisse und geheimen Wünsche bewusst zu werden. Der Mond ist das Symbol für Gefühl, Weiblichkeit, Intuition und Streben nach Vollkommenheit.

Oval

Ovale Steine vermitteln neue Energie für das Denken und schenken mehr Bewusstsein für verborgene Gefühle. Die Form des Ovals zieht Energie aus der Umgebung an und verleiht Vitalität.

Pyramide

Pyramidenförmige Steine helfen bei Erschöpfung und Müdigkeit. Wenn Entscheidungen oder größere Veränderungen bevorstehen, sind Pyramiden die passenden Steine für Sie.

Quadrat

Das Quadrat unterstützt darin, berufliche Ziele zu erreichen und in finanziellen Angelegenheiten die besten Entscheidungen zu treffen. Die Form repräsentiert Regelmäßigkeit und Ordnung.

Rechteck

Rechteckige Steine verleihen Stärke und Durchsetzungsvermögen. Sie stehen für Sicherheit, die Fähigkeit, Situationen und Menschen aus der Distanz zu verstehen und einen flexiblen Geist.

Stern

Mit sternförmigen Steinen fällt es leichter, die eigenen spirituellen Fähigkeiten zu entdecken und im Alltag zu leben. Sterne inspirieren, fördern Idealismus und Träume, aber auch die Kraft, sie zu realisieren.

Spirale

Die Spirale verschafft Klarheit und Richtung und hilft, Sorgen und Kummer zu vergessen. Sie symbolisiert Konzentration auf das Wesentliche und Weiterentwicklung.

Auswahl nach dem Chakra

Wir besitzen nicht nur den sichtbaren physischen Körper, sondern auch einen unsichtbaren Energiekörper. Die Organe, die diese Energie umwandeln und für unsere Sinne, Emotionen und Gedanken übersetzen und zugänglich machen, sind die Chakren.

Im Wesentlichen werden sieben Chakren beschrieben, die entlang der Wirbelsäule angeordnet sind und bestimmten Drüsen entsprechen. Jedem Chakra sind auch bestimmte Steine zugeordnet, die Energieblockaden auf seiner Ebene lösen helfen und seine Eigenenergie stärken.

Sie können Steine auch danach aussuchen, welches Lebensthema sie stärken möchten, das von dem jeweiligen Chakra repräsentiert wird (→ Tabelle Seite 93).

1. Chakra

Das Wurzelchakra steht für Themen des Überlebens, der Fortpflanzung und der existentiellen Sicherheit im Leben. Urvertrauen, Lebens-

energie und die Verbindung zur Erde sind hier angesiedelt. Die zugeordneten Drüsen sind die Nebennieren.
Entsprechende Steine sind Achat, Granat, Hämatit, Jaspis, Rubin und Rutil.

2. Chakra
Das Sakral-, Nabel-, Bauch- oder Kreuzchakra hat die Themen Kreativität, Sexualenergie und Sinnlichkeit. Es verkörpert die Lebensfreude. Die dazugehörigen Drüsen sind die Keimdrüsen.
Entsprechende Steine sind Feueropal, Heliodor, Karneol, Koralle und oranger Jaspis.

3. Chakra
Im Solarplexus- oder Sonnengeflechtschakra sind Macht, Durchsetzungskraft, Überleben in der Außenwelt und Selbstachtung repräsentiert. Die dazugehörige Drüse ist die Bauchspeicheldrüse.
Entsprechende Steine sind Bernstein, Rutilquarz, Tigerauge, Topas und Zitrin.

4. Chakra
Das Herzchakra steuert Liebe und Mitgefühl in uns und gilt als Verbindung von Körper, Geist und Seele. Es ist auf körperlicher Ebene mit der Thymusdrüse verbunden.
Entsprechende Steine sind Amazonit, Jade, Malachit, Rosenquarz, Smaragd und der Mondstein.

5. Chakra
Das Kehl- oder Halschakra steht für Selbstausdruck und Kommunikation. Die entsprechende Drüse ist die Schilddrüse.
Entsprechende Steine sind Aquamarin, Chalzedon, Fluorit, Heliotrop, Lapislazuli, Saphir und Türkis.

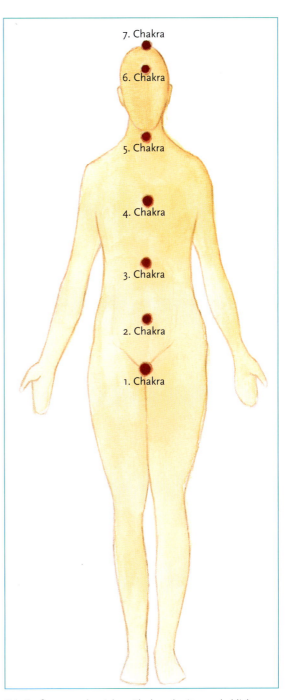

Die Kraftzentren der sieben Chakren besitzen erheblichen Einfluss auf Gesundheit und Wohlbefinden des Menschen.

6. Chakra

Das Stirnchakra regelt unseren Verstand, unsere Klarsicht, unsere Intuition und Selbsterkenntnis. Die passende Drüse ist die Hirnanhangsdrüse.
Entsprechende Steine sind Azurit, Bergkristall, Sodalith und Sardonyx.

7. Chakra

Das Scheitelchakra nimmt Einfluss auf unsere Verbindung mit dem Universum und unsere Spiritualität. Es ist mit der Zirbeldrüse verbunden.
Entsprechende Steine sind Diamant, blauer Topas, Amethyst, violetter Quarz und Spinell.

Auswahl nach gesundheitlichen Kriterien

Sie können Ihren Stein auch nach den gesundheitlichen Gesichtspunkten, die Sie stärken oder heilen möchten, aussuchen. Sie finden dazu im Verzeichnis der Indikationen (→ Seite 461) alle dafür notwendigen Informationen.

Auswahl nach Intuition

Eine Möglichkeit, den für Sie passenden Stein auszuwählen, ist, sich auf Ihre Intuition und Sympathie zu verlassen, die Sie für einen bestimmten Stein empfinden. Konzentrieren Sie sich vor dem Kauf auf sich selbst. Gehen Sie in ein Geschäft, das verschiedene Steine anbietet, und greifen Sie dann nach dem, zu dem Sie sich auf Anhieb hingezogen fühlen. Sie können ihn dann in die Hand nehmen und fühlen, welche Empfindungen er bei Ihnen auslöst. Fühlt er sich warm oder kalt an? Ist es Ihnen angenehm, ihn zu berühren oder nicht? Oder haben Sie gar keine Empfindungen? Auch mit Pendeln können Sie versuchen, den für Sie richtigen Stein zu finden. Dazu müssen Sie sich mit der Methode des Pendelns vertraut machen.

> *Die Auswahl nach Intuition empfiehlt sich vor allem für Menschen, die sich gut kennen und körperliche Reaktionen einschätzen können.*

Edelsteine als Geldanlage

Schon seit Urzeiten suchen die Menschen nach Möglichkeiten, Sicherheit und Reichtum durch das Anhäufen und Horten von Werten zu finden. Aber Geld, Häuser, Autos oder Wertpapiere sind durch die Jahrzehnte nicht vor Wertverlust geschützt. Edelsteine gehören dagegen zu den wenigen Geldanlagen, die alle Krisen, Kriege und Inflationen überdauern. Darüber hinaus haben sie im Laufe der Zeit ihren Wert nicht nur behalten, sondern ständig gesteigert. Der jährliche Wertzuwachs liegt in der Regel erheblich höher als die übliche Zinserwartungsrate. Sie stellen folglich höchsten Wert auf kleinstem Raum dar und erweisen sich somit als optimale mobile und diskrete Vermögensanlage.

Anders als Gold, Silber und Platin, unterliegen Edelsteine keinem schwankenden Kurs. Anders als die meisten anderen Wertanlagen ist auch die Substanz der Edelsteine praktisch unzerstörbar und überdauert bei richtiger Pflege viele Generationen.

Allerdings ist es notwendig, über ein gehöriges Maß an Sachverstand zu verfügen, um in den richtigen Stein mit entsprechendem Wert zu investieren. Die Alternative ist, sich von einem anerkannten Fachmann beraten zu lassen.

Insgesamt gibt es etwa 2500 Mineralien auf der Erde. Ein knappes Hundert davon hat sich als schleifwürdig erwiesen. Diese Mineralien besitzen Edelsteinqualität. Doch wiederum nur etwa ein Dutzend davon ist so wertvoll, selten und kostbar, dass sie sinnvollerweise als Geldanlage dienen. Dazu zählen natürlich vor allem Diamanten, Smaragde, Rubine und Saphire. Investieren Sie am besten in Steine mit mindestens 1,5 Karat: Ein zweikarätiger Stein ist nicht nur doppelt so viel wert, wie ein einkarätiger, sondern sehr viel mehr.

Die entsprechenden Steine für jedes Chakra

Chakra	Zugeordnete Steine	Aufgabe	Körperbereiche	Zugeordnete Farbe	Beeinflussende Planeten
Erstes Chakra (Wurzelchakra)	Granat, Hämatit, Koralle, roter Jaspis, Rubin, schwarzer Turmalin, Onyx, Rhodonit, Rote Koralle (Edelkoralle)	Selbstbehauptung, Sexualität, Vertrauen, (Über-)Lebenswille	Nebennieren, Nieren, Blase, Wirbelsäule	Rot, schwarz	Mars, Pluto, Saturn
Zweites Chakra (Nabelchakra)	Oranger Jaspis, oranger Beryll, Zitrin, Karneol	Erotik, Erfolg, Freude, Gefühl, Ehrgeiz	Keimdrüsen, Fortpflanzungsorgane, Beine	Orange	Mond
Drittes Chakra (Solarplexuschakra)	Tigerauge, Topas, gelber Turmalin, Zitrin, Bernstein	Entfaltung der Persönlichkeit, Ziele angehen, Veränderungen vornehmen	Pankreas, Milz, Magen, Leber, Gallenblase	Gelb, gold	Sonne
Viertes Chakra (Herzchakra)	Aventurin, Smaragd, Jade, Olivin, Chrysokoll, Chrysopras, Rosa Koralle, Rhodonit, Rosenquarz, Rhodochrosit	Liebe, Geborgenheit, Zusammengehörigkeit, Lebensfreude, Poesie, Treue, Tugend, Achtung	Thymusdrüse, Herz, untere Lunge, Blutstrom	Grün, rosa	Sonne, Venus
Fünftes Chakra (Kehlchakra)	Opal, Mondstein, Perle, Türkis, blauer Topas, Aquamarin, Chalzedon, Chrysokoll	Kommunikation, schöpferische Kraft	Schilddrüse, Kehlbereich, obere Lunge, Arme	(Hell-)blau	Merkur, Mars, Venus, Uranus
Sechstes Chakra (Stirnchakra)	Bergkristall, Fluorit, Saphir, Amethyst, Sodalith	Denkweise, Intuition	Hirnanhangsdrüse, linkes Auge, Nase, Wirbelsäule,	Blau, violett	Merkur, Jupiter, Uranus, Neptun
Siebtes Chakra (Scheitelchakra)	Diamant, violetter Fluorit, Amethyst, Bergkristall	Wachstum, Eigenbewusstsein, Wille, Plan, körperliche und geistige Entwicklung	Zirbeldrüse, Gehirn, rechtes Auge	Gold, violett, weiß	Saturn, Neptun

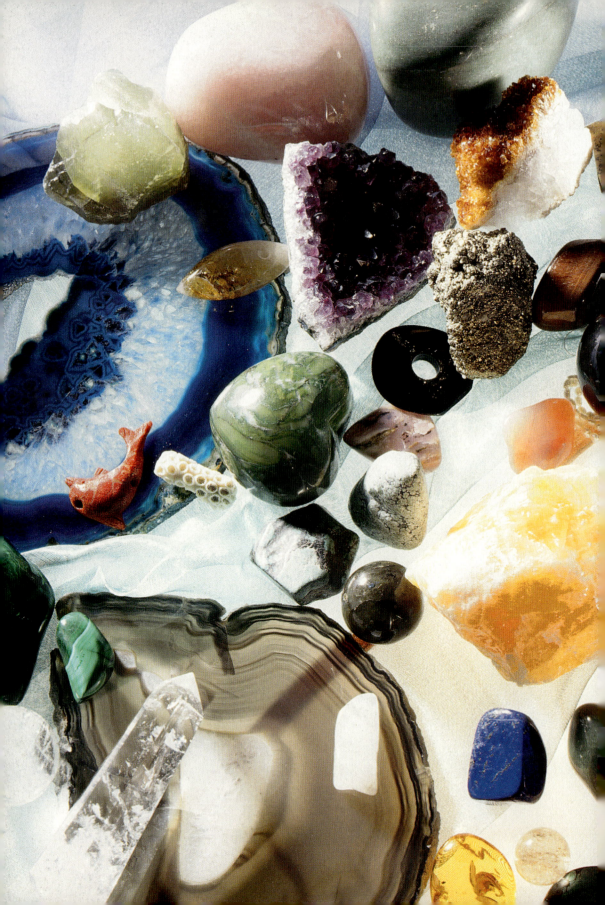

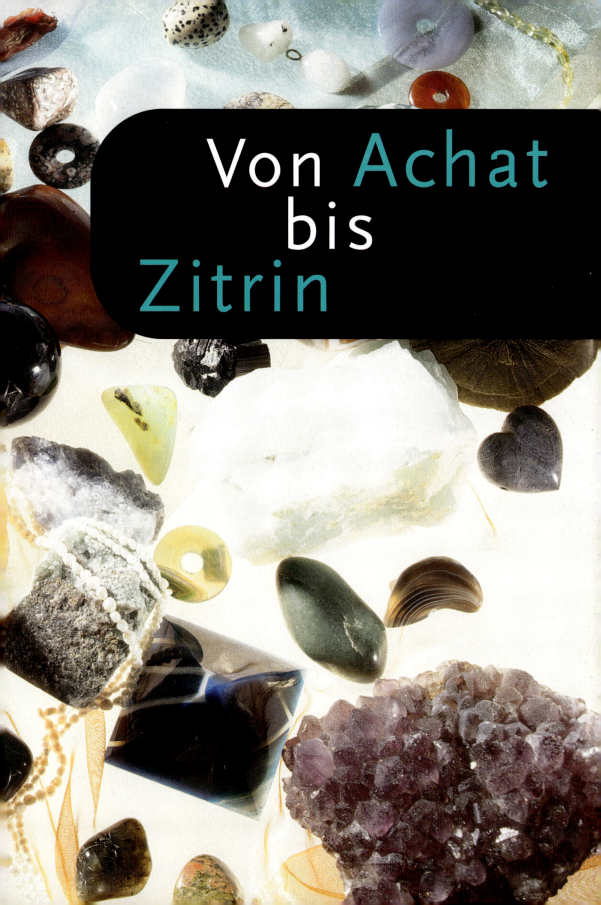

Von Achat bis Zitrin

Was Sie wissen sollten

In dem umfangreichen lexikalischen Teil werden Ihnen nun die 134 wichtigsten im Handel befindlichen Heilsteine mit ihren Varietäten detailliert vorgestellt. Jeder einzelne Stein ist nach dem gleichen, leicht nachvollziehbaren und auffindbaren Raster beschrieben.

Zur Einstimmung

Zu Beginn der Beschreibung eines Edelsteines finden Sie manchmal einen Spruch oder ein Gedicht, das uns besonders gefallen hat. Lesen Sie die lyrischen Texte laut oder leise, und lassen Sie sie einfach auf sich wirken.

Bezeichnungen, Synonyme und Handelsnamen

Ein großes Problem für alle, die sich mit Mineralien beschäftigen, ist das Durcheinander der vielen Bezeichnungen. Ein und dasselbe Mineral trägt häufig fünf, zehn oder auch mehr Namen. Manchmal bedeutet ein abweichender Name, dass es sich um eine Varietät des Minerals handelt. Oft ist es aber auch ein echtes Synonym. Sie finden unter dieser Rubrik eine komplette Aufstellung der bekannten Benennungen für das jeweilige Mineral.

Ursprung und Bedeutung

Hier wird dem Ursprung des jeweiligen Steinnamens nachgespürt. Oft leiten sich die Bezeichnungen aus dem Lateinischen oder Griechischen ab. Sie spiegeln die Farbgebung des Minerals wider oder umschreiben symbolhaft die Ausstrahlung des Steines. Das »Geschenk der Sonne«, Heliodor, oder das »Wasser des Meeres«, Aquamarin, sind Beispiele dafür.

Namengebung nach geografischen Orten

Oft findet sich auch die Region oder der genaue Ort, an dem der Stein zum ersten Mal gefunden wurde, im Namen wieder. Dies trifft zum

Beispiel für die Aquamarinvarietät Maxaxit zu, die nach dem gleichnamigen Fundort in Brasilien benannt ist. Manchmal ist auch das Charakteristikum des Fundorts der Namensgeber, etwa beim »Realgar«. Die Bezeichnung ist aus dem Arabischen abgeleitet und heißt so viel wie »Staub des Bergwerkes«.

Die Widmung im Namen

Eine eher nostalgische Form der Namengebung ist sicherlich die Widmung. So ist zum Beispiel der Alexandrit nach dem russischen Zaren Alexander benannt, weil er als dessen Lieblingsstein galt und zu seinen Lebzeiten im frühen 19. Jahrhundert entdeckt wurde.

Namengebung nach mineralogischen Gesichtspunkten

Bei anderen Steinen finden wir die Kristallform im Namen wieder. Ein schönes Beispiel dafür ist das »Emser Tönnchen«, eine Varietät des Pyromorphit. Hier sind die Kristalle so angeordnet, dass der Eindruck eines runden Fasses entsteht.

Historische Namen

Volksmundliche Bezeichnungen wie zum Beispiel »Hebammenstein« oder »Schreckstein« für den Malachit weisen meist auf historische Zusammenhänge hin. In der langen Geschichte der Steinheilkunde sind zahlreiche derartige Namen entstanden, häufig als Hinweis auf seine Verwendung.

Handelsnamen

Im Steinhandel geht es – wie immer, wenn es um wertvolle Ware geht – nicht immer nur mit rechten Dingen zu. Steine werden gefälscht und imitiert, manchmal aber auch ganz einfach unter einem blumigen Namen angeboten, um den Käufer über den Wert des Steins zu täuschen. Deshalb werden in diesem Abschnitt auch reine Handelsnamen erwähnt.

Die Darstellung der einzelnen Heilsteine

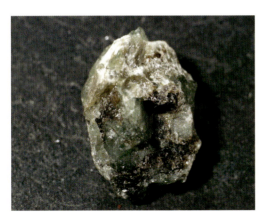

Der Alexandrit (hier der Rohstein) trägt die Ehrung an Zar Alexander I. im Namen (→ Seite 128).

Physikalische Eigenschaften

Das Kristallsystem eines Steins, seine Härte, Dichte, Spaltbarkeit, seine Farben, sein Glanz, die Lichtbrechung sowie die Strichfarbe sind die so genannten physikalischen Eigenschaften. Weil sie die typischen Anhaltspunkte für die schnelle Bestimmung eines Steines darstellen, haben wir sie übersichtlich in einem Kasten angeordnet.

Chemische Eigenschaften

Hier finden Sie die chemische Zusammensetzung des Minerals (seine »Summenformel«) ebenso wie die Zuordnung zu einer Mineralklasse, mögliche Mineraleinschlüsse sowie die Ursache seiner Färbung. Auch hervorstechende Eigenheiten wie Wasser- oder Säurelöslichkeit werden hier erwähnt.

Geschichte und Mythos

In diesem Abschnitt erfahren Sie, welche Rolle der Stein in der Mythologie alter Völker spielte. Religiöse Vorstellungen, die sich um Kraft und Bedeutung des Steines drehen, werden hier ebenso erläutert wie historische Überlieferungen über die Verwendung des Minerals. Die antike römische und griechische Kultur ist die häufigste Quelle, aber auch germanische, asiatische, südamerikanische und andere Kulturen haben Traditionen, Legenden und Riten rund um Heilsteine hervorgebracht.

Insgesamt ist dieser Abschnitt eine reiche Fundgrube von Beispielen aus Sage und Geschichte und ein Beleg dafür, welch große Rolle viele kostbare Steine in den vergangenen Jahrhunderten oder gar Jahrtausenden gespielt haben.

Entstehung

Hier wird die geologische Genese des Steins erläutert. Detaillierte Beschreibungen zeigen auf, wie die verschiedenen Mineralien im Laufe der Erdgeschichte entstanden sind. Die Frage, welche Elemente und welche Bedingungen zu ihrer Entstehung vorliegen müssen, gibt oftmals Aufschluss über verwandtschaftliche Beziehungen zwischen Mineralien.

Vorkommen

Dieser Abschnitt informiert Sie darüber, wo die großen Fundstätten der jeweiligen Steine liegen. Manche Mineralien werden nur an einem einzigen Ort der Erde abgebaut, andere Steine scheinen über den ganzen Erdball verstreut vorzukommen. Man erkennt an den Angaben auch sehr schön, welche Verteilung die Edelsteinvorkommen auf unserem Globus haben. In allen Kontinenten gibt es Fundstätten, und in manchen Gegenden, etwa Afrika und Südamerika, liegen oder lagen sie in besonders reichen Vorkommen vor.

Charakteristika

Lesen Sie hier Wissenswertes über das äußere Erscheinungsbild des Steines. Welche Kristall- und Aggregatformen sind typisch für ihn, wie ist seine Oberfläche beschaffen, wie groß ist er üblicherweise, und welche Arten von Einschlüssen oder Vermischungen kommen besonders häufig vor?

Verwechslungen

Oft helfen schon einfache Techniken wie ein Ritztest oder ein Vergleich der Strichfarbe, um äußerlich täuschend ähnliche Mineralien zu unterscheiden. Angaben dazu sowie eine Aufzählung der ähnlichen Mineralien finden Sie unter dieser Rubrik.

Auch der Säuretest kann für Aufklärung sorgen, zum Beispiel bei der Unterscheidung von Coelestin und Kalzit. Träufeln Sie Haushaltsessig auf den Stein und er beginnt zu schäumen, so können Sie sicher sein, einen Kalzit vor sich zu haben.

Imitationen

Besonders wertvolle Steine werden sehr häufig durch wertlosere imitiert. Das ist beispielsweise beim seltenen Alexandrit der Fall, der durch den synthetischen Korund, Spinell oder durch Dubletten aus Granat und Glas gefälscht wird (→ Seite 66 ff.).

Wenn es beim Kauf um ein Schmuckstück geht, so zahlen Sie für einen falschen Edelstein »nur« einen überhöhten Preis, und womöglich altert das Stück schneller. So verliert etwa ein radioaktiv bestrahlter Aquamarin, der dem Sonnenlicht ausgesetzt wird, schnell seine Farbe.

Wenn es jedoch um die Anschaffung eines wertvollen Heilsteins geht, ist eine Fälschung ein wesentlich größeres Problem. Hier sollten Sie ein besonderes Augenmerk auf die Echtheit des Steines haben, um seine Heilwirkungen richtig einschätzen zu können.

Verwendung

Wird der Stein ausschließlich als Heilstein benutzt, oder ist er vor allem als Schmuckstein bekannt? Gibt es industrielle oder kunsthandwerkliche Nutzungsmöglichkeiten? Diese Fragen werden unter der Rubrik Verwendung beantwortet. Außerdem finden Sie hier Angaben dazu, in welchen Formen der Stein angeboten wird. Häufig gibt es eine bevorzugte Form, wie

etwa die Pi-Scheibe bei der Jade oder der Trommelstein, der sich besonders gut für die dauerhafte Anwendung eignet.

Therapeutische Wirkungen

Wenn Sie bereits Steine besitzen, können Sie hier nachsehen, welche Wirkungen sie entfalten und bei welchen gesundheitlichen Störungen oder psychischen Problemen sie Ihnen helfen können. Auch wenn Sie sich besonders zu einem Stein hingezogen fühlen und einen Kauf in Erwägung ziehen, können Sie in diesem Unterkapitel nachlesen, welche Kräfte in dem Stein schlummern.

Im Grunde gibt es für jedes Leiden, jedes Ungleichgewicht im körperlichen oder seelischen Energiehaushalt den richtigen Stein, und dies ohne jede Nebenwirkung. Natürlich sind sie bei ernsthaften Erkrankungen kein Ersatz für fachgerechte medizinische Betreuung. Trotzdem können sie überaus hilfreiche Unterstützung in vielen Lebenslagen bieten.

Anwendungen

In der letzten Rubrik finden Sie schließlich Angaben dazu, welche Form der therapeutischen Anwendung sich für den Stein besonders empfiehlt. Soll er aufgelegt, als Schmuckstück oder Handschmeichler getragen oder in der Meditation betrachtet werden? Empfiehlt sich ein Elixier aus dem Stein zur innerlichen Anwendung, eine Kompresse oder Bäder mit Edelsteinwasser oder gar die Einnahme als Tee? Manche Steine sollten an einem besonderen Platz aufgestellt oder vorzugsweise auf einem der Chakren aufgelegt werden, um ihre Wirkung optimal zu entfalten.

Auch Hinweise, wie der Stein entladen, gereinigt und wieder aufgeladen wird, finden Sie in diesem Abschnitt. Einige Mineralien dürfen nicht der prallen Sonne ausgesetzt werden. Andere Steine sollten nicht unter Wasser entladen werden usw.

Die Mineralgruppen

Der gesamte lexikalische Teil ist unterteilt in zehn Mineralgruppen. Dies erleichtert Ihnen zum einen die erste grobe Einschätzung des Steines, für den Sie sich interessieren: Verwandtschaften, Ähnlichkeiten, aber auch erstaunliche Unterschiede zwischen den verschiedenen Steinen aus einer Gruppe werden unmittelbar deutlich. Zum anderen geben Ihnen die Namen der Gruppen einen Hinweis auf die bekanntesten Steine und ihre Varietäten. Jeder kennt wohl den Turmalin oder den Opal, Beryll, Granat, Quarz oder Turmalin. Diese bekannten und häufig verwendeten Steine finden Sie nun besonders schnell, und dank der Gruppierung können Sie nun einfach und ohne zusätzliches Wissen auch die Varietäten erkennen und bewusst auswählen.

Die Beschreibungen der jeweiligen Mineralgruppe finden Sie am Anfang jedes dieser Kapitel. Sie finden hier unter anderem Angaben zu chemischen, physikalischen oder geologischen Gemeinsamkeiten und Unterschieden.

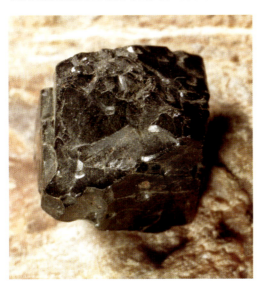

Aus dem Blickwinkel der Steinheilkunde ist der Spinell (→ Seite 259) ein Individualist.

Schnelle Suche

Es gibt zwei schnelle Wege, den Heilstein Ihrer Wahl zu finden, abhängig davon, ob Sie den Namen schon genau kennen oder nicht.

Sie wissen ungefähr, welche Art von Stein Sie interessiert

Sie wählen im Verzeichnis »Die Mineralgruppen und ihre Steine« (→ Seite 100) die passende Mineralgruppe aus. Hier ist die ganze Familie von A bis Z sortiert, sodass Sie schnell und unkompliziert den genauen Stein aussuchen oder in Ruhe ein wenig stöbern und sich inspirieren lassen können.

Sie kennen Ihren Stein

Dann schlagen Sie im Verzeichnis »Die Heilsteine von A bis Z« (→ Seite 101) einfach die Seitenzahl nach.

Eigene Varietäten

Natürlich stehen nicht alle hier aufgeführten Mineralien in einem solchen engen Familienverbund. Viele Steine sind echte Individualisten, die sich keinem Schema unterordnen lassen. Allen voran ist hier der strahlende Diamant zu nennen, aber auch so populäre Vertreter wie der Marmor, der »außerirdische« Tektit oder auch der als Heilstein weniger bekannte Gips sind hier zu finden.

Der fachkundige Mineraloge wird womöglich einige kleinere Gruppen wie zum Beispiel die Spinellide vermissen. Solche Gruppen, aus denen jeweils nur ein oder zwei Mineralien auch als Heilsteine verwendet werden, haben wir ebenfalls unter »Eigenen Varietäten« dargestellt. So bleibt der Überblick auch für den Laien möglich, und den Heilsteinen wird die größte Aufmerksamkeit zuteil.

Die Mineralgruppen und ihre Steine

Beryllgruppe
Aquamarin → 104
Beryll → 107
Bixbit → 110
Goldberyll → 112
Goshenit → 114
Heliodor → 116
Morganit → 118
Smaragd → 120

Eigene Varietäten
Aktinolith → 126
Alexandrit → 128
Andalusit → 131
Aragonit → 134
Azurit → 136
Biotit → 138
Bronzit → 140
Charoit → 142
Chiastolith → 144
Chrysoberyll → 146
Chrysokoll → 149
Coelestin → 152
Diamant → 154
Diopsid → 159
Dioptas → 162
Epidot → 164
Fluorit → 167
Gips → 170
Hämatit → 174
Hiddenit → 178
Hornblende → 180
Idokras (Vesuvian)
   → 182
Jadeit → 184
Kalzit → 188
Kunzit → 190
Lapislazuli → 192
Larimar → 196

Lepidolith → 198
Magnesit → 200
Magnetit → 202
Malachit → 204
Markasit → 207
Marmor → 210
Moldavit → 213
Muskovit → 216
Nephrit → 219
Obsidian → 222
Peridot → 225
Prehnit → 228
Pyrit → 230
Pyromorphit → 234
Realgar → 236
Rhodochrosit → 238
Rhodonit → 240
Rutil → 243
Scheelit → 246
Sepiolith → 248
Serpentin → 250
Sillimanit → 254
Sodalith → 256
Spinell → 259
Staurolith → 262
Steinsalz (Halit)
   → 264
Sugilith → 266
Tektit → 268
Tigereisen → 270
Titanit → 272
Topas → 274
Türkis → 277
Ulexit → 280
Vanadinit → 282
Variscit → 284
Versteinertes Holz
   → 286
Zirkon → 289

Feldspatgruppe
Amazonit → 294
Aventurin-Feldspat
   (Sonnenstein)
   → 296
Feldspat → 299
Labradorit → 302
Mondstein → 305
Orthoklas → 308

Granatgruppe
Almandin → 312
Andradit → 314
Demantoid → 316
Granat → 318
Grossular → 322
Hessonit → 324
Pyrop → 326
Rhodolith → 328
Spessartin → 330
Tsavorit → 332
Uwarowit → 334

Korundgruppe
Padparadscha
   → 338
Rubin → 340
Saphir → 344

Opalgruppe
Chrysopal → 350
Edelopal → 352
Feueropal → 356
Girasol → 358
Opalith → 360

Quarzgruppe
Achat → 364
Amethyst → 367

Aventurin-Quarz
   → 370
Bergkristall → 372
Blauquarz/Saphir-
   quarz → 376
Chalzedon → 378
Chrysopras → 381
Falkenauge → 384
Heliotrop → 386
Jaspis → 389
Karneol → 392
Moosachat → 394
Onyx → 396
Prasem → 398
Rauchquarz → 400
Rosenquarz → 402
Rutilquarz → 404
Tigerauge → 406
Turmalinquarz → 408
Zitrin → 410

Steine organischen
   Ursprungs
Bernstein → 414
Gagat → 418
Koralle → 420
Perle → 423

Turmalingruppe
Rubellit → 428
Schörl → 430
Turmalin → 432
Verdelith → 436

Edle Metalle
Gold → 440
Silber → 446
Kupfer → 450
Platin → 454

Die Heilsteine von A bis Z

Achat → 364
Aktinolith → 126
Alexandrit → 128
Almandin → 312
Amazonit → 294
Amethyst → 367
Andalusit → 131
Andradit → 314
Aquamarin → 104
Aragonit → 134
Aventurin-Feldspat
 (Sonnenstein)
 → 296
Aventurin-Quarz
 → 370
Azurit → 136

Bergkristall → 372
Bernstein → 414
Beryll → 107
Biotit → 138
Bixbit → 110
Blauquarz/Saphir-
 quarz → 376
Bronzit → 140

Chalzedon → 378
Charoit → 142
Chiastolith → 144
Chrysoberyll → 146
Chrysokoll → 149
Chrysopal → 350
Chrysopras → 381
Coelestin → 152

Demantoid → 316
Diamant → 154
Diopsid → 159
Dioptas → 162

Edelopal → 352
Epidot → 164

Falkenauge → 384
Feldspat → 299
Feueropal → 356
Fluorit → 167

Gagat → 418
Gips → 170
Girasol → 358
Gold → 440
Goldberyll → 112
Goshenit → 114
Granat → 318
Grossular → 322

Hämatit → 174
Heliodor → 116
Heliotrop → 386
Hessonit → 324
Hiddenit → 178
Hornblende → 180

Idokras → 182

Jadeit → 184
Jaspis → 389

Kalzit → 188
Karneol → 392
Koralle → 420
Kunzit → 190
Kupfer → 450

Labradorit → 302
Lapislazuli → 192
Larimar → 196
Lepidolith → 198

Magnesit → 200
Magnetit → 202
Malachit → 204
Markasit → 207
Marmor → 210
Moldavit → 213
Mondstein → 305
Moosachat → 394
Morganit → 118
Muskovit → 216

Nephrit → 219

Obsidian → 222
Onyx → 396
Opalith → 360
Orthoklas → 308

Padparadscha
 → 338
Peridot → 225
Perle → 423
Platin → 454
Prasem → 398
Prehnit → 228
Pyrit → 230
Pyromorphit → 234
Pyrop → 326

Rauchquarz → 400
Realgar → 236
Rhodochrosit → 238
Rhodolith → 328
Rhodonit → 240
Rosenquarz → 402
Rubellit → 428
Rubin → 340
Rutil → 243
Rutilquarz → 404

Saphir → 344
Scheelit → 246
Schörl → 430
Sepiolith → 248
Serpentin → 250
Silber → 446
Sillimanit → 254
Smaragd → 120
Sodalith → 256
Spessartin → 330
Spinell → 259
Staurolith → 262
Steinsalz (Halit)
 → 264
Sugilith → 266

Tektit → 268
Tigerauge → 406
Tigereisen → 270
Titanit → 272
Topas → 274
Tsavorit → 332
Türkis → 277
Turmalin → 432
Turmalinquarz
 → 408

Ulexit → 280
Uwarowit → 334

Vanadinit → 282
Variscit → 284
Verdelith → 436
Versteinertes Holz
 → 286
Vesuvian → 182

Zirkon → 289
Zitrin → 410

Beryllgruppe

Die Varietäten der Beryllgruppe unterscheiden sich klar nach ihrem äußeren Erscheinungsbild, besonders deutlich nach ihren Farben. Dagegen sind die chemischen und physikalischen Eigenschaften innerhalb dieser Mineralgruppe weitgehend identisch. So erstrahlt der Aquamarin in lichtem Blau, der Bixbit in Rot. Von Zitronengelb bis Goldgelb reicht das Farbspektrum des Goldberylls. Der Heliodor leuchtet gelbgrün und der Morganit rosa bis violett. Als Gemeiner Beryll wird eine gelbliche bis grünliche Varietät bezeichnet. Im Gegensatz zu den anderen erscheint sie trüb und lediglich an den Kanten durchscheinend.

Breites Farbspektrum
Die prachtvolle Vielfalt der Farben innerhalb der Beryllgruppe ist auf die unterschiedlichen Anteile an farbgebenden Mineralstoffen wie Eisen, Uran, Mangan oder Chrom zurückzuführen. Fehlen solche Anteile, so entsteht, bei gleichen Eigenschaften, der farblose Goshenit. Nicht alle Beryllvarietäten verfügen über besondere Wirkungen als Heilsteine, weshalb sie hier nicht aufgeführt werden. So fehlen in unserer Aufzählung der rote Worobjewit ebenso wie der stickstoffhaltige (grün-)gelbliche Davidsonit und der sattgrüne Vanadiumberyll. Auch sie strahlen die Klarheit und Reinheit aus, die allen Beryllen gemein ist, und werden als Sammlerobjekte gehandelt.
Die bekanntesten Berylle sind der Aquamarin, der Heliodor und der Smaragd. Wie alle anderen Berylle sind sie Aluminium-Beryllium-Silikate, die zur Mineralklasse der Ringsilikate gehören, und bilden sich in der flüssigen Magmaschicht der Erdkruste aus. Auch das hexagonale Kristallsystem ist allen Beryllen gemein. Dieses geometrische System beruht auf vier Achsen, von denen drei im Winkel von 120 Grad auf der horizontalen Fläche liegen. Die Hauptachse steht senkrecht zu den drei anderen Achsen. Das ganze Gebilde ist also sechseckig. Berylle haben alle auch die gleiche Härte, die gleiche Spaltbarkeit und den gleichen Bruch.

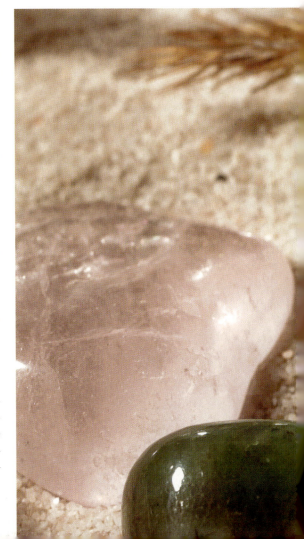

Glanzvoller Auftritt der Stars

Was also macht den Aquamarin, den Heliodor und den Smaragd so besonders und wertvoll gegenüber den anderen Steinen dieser Gruppe? Es ist ganz offenbar der Mineralgehalt, die Lichtbrechung und die Farbe sowie der Glanz der Steine, mitunter auch ihre Mineraleinschlüsse. Denn sie entscheiden bei bestimmten Schliffen, ob besondere Raritäten entstehen, etwa Aquamarine mit Katzenaugeneffekt oder Asterismus. Und natürlich ist für den Wert eines Minerals auch wesentlich, wie häufig oder selten die Steine heute sind oder was ihre Fundstätten noch hergeben. Auch spielen ihre Tradition und ihr Bekanntheitsgrad natürlich immer eine große Rolle.

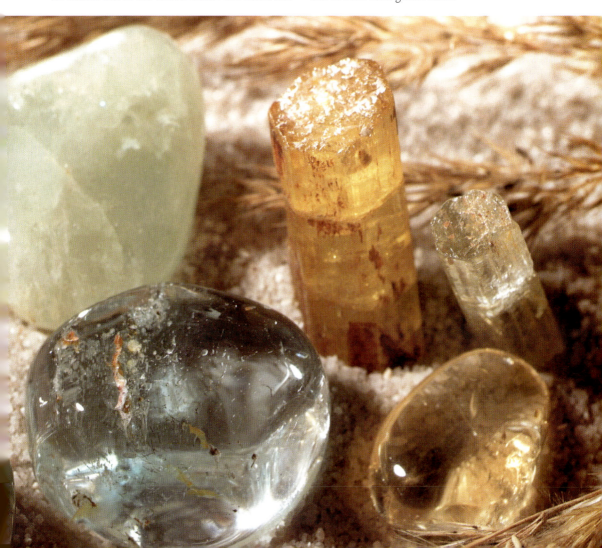

Aquamarin

Bezeichnungen, Synonyme und Handelsnamen

Aquamarin ist neben dem grünen Smaragd die bekannteste Varietät der Beryllgruppe. Sein Name leitet sich von den lateinischen Begriffen »aqua« und »mare« ab und wird mit »Wasser des Meeres« übersetzt. Der Name geht auf die herrliche Farbgebung des Steines zurück, die tatsächlich die durchscheinende Schönheit des blaugrünen Meerwassers wiedergibt. Der Begriff Aquamarin ist seit Anfang des 16. Jahrhunderts für den grünen oder blauen Beryll gebräuchlich. Als Handelsname für tiefblauen Aquamarin aus Brasilien ist auch Maxaxaberyll verbreitet. Der echte Maxaxit ist nach seinem Fundort in Brasilien benannt, wo Zusätze von Bor die auffällige Färbung des Berylls verursachen.

Chemische Eigenschaften

$Al_2 Be_3 (Si_6O_{18})$ + Fe, K, Li, Na

Aquamarin ist ein Aluminium-Beryllium-Silikat, das zur Mineralklasse der Ringsilikate gehört. Zweiwertiges Eisen verleiht dem Stein die blaue Farbe. In Verbindung mit dreiwertigem Eisen wird die Farbe grünlicher. Häufig kommen Mineraleinschlüsse von Hämatit, Ilmenit, Quarz oder Glimmer vor.

Physikalische Eigenschaften

Kristallsystem	Hexagonal
Härte (Mohs)	7,5 – 8
Dichte (g/cm³)	2,68 – 2,74
Spaltbarkeit	Unvollkommen
Bruch	Muschelig, spröde
Farbe, Glanz	Hellblau bis dunkelblau, blaugrün, Glasglanz
Lichtbrechung	1,577 – 1,583
Doppelbrechung	0,004 – 0,005
Strichfarbe	Weiß

Geschichte und Mythos

Märchen und Legenden ordnen den Aquamarin dem Grund des Meeres sowie dem Schatz der Meerjungfrauen zu. So wurde er auch zum Glücksstein der Seefahrer und aller Reisenden. Wegen seiner hellblauen Farbe gilt Aquamarin als Symbol für Unschuld und Reinheit. Er steht für Marias unbefleckte Empfängnis und ist der Stein der Treue und glücklichen Ehe. Aquamarin bringt Lügen ans Licht, indem er sich verfärbt, sobald die Unwahrheit gesprochen wird.

Entstehung

Aquamarin entsteht in der liquidmagmatischen Phase, sobald die magmatische kieselsäurereiche Lösung mit Beryllium gesättigt ist. Man findet ihn in Pegmatiten oder grobkörnigen Graniten, häufig zusammen mit Topas, Turmalin oder Quarz.

Vorkommen

In Afghanistan, Brasilien, China, Indien, Madagaskar, Birma, Russland, Südafrika und den USA.

Charakteristika

Aquamarin bildet hexagonale, also sechsseitige längliche Prismen. Die Kristalle können riesige Ausmaße annehmen. Der größte bisher gefundene Aquamarin mit Edelsteinqualität hatte ein Gewicht von gut 110 Kilogramm. Häufig weisen die großen Funde jedoch eine unansehnliche Farbe auf und werden nicht weiterveredelt.

Der Edelstein ist durchsichtig. Seine Farbskala reicht von Hellblau über Dunkelblau bis zu Blaugrün. Charakteristisch ist die sehr gleichmäßige Färbung. Je intensiver die Farbe, desto wertvoller ist der Stein. Blauer Aquamarin zeichnet sich durch deutlichen Pleochroismus (farblos bis hellblau, blau bis himmelblau) aus. Orientiert eingelagerte längliche Hohlräume, die so genannten Wachstumsröhren, können

Wasser und Kohlensäure, aber auch Gastmineralien enthalten. Die Einschlüsse führen in seltenen Fällen bei Cabochon-Schliff zu den begehrten Exemplaren mit Katzenaugeneffekt oder Asterismus.

Verwechslungen
Verwechslungen mit Topas (→ Seite 274), Turmalin (→ Seite 432) und Zirkon (→ Seite 289) können nur mittels mineralogischer Untersuchung ausgeschlossen werden.

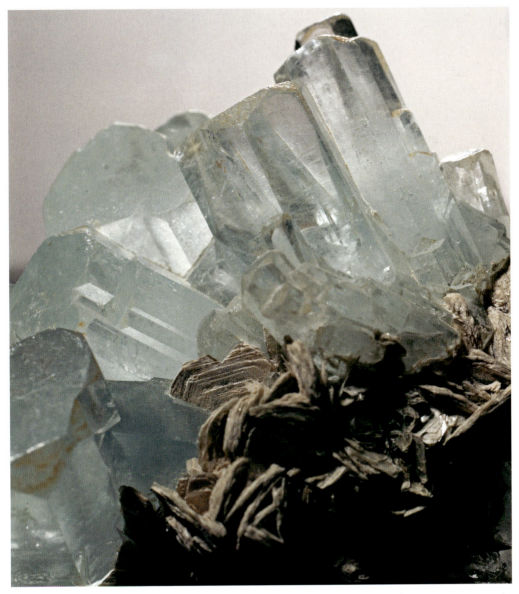

Häufig findet man den Aquamarin in solchen länglichen Prismen als größere Steinstufe. Die Transparenz und die gleichmäßige – hier sehr helle – Farbe sind charakteristisch für den attraktiven Stein.

Imitationen

Farblose oder grünliche Aquamarine werden durch Erhitzen auf 400 bis 450 Grad Celsius gefärbt, um die wertvolle tiefblaue Farbe zu imitieren. Mineraleinschlüsse machen dieses Verfahren unmöglich, da sie zu Sprüngen führen könnten. Durch Erhitzung gefärbte und echte blaue Steine sind nicht voneinander zu unterscheiden. Radioaktiv bestrahlter Aquamarin verliert seine kräftigere blaue Farbe im Sonnenlicht schnell wieder.

Mitunter sind Imitationen aus Glas im Handel. Synthetischen Aquamarin herzustellen ist zwar technisch möglich, aber zu teuer und daher unüblich. Synthetischer Spinell wird oftmals als synthetischer Aquamarin angeboten.

Verwendung

Aquamarin ist ein oft verwendeter Heilstein. Wie andere Berylle kommt er vor allem als Augenheilstein zum Einsatz. In hervorragender Qualität wird er als Edel- und Schmuckstein, meist mit rechteckigem Treppenschliff oder Brillantschliff, verwendet. Er wird zudem als Cabochon oder zu Kugeln für Halsketten geschliffen. Auch der Kristall oder Rohstein wird gehandelt.

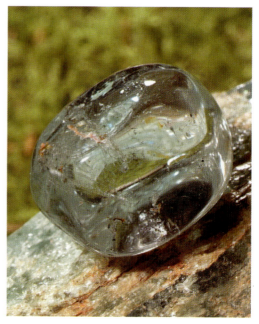

Klar und durchsichtig wie Meerwasser wirkt Aquamarin als blauer Trommelstein.

Therapeutische Wirkungen

Bei Allergien und deren Begleiterscheinungen, wie beispielsweise Asthma oder Heuschnupfen, entfaltet Aquamarin eine gute Wirkung. Er kräftigt das Immunsystem und hilft somit gegen Halsschmerzen, Bronchitis und andere Erkältungskrankheiten. Lange Tradition hat seine Verwendung als Augenheilstein, vor allem bei Weit- und Kurzsichtigkeit. Durch seine positive Wirkung auf die Schilddrüse kann Aquamarin den Hormonhaushalt regulieren. Aquamarin stärkt die Knochen und beugt Alterserscheinungen wie Osteoporose vor, wie er auch insgesamt regenerierend und verjüngend auf den Organismus wirkt. Als Stein des Ausgleichs und der inneren Harmonie beruhigt er die Nerven, vor allem in Stressphasen oder in depressiven Stimmungslagen. Aquamarin verleiht Selbstbewusstsein, aber auch Ausdauer: Ziele werden konsequenter in Angriff genommen und weiterverfolgt.

Anwendungen

Aquamarin wird bevorzugt mit Hautkontakt am Körper getragen. Besonders intensiv wirkt er auf dem Halschakra. Bei Allergien wird die äußerliche Anwendung mit Edelsteinelixier empfohlen. Gegen Augenleiden helfen aufgelegte Kompressen, die mit Aquamarinwasser getränkt sind. Man kann aber auch den Stein selbst auf die geschlossenen Augen legen, am besten in den Abendstunden. Gereinigt wird Aquamarin unter fließendem Wasser. Dadurch wird er gleichzeitig entladen. Um ihn aufzuladen, wird er in die Sonne gelegt.

Beryll

Bezeichnungen, Synonyme und Handelsnamen
Der Gemeine Beryll kommt in der Natur ziemlich häufig vor. Er ist undurchsichtig und weist keine Edelsteinqualität auf. Synonyme für den Gemeinen Beryll sind nicht bekannt, wohl aber für seine verschiedenen Varietäten (siehe dort).

Chemische Eigenschaften
Al$_2$Be$_3$(Si$_6$O$_{18}$)
Die Aluminium-Beryllium-Silizium-Verbindung gehört zur Mineralklasse der Ringsilikate. Die Farben der verschiedenen Varietäten entstehen durch Beimengungen von Eisen (Aquamarin, Goldberyll), Chrom (Smaragd), Lithium und Mangan (Bixbit) oder Mangan und Cäsium (Morganit). Es liegt also, außer beim farblosen Goshenit, eine allochromatische Färbung durch Beimengungen vor.

Geschichte und Mythos
Schon Kaiser Nero soll Sehhilfen aus Beryll benutzt haben, um von der Tribüne aus die Gladiatorenkämpfe besser mitverfolgen zu können.

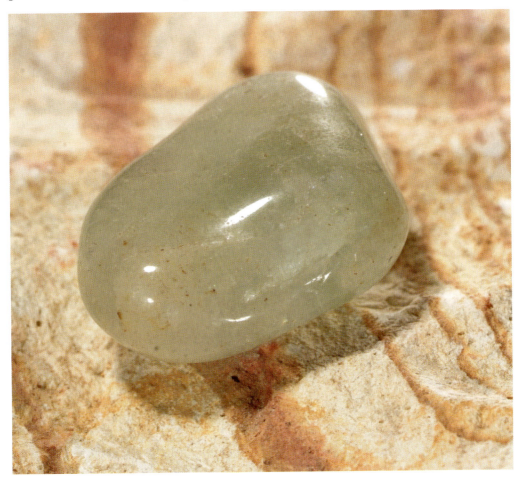

Verglichen mit seinen strahlend schönen Varietäten Aquamarin oder Smaragd, tritt der Gemeine Beryll mit seinen zarten Farben eher bescheiden auf. Als Heilstein aber ist er vielfältig einsetzbar.

Im Mittelalter wurden diese Steine zu magischen Spiegeln verarbeitet, mit denen man angeblich in die Zukunft blicken konnte. Daneben empfahlen Heilkundige das Mineral bereits gegen Nieren- und Blasensteine oder Asthma. Auch Hildegard von Bingen spricht den Beryllen in ihrer Gesamtheit eine heilende Wirkung zu. Sie setzte die Steine gegen Nervosität ein. Die Einnahme von Beryllwasser verordnete sie gegen Vergiftungen. Beide Indikationen sind allerdings bis heute wissenschaftlich nicht nachgewiesen.

> *Beryll ist der traditionelle Schutzstein der Ehe, der die Liebe jung erhalten und versöhnlich stimmen soll. Im Mittelalter war er ein Symbol der Keuschheit.*

Entstehung

Beryll bildet hexagonale, also sechsseitige prismatische Kristalle, die oben oft abgeflacht sind. Die Prismenflächen sind meist vertikal gestreift. Auch tafelige Ausbildungen kommen gelegentlich vor.

Beryll liegt meist eingewachsen in Pegmatiten vor. Aufgrund der Bildung aus dünnflüssigen Schmelzen kann Beryll sehr große Kristalle bilden. Aus Madagaskar stammt der größte Beryll mit einer Länge von 18 Metern und einem Gewicht von 400 Tonnen. Allerdings besitzen solch riesige Aggregate keine Edelsteinqualität.

Physikalische Eigenschaften

Kristallsystem	Hexagonal
Härte (Mohs)	7,5 – 8
Dichte (g/cm³)	2,68 – 2,9
Spaltbarkeit	Unvollkommen
Bruch	Muschelig, uneben
Farbe, Glanz	Grünlich-gelblich, Glasglanz
Lichtbrechung	1,560 – 1,590
Doppelbrechung	0,006 – 0,009
Strichfarbe	Weiß

Alle Varietäten der Beryllgruppe sind sehr verwitterungsbeständig. Gerundete Kristalle kommen aus diesem Grund auch in sekundären Seifenlagerstätten vor, wenn primäre Lagerstätten verwitterten und abgetragen wurden.

Vorkommen

Beryll wird wegen des darin enthaltenen, industriell verwendbaren Leichtmetalls Beryllium abgebaut. Fundstätten liegen in Argentinien, Brasilien, China, Deutschland, Indien, Österreich, Madagaskar, Russland, Südafrika und den USA.

Charakteristika

Beryll ist säureresistent und schwer schmelzbar. Er ist spröde und empfindlich gegen Druck. Die Kristalle des Gemeinen Berylls sind durchsichtig bis eher undurchsichtig und besitzen keine Edelsteinqualität.

Ein gemeinsames Charakteristikum der Beryllgruppe ist die Tendenz zu primären Hohlräumen, die beim Wachstum entstehen, sowie zu Spalt- und Heilungsrissen. In den länglichen Hohlräumen findet man vielfältige Mineral-, Gas- und Flüssigkeitseinschlüsse. Bei seltenen Exemplaren tritt deshalb auch Katzenaugeneffekt oder Asterismus auf.

Beryll ist entweder farblos (Goshenit) oder durch unterschiedliche Mineralbeimengungen in den verschiedensten Farben getönt (→ Kasten Seite 109).

Häufige Verwechslungen

Die verschiedenfarbigen Varietäten können leicht mit Mineralien gleicher Farbe verwechselt werden, so zum Beispiel der Aquamarin mit Topas, Turmalin oder Zirkon. Der Smaragd hingegen ähnelt dem Aventurin, Fluorit oder Grossular. Häufig hilft die Härtebestimmung bei der Unterscheidung.

Imitationen

Edelberylle schlechterer Farbe werden erhitzt oder auch bestrahlt, um begehrtere Varietäten wie zum Beispiel den blauen Aquamarin oder den grünen Smaragd zu imitieren. Auch synthetische Nachbildungen dieser beiden wertvollen Edelsteine werden hergestellt. Der Gemeine Beryll wird kaum imitiert.

Die Farben der Beryllvarietäten

Varietät	Zusätzliche Mineralstoffe	Farbe
Aquamarin	Eisen	Blau
Bixbit	Mangan, Lithium	Rot
Davidsonit	Stickstoff	Gelblich
Goldberyll	Uran	Zitronengelb bis goldgelb
Goshenit	Keine	Farblos
Heliodor	Uranoxid	Hellgelbgrün
Morganit	Mangan	Rosa
Smaragd	Chrom	Grün
Vanadiumberyll	Vanadium	Tannengrün
Worobjewit	Cäsium, Lithium	Rot

Verwendung

Klare Steine mit schönen, intensiven Farben, hauptsächlich Aquamarin und Smaragd, werden zu Schmuckstücken verarbeitet. Heliodor und Morganit findet man seltener in dieser Form. Die Varietäten Bixbit und Goshenit werden hauptsächlich ungeschliffen, als Rohsteine für Sammler, gehandelt.

Beryll ist überdies der Rohstoff zur Gewinnung des Leichtmetalls Beryllium, das in Industriezweigen wie dem Flugzeugbau oder der Raketentechnik verwendet wird. Es erhöht als Bestandteil von Legierungen die Härte, Biege- und Bruchfestigkeit vieler Metalle.

Therapeutische Wirkungen

Beryll – speziell die Varietäten Heliodor, Goldberyll, Goshenit und Aquamarin – hilft bei Augenleiden, vor allem gegen Kurz- und Weitsichtigkeit.

Beryll wirkt entgiftend und regt die Leberfunktion an. Deshalb kann die Einnahme von Beryllwasser bei Allergien, Nieren- und Blasensteinen helfen. Es wird außerdem gegen Hals-

Die Varietät Heliodor ist besonders wirksam bei Sehschwäche und Augenleiden.

entzündungen, Durchfall und Magenverstimmungen eingesetzt.

Im Allgemeinen hilft Beryll dabei, begonnene Lebenspläne oder Projekte zielstrebig und voller Dynamik in Angriff zu nehmen und zu Ende zu führen. Besonders Bixbit soll antriebsschwache Menschen motivieren. Goldberyll wirkt hauptsächlich gegen Stress und Nervosität sowie zur Steigerung von Harmonie und Lebensfreude.

Anwendungen

Gegen Kurz- oder Weitsichtigkeit wird der Stein auf die geschlossenen Augen gelegt, am besten in den Abendstunden. Bei Allergien werden äußerliche Anwendungen mit Beryllelixier empfohlen.

Seine psychischen Wirkungen entfaltet Beryll am besten, wenn er mit Hautkontakt am Körper getragen oder aufgelegt wird. Auch zur Meditation ist er gut geeignet. Gereinigt wird Beryll unter fließendem Wasser, dadurch wird er gleichzeitig entladen. Um ihn aufzuladen, legt man ihn in die Sonne.

Bixbit

Bezeichnungen, Synonyme und Handelsnamen

Bixbit bezeichnet einen roten Edelberyll. Der Ursprung seines Namens ist nicht geklärt. Manchmal wird er im Handel schlicht roter Beryll genannt, ist dann aber nicht von anderen roten Beryllvarietäten wie dem Worobjewit oder rötlicheren Varianten des Morganits zu unterscheiden.

Chemische Eigenschaften

$Al_2Be_3(Si_6O_{18})$ + Li, Mn

Das Aluminium-Beryllium-Silikat gehört wie die anderen Vertreter der Beryllgruppe zur Mineralklasse der Ringsilikate. Die chemischen und physikalischen Eigenschaften stimmen mit den anderen Varietäten weitgehend überein. Geringe Spuren der Mineralstoffe Lithium und Mangan verursachen die Fremdfärbung (allochromatische Färbung) des Minerals.

Geschichte und Mythos

Die geschichtliche Überlieferung entspricht derjenigen der anderen Berylle, vor allem der roten oder rötlichen Varietäten. Weil die chemischen Unterschiede zum Worobjewit lange nicht bekannt waren, wurden die Mineralien einheitlich behandelt.

> *Die hexagonale Kristallstruktur aller Berylle fördert Zielstrebigkeit und Effizienz. Beim Bixbit ist diese Eigenschaft stark ausgeprägt, er hilft sogar bei Antriebslosigkeit.*

Entstehung, Vorkommen

Bixbit bildet sich, wie die anderen Vertreter der Beryll-Familie, in der liquidmagmatischen Phase aus dünnflüssigen Schmelzen, die mit Beryllium angereichert werden. Man findet ihn in den Hohlräumen des vulkanischen Gesteins Rhyolith. Bixbit wird ausschließlich in Utah (USA) abgebaut.

Charakteristika

Wie die anderen Varietäten der Beryllgruppe bildet auch Bixbit hexagonale, also sechsseitige prismatische Kristalle, die oben oft abgeflacht sind. Der Edelberyll ist durchsichtig, von roter, unterschiedlich intensiver Farbe und zeigt Glasglanz.

Verwechslungen, Imitationen

Verwechslungsgefahr besteht mit anderen roten Edelsteinen. Imitationen oder Fälschungen sind zu vernachlässigen.

Verwendung

Als Schmuckstein wird Bixbit wenig verwendet. Seine Seltenheit und die schöne Farbe machen ihn aber zum begehrten Sammlerobjekt.

Als Heilstein steht der rote Beryll im Schatten von Aquamarin und Smaragd, ist jedoch mitunter für die individuelle Auswahl des persönlichen Steins ($\rightarrow$ Seite 86) von Bedeutung. Bixbit wird hauptsächlich ungeschliffen als Rohstein gehandelt.

Therapeutische Wirkungen und Anwendungen

Bixbit weist die entgiftende und die Leberfunktion anregenden Eigenschaften der anderen Beryllvarietäten auf: Augenleiden, vor allem Kurz- und Weitsichtigkeit, sowie Halserkrankungen, Durchfall und Magenverstimmungen sind die typischen Indikationen für das Aufle-

Physikalische Eigenschaften

Kristallsystem	Hexagonal
Härte (Mohs)	7,5 – 8
Dichte (g/cm³)	2,65 – 2,75
Spaltbarkeit	Unvollkommen
Bruch	Muschelig, uneben
Farbe, Glanz	Rot, Glasglanz
Lichtbrechung	1,570 – 1,600
Doppelbrechung	0,005
Strichfarbe	Weiß

gen und Tragen des Steines, zum Beispiel als Anhänger oder Handschmeichler. Bei Allergien, Nieren- und Blasensteinen wird die Einnahme von Beryllwasser empfohlen. Eine besondere Wirkung entfaltet Bixbit bei Antriebsschwäche. Er verleiht neue Energie und hilft dabei, begonnene Pläne zielstrebig zu Ende zu führen. Bixbit soll unter fließendem Wasser gereinigt und entladen werden. Um ihn aufzuladen, legt man ihn in die Sonne.

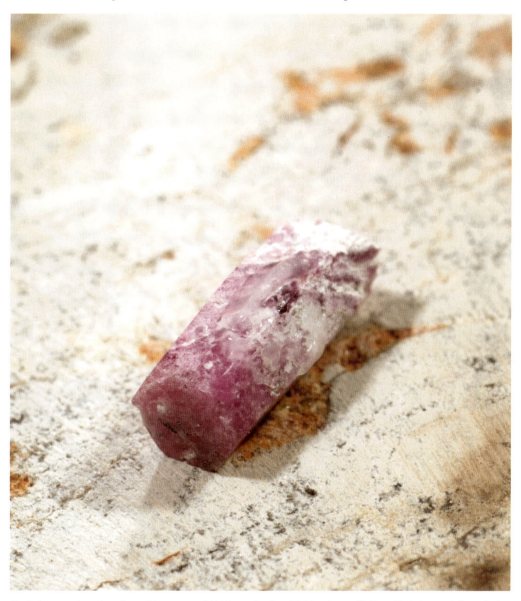

Es sind nur geringe Anteile an Mangan und Lithium, die dem Bixbit seine auffälligen Farbtöne verleihen. Farbe und Inhaltsstoffe tragen zu seiner Wirkung als anregender, motivierender Stein bei.

Goldberyll

Bezeichnungen, Synonyme und Handelsnamen

Goldberyll bezeichnet die goldgelbe Varietät der Edelberylle. Im Handel wird er auch Gelber Beryll genannt.

Chemische Eigenschaften

$Al_2Be_3(Si_6O_{18})$ + Fe

Die Aluminium-Beryllium-Silizium-Verbindung gehört zur Mineralklasse der Ringsilikate. Goldberyll hat weitgehend die gleichen chemischen und physikalischen Eigenschaften wie die anderen Vertreter der Beryllgruppe, insbesondere wie Aquamarin. Geringe Spuren von dreiwertigem Eisen verursachen die allochromatische Färbung (Fremdfärbung) des Minerals. Die unterschiedliche Wertigkeit des Eisens verursacht die jeweiligen Farbabstufungen. Gelegentlich wird auch Uran als farbgebender Stoff genannt.

Ein Augenstein ist der Goldberyll wegen seiner Transparenz. Die entlastende Wirkung bei Anspannung ist auf seine Mineralklasse zurückzuführen.

Geschichte und Mythos

Die geschichtliche Überlieferung entspricht der des Gemeinen Berylls, da der Goldberyll erst dank moderner Methoden chemisch unterschieden wurde.

Physikalische Eigenschaften

Kristallsystem	Hexagonal
Härte (Mohs)	7,5 – 8
Dichte (g/cm³)	2,65 – 2,75
Spaltbarkeit	Unvollkommen
Bruch	Muschelig, uneben
Farbe, Glanz	Zitronengelb bis goldgelb, Glasglanz
Lichtbrechung	1,570 – 1,600
Doppelbrechung	0,006
Strichfarbe	Weiß

Entstehung, Vorkommen

Goldberyll bildet sich wie die anderen Varietäten der Beryllfamilie in der liquidmagmatischen Phase aus dünnflüssigen Schmelzen. Fundstätten liegen in Madagaskar, Namibia, Nigeria und Sri Lanka.

Charakteristika

Hexagonale prismatische Kristalle, die oben oft abgeflacht sind, sind typisch. Goldberyll ist durchsichtig, Einschlüsse treten eher selten auf. Er ist goldgelb bis gelbgrün und zeigt Glasglanz.

Verwechslungen, Imitationen

Verwechslungsgefahr besteht mit anderen goldgelben Edelsteinen, vor allem mit Heliodor, der in bestimmten Farbtönen kaum von Goldberyll zu unterscheiden ist. Mitunter wird Heliodor gar dem Goldberyll zugerechnet.

Gelber Edelberyll nimmt nach dem Erhitzen eine kräftig blaue Farbe an, die der des Aquamarins gleicht. Der Goldberyll wird also weniger imitiert, als vielmehr zur Imitation von Aquamarinen verwendet. Ein natürlicher Aquamarin und ein hitzebehandelter Goldberyll sind im Allgemeinen äußerlich nicht voneinander zu unterscheiden.

Verwendung

Hierzu siehe Bixbit, → Seite 110.

Therapeutische Wirkungen

Goldberyll hat ähnliche heilende Eigenschaften wie die anderen Varietäten der Beryllgruppe. Gelbliche Berylle werden insbesondere gegen Lebererkrankungen eingesetzt. Als klares Mineral hilft Goldberyll, ebenso wie Heliodor und Goshenit, vor allem bei Kurz- und Weitsichtigkeit. Bei großen Belastungen und Stress wirkt Goldberyll entlastend.

Anwendungen

Gegen Kurz- oder Weitsichtigkeit sowie andere Augenleiden wird der Stein auf die geschlossenen Augen gelegt. Bei anderen Indikationen wird Goldberyll mit Hautkontakt am Körper getragen, zum Beispiel als Kettenanhänger, oder ebenfalls aufgelegt. Gereinigt wird der Stein unter fließendem Wasser, dadurch wird er gleichzeitig entladen. Um ihn aufzuladen, legt man ihn in die Sonne.

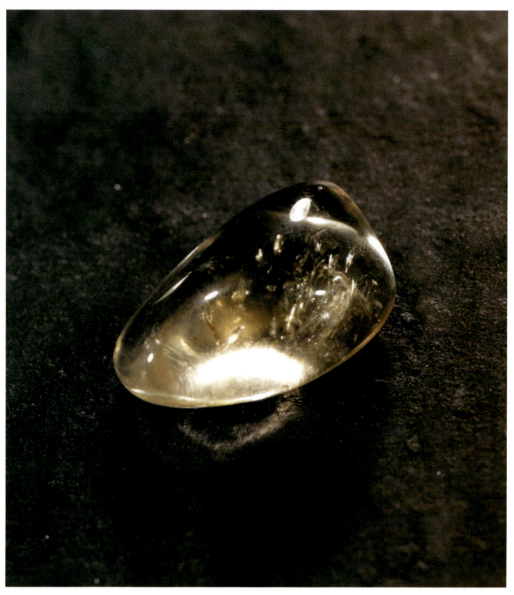

Ein Trommelstein eignet sich zum Auflegen und Tragen. Er bewahrt die natürliche Form des Steins und zeigt dennoch durch Polieren der Oberfläche den warmen Glanz des Goldberylls zu zeigen.

Goshenit

Bezeichnungen, Synonyme und Handelsnamen

Goshenit ist die farblose, glasklare Varietät der Beryll-Mineralgruppe, benannt nach dem Fundort Goshen in Massachusetts (USA). Mitunter bezeichnet man ihn im Handel als farblosen Beryll. Mit den Beryllvarietäten Bixbit, Goldberyll, Heliodor und Morganit gehört Goshenit zu den so genannten Edelberyllen.

Chemische Eigenschaften

$Al_2Be_3(Si_6O_{18})$

Das Aluminium-Beryllium-Silikat gehört wie die anderen Varietäten der Beryllgruppe zur Mineralklasse der Ringsilikate. Die chemischen und physikalischen Eigenschaften stimmen mit den anderen Varietäten weitgehend überein. Da dieser Stein keine farbgebenden Mineralstoffe enthält, ist er rein und klar.

Geschichte und Mythos

Die geschichtliche Überlieferung entspricht derjenigen der anderen Beryllvarietäten.

Entstehung

Goshenit bildet sich wie die anderen Beryllvarietäten in der liquidmagmatischen Phase aus dünnflüssigen Schmelzen.

> Als Heilstein steht der Goshenit im Schatten von Aquamarin und Smaragd. Er ist hauptsächlich ungeschliffen, als Rohstein erhältlich.

Physikalische Eigenschaften

Kristallsystem	Hexagonal
Härte (Mohs)	7,5 – 8
Dichte (g/cm³)	2,65 – 2,75
Spaltbarkeit	Unvollkommen
Bruch	Muschelig, uneben
Farbe, Glanz	Farblos, Glasglanz
Lichtbrechung	1,570 – 1,600
Doppelbrechung	0,005
Strichfarbe	Weiß

Vorkommen

Goshenitvorkommen finden sich in Brasilien, China, Kanada, Mexiko, Russland und den USA.

Charakteristika

Goshenit bildet hexagonale oder tafelige Kristalle. Manchmal treten Risse, Hohlräume und Einschlüsse auf. Er ist vollkommen durchsichtig und zeigt Glasglanz. Als achromatisches Mineral absorbiert der Goshenit kein Licht und ist somit farblos.

Häufige Verwechslungen

Verwechslungsgefahr besteht mit farblosem Topas (→ Seite 274). Dieser besitzt jedoch eine deutlich höhere Dichte.

Imitationen

Nachahmungen oder Imitationen werden nicht gehandelt, da Goshenit im Gegensatz zu Aquamarin und Smaragd keine Edelsteinqualität besitzt.

Verwendung

Goshenit wird zur Anfertigung von Smaragd- oder Diamant-Dubletten genutzt. Eine Goshenit-Oberfläche wird zum Beispiel mittels eines grünen Klebstoffs mit einer Unterlage aus Bergkristall verbunden, um einen wertvollen Smaragd nachzuahmen. Auch silberne oder grünfarbene Metallfolien werden in dieser Weise mit Goshenit kombiniert.

Therapeutische Wirkungen

Als klarer Beryll wird der Goshenit vor allem gegen Kurz- und Weitsichtigkeit eingesetzt. Auch bei Halserkrankungen, Magenverstimmungen oder Allergien kommt seine entgiftende, die Leberfunktion anregende Wirkung zum Tragen.

Anwendungen

Gegen Kurz- oder Weitsichtigkeit wird der Stein auf die geschlossenen Augen gelegt. Andere therapeutische Wirkungen werden am besten über Hautkontakt, durch Tragen am Körper oder Auflegen des Steins erreicht. Nach der Anwendung wird der Goshenit unter fließendem Wasser gereinigt, dadurch wird er gleichzeitig entladen. Um ihn aufzuladen, legt man den Stein in die Sonne.

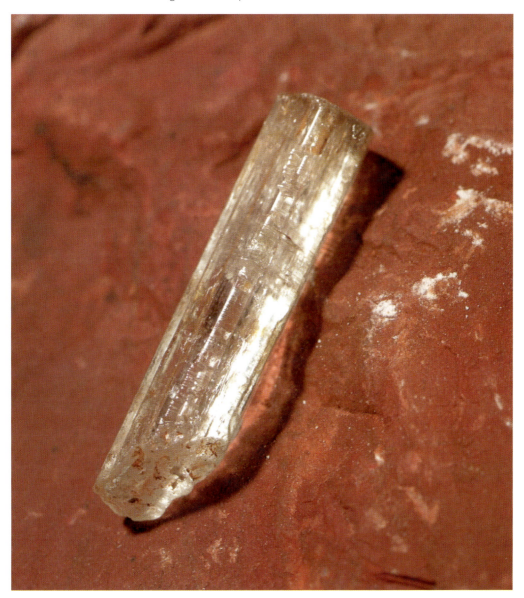

Goshenit ist völlig durchsichtig, was seine Heilkräfte bei Augenerkrankungen noch steigert. Wegen seiner physikalischen Eigenschaften wird er oft zur Imitation anderer Steine eingesetzt.

Heliodor

Bezeichnungen, Synonyme und Handelsnamen

Im Jahre 1910 entdeckten Forscher in Südwestafrika den goldgelben bis gelbgrünen Beryll und nannten ihn wegen seiner warmen Ausstrahlung und Klarheit Heliodor, »Geschenk der Sonne« (griechisch: »helios« = Sonne, »doron« = Geschenk). Wie Bixbit, Goldberyll, Goshenit und Morganit gehört Heliodor zu den Edelberyllen. Da der Heliodor in bestimmten Farbtönen kaum vom Goldberyll zu unterscheiden ist, ist mitunter strittig, ob er eine eigene Varietät darstellt oder zu den Goldberyllen zu zählen ist. In älteren Werken kann der Heliodor als goldgelber oder gelbgrüner Beryll auftreten.

Eine Kette aus geschliffenen Heliodoren ist ein wirkungsvolles Schmuckstück. Durch den Hautkontakt kann der Stein seine Wirkung gut entfalten.

Chemische Eigenschaften

$Al_2Be_3(Si_6O_{18})U, O$

Die Aluminium-Beryllium-Silizium-Verbindung gehört zur Mineralklasse der Ringsilikate. Heliodor hat weitgehend die gleichen chemischen und physikalischen Eigenschaften wie die anderen Varietäten der Beryllgruppe. Geringe Spuren von Uranoxid verursachen die Färbung des Minerals, das zahlreiche Gelb- und Grüntöne aufweisen kann.

Physikalische Eigenschaften

Kristallsystem	Hexagonal
Härte (Mohs)	7,5 – 8
Dichte (g/cm³)	2,7
Spaltbarkeit	Unvollkommen
Bruch	Muschelig, uneben
Farbe, Glanz:	Goldgelb, hellgrün, gelbgrün; Glasglanz
Lichtbrechung	1,570 – 1,575
Doppelbrechung	0,005
Strichfarbe	Weiß

Geschichte und Mythos

In der Mythologie der südafrikanischen Ureinwohner ist der Helidor außerirdischen Ursprungs und gelangte durch einen Meteoriten auf die Erde. Auch in der Antike wird der Stein in die Nähe des Himmels und der Sonne gerückt: Man schätzte den gelbgrünen Beryll als Heil- und Schutzstein, dem das Licht und die Kraft der Sonne innewohnt. Auch eine verjüngende Wirkung wird ihm zugeschrieben.

Entstehung

Heliodor bildet sich wie die anderen Varietäten der Beryllfamilie in der liquidmagmatischen Phase. Man findet ihn deshalb in Hohlräumen und Drusen von Granitpegmatiten, häufig zusammen mit Topas, Aquamarin und Goldberyll.

Vorkommen

Fundstätten liegen in Brasilien, Madagaskar, Sri Lanka und Südafrika.

Charakteristika

Heliodor bildet wie die anderen Varietäten der Beryllgruppe hexagonale Kristalle, die oben oft abgeflacht sind. Er ist durchsichtig. Häufig treten Einschlüsse in Form von länglichen Hohlräumen auf. Der Edelberyll ist goldgelb bis gelbgrün und zeigt Glasglanz.

Verwechslungen, Imitationen

Heliodor ähnelt Zitrin, Chrysoberyll, Orthoklas oder Zirkon. Nachahmungen gibt es nicht.

Verwendung

Als Schmuckstein wird Heliodor oval geschliffen. Tropfenförmige Steine, die die Farben des Heliodors am besten hervorheben, werden gerne als Ohrschmuck getragen. Auch als Roh- oder Trommelstein ist er erhältlich.

Therapeutische Wirkungen

Als klarer Beryll hilft Heliodor gegen Augenleiden, vor allem gegen Kurz- und Weitsichtigkeit. Zudem wird er bei Herz- und Lungenbeschwerden eingesetzt.

Heliodor hat positive Auswirkungen auf das vegetative Nervensystem und sorgt für innere Harmonie und Lebensmut. Das verdankt er unter anderem der Eigenschaft, seinem Träger neue Energien zu verleihen und hormonregulierend zu wirken. Der ganze Organismus wird mit seiner Hilfe verjüngt. Eine jugendliche Ausstrahlung ist die Folge. Wird Heliodor über dem dritten Chakra (Solarplexuschakra) getragen, so aktiviert er die persönliche Kraft und den Intellekt: Er unterstützt seinen Träger, stärker auf die persönlichen Bedürfnisse und Ziele zu achten.

Anwendungen

Gegen Kurz- oder Weitsichtigkeit wird der Stein auf die geschlossenen Augen gelegt, am besten in den Abendstunden. Bei anderen Indikationen soll der Stein mit Hautkontakt am Körper getragen oder aufgelegt werden. Besondere Wirkung entfaltet er auf dem Solarplexus- und dem Herzchakra. Zum Reinigen wird Heliodor, wie alle Berylle, unter fließendes Wasser gehalten. Dadurch wird er gleichzeitig entladen. Um ihn aufzuladen, wird er in die Sonne gelegt.

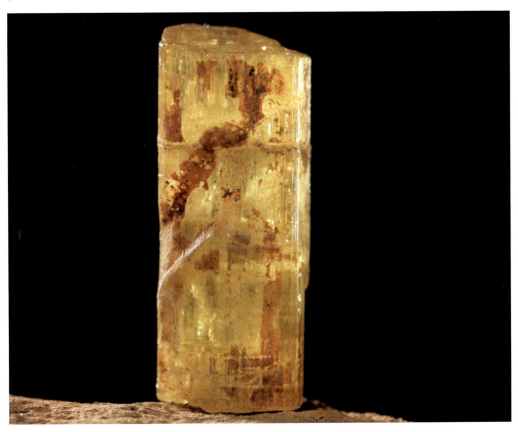

Heliodor weist oftmals Einschlüsse auf, meist in charakteristischen länglichen Formen. Sein attraktives Erscheinungsbild wird durch die schöne Farbe, den warmen Glanz und die Transparenz geprägt.

Morganit

Bezeichnungen, Synonyme und Handelsnamen

Morganit taucht in älteren Schriften nur unter dem Namen Rosaberyll auf. 1911 prägte der Schweizer Gemmologe George Frederick Kunz die Bezeichnung »Morganit«, nach dem amerikanischen Edelsteinsammler John Pierpont Morgan. Mit den Beryllvarietäten Bixbit, Goldberyll, Goshenit und Heliodor zählt Morganit zu den so genannten Edelberyllen.

Chemische Eigenschaften

$Al_2Be_3(Si_6O_{18})$, Mn, Cs

Bei Morganit handelt es sich um ein Aluminium-Beryllium-Silikat, das wie die anderen Varietäten der Beryllfamilie zur Mineralklasse der Ringsilikate gehört. Auch die anderen chemischen und physikalischen Eigenschaften stimmen weitgehend überein. Geringe Spuren von Mangan und Caesium sind für seine rosa Färbung verantwortlich.

Geschichte und Mythos

Rosaberyll wird schon seit der Antike, wie die anderen Beryllvarietäten, als Schutz- und Heilstein geschätzt. Insbesondere der Morganit gilt auch als traditioneller Hüter der Ehe.

> Ruhe und innere Sicherheit vermittelt der Morganit am besten in der Meditation oder durch längeren Hautkontakt, zum Beispiel als Anhänger.

Physikalische Eigenschaften

Kristallsystem	Hexagonal
Härte (Mohs)	7,5 – 8
Dichte (g/cm³)	2,82
Spaltbarkeit	Unvollkommen
Bruch	Muschelig, uneben
Farbe, Glanz	Rosa bis violett, Glasglanz
Lichtbrechung	1,585 – 1,594
Doppelbrechung	0,009
Strichfarbe	Weiß

Entstehung

Morganit bildet sich hydrothermal. Man findet ihn in Hohlräumen und Drusen von Granitpegmatiten, häufig zusammen mit Topas, Aquamarin und Goldberyll.

Vorkommen

Fundstätten liegen in Afghanistan, Brasilien, China, Madagaskar, Mosambik, Namibia und in den USA.

Charakteristika

Der hexagonale Rosaberyll bildet wie die anderen Varietäten der Beryllgruppe sechseckige, tafelige Kristalle. Charakteristisch sind Heilungsrisse und Flüssigkeitseinschlüsse. Der im Handel erhältliche Morganit zeigt allerdings so gut wie nie Einschlüsse, denn diese würden unter der allgemein gebräuchlichen Erhitzung auf 400 Grad Celsius zu Sprüngen und Rissen führen. Die Wärmebehandlung dient dazu, die natürliche Färbung zu verbessern: Gelbliche oder bräunliche Töne, die viele Morganite aufweisen, verflüchtigen sich, und die rosa Färbung tritt deutlicher hervor.

Morganit weist zartrosa bis violette, manchmal auch orange Farbtöne aus. Die Kristalle sind undurchsichtig bis durchsichtig und zeigen Glasglanz.

Verwechslungen

Morganit ähnelt rosafarbenem Saphir, Topas, Turmalin, Amethyst und Kunzit sowie natürlichem und synthetischem Spinell.

Imitationen

Durch Erhitzen werden Steine mit schlechterer, sprich hellerer, Farbqualität entsprechend verändert, um tiefere Rottöne zu erzielen. Diese Behandlung ist meist nicht nachzuweisen, da der Brennvorgang natürliche Vorgänge während der Bildung des Minerals imitiert. Weiterhin sind Nachahmungen durch Dubletten und gefärbtes Glas bekannt. Auch synthetische Rosaberylle, hergestellt nach dem Hydrothermalverfahren, findet man auf dem Markt.

Verwendung
Als Schmuckstein hat Morganit keine große Bedeutung, mit Ausnahme besonders schön gefärbter Exemplare, die meist Smaragdschliff erhalten. Er ist unter anderem als Rohstein oder Trommelstein erhältlich. Als Heilmineral wird er zunehmend bekannter.

Therapeutische Wirkungen
Morganit verfügt über ähnliche heilende Eigenschaften wie die anderen Varietäten der Beryllgruppe. Zusätzlich wird er gegen Blasenentzündungen empfohlen und wirkt entkrampfend auf die gesamte Muskulatur. Wirbelsäulenerkrankungen und Bandscheibenschäden können mit seiner Unterstützung positiv beeinflusst werden. Auf der geistigen Ebene entfaltet der Stein heilende Kräfte gegen die typischen Zivilisationskrankheiten unserer Zeit. Die Folgeerscheinungen von Stress, Hektik und Erfolgsdruck werden gelindert. Ruhe und innere Sicherheit bei der Bewältigung von vielfältigen Aufgaben sind die Folge.

Anwendungen
Morganit wird mit Hautkontakt am Körper getragen oder aufgelegt. Besondere Wirkung entfaltet er auf dem Solarplexus- und dem Herzchakra. Auch zur Meditation ist er gut geeignet. Gereinigt wird dieser Stein unter fließendem Wasser, dadurch wird er gleichzeitig entladen. Aufgeladen wird er in der Sonne.

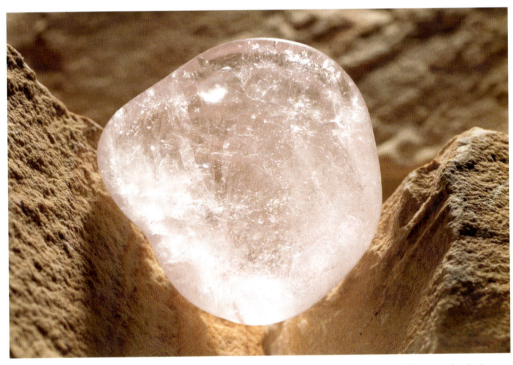

Die zartesten rosa Varietäten des Morganit verstärken die beruhigenden emotionalen Wirkungen des Steins und geben innere Sicherheit. Als Augenstein wird Morganit seltener eingesetzt.

Smaragd

*Der Smaragd wächst früh am
Tag bei Sonnenaufgang,
wenn die Sonne an Kraft gewinnt, um
ihre Umlaufbahn zu beginnen.
Zu dieser Zeit ist die Grünkraft der Erde
und ihrer Pflanzen besonders frisch,
denn die Luft ist noch kühl
und die Sonne warm ...
Deshalb wirkt der Smaragd
gegen alle Schwächen
und Krankheiten des Menschen,
weil ihn die Sonne aufbereitet
und weil er ganz von der Grünkraft
der frischen Luft durchsetzt ist.*

Aus: Hildegard von Bingen, Physica

Bezeichnungen, Synonyme und Handelsnamen

Der Name dieses wertvollen Edelsteins stammt aus dem Griechischen: »smaragdos« bedeutet grüner Stein, womit früher allerdings auch andere grüne Edelsteine gemeint waren. Erst gegen Ende des 18. Jahrhunderts wurde der Begriff auf die heutige Bedeutung festgelegt. Synonyme sind nicht bekannt. Die Bezeichnung Smaragd sollte nur verwendet werden, wenn Chrom farbgebend ist. Ist Vanadium für die grüne Farbe verantwortlich, spricht man vom Grünen Beryll oder Vanadiumberyll.

Physikalische Eigenschaften

Kristallsystem	Hexagonal
Härte (Mohs)	7,5 – 8
Dichte (g/cm³)	2,67 – 2,78
Spaltbarkeit	Unvollkommen
Bruch	Muschelig, uneben
Farbe, Glanz	Smaragdgrün, gelbgrün, Glasglanz
Lichtbrechung	1,576 – 1,582
Doppelbrechung	0,006
Strichfarbe	Weiß

Chemische Eigenschaften

$Al_2Be_3(Si_6O_{18})$, Cr

Wie die anderen Varietäten der Beryllgruppe gehört Smaragd zur Mineralklasse der Ringsilikate. Bei diesem Beryllium-Aluminium-Silikat ersetzt dreiwertiges Chromoxid je ein Aluminiumoxid. Winzige Spuren von Chrom genügen, um das einzigartige Grün des Smaragds zu erzielen. Je mehr Chrom vorhanden ist, um so intensiver wirkt die Farbe. Eisen und Vanadium bewirken dagegen einen gelblichen oder tannengrünen Stich.

Geschichte und Mythos

Schon in der Antike waren Smaragde geschätzte Schmuck- und Heilsteine. Bis zum Mittelalter waren nur zwei Fundorte bekannt, die ägyptische Kleopatra-Mine am Roten Meer und das Vorkommen im österreichischen Habachtal. Spanische Eroberer brachten Smaragdschätze der Inkas und Azteken nach Europa und machten so die südamerikanischen Fundorte publik. Im Mittelalter wurde Smaragd als appetitanregender und kräftigender Stein geschätzt, der zudem Ängste, Schlaflosigkeit und Albträume vertreiben sollte. Er galt als Glückssymbol für Schwangere und sollte vor Unheil, besonders auf Reisen, schützen. Hildegard von Bingen empfahl den Stein gegen Epilepsie und Magenleiden.

Edelstein für Heilige und Herrscher

Viele Krönungsinsignien, wie zum Beispiel die Krone Karl des Großen, sind mit Smaragden besetzt. Als eines der schönsten Beispiele der Smaragdverarbeitung gilt die »Anden-Krone«. Sie entstand in der Inka-Stadt Popayan, die von spanischen Konquistadoren im 16. Jahrhundert erobert und besiedelt wurde. Als die Pest im Land ausbrach, betete die ganze Bevölkerung zur Muttergottes um Schutz – und wurde erhört. Aus Dankbarkeit bekam die Marienstatue eine Krone mit 447 Smaragden, die 1599 fertig gestellt und nach Popayan überführt wurde. Heute ist sie im Besitz einer amerikanischen Stiftung.

Die Farbe Grün spielt auch in der islamischen Religion eine bedeutende Rolle, denn sie ist die Farbe des Propheten. So verwundert es nicht, dass der Smaragd zu den beliebtesten Edelsteinen gehört, der schon früh als Symbol der Freundschaft, Zeichen der Macht und des Reichtums in auserlesenen Qualitäten aus aller

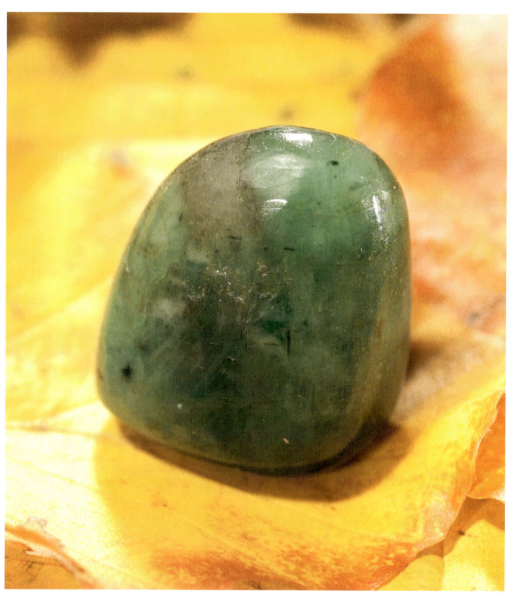

Als Roh- oder Trommelstein wirken die undurchsichtigen Varietäten des Smaragds eher bescheiden. Sie werden billiger gehandelt und sie oft als Heilstein eingesetzt.

Welt herbeigeschafft und zu wertvollen Schmuckstücken verarbeitet wurde. Das Topkapi-Museum in Istanbul beherbergt eine Fülle von Smaragd-Schmuckstücken der türkischen Sultane. Weltberühmt ist der 35 Zentimeter lange Topkapi-Dolch, dessen Griff drei große Smaragde schmücken. Er war von dem türkischen Sultan Mahmud I. im Jahre 1747 als Geschenk für den persischen Schah Nadir in Auftrag gegeben worden. Schah Nadir hatte seinerseits dem befreundeten Sultan ein kostbares Geschenk aus der Kriegsbeute der Eroberung Delhis gemacht, und nun war kein Aufwand zu groß, um sich erkenntlich zu zeigen. Der überaus wertvolle Dolch wurde also in großer Begleitung nach Persien geschickt. Als die Delegation jedoch auf der Reise vom Tod Nadirs erfuhr, brachte sie das wertvolle Geschenk zurück nach Konstantinopel, dem heutigen Istanbul.

> *Als heilsamer Augenstein war der Smaragd schon Plinius dem Älteren bekannt. Er empfahl den Stein auch bei allgemeiner Mattigkeit.*

Entstehung

Smaragd entsteht durch Kontaktmetamorphose (→ Seite 45), besonders in Glimmerschiefern oder in Schieferton, häufig im Verbund mit Pyrit und Apatit. Da er zerbrechlicher als die anderen Varietäten der Beryllfamilie ist, findet man ihn nur als primäres Mineral. Die Entstehung von Smaragd erfordert eine äußerst seltene Konstellation chemischer Elemente: Beryllium und Chrom, die sich geochemisch stark unterscheiden und deshalb in der Natur fast nie aufeinander stoßen, müssen gemeinsam vorliegen. Nur dann kann ein Aluminiumoxid aus dem Beryllium-Alumium-Silikat (Beryll) durch Chromoxid ausgetauscht werden, um Smaragd zu bilden. Allerdings ist eine Schwächung der Silikatringe, die das ganze Gefüge zusammenhalten, die Folge, sodass Smaragd trotz seiner großen Härte empfindlich gegen mechanische Beanspruchung ist.

Vorkommen

Fundstätten liegen in Afghanistan, Australien, Brasilien, Indien, Kolumbien, Madagaskar, Mosambik, Österreich (Habachtal), Peru, Tansania, im Ural und in Südafrika.

Charakteristika

Smaragd bildet hexagonale, also sechsseitige Prismen, im Vergleich zu anderen Beryllvarietäten jedoch eher einfachere Formen. Das Mineral ist durchsichtig bis undurchsichtig.

Einschlüsse als Beweis der Echtheit

Charakteristisch sind die häufigen Mineral- oder auch Gaseinschlüsse. Deren Muster erinnern oft an Pflanzenverästelungen, und so werden sie als »jardin« (französisch: »Garten«) bezeichnet. Je nach Fundort haben die Einschlüsse sehr vielfältige Ausprägungen. Sie sind nicht als Mangel anzusehen, sondern vielmehr als Beweis für die Echtheit des Steins. Geübte Gemmologen können aus der jeweiligen Struktur die Herkunft des Edelsteins ersehen. Neben der Bildung primärer Hohlräume findet man häufig Gastmineralien wie Kalzit, Glimmer, Hornblende, Titanit oder Rutil.

Auch geschliffene und gefasste Steine bleiben empfindlich gegen mechanische Beanspruchung. Innere Spannungen im Smaragd selbst können schon bei mittlerer Beanspruchung kleine Risse verursachen.

Smaragd ist sattgrün bis gelbgrün, seine charakteristische – oft auch unregelmäßige – Farbe hat zu der eigenen Farbbezeichnung »smaragdgrün« geführt. Seine Farbe strahlt im Gegensatz zu vielen anderen Edelsteinen auch im Kunstlicht unvermindert. Es zeigt sich deutlicher Pleochroismus in Grün, Blau und Blaugrün.

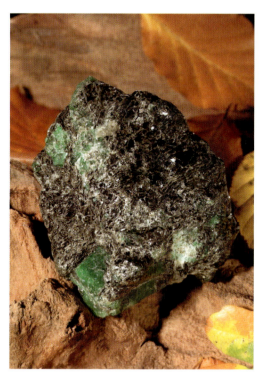

Ein Rohstein, der bereits einen guten Blick auf den leuchtend grünen Stein gewährt.

Verwechslungen
Verwechslungsgefahr besteht mit Aventurin, Fluorit, Grossular, Peridot oder Turmalin, wobei Letzterer sich durch einen Blaustich unterscheiden lässt. Auch die Unterscheidung von synthetischem Smaragd ist für den Laien schwierig.

Imitationen
Häufig kommen Nachahmungen oder Manipulationen von Steinen geringerer Qualität auf den Markt. Versuche, den wertvollen Smaragd mit den verschiedensten Verfahren zu imitieren, haben eine lange Tradition, begonnen mit der Synthetisierung von »Igmerald« durch die IG Farben 1935. Minderwertige Steine werden mit Öl getränkt, um Risse und Spalten zu verbergen. Der Effekt ist allerdings nicht sehr dauerhaft. Bei der Herstellung von Tripletten werden Ober- und Unterteile aus farblosem Beryll oder Bergkristall mit dunkelgrün gefärbtem Kunstharz zusammengeklebt.

Verwendung
Als Edelstein wie als Heilstein ist der Smaragd sehr begehrt, vor allem, wenn er schön durchgefärbt ist. Dem Diamant und dem Rubin ist er durchaus ebenbürtig. Der Smaragdschliff ist nach ihm benannt. Trübere Steine werden zu Kugeln oder Cabochons verarbeitet.

Therapeutische Wirkungen
Gegen Augenleiden hat der Smaragd eine lange Tradition. Wie die anderen Berylle verbessert er die Sehkraft. Er hilft zudem gegen Beschwerden der oberen Atemwege und regt Herz, Leber, Nieren und Verdauungsorgane an. Auch bei rheumatischen Erkrankungen, Gicht oder migräneartigen Kopfschmerzen wird er angewendet. Smaragd aktiviert die Thymusdrüse und regt dadurch das Immunsystem an. Der Körper wird durch seine Unterstützung vor Infektionskrankheiten geschützt.
Smaragd erhält die geistige und körperliche Spannkraft und fördert die mentale Entwicklung. Ziele werden klarer erkannt und verfolgt, wodurch ein sinnerfülltes Leben in Ausgeglichenheit und innerem Frieden möglich wird.

Anwendungen
Gegen Erkrankungen wie Rheuma oder Gicht werden Umschläge mit Edelsteinwasser empfohlen. Sonst wird der Stein aufgelegt oder mit Hautkontakt getragen. Er wirkt besonders stark auf dem Herzchakra und ist gut zur Meditation geeignet. Gereinigt wird der Edelstein unter fließendem Wasser, dadurch entlädt er sich gleichzeitig. Aufgeladen wird er in der Sonne oder in Bergkristall sowie Rubin.

Eigene Varietäten

In diesem Kapitel finden Sie Steine, die keiner der anderen Mineralgruppen zuzuordnen sind. Aber ist nicht jeder der Edelsteine, Halbedelsteine und Mineralien eine »eigene Varietät«, mit besonderem Aussehen und besonderen Eigenschaften? Das ist sicherlich auch richtig. Dennoch liegt es bei den meisten Mineralien nahe, sie auch im Lichte ihrer engsten Verwandten zu betrachten. Ihre »Verwandtschaftsbeziehungen« machen deutlicher, welche Charakteristika sie mit anderen gemein haben und was trotzdem ihre Einzigartigkeit ausmacht. Diese Beschreibungen haben wir Ihnen in den gesondert behandelten Mineralgruppen der Berylle, der Opale, der Feldspäte usw. gegeben.

**Die Individualisten
unter den Mineralien**

In dieser Gruppe der »Eigenen Varietäten« werden Sie die Steine finden, die keinen Platz in einer der beschriebenen Mineralgruppen gefunden haben. Sie sind im eigentlichen Sinne eigenständige Mineralien mit einem eigenen Profil, das in keine der zehn hier angeführten Edelsteingruppen hineinpasst.

Zwar bestehen auch zwischen einigen Steinen in dieser Gruppe zum Teil engere oder weitere Beziehungen. So könnte ein kundiger Mineraloge etwa die Darstellung der Amphibole, der Glimmer- oder der Pyroxengruppe vermissen, deren Mineralien hier einzeln behandelt werden. Und tatsächlich wären einige Gruppierungen mineralogisch betrachtet richtig, zum Beispiel die Verbindung von Glimmer mit Biotit, Muskovit und Lepidolith oder die Pyroxene mit den Varietäten Bronzit, Diopsit und Jadeit.

Um die Übersicht einigermaßen klar zu halten und Sie nicht mit zahllosen Gruppen und Untergruppen zu verwirren, haben wir uns jedoch für die hier vorliegende Beschreibung und Gliederung entschieden.

Sie sehen darüber hinaus, dass in dieser Gruppe der »Eigenen Varietäten« bei weitem die meisten Steine angesiedelt werden. Viel-

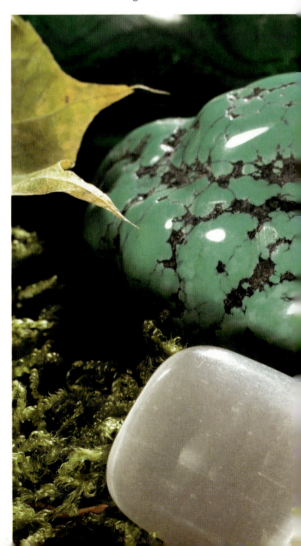

leicht ist dies auch ein Tribut an die Einzigartigkeit und Individualität der Steine, insbesondere der Edelsteine. Und tatsächlich finden sich hier ja auch Kostbarkeiten wie der Diamant, der Lapislazuli, der Topas, der Türkis und der Zirkon. Die Gruppen, in denen andere wertvolle Edelsteine wie der Opal, der Rubin, der Smaragd oder der Saphir vorkommen, sind sehr klein.

So gesehen können wir resümieren, dass die Welt der Steine, Mineralien, Halbedelsteine und Edelsteine eine Welt voller Persönlichkeiten mit individuellen Eigenschaften und besonderen Profilen bleibt. Wenn Sie Ihre Steine auch als solche behandeln, verbunden mit der entsprechenden Pflege, werden Sie reich von ihnen belohnt werden.

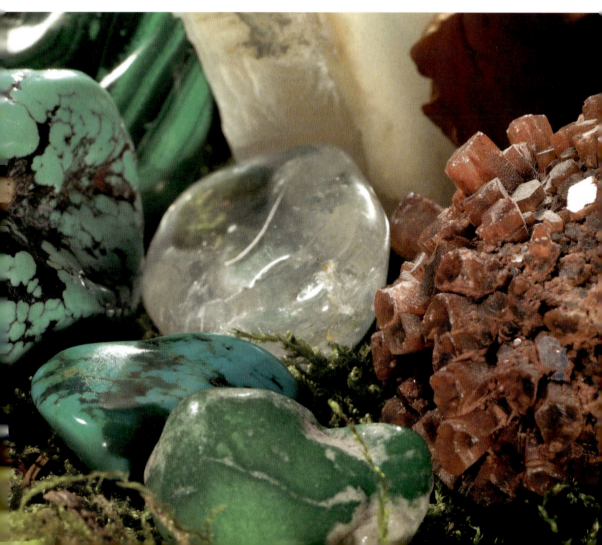

Aktinolith

Bezeichnungen, Synonyme und Handelsnamen

Mineralogisch gesehen gehört der Aktinolith zu den Amphibolen (→ Chemische Eigenschaften). Zu dieser Gruppe gehören auch der Nephrit sowie die lithotherapeutisch unbedeutenden Mineralien Anthophyllit und Basaltamphibol. Das verwechselbare Erscheinungsbild gab diesen Mineralien ihren Namen: »amphibolos« ist das griechische Wort für »unsicher, fraglich«. Auch der Name Turmalin-Schörl sowie Hornblende kann in älteren Schriften auftauchen. Es ist jeweils genau zu unterscheiden, ob Hornblende im engeren Sinne (→ Seite 182) oder ob die unterschiedlichen, als Hornblende bezeichneten Mineralien gemeint sind.

Der Name Aktinolith steht für »Strahlstein«, abgeleitet aus dem griechischen »aktis« (Strahl) und »lithos« (Stein). Diese Bezeichnung ist auf Grund der strahligen Aggregate dieses Minerals nach wie vor im Gebrauch. Weitere Synonyme für den Aktinolith sind Amianth, Strahlschörl sowie Grünstrahlstein. Kymantin bezeichnet ferner feinfaserige Varietäten, der Name Smaragdit hingegen wird für kompakte, eingelagerte sowie für hellgrüne Arten verwendet.

> *Der Aktinolith entfaltet seine Wirkung langsam und nachhaltig. Deshalb ist es wichtig, den Stein über längere Zeiträume zu tragen.*

Physikalische Eigenschaften

Kristallsystem	Monoklin
Härte (Mohs)	5,5 – 6
Dichte (g/cm³)	3,03 – 3,44
Spaltbarkeit	Vollkommen
Bruch	Uneben
Farbe, Glanz	Grün, Glasglanz
Lichtbrechung	Keine
Doppelbrechung	Keine
Strichfarbe	Weiß

Chemische Eigenschaften

$Ca_2 (Mg, Fe)_5 (Si_4O_{11})_2 (OH)_2$

Wie alle Amphibole ist Aktinolith ein sehr kompliziertes Silikat aus Kalzium, Magnesium und Eisen.

Geschichte und Mythos

Obwohl Aktinolith seit Jahrhunderten bekannt und in Gebrauch ist, spielt er in Mythen und Legenden keine Rolle.

Entstehung

Aktinolith ist von metamorpher Genese: In Talk- und Chloritschiefern, Eklogiten sowie auf alpinen Klüften entsteht dieser Stein meist in Begleitung anderer Mineralien wie Talk, Glimmer, Kalkspat oder auch Epidot. Selten kann Aktinolith auch hydrothermal entstehen.

Vorkommen

Aktinolith findet sich weltweit. Die größten Vorkommen liegen in Bulgarien, in den Schweizer und Österreicher Bergregionen sowie auf der Insel Korsika.

Charakteristika

Aktinolith bildet monokline, faserige Kristalle aus. Diese bündeln sich zu parallelen, strahligen Aggregaten, die meist eng im Muttergestein eingeschlossen sind. Sind die Kristallfasern lang und dunkelgrün, nennt man sie Strahlstein, sind sie hingegen kurz und hellgrün, heißen sie Smaragdit.

Filzige, watteartig aussehende und ausgesprochen schwer zu bearbeitende Fasern zeichnen den Nephrit aus. Frei stehende Fasern sind typisch für den Amianth.

Verwechslungen

Die Gefahr von Verwechslungen besteht vor allem mit grünem Turmalin.

Imitationen
Fälschungen sind nur beim Nephrit (→ Seite 219) bekannt. Ansonsten wird Aktinolith nicht imitiert.

Verwendung
Die Varietäten Nephrit und Smaragdit werden als Schmucksteine gehandelt, der Amianth hingegen kommt in der Asbestindustrie zum Einsatz. Zu therapeutischen Zwecken findet der Aktinolith als rohes Handstück oder als Anhänger Verwendung.

Therapeutische Wirkungen
Auf Grund seines hohen Gehaltes an den Mineralstoffen Kalzium, Magnesium und Eisen vermag der Aktinolith die Ausscheidungsfunktionen, allen voran die Leber- und Nierentätigkeit anzuregen. Auf diese Weise kann der Stein gut zur Entgiftung und Entschlackung des Organismus beitragen und hilft zudem bei Stoffwechselstörungen.

Auch auf der geistig-emotionalen Ebene wirkt er reinigend und klärend: Er hilft, Irrtümer und Fehlentscheidungen zu erkennen und entsprechend neue Denkansätze zu finden, gibt Selbstvertrauen und zeigt Wege zur Neuorientierung auf. Aktinolith ist eine gute Unterstützung bei der Suche nach neuen Zielen und fördert die konsequente Umsetzung geplanter Vorhaben. Er ist zudem ein guter Schutzstein, der neue Energien bringt und erhält.

Anwendungen
Aktinolith sollte über längere Zeit direkt auf der Haut getragen werden. Er kann auch gezielt auf Leber oder Nieren aufgelegt werden, um die Entschlackung des Körpers zu fördern.

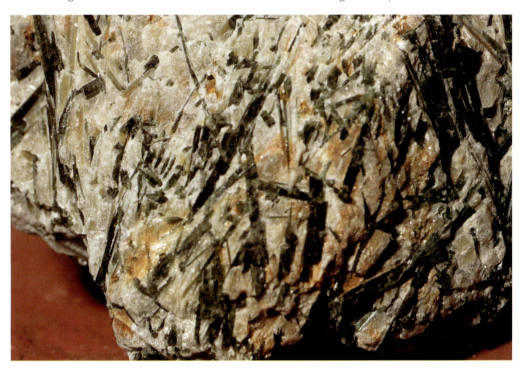

Aktinolith kommt meist als rohes Handstück zum therapeutischen Einsatz. Weil er seine Wirkung langsam entfaltet, wird er über längere Zeiträume hinweg, zum Beispiel in der Hosentasche, getragen.

Alexandrit

Bezeichnungen, Synonyme und Handelsnamen

Seinen Namen hat dieser faszinierende Stein dem russischen Zaren Alexander II. (1818–1881) zu verdanken: Der Alexandrit war der Lieblingsstein des Monarchen, der zahlreiche Schmuck- und Dekorationsstücke daraus fertigen ließ. Außer der Bezeichnung Alexandrit gibt es keine weiteren Synonyme oder Handelsnamen für den »Zarenstein«.

Chemische Eigenschaften

$BeAl_2O_4$ + Cr, Fe, Ti

Alexandrit ist eine chromhaltige Varietät des Aluminium-Berylliumoxids Chrysoberyll. Es besteht keine Verwandtschaft zu den Silikaten der Beryllgruppe. In geringen Mengen sind auch Eisen und Titan enthalten.

Geschichte und Mythos

Im Jahr 1833, noch zur Regierungszeit des Zaren Alexander I., wurde in den Smaragdgruben des Urals nördlich von Swerdlowsk erstmals dieser faszinierende grüne Stein entdeckt. Alsbald erkor ihn Alexander II. zu seinem Lieblingsstein.

> *Der Alexandrit hat seinem Namen stets Ehre gemacht: Erst als Statussymbol des Adels und heute als wertvolles Schmuck- und Sammelstück.*

Entstehung

Alexandrit entsteht in chromhaltigen Glimmerschiefern, Pegmatiten und Seifen in der Kontaktzone zweier Gesteine: Eines davon liefert das Chrom, das andere Aluminium und Beryllium. Nur unter diesen Bedingungen kann der Alexandrit entstehen, und entsprechend selten ist dieser Stein.

Vorkommen

Die einstmals bedeutsamsten Lagerstätten im Ural sind inzwischen erschöpft. Heute liegen die wichtigsten Vorkommen in Minas Gerais, in Brasilien sowie auf Sri Lanka, wo auch der bislang größte Alexandrit mit einem Gewicht von 1876 Karat gefunden wurde.

Der größte geschliffene Alexandrit wiegt 66 Karat und ist im Smithsonian Institution in Washington zu bewundern. Weitere Fundstellen für den Rohstein liegen in Birma, Indien, Tansania sowie auf Madagaskar.

Charakteristika

Alexandrit bildet dicktafelige, rhombische Kristalle und Durchdringungsdrillinge, deren Kristalle sich genau in einem Winkel von 60 Grad schneiden. Die Einzelkristalle und Drillinge des Alexandrits sind immer im Glimmerschiefer eingewachsen.

Farbgebende Substanz des in hohen Qualitäten gänzlich durchsichtigen Steins ist das Chrom. Es verleiht dem Alexandrit auch sein chamäleonhaftes Erscheinungsbild: Bei Sonnenlicht schimmert er grün und bei Kunstlicht rot bis violett. Der Farbwechsel lässt sich besonders bei dickeren Steinen gut beobachten. Mitunter finden sich im Alexandrit kleine Glimmerplättchen als Einschlüsse. Da diese ein Schillern bewirken, das an die schlitzförmige Pupille einer Katze erinnert, nennt man diese Steine Alexandrit-Katzenaugen.

Physikalische Eigenschaften

Kristallsystem	Orthorhombisch
Härte (Mohs)	8,5
Dichte (g/cm³)	3,70 – 3,72
Spaltbarkeit	Unvollkommen
Bruch	Muschelig, uneben
Farbe, Glanz	Bei natürlichem Licht grün, bei Kunstlicht rot, Glasglanz
Lichtbrechung	1,746 – 1,763
Doppelbrechung	+0,007 – +0,011
Strichfarbe	Weiß

Verwechslungen

Im geschliffenen Zustand kann der Alexandrit mit Granat und Andalusit verwechselt werden. Als Rohstein ist er jedoch mit bloßem Auge zu unterscheiden.

Imitationen

Alexandrit ist durch die hohen Ansprüche an den Gesteinsbildungsprozess ein höchst seltenes Mineral. Demzufolge sind zahlreiche Imitationen im Handel.

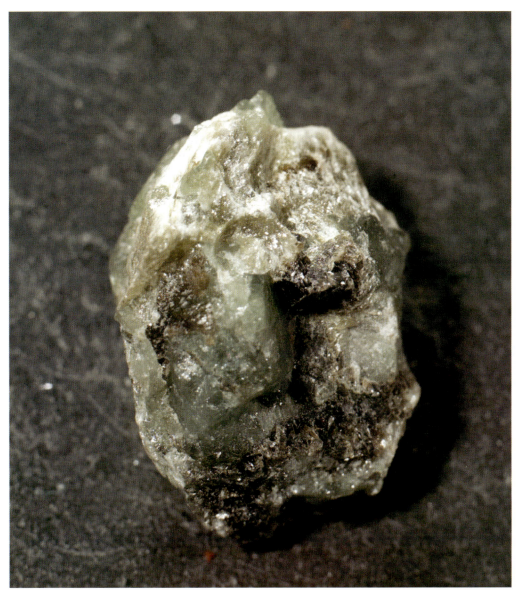

An der Oberfläche eines Alexandrit-Rohsteins wie diesem sind oft Reste seines Muttergesteins Glimmer zu sehen. Der Stein zeigt einen faszinierenden Farbwechsel bei Tages- und Kunstlicht.

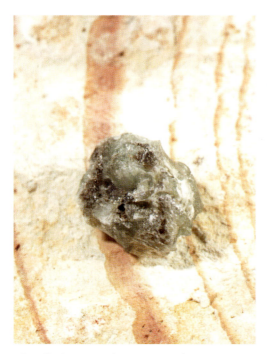

Als Heilsteine verwendet man meist die etwas preiswerteren Rohsteine des Alexandrits.

Geschliffene Alexandrite werden vielfach durch synthetischen Korund, synthetischen Spinell oder Dubletten aus Granat und Glas gefälscht. Die Gewähr der Echtheit kann nur die mineralogische Untersuchung im Labor bringen.
Bei einem derart wertvollen Stein wie dem Alexandrit ist es nahe liegend, dass auch die Synthese als viel versprechendes Geschäft erscheint. So sind neben den Fälschungen und Dubletten auch synthetische Exemplare des Alexandrits im Handel. Sie lassen sich mit bloßem Auge nicht vom natürlich gewachsenen Kristall unterscheiden.

Verwendung

Als Schmuck- und Kunstgewerbestein ist der Alexandrit beliebt und entsprechend teuer. Gehandelt wird der Stein überwiegend als Rohkristall, facettierter Edelstein oder Cabochon. Zu therapeutischen Zwecken in der Steinheilkunde findet er erst seit wenigen Jahren vermehrt Verwendung.

Therapeutische Wirkungen

Der Alexandrit ist ein Stein mit starken regenerativen Eigenschaften. Er kräftigt das Immunsystem, regt die Selbstheilungskräfte an und harmonisiert Magen, Milz und Bauchspeicheldrüse. Er entgiftet den Körper und kann auf Grund seines hohen Chromgehaltes auch Entzündungen lindern. Eine eventuelle Erstverschlimmerung gehört zum Heilungsprozess.
Im seelischen Bereich vermag Alexandrit die Kreativität zu fördern und die Fantasie zu beflügeln. Hier wirkt sein ungewöhnlicher Farbwechsel wie der äußerliche Ausdruck seiner Heilwirkung: Er regt immer neue Bilder an, die sich auch im Traum äußern können, und gibt seinem Träger so stets weitere neue Anstöße zur Weiterentwicklung. Er gilt als Stein, der auch in scheinbar ausweglosen Situationen neue Wege aufzeigen kann, verbunden mit dem Mut und der Unbekümmertheit, unbekanntes Terrain zu betreten. So hilft er aus persönlichen Krisen heraus.
Auch in gefestigten Lebenssituationen kann der Alexandrit eingesetzt werden. Hier stimmt er fröhlich und wirkt harmonisierend in Partnerschaften.

Anwendungen

Zur lokalen Behandlung körperlicher Beschwerden direkt auf die betroffenen Stellen auflegen. Ansonsten empfehlen sich Meditationen, entweder in ruhiger Betrachtung oder unter Auflegen des Steines auf dem so genannten dritten Auge, dem zwischen den Augenbrauen auf der Stirn gelegenen Energiezentrum (6. oder Stirnchakra). Der Alexandrit sollte unter lauwarmem fließendem Wasser gereinigt und entladen und danach für kurze Zeit in der Sonne wieder aufgeladen werden.

Andalusit

Bezeichnungen, Synonyme und Handelsnamen

Andalusit ist nach der spanischen Provinz Andalusien benannt, wo er 1798 erstmals gefunden wurde. Da sich dieser Fundort jedoch als wenig ergiebig und somit untypisch erwiesen hat, sollte das Mineral bereits häufiger umbenannt werden. Bis heute blieben die Ansätze aber ohne Erfolg: Bezeichnungen wie Hohlspat oder Stanzait, Micaphilit oder Chizeulit konnten sich letztlich nicht durchsetzen. Bis heute bestehen lediglich folgende Bezeichnungen:

Viridin – Die leuchtend grüne Varietät des Andalusits

Chiastolith – Andalusitkristall mit eingeschlossenem Kohlepigment und einer darauf zurückgehenden Kreuzzeichnung im Querschnitt (→ Seite 146)

Chemische Eigenschaften

$Al_2[O/SiO_4]$ + Ca, Cr, Fe, Ga, K, Mg, Mn, Ti

Andalusit ist ein Aluminium-Silikat aus der Mineralgruppe der Inselsilikate. In Spuren sind in diesem Stein noch viele verschiedene andere

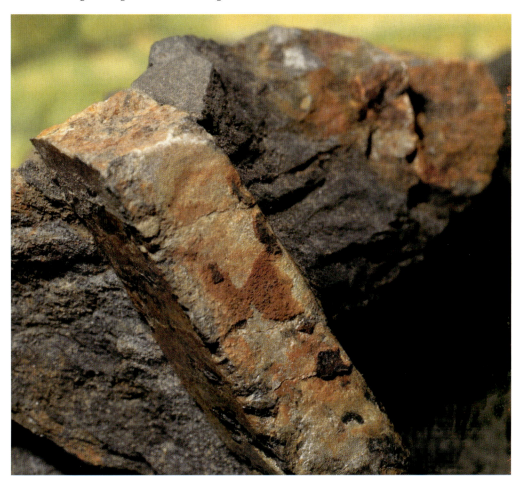

Ein bräunlich roter Rohstein des Andalusits, dessen rhombische, nahezu rechteckige Kristallisation man hier besonders deutlich erkennen kann. Die Farbe weist auf einen hohen Mangananteil.

Mineralstoffe enthalten, wie die überaus komplizierte Summenformel verdeutlicht. Je nach deren Konzentrationen ist Andalusit farblich gewandet: Ein hoher Eisengehalt beispielsweise kleidet ihn grün, viel Mangan hingegen rötlich.

Geschichte und Mythos

Die Geschichte dieses Minerals beginnt schon lange vor dem ersten Fund des Andalusits, wenn auch nur in seiner Varietät Chiastolith. Der »Kreuzstein«, der ebenfalls an Fundorten in Spanien abgebaut wurde, war wegen seiner Kreuzzeichnung als Andenkenstein für die Pilger der großen Wallfahrtsstätte Santiago de Compostela beliebt.

Entstehung

Andalusit entsteht kontaktmetamorph in der letzten Phase während der Abkühlung flüssigen Magmas, wenn dieses aufsteigt und in sedimentären, kalkarmen Tonschiefer eindringt. Durch die Erhitzung des Tonschiefers bildet sich schließlich aus dem Aluminiumoxid des Tons und der magmatischen Kieselsäure Andalusit. Bei dieser so genannten Restkristallisation lagern sich auch die verschiedenen Mineralstoffe aus dem umliegenden Gestein an.

Vorkommen

Bedeutenster Fundort des Andalusits ist der in Kalifornien (USA) gelegene White Mountain. Darüber hinaus wird er auch in Australien, Brasilien, Österreich, Russland, Spanien sowie auf Sri Lanka abgebaut.

Charakteristika

Andalusit kristallisiert rhombisch und nahezu rechteckig. Die Oberfläche der dicksäuligen, durchsichtigen bis durchscheinenden Kristalle ist häufig mit grauen Glimmerschuppen übersät: erste Vorboten einer Verwandlung des Andalusits in Glimmer und Quarz im Laufe weiterer Jahrtausende.

Andalusit macht vor allem durch seinen starken und besonders schönen Pleochroismus auf sich aufmerksam. Hellgrün, braungelb und bordeauxrot erstrahlt das Licht in drei senkrecht aufeinander stehenden Richtungen. Dieser Lichteffekt hat das Interesse der Sammler geweckt, und so erfreut sich der Stein in diesen Kreisen großer Beliebtheit.

Verwechslungen

Abhängig von seiner Färbung gibt es Verwechslungen mit Turmalin, Chrysoberyll, Rauchquarz, Vesuvian und Titanit. Angesichts der sehr ähnlichen Eigenschaften dieser Mineralien kann ihre exakte Unterscheidung meist nur im Labor anhand einer mineralogischen Untersuchung erfolgen. Der aufmerksame Betrachter kann jedoch den Pleochroismus des Andalusits erkennen.

Imitationen

Es sind keine Imitationen des Andalusits bekannt, wohl aber werden einzelne Exemplare

> *Wie alle rhombischen Mineralien verhilft der Andalusit dazu, die eigene Identität deutlicher zu verspüren und eine Lebensaufgabe zu formulieren.*

Physikalische Eigenschaften

Kristallsystem	Orthorhombisch
Härte (Mohs)	6 – 7,5
Dichte (g/cm³)	3,12 – 3,18
Spaltbarkeit	Unvollkommen
Bruch	Uneben, spröde
Farbe, Glanz	Gelbgrün, grün, bräunlich rot, selten intensiv grün, Glasglanz
Lichtbrechung	1,627 – 1,649
Doppelbrechung	– 0,007 – 0,013
Strichfarbe	Weiß

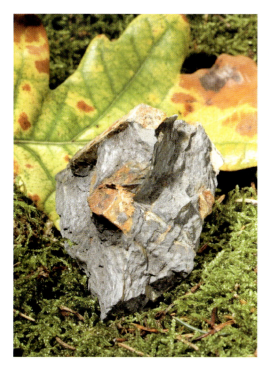

Andalusit hilft seinem Träger bei der Suche nach einer Lebensaufgabe.

umgefärbt: Der olivgrüne Andalusit kann durch Brennen in einen roten umgewandelt werden. Da die roten Exemplare seltener sind, können sie – vor allem bei Sammlern – teurer gehandelt werden. Fachleute können diese Manipulation anhand veränderter Einschlussbilder erkennen.

Verwendung

Der Andalusit gehört zu den weniger bekannten Schmuck- wie auch Heilsteinen. Er gilt vielmehr als Bindeglied zwischen den herkömmlichen Edelsteinen, die vor allem als Schmuckstein verwendet werden, und den reinen Sammlersteinen. Er findet sich entsprechend nicht sehr häufig im Handel. Einen größeren Stellenwert hat er in der Industrie, wo er zu feuerfester Keramik verarbeitet wird.

Therapeutische Wirkungen

Andalusit gilt als Stein der Selbstständigkeit: Er hilft, mit klarem Blick den eigenen Charakter mit all seinen Ambivalenzen und unterschiedlichen Facetten ehrlich zu erkennen und auch anzunehmen.

Diese Eigenschaft hilft dabei, die eigene Identität realistisch einzuschätzen und in der Folge auch Handlungen besser auf die Verwirklichung der eigenen Ideale abzustimmen. Allzu eng gefasste Begrenzungen des Denkens können aufgelöst und mehr Mut in der Vorstellungskraft entwickelt werden. Andalusit fordert seinen Träger dazu auf, tatsächlich die bestmögliche Lösung zu finden und sich nicht mit dem »kleinsten gemeinsamen Nenner« oder allzu großen Kompromissen abzufinden.

Andalusit verleiht innere Ruhe und Gelassenheit. Er fördert die innere Einkehr, führt zu Besinnung auf die echten Ziele und hilft so in Phasen der Orientierungslosigkeit und Haltlosigkeit. Körperlich kann sich diese Eigenschaft in tiefem, erholsamem Schlaf und Entspannung äußern.

Auf körperlicher Ebene unterstützt Andalusit die Entsäuerung und Entgiftung des Körpers und zeigt sich so hilfreich bei vielen Erkrankungen des Verdauungsapparates und der Haut, auch bei Sodbrennen und Magenleiden. Darüber hinaus gilt er als lindernd bei Arthritis und Nervenschmerzen. Der Andalusit wirkt vor allem über das Sakral- und Nabelchakra.

Anwendungen

Andalusit wirkt besonders gut als Kette oder Anhänger, vor allem, wenn sie direkt auf der Haut getragen werden. Um seine Wirkung zu entfalten, sollte der Stein über einen längeren Zeitraum hinweg getragen werden. Er sollte einmal im Monat unter fließendem warmem Wasser entladen und anschließend für etwa zwei Stunden in der Sonne wieder aufgeladen werden.

Aragonit

Bezeichnungen, Synonyme und Handelsnamen

Der Name leitet sich von dem spanischen Fluss Aragon ab. Ursprünglich wurde er Aragonfeldspat oder aragonischer Kalkspat genannt. Eher veraltete Synonyme sind: Aphrit, Conchit, Oserskit, Pelagosit, Rindenstein sowie Stängelkalk. Es gibt eine ganze Reihe, meist irreführende Handelsnamen. So wird Aragonit unter der Bezeichnung Alabaster oder Onyx-Marmor gehandelt, obwohl es sich bei ihm weder um Gips noch gar um Onyx oder Marmor handelt; rosa gefärbter Aragonit wird fälschlich als Kalkrhodochrosit gehandelt. Verbreitete Varietäten des Aragonits sind:

Atlasspat, Faseraragon – Faseriger Aragonit
Perlspat – Aragonit mit Perlmuttglanz

Chemische Eigenschaften

Ca CO₃ + Ba, Fe, Mn, Pb, Sr, Zn

Aragonit zählt zur Mineralklasse der Karbonate. Die in der Summenformel genannten Mineralstoffe sind in sehr variablen Mengen eingelagert und sorgen, je nach ihrer Konzentration, für die vielen verschiedenen Färbungen dieses Steins: Eisen lässt ihn gelb oder braun werden, Mangan rosafarben, durch Zink oder Blei wiederum wird er weiß.

Physikalische Eigenschaften

Kristallsystem	Orthorhombisch
Härte (Mohs)	3,5–4
Dichte (g/cm³)	2,94
Spaltbarkeit	Unvollkommen
Bruch	Muschelig, spröde
Farbe, Glanz	Farblos, grün, auch andere Farben, Glasglanz
Lichtbrechung	1,530–1,685
Doppelbrechung	0,155
Strichfarbe	Weiß

Geschichte und Mythos

Griechische und römische Steinmetze fertigten vielfältige kunsthandwerkliche Gegenstände und Schnitzereien aus Aragonit. Auch Goethe schätzte den attraktiven Stein und nahm ihn in seine Mineraliensammlung auf.

Entstehung

Findet man ihn auf Klüften und in Hohlräumen von Basalt und anderem vulkanischem Gestein, so handelt es sich um primär gebildeten Aragonit. Er entstand unter hohem Druck aus kalkhaltigen Lösungen. Sekundär bildet er sich aus kalkhaltigem Wasser durch schnelle Kristallisation oder an warmen Quellen bei Temperaturen über 30° Celsius.

Vorkommen

Weltweit, vor allem aber in Sizilien sowie Spanien, Mexiko, Pakistan und USA.

Charakteristika

Aragonit bildet vielgestaltige Kristalle und Aggregate aus. Häufig sind auch Aragonit-Drillinge.

Verwechslungen, Imitationen

Es kann Verwechslungen mit Kalzit oder Magnesit geben. Fälschungen sind nicht bekannt.

Verwendung

Vorwiegend als Sammelobjekt, manchmal findet man ihn auch als Dekorstein.

Therapeutische Wirkungen

Durch seinen hohen Gehalt an Kalzium eignet sich Aragonit hervorragend zur Linderung von Beschwerden des Bewegungsapparates, der Knochen und der Bandscheiben. Er gleicht Kalziummangel aus, fördert die Durchblutung der Organe und stärkt das Immunsystem. Aragonitwasser hat sich als Aufbau- und Stärkungsmittel sowie bei Gichtanfällen bewährt.

In seelischer Hinsicht zeigt Aragonit beruhigende Wirkungen, macht zuversichtlich und stärkt bei geistiger und nervlicher Überforderung. Aragonit wirkt besonders gut über das Milzchakra.

Anwendungen

Aragonit sollte am besten direkt auf der Haut getragen werden. Bei akuten Bandscheibenbeschwerden kann man ihn für einige Minuten direkt auf den betroffenen Bereich auflegen.

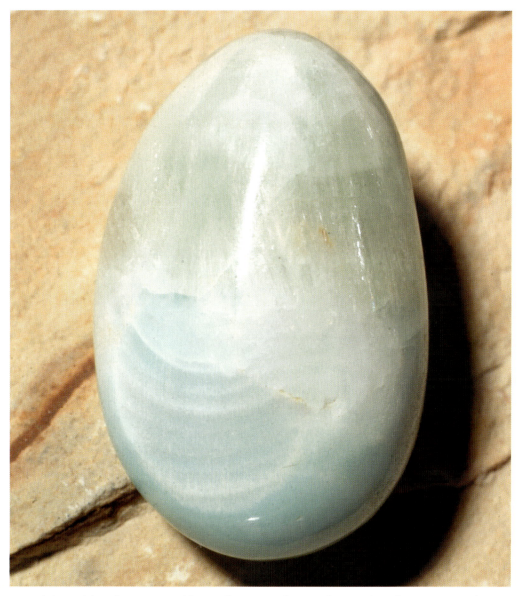

Aragonit kann viele Farben zeigen. Farblose, weiße, graue, selbst rosa, braune oder gelbe Varietäten sind bekannt. Häufig wird der getrommelte Naturstein verwendet.

Azurit

Bezeichnungen, Synonyme und Handelsnamen

Sein Name geht auf den persischen Begriff »lazhward« zurück, der »blaue Farbe« bedeutet. Der lateinische Begriff Lazurius wurde von diesem Wort abgeleitet, der sowohl für Lapislazuli als auch für Azurit Pate stand.

Beide Mineralien wurden in der Geschichte zur Gewinnung blauer Farbe verwendet und vielfach miteinander verwechselt. Erst der französische Mineraloge François Beudant sorgte für Klarheit, indem er 1824 für das Kupferkarbonat den Namen Azurit festlegte. Einige ältere Synonyme sind Armenit, Bergblau, Blauer Malachit, Chessylith, Kopparlasur, Lasur und Lasurmalachit. Auf seinen Anteil an Kupfer verweisen die Bezeichnungen Kupferblau, Kupferlapis und Kupferlasur.

Chemische Eigenschaften

$Cu_3[(OH)_2|CO_3]_2$

Azurit ist ein basisches Kupferkarbonat aus der Mineralklasse der Karbonate. Der Kupferanteil verleiht ihm seine charakteristische blaue Farbe.

Die natürliche Verwachsung von Azurit mit Malachit ist ebenso beliebt wie selten. Daher sind Rekonstruktionen von Azurit-Malachit sehr häufig.

Physikalische Eigenschaften

Kristallsystem	Monoklin
Härte (Mohs)	3,5 – 4
Dichte (g/cm³)	3,77 – 3,8
Spaltbarkeit	Unvollkommen
Bruch	Muschelig, uneben, spröde
Farbe, Glanz	Tiefblau, azurblau, Glasglanz
Lichtbrechung	1,720 – 1,848
Doppelbrechung	+0,108 – +0,110
Strichfarbe	Himmelblau

Geschichte und Mythos

Azurit war schon in der Antike bekannt. In der griechischen und römischen Heilkunde wurde er zermahlen und als Medizin verabreicht. Ebenso wurde er zur Herstellung der Farbe Azurblau verwendet.

Den amerikanischen Ureinwohnern, vor allem den Mayas, galt der Azurit als heilig. In ihrer Kultur wurde er zur Vermittlung von Wissen und Weisheit genutzt.

Entstehung

Azurit entsteht im Zuge von Verwitterungsvorgängen, wenn sauerstoff- und kohlensäurereiches Grundwasser in kupferhaltigem Gestein versickert. Die in diesem Gestein enthaltenen Kupfersulfide verbinden sich mit der Kohlensäure des Grundwassers zu Azurit beziehungsweise zu Malachit (→ Seite 204). Beide Steine gelten als Leitmineralien von Kupfererzlagerstätten – ihre Vorkommen sind ausnahmslos an Lagerstätten von Kupfererzen gekoppelt.

Vorkommen

Die wichtigsten Fundorte von Azurit liegen in Mexiko, Chile, Marokko, Namibia, Arizona (USA) sowie in Deutschland im Schwarzwald.

Charakteristika

Azurit kristallisiert monoklin zu rhomboedrischen und bisweilen tafeligen Kristallen, die sich zu rosettenförmigen Aggregaten formieren können. Meist jedoch liegt dieser Stein in dicht gepackten Aggregaten vor, vielfach in Gestalt kleiner Kugeln.

Verwechslungen

Es besteht die Möglichkeit von Verwechslungen mit Dumortierit, Lazulith, Sodalith oder Lapislazuli.

Imitationen

Fälschungen von Azurit sind nicht bekannt, aber Azurit-Malachite (→ Seite 204) sind meist nur mit Kunststoff verklebte Rekonstruktionen.

Verwendung

Zur Herstellung von blauer Farbe wird Azurit heute nicht mehr genutzt. Auch als Schmuckstein und für Gebrauchsgegenstände ist er nur wenig verbreitet. Als Trommelstein, Rohstein und in Form von Kugeln hat er jedoch eine Bedeutung in der Lithotherapie.

Therapeutische Wirkungen

Azurit gilt als Stein der Erkenntnis und des geistigen Wachstums. Er fördert die Konzentrationsfähigkeit und die geistige Aufnahmebereitschaft. Indem er die Leistungsfähigkeit des Gehirns und die Nerventätigkeit erhöht, besitzt er einen positiven Einfluss auf das zentrale Nervensystem und regt die Sinneswahrnehmungen an. Zudem besitzt das Mineral eine entgiftende Wirkung auf den Organismus, regt die Schilddrüsenfunktionen an und unterstützt die Regeneration des Körpers nach Operationen oder Krankheiten. Azurit wirkt vor allem über das Stirn- und Scheitelchakra.

Anwendungen

Zur Beeinflussung körperlicher Funktionen sollte Azurit direkt auf der Haut getragen werden. Um in den Genuss seiner geistigen Wirkungen zu kommen, empfiehlt sich die Meditation, im Zuge derer man ihn längere Zeit betrachtet. Einmal im Monat sollte Azurit zwischen Hämatittrommelsteinen entladen werden. Da er ein starker Energiestein ist, muss er nicht aufgeladen werden.

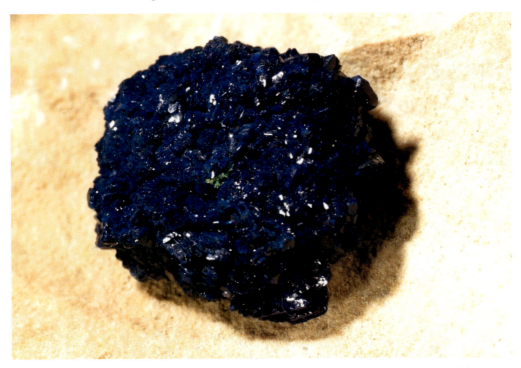

Intensiv blau strahlt der reine Azurit dank eines hohen Kupferanteils. Ebenso selten wie begehrt sind die Verwachsungen von Azurit mit dem grünen Malachit (→ Seite 205).

Biotit

Bezeichnungen, Synonyme und Handelsnamen

Biotit ist schwarzer Glimmer. Der Begriff geht zurück auf den französischen Physiker Biot, der das Mineral 1846 erstmals beschrieb. Synonyme für Biotit sind Eisenglimmer, Hexagonalglimmer, Talkglimmer und Magnesiaeisenglimmer sowie Euchlorit, Heterophyllit, Odinit und Splinterglas. Der Name Katzengold bezieht sich auf den metallischen Schimmer des Biotits, der dem von Edelmetallen täuschend ähnlich sieht. Die Bezeichnung »Mica« gilt für Biotit ebenso wie für alle anderen Glimmerarten.

Chemische Eigenschaften

$K(Mg, Fe)_3[(OH)_2/(Al, Fe)Si_3O_{10}]$
Biotit ist ein Magnesium-Eisen-Glimmer und gehört zur Mineralklasse der Schichtsilikate.

Geschichte und Mythos

Bei Hitzeeinwirkung bläht Biotit sich auf, zerspringt und bildet Biotit-Linsen (→ Entstehung). Diese Eigenschaft wurde im Mythos sinnbildlich mit Zeugungskraft gleichgesetzt, vor allem aber auf Geburt und Geburtshilfe

Glimmerarten findet man häufig in der Natur. Ein Test der Spaltbarkeit gibt sofort Aufschluss über den Stein (→ Foto Seite 52).

übertragen. Bis heute werden die portugiesischen Biotit-Linsen »Gebärende Steine« (Petra parideira) genannt.

Entstehung

Biotit entsteht in primären oder tertiären Prozessen. Gesteinsbildend findet er sich vor allem in Magmatiten wie Granit, Diorit oder Porphyrit sowie in Metamorphiten wie Gneisen und anderen Glimmerschiefern.

Die Grundlagen für Biotit-Linsen entstanden bei der Gebirgsbildung Nordportugals. Hier lagerten größere Biotit-Scheiben in einem exakt von Südost nach Nordwest verlaufenden Gestein ein. Dieses Gestein wird durch Sonneneinstrahlung so sehr erhitzt, dass sich die Biotit-Scheiben aufblähen, dadurch das Gestein sprengen und sich aus diesem herauslösen.

Charakteristika

Biotit bildet tafelige oder säulige Kristalle. Seine Aggregate sind schuppig und blättern leicht ab. Die Biotit-Linsen sind gewölbt – daher auch ihr Name – und besitzen einen glatten, flachen Rand.

Vorkommen

Biotit findet sich weltweit, die wichtigsten Vorkommen liegen jedoch in Brasilien, Nordportugal, Norwegen, in den USA und Südafrika.

Verwechslungen

Biotit-Linsen sind durch ihre charakteristische Form nicht zu verwechseln. In anderen Formen kann Biotit mit anderen Glimmern verwechselt werden, unterscheidet sich aber meist gut durch seine dunkle Farbe.

Imitationen

Fälschungen sind nicht bekannt.

Physikalische Eigenschaften

Kristallsystem	Monoklin
Härte (Mohs)	2,5 – 3
Dichte (g/cm³)	3,02 – 3,12
Spaltbarkeit	Ausgezeichnet
Bruch	Blättrig
Farbe, Glanz	Dunkelbraun, braungrün, braunschwarz, Glasglanz
Lichtbrechung	Keine
Doppelbrechung	Keine
Strichfarbe	Weiß

Verwendung

Biotit ist ein begehrtes Sammlerobjekt. Vor allem die portugiesischen Biotit-Linsen werden oft, wenn auch nicht unumstritten, zu therapeutischen Zwecken eingesetzt.

Therapeutische Wirkungen

Die Biotit-Linsen, ebenso wie Biotit selbst, sind ideale Steine für Frauen und entsprechend zur Linderung typischer Frauenbeschwerden sehr geeignet. Biotit-Linsen erleichtern die Geburt und die damit verbundenen Schmerzen, regen die Wehentätigkeit an und wirken entspannend auf die Muskulatur des Beckenbodens. Dazu wird angeraten, das Mineral in der Hand zu pressen, um so den Geburtsvorgang zu unterstützen.

Darüber hinaus wirkt Biotit entgiftend und lindernd bei Rheuma, Ischiasproblemen und Gicht, regt die Verdauung und den gesamten Stoffwechsel an.

Auf der psychischen Ebene empfiehlt sich Biotit besonders zur Linderung von Schlafstörungen und Depressionen. Er fördert die Kreativität und die Intuition und hilft sich von Fremdbestimmung zu lösen. Die Linsen regen innere Bilder an und helfen neue Lebenskonzepte und Lebensziele zu entwickeln.

In Portugal werden die Linsen als Schutzsteine in das Mauerwerk der Häuser, meist über Türen oder Fenstern, eingelassen. Biotit wirkt besonders über das Nabel- und das Stirnchakra.

Anwendungen

Biotit-Linsen sollten am Körper getragen werden. Der Stein wird unter fließendem Wasser entladen und anschließend über mehrere Stunden in der Sonne wieder aufgeladen.

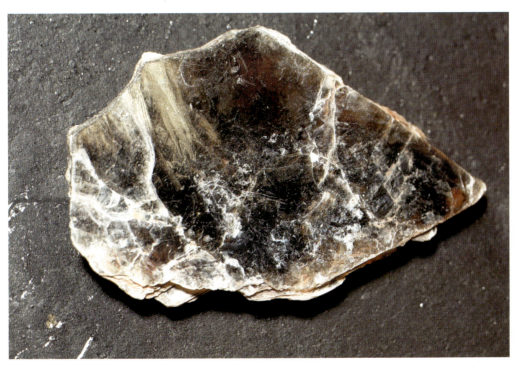

Die ausgezeichnete Spaltbarkeit gehört zu den hervorstechenden Eigenschaften aller Glimmer. Man erkennt sie an diesem Biotit-Rohstück an den völlig glatten Bruchflächen.

Bronzit

Bezeichnungen, Synonyme und Handelsnamen

Der Name leitet sich von der charakteristischen Bronzefärbung dieses Minerals ab, die es vor allem auf den Bruchflächen zeigt. Lediglich zwei veraltete Synonyme gibt es für den lange Zeit unbeachteten Bronzit: Phaestin und Schillerspat. Letzteres bezieht sich auf den bronzenen Glanz. Die Bezeichnung ist allerdings irreführend, da sie ebenfalls für die Mineralien Hyperstehn und Chrysotil Verwendung findet.

Chemische Eigenschaften

$(Mg, Fe)_2 [Si_2O_6] + Al, Ca, Mn, Ni, Ti$

Bronzit gehört zur Mischkristallreihe von Enstatit und Hypersthen und ist der Mineralklasse der Kettensilikate zugeordnet. Entscheidend für die Heilwirkung des Bronzits ist sein Gehalt an Eisen und Magnesium. Letzteres dominiert anteilsmäßig und bestimmt damit auch über die therapeutischen Effekte. Sinkt der Gehalt an Eisen unter 5 Prozent, nennt man dieses Mineral Enstatit, steigt der Eisengehalt hingegen über 15 Prozent, heißt es Hypersthen. Dann ist seine Heilwirkung ungewiss.

Physikalische Eigenschaften

Kristallsystem	Orthorhombisch
Härte (Mohs)	5,5
Dichte (g/cm³)	3,2 – 3,4
Spaltbarkeit	Unvollkommen
Bruch	Schalig
Farbe, Glanz	Braun, bronzebraun, graugrün, Aggregate metallischer Glanz, Kristalle Glasglanz
Lichtbrechung	1,65 – 1,68
Doppelbrechung	+0,009 – +0,012
Strichfarbe	Weiß

Geschichte und Mythos

Bei den alten Römern und Griechen war Bronzit wegen seiner metallischen Farbe begehrt: Man trug Amulette mit Bronzitanhängern zum Schutz vor negativen Einflüssen und Krankheiten. Zu Pulver zerstoßen, wurde Bronzit auch angewendet, um Geisteskrankheiten zu lindern.

Entstehung

Bronzit entsteht primär magmatisch oder vulkanisch aus basischem (magnesiumreichem) Magma. Bronzit aus magmatischer Genese kann gesteinsbildend sein und mitunter regelrechte Bronzitfelsen bilden. Bronzit vulkanischer Entstehung findet sich teilweise in Steinmeteoriten sowie in Porphyriten.

Vorkommen

Das Hauptlieferland für magmatisch gebildeten Bronzit ist Südafrika. Weitere Fundorte für magmatischen Bronzit liegen in Indien, China, Österreich und Brasilien.

Charakteristika

Bronzit bildet nur selten kleine, prismatische Kristallformen mit Glasglanz. Eindeutig häufiger liegt er in Form von blättrigen oder faserigen Aggregaten vor. Diese haben durch eingelagerte Augitkristalle oft eine fleckig gemusterte Oberfläche. Die Farbe des Bronzits changiert von bronzenem Braun über dunkles Braun bis ins leicht Grünliche. Typisch ist der metallische Glanz der Bronzitaggregate.

Verwechslungen

Bronzit kann mit Bastit, einer gesteinsgeschichtlich jüngeren Pseudomorphose nach Bronzit, verwechselt werden, allerdings besitzt dieser eine wesentlich geringere Härte. Ein einfacher Ritztest (→ Seite 50) kann hier schnell Klarheit schaffen. Wegen der fließenden Übergänge der Mineralien (→ Chemische Eigenschaften) ist dies bei Enstatit diffiziler. Hier bedarf es einer mineralogischen Untersuchung, um einen genauen Befund zu erhalten.

Imitationen
Fälschungen von Bronzit sind nicht bekannt.

Verwendung
Bronzit wird in der Industrie als Rohstoff für feuerfeste Materialien verwendet. Als Schmuckstein wenig bekannt, erfreut er sich jedoch seit einigen Jahren als Heilstein zunehmender Beliebtheit und ist im Handel heute als Rohstein, Trommelstein oder Handschmeichler erhältlich.

Therapeutische Wirkungen
Bronzit fördert auf Grund seines Magnesiumgehaltes vor allem den Magnesiumstoffwechsel und hat dadurch entspannende und auch krampflösende Effekte. So hilft er bei akuten Muskelschmerzen, Ischiasproblemen und Hexenschuss.

Auf seelisch-geistiger Ebene wirkt er anregend und belebend, erhöht die Konzentrationsfähigkeit und stärkt die Nerven. Er hilft schwierigen Situation mit mehr Gelassenheit zu begegnen und vertreibt Depressionen.

Anwendungen
Bronzit sollte direkt am Körper getragen werden. Daneben eignet er sich gut für Meditationen durch stilles Betrachten und zum Auflegen auf die Energiezentren. Einmal monatlich sollte der Stein unter fließendem Wasser gereinigt und entladen, anschließend über Nacht in einer Bergkristallgruppe wieder aufgeladen werden.

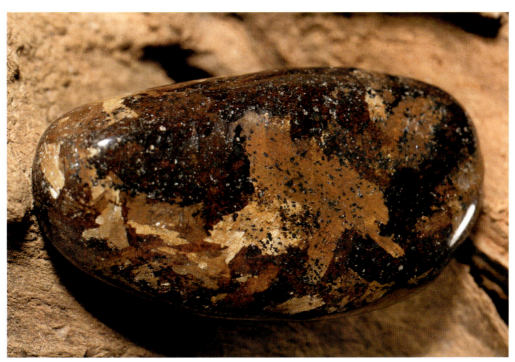

Man sieht dem Bronzit seinen hohen Eisengehalt, der zwischen 5 und 15% betragen kann, deutlich an der Farbe an. Auch Magnesium ist reichlich enthalten.

Charoit

Bezeichnungen, Synonyme und Handelsnamen

Seinen Namen Charoit hat dieses Mineral seiner weltweit einzigen Fundstelle im Gebiet des Flusses Chara in Ostsibirien zu verdanken. Der Charoit ist ein Neuling im Steinreigen, denn er wurde erst 1978 als eigenständiges Mineral identifiziert. Da seine Geschichte gewissermaßen noch in den Kinderschuhen steckt, gibt es auch keine Synonyme oder abweichenden Handelsnamen für den Charoit.

Chemische Eigenschaften

$(Ca,Na)_4 (K, Sr, Ba)_2 [(OH,F)_2 Si_9O_{22}] \cdot H_2O$

Schon die Summenformel zeigt, dass Charoit ein recht komplex aufgebautes Kalzium-Kalium-Phosphat ist. Er gehört zu den Schichtsilikaten und ist sehr wasserhaltig und mineralstoffreich.

Geschichte und Mythos

Charoit ist in der westlichen Welt noch nicht lange bekannt. Die sibirischen Volksstämme verarbeiten dieses Mineral jedoch bereits seit Jahrhunderten zu Schmuck und anderen dekorativen Gegenständen. Da sie ihm zudem eine Schutzwirkung vor Seuchen zusprachen, wurde häufig ein Charoit im Teewasser mitgekocht. Das Getränk sollte aber nicht nur vor Krankheit bewahren, sondern auch Glück bringen und jedes Übel von Haus und Hof fern halten.

> *Vor seiner Identifikation als eigenständiges Mineral galt Charoit als Farbvariante von Schiefer oder Canasit.*

Entstehung

Vor Hunderten von Millionen Jahren fanden im Gebiet des Murunsker Massivs gewaltige vulkanisch bedingte Erdbewegungen statt: Durch aufsteigendes Magma wurden die Gesteinsschichten in der ganzen Region verschoben und aufgefaltet, und heiße basische Lösungen drangen in die Spalten und Ritzen des Gesteins ein. Das Ursprungsgestein wurde aufgeschmolzen, und die darin enthaltenen Mineralstoffe lösten sich. Neue Gesteine, Magmatite und Metamorphite, entstanden. In deren Kontaktzone stand die Wiege des Charoits, der sich hier aus den gelösten Mineralstoffen bildete.

Vorkommen

Charoit findet sich ausschließlich im Murunsker Massiv zwischen den Flüssen Chara und Tokko, im Süden von Olekminsk in Ostsibirien.

Charakteristika

Charoit bildet nierenförmige oder faserige Aggregate. Auf Grund der vielen in ihm enthaltenen Mineralstoffe ist er sehr vielfältig gefärbt – das Spektrum reicht von graubraun über fliederfarben bis hin zu leuchtendem Violett.

Verwechslungen

Verwechslungen mit Sugelith und Lepidolith sind häufig und können nur durch eine Untersuchung der jeweiligen Spaltbarkeit des Minerals vermieden werden.

Physikalische Eigenschaften

Kristallsystem	Monoklin
Härte (Mohs)	5 – 6
Dichte (g/cm³)	2,68
Spaltbarkeit	Ausgezeichnet
Bruch	Uneben
Farbe, Glanz	Grau, braun, fliederfarben bis violett, Glas- oder Seidenglanz
Lichtbrechung	1,550 – 1,559
Doppelbrechung	0,009
Strichfarbe	Weiß

Imitationen
Fälschungen von Charoit sind bisher nicht bekannt.

Verwendung
Charoit erfreut sich wachsender Beliebtheit als Schmuck- und Heilstein, ist allerdings noch selten im Fachhandel zu finden, dann meist als Trommelstein. In Russland ist er auch in kunsthandwerklichen Darstellungen verbreitet.

Therapeutische Wirkungen
Charoit gilt als sehr kräftiger Heilstein. Im körperlichen Bereich kann er zur Stärkung des Immunsystems und der Nerven, zur Förderung des Stoffwechsels sowie gegen vegetative Störungen angewendet werden.

In seelisch-geistiger Hinsicht wird er empfohlen, wenn in stress- und konfliktreichen Situationen die Gelassenheit und Umsicht verloren zu gehen droht. Andererseits verleiht er den notwendigen Antrieb, um angestaute Arbeiten zu erledigen und gibt neue Motivation, auch und vor allem angesichts schwieriger anstehender Aufgaben. In Verbindung mit Sugilith (→ Seite 266) und Amethyst (→ Seite 367) wirkt er besonders gut auf das Stirnchakra.

Anwendungen
Charoit sollte direkt auf der Haut getragen werden, zum Beispiel als Kettenanhänger. Seine geistigen Wirkungen entfaltet er am besten während des Aufenthaltes in einem Charoit-Steinkreis. Nach Gebrauch wird er unter fließendem warmem Wasser gereinigt und entladen und anschließend in der Sonne wieder aufgeladen.

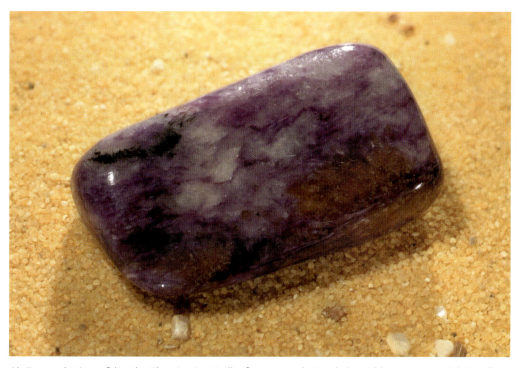

Als Trommelstein entfaltet der Charoit seine Heilkraft, wenn er als Handschmeichler eingesetzt wird. Er sollte dann ein dauerhafter Begleiter in der Hosentasche sein und oft in die Hand genommen werden.

Chiastolith

Bezeichnungen, Synonyme und Handelsnamen

Der Begriff Chiastolith leitet sich aus dem Griechischen ab: der Buchstabe χ (gesprochen: chi) des griechischen Alphabets steht dabei als Zeichen für Kreuz und »lithos« für Stein. In der Tat trägt dieses Mineral in das Andalusit-Muttergestein eingelagert ein Kreuz aus dunklem Kohlenstoff, sodass sein deutscher Name Kreuzstein überaus berechtigt ist. Weitere Synonyme für den Chiastolith sind Maltesit, Maranit und Stealith. Der Name Howdenith ist von dem wichtigsten Vorkommen des Chiastoliths abgeleitet, nahe dem Mount Howden in Australien. Die Bezeichnung Hohlspat ist nicht spezifisch, weil sie neben Chiastolith auch für Andalusit verwendet wird.

> Chiastolith ist eine Varietät des Andalusits (→ Seite 131), unterschieden durch die charakteristische Kreuzzeichnung.

Chemische Eigenschaften

$Al_2[O/SiO_4]$ + C, Ca, Cr, Fe, Ga, K, Mg, Mn, Ti
Chiastolith ist ein Alumosilikat der Andalusitgruppe und gehört zur Mineralklasse der Inselsilikate. Die gleiche chemische Zusammensetzung bei Zugehörigkeit zu unterschiedlichen Kristallklassen haben Disthen (Cyanit) und Sillimanit (→ Seite 254).

Physikalische Eigenschaften

Kristallsystem	Orthorhombisch
Härte (Mohs)	5 – 5,5
Dichte (g/cm³)	3,12
Spaltbarkeit	Unvollkommen
Bruch	Uneben, spröde
Farbe, Glanz	Weiß, grau, gelblich, Glas- oder Pechglanz
Lichtbrechung	1,627 – 1,649
Doppelbrechung	0,007 – 0,013
Strichfarbe	Weiß

Geschichte und Mythos

Der »Kreuzstein« hat eine lange Tradition als Schutzstein gegen den bösen Blick, wohl vor allem, weil man in seiner auffälligen Kreuzzeichnung das keltische oder christliche Kreuz wiedererkannte. Aus demselben Grund wurde er auch schon früh als Andenkenstein der christlichen Pilger von Santiago de Compostela (Spanien) verwendet.

Entstehung

Chiastolith entsteht tertiär, in Kontaktmetamorphose, wenn flüssiges Magma aufsteigt und in kohlehaltigen, sedimentären Tonschiefer eindringt. Aus dem Aluminiumoxid des Tons und der Kieselsäure der Magma bildet sich dann Chiastolith. An den Kanten seiner Kristalle lagert sich während des Kristallwachstums Kohlenstoff an – wie man heute annimmt auf Grund elektrostatischer Vorgänge. So kommt es zu den dunklen Einschlüssen in der charakteristischen Kreuzform.

Vorkommen

Die wichtigsten Fundorte des Chiastoliths liegen in Australien, in China und Chile. Weitere Vorkommen liegen in Algerien sowie in der Baikal-Region in Sibirien.

Charakteristika

Diese undurchsichtige Varietät des Andalusits bildet dicksäulige und rhombische Kristalle mit nahezu rechteckigem Querschnitt. Sie sind häufig mit kleinen grauen Glimmerschuppen bedeckt. Das hat seinen Grund darin, dass sich Chiastolith im Laufe der Jahrmillionen in Glimmer und Quarz umwandeln kann. Erste Glimmerschüppchen auf der Oberfläche des Chiastoliths sind als »Vorboten« dieser Veränderung und Hinweis auf das Alter des Minerals zu sehen. Im Querschnitt oder an den Endflächen des Kristalls sind die beim Wachstum entstandenen Einlagerungen von Kohlenstoff zu erkennen: jene dunklen Kristalle, die ein schwarzes Kreuz bilden und dieses Mineral im Steinreich einzigartig machen.

Verwechslungen
Durch seine charakteristische Erscheinung wird der Kreuzstein nicht mit anderen Mineralien verwechselt.

Imitationen
Fälschungen des Chiastoliths sind nicht bekannt.

Verwendung
Chiastolith hat als Schmuckstein keine Bedeutung, wird aber gerne als Talisman getragen und ist ein beliebter Sammler- und Heilstein.

Therapeutische Wirkungen
Chiastolith hat eine entgiftende und entsäuernde Wirkung und wirkt sich so positiv bei Rheuma und Gicht aus. Er stärkt die Nerven, regeneriert den Organismus und gibt neue Kraft.

Auch in emotionaler Hinsicht wirkt Chiastolith stabilisierend und bringt neuen Lebensmut. Er vertreibt Ängste, hilft alte und überkommene Verhaltensmuster abzulegen und stärkt die rationale Sichtweise auf emotional blockierte Themenkreise. In Zeiten der Veränderung ist er sinnvoll, weil er hilft, das Neue anzunehmen und das Alte zu verlassen.

Anwendungen
Der Chiastolith sollte direkt auf der Haut getragen werden. Auch die stille Betrachtung im Rahmen einer Meditation ist wirkungsvoll.

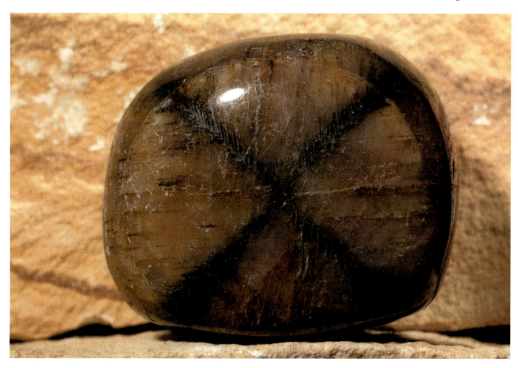

Der Chiastolith trägt den griechischen Buchstaben χ, der unserem lateinischen X entspricht, gut sichtbar als unverwechselbares Charakteristikum an der Oberfläche.

Chrysoberyll

Bezeichnungen, Synonyme und Handelsnamen

Die Bezeichnung Chrysoberyll bedeutet übersetzt Goldberyll, abgeleitet von dem griechischen Wort »chrysos« für Gold. Er ist aber keineswegs identisch mit dem Goldberyll (→ Seite 112). Im Gegenteil, es besteht nicht einmal eine Verwandtschaft mit den Mineralien der Beryllgruppe. Wie der deutsche Geologe A.G. Werner um 1800 entdeckte, ist Chrysoberyll auf Grund seiner chemischen Eigenschaften als eigenständiges Mineral zu betrachten.

Der bekannteste Handelsname für den Chrysoberyll ist Katzenauge. Dieser Begriff bezeichnet eigentlich den Lichteffekt des Chatoyierens, der durchaus auch bei anderen Mineralien auftreten kann. Beim Chrysoberyll, namentlich aus den Vorkommen in Sri Lanka, ist er jedoch derart häufig, dass er sich als Synonym eingebürgert hat.

Als Handelsnamen sind – auch aus diesem Grund – weiterhin differenziert: Indisches, Orientalisches oder Ceylon-Katzenauge. Seine Varietäten sind Alexandrit (→ Seite 128) und Gymophan oder Cymophan. Die Eigenständigkeit des letzteren Minerals ist nicht unumstritten, und er spielt keine Rolle als Heilstein.

Physikalische Eigenschaften

Kristallsystem	Orthorhombisch
Härte (Mohs)	8,5
Dichte (g/cm³)	3,70 – 3,72
Spaltbarkeit	Unvollkommen
Bruch	Muschelig, uneben
Farbe, Glanz	Goldgelb, grüngelb, grün, bräunlich, Glasglanz
Lichtbrechung	1,746 – 1,763
Doppelbrechung	0,007 – 0,011
Strichfarbe	Weiß

Chemische Eigenschaften

$Al_2 BeO_4$ + Cr, Fe, Ti

Chrysoberyll ist ein Aluminium-Beryllium-Oxid und gehört zur Mineralgruppe der Oxide. Seine chemischen Eigenschaften sind somit von denen der Berylle gänzlich verschieden, denn diese gehören zu den Silikaten.

Geschichte und Mythos

Nach alten Überlieferungen aus dem Volksglauben bringt der Chrysoberyll Wohlstand ins Haus, schützt vor dem »bösen Blick« und macht schwarzen Zauber unschädlich.

Entstehung

Chrysoberyll entsteht primär aus aluminiumhaltiger Magma in Granitpegmatiten. Als Voraussetzung für seine Genese muss bei der Auskristallisation ausreichend Beryllium im flüssigen Magma vorliegen. Tertiär bildet sich dieser Stein bei der Entstehung kontaktmetamorpher Glimmerschiefer.

Vorkommen

Die bedeutendsten Lagerstätten des primär gebildeten Chrysoberylls liegen in Brasilien und auf Madagaskar. Vorkommen tertiärer Chrysoberylle finden sich in Russland, den USA und Tansania, auch Burma und Sri Lanka.

Charakteristika

Der Habitus der Chrysoberyllkristalle, also die Art, wie sie sich innerhalb des rhombischen Kristallsystems ausbilden, reicht von dicktafelig bis prismatisch. Die prismatischen Formen sind vielfach flach ausgebildet. Gelegentlich bildet der Chrysoberyll Durchdringungsdrillinge, deren Kristalle sich in einem Winkel von 60° schneiden. Größere Mineralien mit Edelsteinqualität sind selten.

Die Farbe des Chrysoberylls, hervorgerufen durch den Gehalt an Eisen, changiert von grünlich gelb über bräunlich gelb bis hin zu grünlich braun. Besonders begehrt sind gelb-grüne Chrysoberylle. Typisch ist der Lichteffekt des Chatoyierens (Katzenaugeneffekt, → Bezeichnungen), der bei mugelig geschliffenen Steinen ausgeprägt vorliegt.

Verwechslungen

Geschliffener Chrysoberyll wird mit Saphir, Topas und Zirkon verwechselt. Die Katzenaugen sind mitunter schwer von Apatit-, Quarz- und Turmalin-Katzenaugen zu unterscheiden.

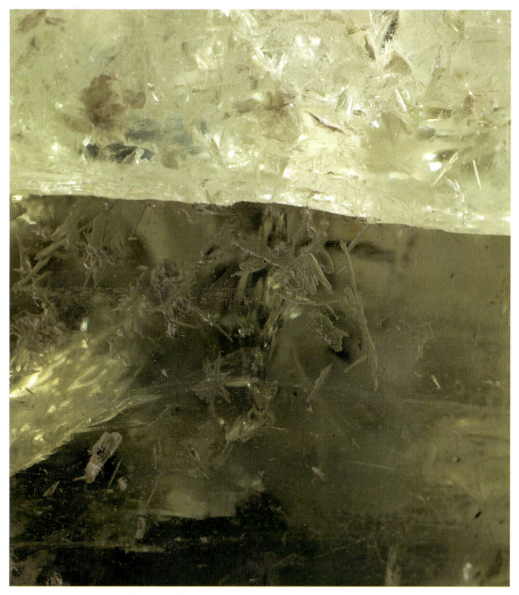

Typisch für den Chrysoberyll sind parallel gelagerte Fasern im Innern des Steins. Bei diesem Exemplar geben die Einlagerungen ein disparates Bild. Der Katzenaugeneffekt kann so nicht entstehen.

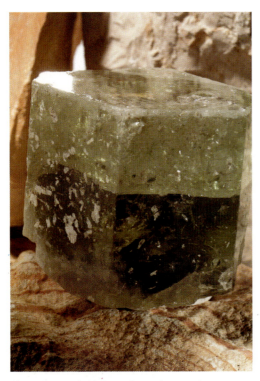

Eher selten sind solche großen Rohsteine des Chrysoberylls mit deutlichem Schichtverlauf.

Imitationen

Wegen seiner Seltenheit erzielt der Chrysoberyll hohe Preise, sodass es häufig Fälschungen des geschliffenen Steins mit synthetischem Korund oder synthetischem Spinell gibt. Die Chrysoberyll-Katzenaugen werden durch Borsilikatglas oder durch Dubletten aus Topas und Ulexit imitiert. Da die Fälschungen mit bloßem Auge nicht unterscheidbar sind, ist für den Echtheitsbeweis eine Untersuchung im Fachlabor notwendig.

Verwendung

Chrysoberyll ist ein beliebter Schmuck- und Kunstgewerbestein, der auf Grund seiner Seltenheit zur gehobenen Preisklasse gehört: Am häufigsten findet man ihn geschliffen und gefasst als Facetten und Cabochons im Angebot des Fachhandels.

Als Heilstein, wiewohl in Indien seit Jahrhunderten in Gebrauch, etabliert er sich in unseren Breiten erst seit einigen Jahren.

Therapeutische Wirkungen

Der Chrysoberyll gilt als Symbol der Güte und Aufrichtigkeit. Er kann persönliche Stärke und Spiritualität, Großzügigkeit und Großmut erwecken. Er empfiehlt sich, um Sanftmut und Optimismus zu fördern. Zudem wirkt er sich positiv auf Partnerschaften aus, denn er lässt uns das Gute in unserer nächsten Umgebung anerkennen und unterstützt dabei, andere Meinungen zu tolerieren. Chrysoberyll ist aber auch angeraten, um Kompetenz, Selbstbeherrschung und strategisches Denken und Handeln zu unterstützen.

Chrysoberyll öffnet insbesondere das Herz- und Nabelchakra.

Auf der körperlichen Ebene dient er in erster Linie der Stärkung des Immunsystems. Auf Grund seiner entgiftenden Wirkung eignet er sich auch zur Unterstützung der Leberfunktionen. Einfache Anwendungen sind mit Chrysoberyllwasser möglich. Dazu legt man den Stein über Nacht in Mineralwasser und nimmt das Elixier ein. Es wirkt entgiftend und lindert Bauchschmerzen.

Anwendungen

Chrysoberyll ist ein sehr starker Heilstein, weswegen es ausreicht, ihn täglich für einige Minuten in die Hand zu nehmen oder zu betrachten. Soll der Stein als Handschmeichler ein ständiger Begleiter sein, so ist darauf zu achten, dass er keinen anhaltenden Hautkontakt hat. Nach der Benutzung als Heilstein soll er unter fließendem warmem Wasser entladen und anschließend in der Sonne, jedoch nicht länger als eine halbe Stunde, wieder aufgeladen werden.

Chrysokoll

Bezeichnungen, Synonyme und Handelsnamen

Der Name Chrysokoll wird bereits bei dem griechischen Philosophen, Arzt und Naturwissenschaftler Theophrast erwähnt. Er leitet sich von den beiden griechischen Begriffen »chrysos« für Gold und »kolla« für Leim ab. Der Name ist vermutlich seiner Verwendung als Flussmittel zum Löten von Gold in der Antike entlehnt. Da Chrysokoll ein Kupfermineral ist, wird er oft auch als Kupfermalachit oder Kieselkupfer bezeichnet. Es existiert eine Vielzahl von Synonymen, die sich teilweise aus der Bergmannssprache ableiten: unter anderem Liparit, Berggrün, Resanit, Spanischgrün, Grünerz, Grünspan oder etwa Dillenburgit. Weitere Synonyme sind Chalkostaktit, Katangit, Kieselmalachit, Kupferhydrophan, Llanca und Malachitkiesel. Weiterhin werden einige Varietäten und Handelsnamen unterschieden:

Traversoit – Blauer Chrysokoll

Eilat-Stein – Eine Verwachsung von Chrysokoll mit Türkis und Malachit, die nach ihrem Fundort bei Eilat in Israel benannt wurde

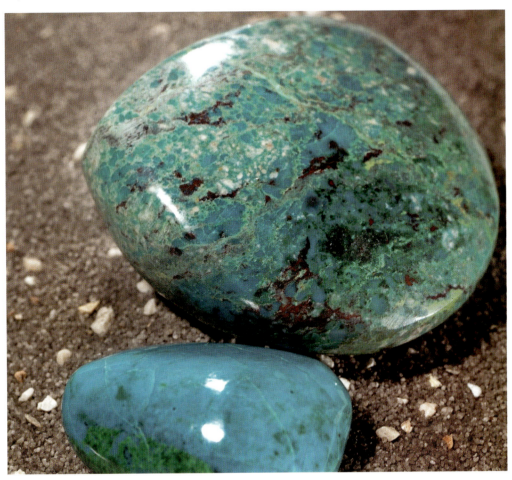

Die strahlenden Farben des Chrysokoll werden in idiochromatischer Färbung durch Kupfer hervorgerufen. Es färbt auch den Strich des Minerals grün, sodass man es leicht von anderen Mineralien unterscheiden kann.

Kupferblau – Verwachsungen von Chrysokoll mit Azurit
Pilarit, Chrysokollquarz, Chrysokoll-Chalzedon, Papageienflügel, Stellarit – Verwachsungen von Chrysokoll mit anderen Mineralien
Gem Silica – Ein feines Gemenge aus Chrysokoll und Opal oder Chalzedon, das auch eine lithotherapeutisch wichtige Varietät darstellt

Chemische Eigenschaften

$CuSiO_3 \cdot 2H_2O$ + Al, Fe, P

Chrysokoll ist ein wasserhaltiges Kupfersilikat und gehört zur Mineralklasse der Ringsilikate. Einfluss auf die Färbung, auch auf die Strichfarbe, hat der Kupfergehalt.

Geschichte und Mythos

Schon im alten Ägypten wurde der Chrysokoll als »weiser Stein« verehrt, der seinem Träger hilft, kluge Kompromisse zu finden. Kleopatra trug ständig einen Chrysokoll, der sie besonnen handeln ließ und vor seelischen Verletzungen bewahren sollte.

Entstehung

Chrysokoll entsteht sekundär durch die Einwirkung kieselsäurehaltigen Grund- oder Sickerwassers in den Oxidationszonen von Kupfererzlagerstätten. Entsprechend gehört er ebenso wie Azurit (→ Seite 136) und Malachit (→ Seite 204) zu den Leitmineralien für Kupfervorkommen.

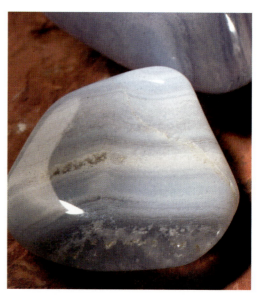

Gefärbter Chalzedon wird oft als Chrysokoll angeboten, ist aber durch den weißen Strich unterscheidbar.

Physikalische Eigenschaften	
Kristallsystem	Monoklin
Härte (Mohs)	2–4
Dichte (g/cm³)	2,0–2,3
Spaltbarkeit	Keine
Bruch	Uneben
Farbe, Glanz	Grün-blau, türkis, selten auch blau, Glas- und Wachsglanz
Lichtbrechung	1,460–1,570
Doppelbrechung	0,023–0,040
Strichfarbe	Grünlich-weiß

Vorkommen

Bedeutende Fundstätten des Chrysokolls liegen in den USA in Arizona und Nevada, auf der Insel Elba sowie in Peru.

Charakteristika

Chrysokoll kristallisiert zwar monoklin, bildet jedoch meist traubige und stalaktitische Aggregate aus. Die monoklinen, meist nadelförmigen Kristalle sind eher selten zu finden. Da seine Mineralmassen oftmals als Spaltenfüllung von Brekzien auftreten, bilden sich faserige bis strahlige, meist undurchsichtige Kristalle. Sie sind in dickeren und dünneren Lagen eng mit anderen Mineralien, darunter auch Quarzen, verwachsen. So entstehen die zahlreichen Mineraliengemenge mit ihren unterschiedlichen Anteilen an Chrysokoll (→ Handelsbezeichnungen). Ein auffälliges Merkmal des Chrysokolls ist seine idiochromatische Färbung, die sich in der hellgrünen Strichfarbe des Minerals zeigt. Dabei ist das Kupfer farbgebend. Der Strich ist auch das einfachste Unterscheidungsmerkmal gegenüber den ähnlichen und somit verwechselbaren Mineralien.

Verwechslungen

Es gibt Verwechslungen mit Azurit, Türkis und Variscit, die sich meist jedoch deutlich durch die Strichfarbe unterscheiden lassen. Türkis und Variscit zeigen einen weißen Strich, Azurit einen hellblauen. In uneindeutigen Fällen kann aber nur durch eine mineralogische Untersuchung im Labor Klarheit erlangt werden. Vom grünen Malachit, der ebenfalls eine hellgrüne Strichfarbe zeigt, ist der Chrysokoll meist gut durch seine blauen Färbungen zu unterscheiden.

Imitationen

Als Imitation wird vielfach gefärbter Chalzedon angeboten. Dieser hat jedoch einen weißen Strich und ist wesentlich härter (Mohs'sche Härte 7).

Verwendung

Chrysokoll ist ein beliebter Schmuck- und Kunstgewerbestein und im Fachhandel in vielen Formen zu erwerben. Unter anderem sind Ketten, Rohsteine, Trommelsteine, Handschmeichler oder Kugeln üblich. Durch seine Seltenheit liegt sein Preis im gehobenen Niveau.

Therapeutische Wirkungen

Der Chrysokoll ist ein kühlender Stein und hilft entsprechend, in schwierigen Situationen einen »kühlen Kopf« zu bewahren. Überempfindlichkeit, Entrüstung und das Gefühl, übergangen zu werden, können mit seiner Hilfe in Ausgleich gebracht werden – Harmonie wird hergestellt. Chrysokoll belebt das Herzchakra und wirkt hier ausgleichend und stärkend. Seine beruhigenden und ausgleichenden Energien wirken bei Orientierungslosigkeit und helfen, »auf den Boden der Tatsachen« zu kommen. Erdung ist ein ihm zugeordneter Begriff. Wegen dieser emotionalen Effekte eignet sich der Chrysokoll gut, um Stress und nervliche Überreizung sowie überschießende Aggressionen zu vermindern: Er bringt seinem Träger Ruhe und Toleranz und ist somit auch ein guter Stein für den partnerschaftlichen Bereich. Diese Eigenschaften gehen verstärkt von Gem Silica aus.

Auch körperlich wirkt Chrysokoll kühlend, weswegen er zur Fiebersenkung, bei Sonnenbrand sowie bei kleineren Brandwunden empfohlen wird. Darüber hinaus lindert er Halsbeschwerden, Infektionen, Menstruationsbeschwerden und hat sich als Schutzstein bei Schwangerschaften bewährt. Chrysokollwasser fördert die Gallen- Nieren- und Blasenfunktionen sowie bei Heranwachsenden den Knochenaufbau. Zur Herstellung des Elixiers den Stein über Nacht in Wasser legen.

Für Choleriker und jähzornige Charaktere ist Chrysokoll ein mäßigender Begleiter, der seine Wirkung am besten als Handschmeichler entfaltet.

Anwendungen

Der Chrysokoll sollte am Körper getragen oder, wie etwa bei Brandwunden oder Sonnenbrand, direkt auf die betroffene Region aufgelegt werden. Um die geistigen Wirkungen zu nutzen, empfiehlt es sich, den Stein auf das »Dritte Auge«, zwischen die Augenbrauen, zu legen. Auch über das Halschakra kann er seine Wirkung entfalten. Chrysokoll sollte einmal monatlich unter fließendem warmem Wasser entladen und danach in einer Schale von Hämatittrommelsteinen wieder aufgeladen werden.

Coelestin

Bezeichnungen, Synonyme und Handelsnamen

Der Name Coelestin leitet sich vom Lateinischen »coelestis« ab, was mit »zum Himmel gehörig« oder »der Himmelblaue« übersetzt wird. Die alten Römer gaben ihm ferner die Bezeichnung »Aqua aura«, ein Begriff, der auch heute noch verwendet wird, nun allerdings nicht mehr den Coelestin meint. Vielmehr wird heute mit »Aqua aura« blau gefärbter Bergkristall bezeichnet.

Coelestin hat zahlreiche echte Synonyme: Schützit, Sizilianit, Apotom sowie Schwefelsaurer Strontian. Veraltet und nur in älteren Quellen auftretend ist Faseriger Schwerspat. Nicht viel mehr als eine Schreibvariante ist die Bezeichnung Zölestin.

Chemische Eigenschaften

$SrSO_4$ + Ba, Ca

Coelestin ist ein Strontiumsulfat und gehört zur Mineralklasse der Sulfate.

Geschichte und Mythos

Im antiken Griechenland wurde die Heilkraft des Coelestins hoch eingeschätzt. Der Stein sollte alles Übel aus dem Körper »spülen« und diesen anschließend mit neuer Lebenskraft erfüllen. Allerdings sollte sich die Wirkung nur entfalten können, wenn der Stein von einem Freund überreicht wurde.

Die altrömische Bezeichnung »Aqua aura«, die der wasserblauen Farbe des Minerals Rechnung trägt, bezieht sich auch auf die stärkenden Eigenschaften auf die Seele.

Bengalische Priester verwendeten Coelestin bereits früh, um die Flammen der heiligen Feuer zu färben. Der Anteil an Strontium im Coelestin färbt die Flammen hellrot. Ist Barium im Coelestin enthalten, wird das Feuer grünlich gelb gefärbt.

Entstehung

Coelestin entsteht meist sekundär aus sulfathaltigen Lösungen. In Ton-, Kalk- oder Gipssedimenten füllt er Hohlräume mit seinen knollenförmigen Aggregaten. Primäre Gesteinsbildung aus hydrothermalen Lösungen in den Gängen und Blasenhohlräumen vulkanischer Gesteine ist seltener.

Vorkommen

Die Fundgebiete des primär gebildeten Coelestins sind sehr selten geworden und nur noch für Österreich bekannt. Sekundärer Coelestin findet sich häufiger, vor allem in Madagaskar, in den USA sowie in Tunesien.

Charakteristika

Coelestin bildet rhombische, dünn- bis dicktafelige, durchsichtige Kristalle. Häufiger sind aber faserige, körnige und stängelige Aggregate, die überwiegend als Knollen, mitunter aber auch als Kluft- oder Gangfüllungen im Gestein auftreten.

Verwechslungen

Es gibt Verwechslungen mit Baryt, Gips, Anhydrit und Kalzit. Die Unterscheidung ist über

---

Physikalische Eigenschaften

Kristallsystem	Orthorhombisch
Härte (Mohs)	3–3,5
Dichte (g/cm³)	3,97–4,0
Spaltbarkeit	Vollkommen
Bruch	Uneben, spröde
Farbe, Glanz	Farblos, bläulichweiß, selten rötlich, Glas- und Fettglanz, auf Spaltflächen Perlmuttglanz
Lichtbrechung	Keine
Doppelbrechung	Keine
Strichfarbe	Weiß

einen Vergleich der Dichte und der chemischen Eigenschaften möglich. Kalzit schäumt bereits, wenn er mit Haushaltsessig beträufelt wird, bei Coelestin tritt dieser Effekt erst bei konzentrierter Schwefelsäure auf.

Imitationen
Weil man heute Coelestin nur noch selten findet, wird er vielfach aus Bergkristall imitiert. Andere Fälschungen sind nicht bekannt.

Verwendung
Coelestin wird industriell zur Herstellung von Farbstoffen, Keramiken, Gläsern und Elektrobatterien sowie zur Gewinnung von Strontium verwendet. Daneben ist er auch ein beliebter Sammlerstein, als Schmuckstein wird er hingegen seiner geringen Härte wegen kaum verarbeitet. Sein Preis liegt auf Grund seiner Seltenheit im oberen Bereich.

Therapeutische Wirkungen
Im körperlichen Bereich ist Coelestin geeignet, neue Kraft und Energie zu bringen: Er erfrischt und vitalisiert. Zudem löst er Muskelverkrampfungen und -verhärtungen auf, fördert die Verdauung und lindert Kopfschmerzen.
Coelestin wirkt ausgleichend und entspannend, schenkt neuen Lebensmut und Optimismus. Seine Wirksamkeit setzt vor allem am Stirnchakra an.

Anwendungen
Einzelne Kristalle hält man in der Hand oder legt sie direkt auf die zu behandelnden Körperstellen auf. Coelestin wird in Hämatittrommelsteinen entladen, wobei die Spitzen immer nach oben zeigen sollen. Er kann in der Sonne wieder aufgeladen werden, was allerdings bei diesem energiestarken Stein nicht unbedingt erforderlich ist.

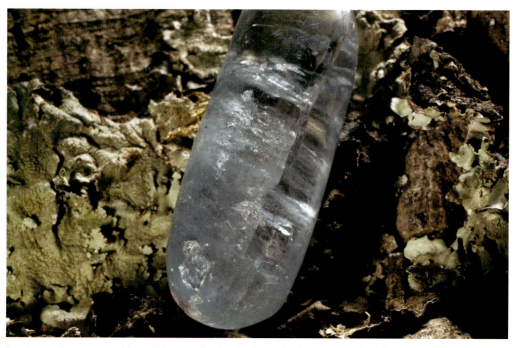

In seinen schönsten, zart himmelblauen Kristallen ist der Coelestin zwar ein sehr dekorativer Stein, eignet sich aber wegen seiner geringen Härte dennoch nicht als Schmuckstein.

Diamant

Welch eine Zeit liegt in dem Rund geborgen?
War es ein Gestern? Wird es erst ein Morgen,
das aus dem Wann ins Jetzt herüberrückt?

Da drinnen klärt ein Kern sich aus dem Schaum,
als ob (betrachtend) in dem Hin und Her
ein Wechselwirbel eingeschlossen wär,
und Licht mit Nacht sich stritte im engen Raum.

Im Schnitte zuckt die Sonne wie zerstückt.
Ist das Geburt? Ist es Erstarrtes schon?
Den kleinen Stein erfüllen tausend Fragen –
vom Innern klingt es auf in starkem Ton,
wie Stimmen, die durch weite Säle tragen.

Ist das der Ruf der ungezählten Sonnen,
die der Facetten Ebenmaß befreit,
der Freudenschrei des Lichts, das froh entronnen
aus grauer Haut, aus wesenloser Zeit?

Es ist das »Ja«, das jedem Werker klingt,
wenn etwas wird (und ihm ist alles Werden),
das Licht, das glückhaft in die Augen dringt
all denen, die noch bauten und vermehrten.

Aus: Otto Conradt, Edelsteingedichte

Physikalische Eigenschaften

Kristallsystem	Kubisch
Härte (Mohs)	10
Dichte (g/cm³)	3,50 – 3,53
Spaltbarkeit	Vollkommen
Bruch	Muschelig, splittrig
Farbe	Farblos, gelb, braun, selten auch grün, blau, rosenrot oder schwarz (»Fantasie-farben«)
Glanz	Als Rohstein Diamant-glanz, Glas- und Fett-glanz
Lichtbrechung	2,417 – 2,419
Doppelbrechung	Keine
Strichfarbe	Keine

Bezeichnungen, Synonyme und Handelsnamen

Diamant leitet sich von dem griechischen Begriff »adamas« ab, was so viel heißt wie »der Unbezwingbare«. Seine enorme Härte war demnach bereits in der Antike bekannt, ebenso wie die Tatsache, dass dieses Mineral feuerfest ist. Die in der Antike verbreitete Annahme, Diamant vermöge Stahl und Eisen zu spalten, hat sich dagegen nicht bestätigt.

Es existieren zahlreiche Synonyme für den Diamant. Er wird – vor allem in älteren Quellen – auch Adamas, Adamant, Anachites, Diamas, Iras, Itam sowie, eher lyrisch, »Mond der Berge« genannt.

Die Handelsnamen unterscheiden Diamanten nach der Schliffform sowie nach Größe und Qualität der Kristalle. Sehr kleine Steine werden als Salzkörner bezeichnet. Die edleren Stücke mit einem Farbwechsel von blauweiß bis gelblich sind bekannt als Premier. Durch die Einlagerung von Fremdstoffen können Diamanten verschiedene Färbungen annehmen. Die unauffälligen, häufig nur im direkten Vergleich mit anderen Diamanten benennbaren Abstufungen zwischen reinstem Weiß und gelblicheren Tönen können die Ausstrahlung des Steins verändern (→ Kasten Seite 157). So genannte »Fancy Diamonds« in Grün, Blau oder Rot entstehen durch Mineraleinlagerungen (→ Chemische Eigenschaften). Das Gewicht von Diamanten wird in Karat angegeben, wobei ein Karat (ct) 0,2 Gramm entspricht.

Für die geschliffenen Diamanten gibt es je nach deren Form folgende Bezeichnungen:

Brillant – Der typische Diamantschliff, der die Leuchtkraft besonders stark betont

Baguette – Längliche, abgerundete Form

Pendeloque – Tropfenform

Herz – Beliebte Form für reine Schmucksteine

Smaragd – Diamant im typischen Smaragd-schliff mit harten Kanten

Marquise – Spitzoval

Chemische Eigenschaften
Cn + (Al, Ca, Cr, Fe, Mg, Mn, N, Si, Sr, Ti)

Der Diamant ist reiner, kristallisierter Kohlenstoff und gehört zur Mineralklasse der Natürlichen Elemente. Seine außergewöhnliche Härte wird von seinem Kristallgitter bestimmt. Es ist als dreidimensionales Netz ausgebildet, in dem jedes einzelne Kohlenstoffatom mit vier anderen fest verbunden ist. Durch eingelagerte Fremdstoffe kann Diamant verschiedene Farbtönungen aufweisen. Farbvarianten entstehen durch Beimengungen von Stickstoff (gelb, grün), Aluminium, Sauerstoff, Magnesium, Eisen oder Bor (blau) sowie Mangan (rosarot). Solche Tönungen sind als Fantasiefarben oder »Fancy Colours« bekannt.

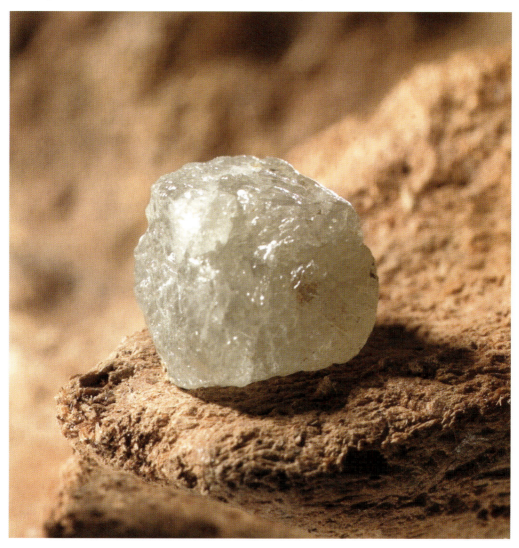

Schon der Rohstein lässt uns seine einzigartigen Eigenschaften erahnen: Lichtbrechung und Glanz sind beim Diamanten deutlich höher als bei allen anderen Edelsteinen.

Diamantvarietäten

Bort	Diamanten geringster Qualität, körnige, undurchsichtige Aggregate, grau bis schwarz
Ballas	Kommt gemeinsam mit Bort vor, winzige Körner, strahlig-faserig
Cape	Gelblich
Carbonado	Dichte, feinkörnige Aggregate, grau bis schwarz
Crystal	Getöntes, gebrochenes Weiß
River	Blauweiß
Wesselton	Feines, helles Weiß
Yellow	Gelb

Geschichte und Mythos

Um den Diamanten ranken sich zahllose Legenden und Mythen aus den verschiedensten Kulturen: Geschichten von Mord und anderen Verbrechen, wie auch von Ruhm und Größe. Die Fundgeschichte einzelner Steine kann abenteuerlich und kompliziert sein, durch wechselnde Besitzer quer durch die Welt führen und so zu großer Bekanntheit führen (→ Kasten Seite 157).

Seiner großen Härte wegen war der Diamant stets das Symbol für Stärke und Macht, seiner einzigartigen Reinheit wegen der Inbegriff von Gesundheit und Glück. Griechen und Ägypter hielten den Diamanten aufgrund seiner einzigartigen Eigenschaften für ein Stück Ewigkeit in dieser Welt der Vergänglichkeit.

Entstehung

Der Diamant entsteht in tertiären Gesteinsbildungsprozessen tief im Erdinneren, da nur dort ausreichend hoher Druck und Temperaturen um 2000 °C herrschen. Unter diesen Bedingungen verwandelt sich Graphit in einer rasanten Metamorphose in Diamant.

Nur unter Mitwirkung von Katalysatoren (»Beschleunigern«) kann Diamant auch in geringerer Tiefe entstehen.

Diamant wird im Zuge von Vulkanausbrüchen als Eruptivgestein von der aufsteigenden Lava mitgerissen und gemeinsam mit gewaltigen Massen von anderen Materialien aus den Tiefen der Erde an die Erdoberfläche emporgeschleudert. Das Lava- und Gesteinsgemisch des Vulkanschlots bildet nach der Eruption und Erstarrung die Gesteine Kimberlit oder Lamproit, eine grünlich-grau gefärbte Abart des Kimberlits, aus. Diese Gesteine sind die Leitmineralien für Diamant.

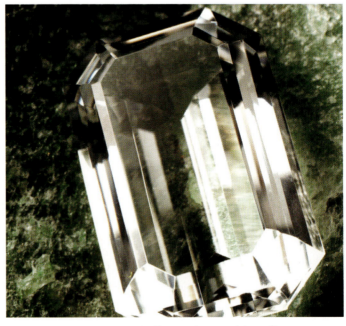

Diamant (hier im Smaragdschliff) entsteht aus Kohlenstoff, wenn extreme Anforderungen an das Verhältnis von Druck und Temperatur erfüllt sind.

Vorkommen

Indien war von der Antike bis zur Mitte des 18. Jahrhunderts alleiniger Lieferant des »Königs der Edelsteine«. Mitte des 19. Jahrhunderts wurden schließlich scheinbar unerschöpfliche Vorkommen in Südafrika entdeckt, welche die Fundstätten auf dem Subkontinent unbedeutend werden ließen. Eine Blütezeit der Diamantschleiferei begann. Die berühmteste südafrikanische Lagerstätte, die Kimberley-Mine wurde in den Jahren 1871 bis 1908 ohne jede maschinelle Hilfe komplett ausgebeutet: Die Rohsteine wurden von Tausenden von Arbeitern, oftmals mit bloßen Händen durch Oberflächenschürfung, Waschen und Tauchen, geborgen. Inzwischen sind Brasilien, Australien und Sibirien die wichtigsten Förderländer des Diamants.

Charakteristika

Die Natur des Diamanten ist im vierten Grad der Kälte und Trockenheit. Er besitzt zwei besondere Eigenschaften. Die eine davon ist, dass er mit keinem natürlichen Körper zusammengebracht werden kann, ohne ihn zu zerdrücken und zu zerbrechen; wenn er auf den Körper getan wird, spaltet er ihn. Zweitens hat kein einziger Stein über ihn Macht, diese hat nur Blei. Die Farbe des Diamants ist die Farbe des Salmiaks. Der Stein Diamant und das Gold lieben sich gegenseitig, und der Diamant bewegt sich rasch zum Golde hin. Wird der Diamant mit Hilfe des Bleis pulverisiert auf eine eiserne Spitze gebracht, so durchbohrt er alle Arten von Gestein und Steinen wie Perlen, Rubin, Saphir, Smaragd und andere.

Aus: Aristoteles, Worte aus Hellas

Die Kristalle des Diamants sind kubisch und meist als Oktaeder, aber auch als Würfel oder Dodekaeder ausgebildet. Seine Aggregate sind spätig bis körnig, die Transparenz durchsichtig bis durchscheinend.

Besonders wertvoller Diamant ist farblos klar bis gelblich, was man auch an der Liste der berühmten Diamanten ablesen kann: Den größten Anteil haben hier die großen farblosen Steine.

Kann man mit der Lupe keinen Einschluss von Fremdstoffen und andere Fehler entdecken, gilt ein Diamant als lupenrein. Abgesehen von seiner enormen Härte, die ihn zur Leitgröße der Mohs'schen Skala (→ Seite 50) machte, ist Diamant auch seiner gewaltigen Lichtbrechung und großen Farbenstreuung wegen einzigartig. Chemischen Reagenzien gegenüber, darunter auch so aggressiven Mittel wie Salzsäure, ist Diamant unempfindlich.

Berühmte Diamanten

Cullinan	Größter je gefundener Rohdiamant, Südafrika, farblos
De Beers	Gefunden in Südafrika, hellgelb,
Excelsior	Gefunden in Südafrika, blauweiß
Großmogul	Gefunden in Indien, hell, blaugrün
Hope	Gefunden in Südafrika, blau
Jonker	Gefunden in Indien, blauweiß
Jubilee Imperial	Gefunden in Südafrika, farblos
Julius Pam	Gefunden in Südafrika, gelb
Matan	Gefunden in Borneo, farblos
Nisam	Gefunden in Indien, farblos
Orloff	Gefunden in Indien, farblos
Präsident Vargas	Gefunden in Brasilien, farblos
Stern des Südens	Gefunden in Brasilien, farblos
Stern von Jakutien	Gefunden in der UdSSR, gelblich
Stewart	Gefunden in Südafrika, gelblich
Tiffany	Gefunden in Südafrika, goldgelb
Victoria Imperial	Gefunden in Südafrika, farblos
Woylie River	Gefunden in Sierra Leone, farblos

Verwechslungen

Besonders Bergkristall, Saphir, Topas und Zirkon sehen dem Diamanten sehr ähnlich, und so werden diese Steine auch schnell miteinander verwechselt. Die mineralogische Untersuchung deckt die optische Täuschung allerdings schnell auf: Die große Härte des Diamants ist einfach unverwechselbar. Bergkristall mit der Mohs'sche Härte 7 und Zirkon mit 6,5–7,5 lassen sich also zumindest als Rohsteine gut unterscheiden, gefasste Steine müssen natürlich ins Labor.

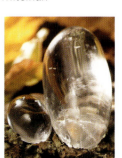

Bergkristall ist durch einen Ritztest unterscheidbar.

Imitationen

Dass der Diamant seit endlosen Zeiten und auf die vielfältigsten Arten gefälscht wird, versteht sich angesichts seines legendären Ruhms von selbst. Die Imitate sind, nicht zuletzt auf Grund der heute zur Verfügung stehenden technischen Möglichkeiten, so zahlreich, dass ihre Erkennung ebenso wie die Diamantfälscherei selbst zu einer Wissenschaft für sich geworden ist.
Die bekanntesten Diamantimitationen sind aus Strass (Bleiglas), Zirkonia, Zirkonoxid und YAG (Yttrium-Aluminium-Granat). Verbreitet sind auch Manipulationen durch Farbveränderungen und verschiedenartige Bestrahlungen weniger wertvoller Kristalle. Daneben sind die verschiedensten Dubletten im Handel.

Verwendung

Der Diamant ist ein hoch begehrter Schmuckstein. Auf Grund seiner großen Härte wird er auch industriell für Bohr-, Schneid- und Schleifzwecke verwendet. Rund drei Viertel der Diamantfunde werden zu diesen Zwecken eingesetzt, zusätzlich zu den synthetischen Diamanten, die ebenfalls einen Teil der großen Nachfrage der Industrie abdeckt. Abgesehen von diesen Anwendungen ist der Diamant ein seit Jahrhunderten bewährter Heilstein, der in vielen therapeutischen Bereichen eingesetzt wird.

Therapeutische Wirkungen

Diamant ist einer der stärksten Heilsteine. Er ist das Symbol für Weisheit und Reinheit schlechthin. Damit eignet er sich ideal, um die geistige Leistungskraft zu fördern sowie Klarheit und Erkenntnis zu verleihen. Diamant unterstützt die Fähigkeit zu logischem Denken und fördert die Lernfähigkeit. Seine Energie steigert das Selbstwertgefühl und die Fähigkeit zu Selbstbestimmung und bewusster Lebensführung. Darüber hinaus gilt Diamant als gut geeignet, um Partnerschaften zu festigen.
In körperlicher Hinsicht ist Diamant die beste Möglichkeit, um Blockaden zu beseitigen und die Energie wieder ungehindert fließen zu lassen. Er fördert die Reinigungsprozesse des Körpers und wird erfolgreich bei Erkrankungen der Nerven, Sinnesorgane, Hormondrüsen und des Gehirns eingesetzt. Diamantwasser ist ein gutes Stärkungsmittel bei Stress und Erschöpfung. Dazu den Stein über Nacht in Wasser legen und das Elixier einnehmen.
Der Diamant wirkt insgesamt kräftigend und harmonisierend auf alle Chakren. Da sein primärer Angriffspunkt das Scheitelchakra ist, kann er die Verbindung zwischen Körper und Geist stärken.

Anwendungen

Zur Anwendung empfiehlt sich ein roher Diamantkristall, der direkt am Körper getragen, auf die Stirn oder auf eine zu behandelnde Körperregion aufgelegt wird. Diamant muss weder auf- noch entladen werden, denn er besteht aus reiner Energie.

Diopsid

Bezeichnungen, Synonyme und Handelsnamen

Seinen Namen erhielt dieses Mineral seiner Kristallform wegen, die zwei verschiedene Seiten zeigt: aus dem griechischen »di« (doppelt) und »opsis« (Anblick) wurde Diopsid: »der einen doppelten Anblick gewährt«. Diese faszinierende Eigenschaft sorgte seit jeher für Verbreitung und Beliebtheit, und so gibt es zahlreiche Synonyme: Bistagit, Alalith, Malakolith, Mussit, Proteit (auch Protheit), Canaanit und Porrizin.

Die heute üblichen Handelsnamen variieren je nach den eingelagerten Mineralstoffen, Farben oder Lichteffekten.

Blackstar – Schwarzer Sterndiopsid
Chromdiopsid – Smaragdgrüner, chromhaltiger Diopsid
Endiopsid – Enthält Magnesium
Lawrowit – Enthält Vanadium, daher auch das Synonym Vanadiumaugit
Mansjöit – Enthält Fluor
Trachyaugit – Enthält Natrium
Violan – Violettblaue Diopsidvarietät

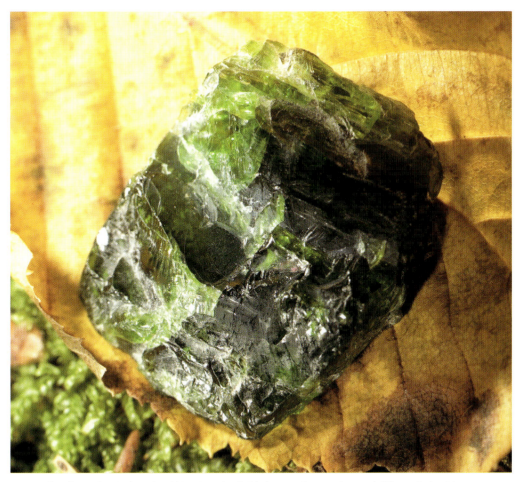

Ein prachtvoller Rohstein des Diopsid in einer durchsichtigen Varietät. Beim geschliffenen Stein sieht man häufig Asterismus, der sich in einem vierstrahligen Stern zeigt.

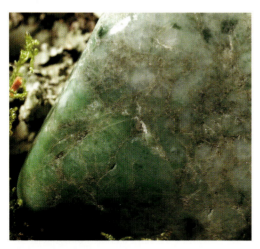

Obwohl äußerlich sehr verschieden, gehört Jadeit zu den engeren Verwandten des Diopsid.

Chemische Eigenschaften

CaMg[Si$_2$O$_6$] + Cr, F, Fe, Mn, Na, Ti, V, Zn

Diopsid ist ein Kalzium-Magnesium-Silikat und gehört zur Mineralklasse der Kettensilikate. Engere Verwandte sind die Pyroxene, zum Beispiel Bronzit und Jadeit.

Geschichte und Mythos

Bereits in der Antike war Diopsid als Schmuckstein wie auch als Sammelobjekt beliebt. Damals wie heute besonders begehrt war der Sterndiopsid: Er regte die Fantasie am meisten an. Im antiken Griechenland galt die Legende, dass in dieser Diopsidvarietät kleine Sterne versteinert seien, die vom Himmel gefallen waren.

Entstehung

Der Stein mit den zwei Gesichtern bildet sich meist tertiär im Zuge der Kontaktmetamorphose zwischen magnesium- und kalkreichen Sedimenten, wenn diese sich zu Marmor oder Kalksilikatfelsen verwandeln. Mitunter, wenn auch weitaus seltener, entsteht Diopsid primär als Gemengeteil in Tiefengesteinen, Marmor, Vulkaniten und auf alpinen Klüften.

Vorkommen

Die wichtigsten Fundorte des Diopsids befinden sich in Indien, Südafrika, Birma, Madagaskar, Brasilien und in den USA. Chromdiopsid kommt vorwiegend aus Südafrika und Russland, der Sterndiopsid stammt meist von Sri Lanka.

Charakteristika

Diopsid bildet nur im Fall seiner kontaktmetamorphen Entstehung oder auf alpinen Klüften Kristalle aus. Diese haben dann ein monoklines Kristallsystem, das sich durch »schiefe« Winkel auszeichnet. Die innere Struktur der Kristalle gleicht der geometrischen Form des Parallelogramms; seine Winkel sind stets größer oder kleiner 90 Grad, niemals aber rechtwinklig. Die Wirkung des Kristalls verändert sich deshalb, je nachdem, welche Seite man betrachtet.

Wesentlich öfter als die Kristallformen finden sich jedoch derbe und körnige oder aber feinstrahlige, auch radialstrahlige Aggregate. Ihre Farben können von Weiß über Grün bis zu Schwarz variieren. Katzenaugen (Chatoyieren) und Asterismus mit vierstrahligem Stern sind häufig.

Physikalische Eigenschaften

Kristallsystem	Monoklin
Härte (Mohs)	5–6
Dichte (g/cm³)	3,27–3,31
Spaltbarkeit	Unvollkommen
Bruch	Uneben, rau
Farbe, Glanz	Grün, grau bis schwarz, weiß, Glasglanz
Lichtbrechung	1,664–1,730
Doppelbrechung	0,024–0,031
Strichfarbe	Weiß

Verwechslungen

Verwechslungen sind vor allem mit Hiddenit, Peridot, Smaragd, Idokras (Vesuvian) und Moldavit möglich. Eine genaue Bestimmung kann meist nur durch eine mineralogische Untersuchung im Labor erfolgen.

Imitationen

Fälschungen des Diopsids sind nicht bekannt. Allerdings wird Diopsid selbst häufig als Sternsaphir angeboten. Die Unterscheidung ist durch den sechsstrahligen Asterismus des Sternsaphirs relativ einfach.

Verwendung

Der Diopsid ist als Schmuck- wie Kunstgewerbestein gleichermaßen beliebt. Im Handel ist er als Kristallstück, Kette und Anhänger, seltener auch als Trommelstein zu erwerben. Der seltene und demzufolge teure Chromdiopsid wird am häufigsten zu therapeutischen Zwecken angewendet.

Therapeutische Wirkungen

Diopsid stabilisiert das Hormonsystem ebenso wie den Säure-Basen-Haushalt, regt die Nierenfunktionen an und wirkt bei körperlicher Erschöpfung, Muskelkrämpfen und Verspannungen im Bereich der Muskeln und Sehnen. Gute Wirkungen, vor allem bei Erkrankungen der Harnwege wie Harnvergiftung und Blasenentzündung, zeigt der Chromdiopsid. Sterndiopsid wirkt unterstützend bei schlechter Blutgerinnung, Parodontose und Vitamin-C-Mangel.

Auf der emotionalen Ebene dient dieses Mineral vor allem dazu, neue Vitalität und Lebensfreude zu erlangen. Apathie, mangelnde Lebenslust, Antriebslosigkeit und seelische Verletzungen sind typische Indikationen. Diopsid unterstützt die Persönlichkeitsentfaltung, löst seelische Blockaden und lässt so auch alte Wunden besser heilen. Er macht insgesamt ausgeglichener. Diopsid wirkt vor allem über das Stirn- und Herzchakra.

Anwendungen

Diopsid sollte direkt am Körper, zum Beispiel als Anhänger an einer Kette, getragen oder im Bereich der Nieren sowie auf der Stirn aufgelegt werden. Die Einnahme von Diopsidessenz wirkt bei Nierenerkrankungen.

Einmal monatlich wird der Stein unter fließend warmem Wasser gereinigt und entladen. Anschließend für kurze Zeit in der Sonne oder in einer Schale mit Hämatittrommelsteinen wieder aufladen.

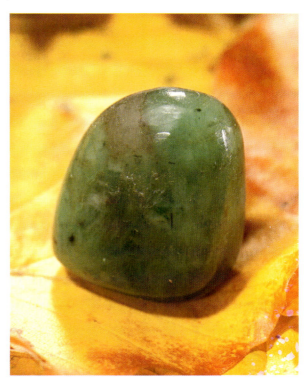

Smaragd lässt sich am besten durch einen Ritztest vom weicheren Diopsid unterscheiden.

Dioptas

Bezeichnungen, Synonyme und Handelsnamen

Die Bezeichnung Dioptas kommt vom griechischen »diopteia«, was »hindurchsehen« bedeutet. Im Jahre 1797 erkannte man den Dioptas als eigenständiges Kupfermineral und unterschied ihn von den Smaragden, zu denen er bis dahin gezählt wurde. Den Namen jedoch erhielt er erst 1806 von dem französischen Mineralogen René Juste Haüy, der dieses Mineral so taufte, da es Einblick in seinen inneren Aufbau gestattet.

Es gibt viele alte Synonyme für den Dioptas, so unter anderem Kiesel-Kupfer-Smaragd oder Kupfersmaragd, Kirgisit, Achivit und Smaragd-Malachit. An Handelsnamen sind, eher irreführend, Skythischer Smaragd und Kongo-Smaragd geläufig.

Chemische Eigenschaften

$Cu_6[Si_6O_{18}] \cdot 6H_2O$

Dioptas ist ein wasserhaltiges Kupfersilikat und gehört zur Mineralklasse der Ringsilikate. Sein Kupfergehalt verleiht dem Dioptas eine smaragdgrüne, manches Mal auch ins Türkis gehende idiochromatische Färbung. Da Dioptas keinerlei Fremdstoffe oder Spurenelemente einlagert, ist er von ausgesprochen hoher Reinheit.

Physikalische Eigenschaften

Kristallsystem	Trigonal
Härte (Mohs)	5
Dichte (g/cm³)	3,28 – 3,35
Spaltbarkeit	Vollkommen
Bruch	Muschelig, spröde
Farbe, Glanz	Smaragdgrün, blaugrün, Glasglanz
Lichtbrechung	1,644 – 1,709
Doppelbrechung	+0,051 – +0,053
Strichfarbe	Grünlichblau oder blassgrün

Geschichte und Mythos

Der Dioptas galt schon im Altertum als Symbol für Fülle und Reichtum und war ein begehrter Schmuckstein. Als Göttin der Schönheit war Venus auserkoren als Patronin des Dioptas. Ihr war der Stein zugeordnet.

Entstehung

Dioptas entsteht primär in der Oxidationszone von Kupfererzlagerstätten durch den Einfluss von kieselsäurereichem Grund- und Sickerwasser. Das Mineral entsteht vor allem in wärmeren Klimazonen. In kälteren Regionen entsteht bei gleicher Ausgangssituation und gleichen Bedingungen eher der wasserreichere Chrysokoll (→ Seite 149).

Vorkommen

Die wichtigsten Fundorte mit kleinen, aber qualitativ hervorragenden Vorkommen liegen in Namibia, Zaire, Kongo und in Kasachstan.

Charakteristika

Dioptas bildet isometrische bis kurzprismatische Kristalle, die oft zu Gruppen und so genannten Kristallrasen verwachsen sind. Er wächst in Kalzitdrusen, kann aber auch selbst kleinste Hohlräume als Drusen auskleiden. Auch derbe, massige Aggregate kommen vor. Aufgrund seines Molekülaufbaus besitzt der Dioptas eine gute elektrische Leitfähigkeit. Seine Kristalle zeigen gute Transparenz und hohes Farbspiel (»Feuer«).

Verwechslungen, Imitationen

Als Rohstein bestehen Verwechslungsmöglichkeiten mit Malachit. Die Unterscheidung erfolgt über das Kristallsystem. Als geschliffener Stein hat Dioptas Ähnlichkeit mit Smaragd. Hier erfolgt die Unterscheidung schnell und unkompliziert über einen Ritztest, denn der Smaragd ist deutlich härter. Fälschungen des Dioptas sind nicht bekannt.

Verwendung

Dioptas ist wegen seiner geringen Härte ein sehr empfindlicher Stein, der im geschliffenen Zustand schnell erblindet. Dennoch ist er ein beliebter Schmuck- und Sammlerstein. Er wird meist in kleinen Kristallgruppen angeboten, seltener geschliffen und gefasst.

Therapeutische Wirkungen

In körperlicher Hinsicht empfiehlt sich Dioptas zur Unterstützung von Heilungsprozessen und allgemeiner Stärkung des Immunsystems. Darüber hinaus harmonisiert er die Funktionen von Leber, Galle und Geschlechtsorganen, lindert Kopfschmerzen und Infektionen der Atemwege.
Auf der seelischen Ebene verleiht Dioptas mehr Selbstwertgefühl und Zutrauen in die eigenen Fähigkeiten, fördert die Persönlichkeitsentfaltung und regt Kreativität wie Fantasie an. Dioptas wirkt am stärksten auf das Herzchakra. Er motiviert seinen Träger, im Hier und Jetzt zu leben und die Aufgaben des aktuellen Moments voller Lebensmut anzugehen. Er kann aus Situationen befreien, in denen Grübeln über die Vergangenheit oder Sorge vor dem Kommenden das Lebensgefühl bestimmen.

Anwendungen

Dioptas wird aufgelegt oder in der Meditation betrachtet. Eine Essenz aus Dioptaswasser hilft bei starkem Kopfschmerz, Migräne und Schmerzzuständen. Einmal monatlich sollte man den Dioptas in einer Schale mit Hämatittrommelsteinen reinigen und entladen. Zum Aufladen legt man ihn einmal im Monat über Nacht in eine Schale mit Bergkristallen oder rosa Kunzit.

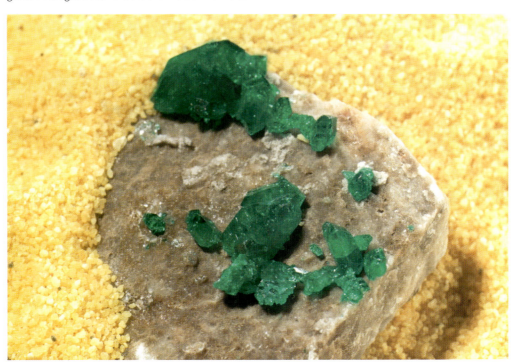

Die kleinen, kurzprismatischen Kristalle des Dioptas finden sich gern zu Grüppchen zusammen, die kleinste Hohlräume auskleiden können oder selbst als Drusen wachsen.

Epidot

Bezeichnungen, Synonyme und Handelsnamen

Als Heilstein tritt Epidot oft nur in der Varietät Unakit auf. Der Name Epidot entspringt einem Vergleich, den der französische Mineraloge René Juste Haüy zwischen Epidot und dem ähnlich aussehenden Mineral Aktinolith (→ Seite 126) anstellte. Verglichen mit der rautenförmigen Grundform des Aktinoliths, weisen die Kristalle des Epidots zwei verlängerte Flächen auf: Sie bilden ein Parallelogramm. Diese Verlängerung kann man als »Zugabe« betrachten, und so entlehnte Haüy den Namen von dem griechischen »epidosis« (für Zugabe) ab. Für Epidot gibt es zahlreiche Synonyme: Achmatit, Puschkinit, Delphinit, Arendalit, Escherit, Scorza, Thallit sowie Acanthicon oder Akanthikonit, Beustit und Oisanit.

Die Handelsnamen richten sich nach den unterschiedlichen Varietäten des Epidots:

Epidot-Quarz – Zarte Epidotnadeln, die in durchsichtigem Quarz eingeschlossen sind. Ihrem Aussehen entsprechend, spricht man hier auch von Haarstein

Klinozoisit – Die eisenarme, hellgrüne bis grünbraune Epidotvarietät

Nundorit – Epidot-Quarz-Gemenge aus australischen Vorkommen

Piemontit – Eine manganhaltige, rote Epidotvarietät

Pistazit – Häufigste, grüne Varietät

Rosstrevorit – Sternförmiger (radialstrahliger) Epidot

Schneeflockenepidot – Weißer Feldspat

Tawmawit – Chromhaltige, grüne Varietät

Unakit – Gesprenkelter Stein aus grünem Epidot und rosa Feldspat, wird bisweilen auch roter Jaspis genannt. In einigen Zusammenhängen ist Unakit der lithotherapeutisch bedeutsamere Stein. Mitunter verdrängt er den Epidot ganz

Withamit – Roter Epidot

Chemische Eigenschaften

$Ca_2(Fe, Al)Al_2[O/OH/SiO_4/Si_2O_7]$ + Cr, K, Mg, Mn, Na, Sr, Ti

Epidot ist ein basisches Kalzium-Aluminium-Silikat, das zur Epidot-Zoisit-Gruppe zählt. Dieses Mineral gehört zwar zur Klasse der Gruppensilikate, enthält jedoch mitunter auch Inselsilikate. Seine Färbung erhält Epidot vom Eisen: Je höher der Eisengehalt ist, desto dunkler ist das Mineral gefärbt.

Geschichte und Mythos

Vom Epidot sind keine Überlieferungen aus der Geschichte oder Mythologie bekannt. Unakit taucht gelegentlich als Stein des Zusammenführens und der Harmonie auf.

Entstehung

Epidot kann primär entstehen. Das ist dann der Fall, wenn in Magmatiten Feldspäte und Pyroxene unter dem Einfluss von flüssiger und daher heißer Magma erneut chemisch verändert werden. Er kann jedoch auch tertiärer Genese sein. Im Zuge von Kontakt- oder Regionalmetamorphose kann Epidot entstehen, sofern die dabei umgewandelten Gesteine viel Aluminum und Kalzium enthalten und zudem basisch sind.

Physikalische Eigenschaften

Kristallsystem	Monoklin
Härte (Mohs)	6 – 7
Dichte (g/cm³)	3,35 – 3,50
Spaltbarkeit	Vollkommen
Bruch	Muschelig, splittrig
Farbe, Glanz	Grün, schwarzbraun, rotgrün, grünbraun, deutlicher Glasglanz
Lichtbrechung	1,729 – 1,768
Doppelbrechung	+0,096 – +0,098
Strichfarbe	Grau

Vorkommen

Epidot kommt weltweit vor. Die wirtschaftlich bedeutsamsten Fundorte liegen jedoch in Norwegen, Österreich, Pakistan, Madagaskar, Peru sowie in den USA.

Größere Kristalle stammen vor allem aus den Fundorten in Österreich, Norwegen und den USA. Schneeflockenepidot wird in Mexiko abgebaut. Unakit stammt aus Simbabwe, Südafrika und Madagaskar.

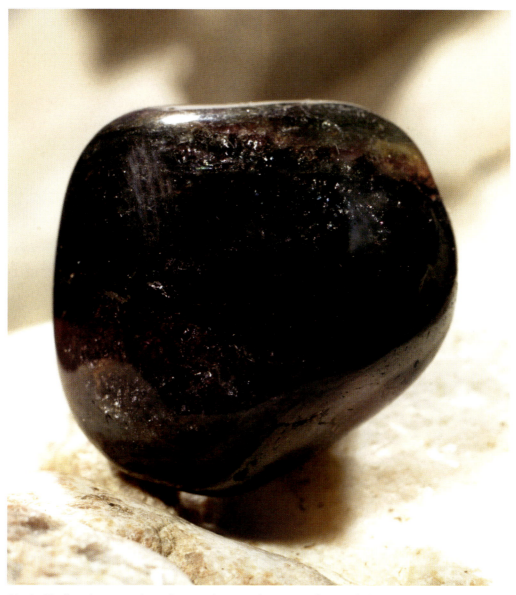

Die dunkle, fast schwarze Färbung dieses Epidot-Exemplars weist auf einen sehr hohen Eisengehalt hin. Das Eisen verleiht ihm auch seine graue Strichfarbe.

Von Achat bis Zitrin

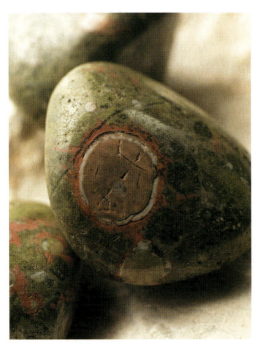

Der Epidot ist, vor allem in der Varietät Unakit, ein preiswerter Schmuckstein und auch als Heilstein beliebt.

Charakteristika
Epidot bildet tafelige, nadelförmige und prismatische Kristalle. Vor allem die prismatischen Kristalle sind an den Seitenflächen längs gestreift. Die Aggregate können stängelig bis radialstrahlig sein. Begleitmineralien sind Aktinolith, Augit, Quarz oder Apatit. Die Kristalle aller Epidotvarietäten sind durchsichtig bis durchscheinend, nur das Mischgestein Unakit ist undurchsichtig.

Verwechslungen
Epidot kann als Kristall mit Dravit, Diopsid, Klinozoisit oder Idokras (Vesuvian) verwechselt werden. Zur genauen Unterscheidung ist eine mineralogische Untersuchung erforderlich. Die häufig als Schmuckstein verwendete Varietät Unakit ist unverwechselbar.

Imitationen
Fälschungen von Epidot sind bisher noch nicht bekannt.

Verwendung
Epidot ist, nicht zuletzt, weil er relativ günstig zu erstehen ist, ein beliebter Schmuck- und Heilstein. Besonders verbreitet ist die Varietät Unakit.

Therapeutische Wirkungen
Epidot stärkt das Immunsystem und fördert die körperliche ebenso wie die psychische Regeneration – ein guter Stein also für alle, die sich in der Rekonvaleszenz nach Operationen oder schweren Erkrankungen befinden. Zudem wirkt Epidot verdauungsanregend und unterstützt die Leberfunktionen. Unakit hilft auch bei Fertilitätsproblemen und unterstützt während der Schwangerschaft die gesunde Entwicklung des Fötus.
In seelischer Hinsicht vermag der Epidot die Wahrnehmungsfähigkeit zu verstärken und motiviert bei der Verwirklichung geplanter Vorhaben. In Zeiten der Selbstreflexion oder der inneren Bewegung hilft besonders Unakit bei der Befreiung von Blockaden, lange gehegten Vorbehalten und Ängsten, die die seelische Entwicklung hemmen.

Anwendungen
Der Epidot sollte direkt am Körper getragen werden. Vor allem für die physischen Indikationen kann er als Anhänger an einer Kette oder anderen Formen des Schmucksteins über längere Zeiträume getragen werden. Wird er auf die Stirn oder das Solarplexuschakra aufgelegt, verstärkt sich seine Wirkung auf geistiger Ebene.
Der Stein kann unter fließendem Wasser gereinigt und entladen werden. Zum Aufladen sollte man ihn für einige Stunden in eine Bergkristallgruppe stellen.

Fluorit

Bezeichnungen, Synonyme und Handelsnamen

Der Name Fluorit ist seit dem 18. Jahrhundert bekannt. Er ist abgeleitet von dem lateinischen Verb »fluere« (fließen). Zuvor wurde der Fluorit ganz einfach Spat oder aber Flussspat genannt, was eine alte bergmännische Bezeichnung für Mineralien mit einer deutlichen Spaltbarkeit ist. Der Zusatz »Fluss« weist darauf hin, dass die genaue Zusammensetzung des Fluorits nicht bekannt war. Aus diesem Grund waren im Bergbau auch die Bezeichnungen Flusserde, Flusssaurer Kalk oder Smaragdfluss gängig. Für den Fluorit existieren zahlreiche weitere, meist jedoch veraltete Synonyme, die teils auf sein Erscheinungsbild, teils auf vermutete chemische Zusammenhänge zurückzuführen sind: Androdamant, Antozonit, Chemischer Spat, Glasspat, Hüttenspat, Keramikspat, Kole, Linsenspat, Murrastein oder Murrhina, Ochsenauge, Pseudonocerin, Pyrophan, Ratofkit, Rhomboidalspat, Säurespat, Wolfssalz. Erzblüte wurde das Mineral genannt, als es von Bergleuten beim Zinnabbau

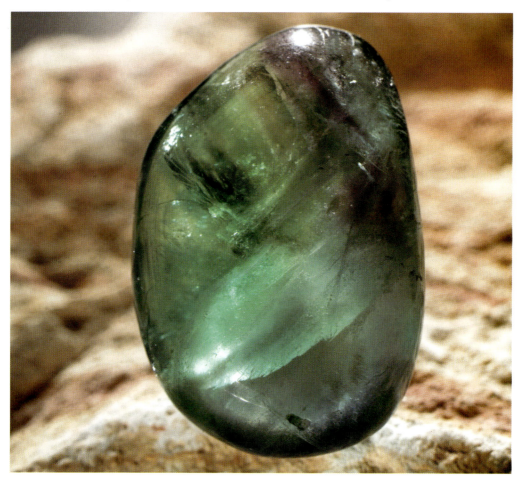

Fluorit hat einige faszinierende Eigenschaften, die sein Erscheinungsbild bei unterschiedlichem Licht verändern. Auch zonare Färbungen wie bei diesem Stein können vorkommen.

im Erzgebirge gefunden wurde – ein schöner Name für ein Mineral, dessen Schönheit und bunte Farben auf den ersten Blick einnehmen. Die Handelsnamen unterscheiden sich je nach Zeichnung, Kristall- oder Aggregatform und Farbe.

Apothekerspat – Reiner Fluorit
Blätterspat – Blättrige Aggregate
Blue John – Tiefblauer Fluorit
Honigspat – Honigfarbener Fluorit
Pyrosmaragd – Phosphoreszierende Varietät
Regenbogen-Fluorit – Mehrfarbige Varietät aus China
Lithoslazuli – In Anlehnung an die Namengebung für Lapislazuli der Name für die purpurfarbene Fluoritvarietät
Würfelspat – Aggregate mit würfelförmigen Kristallen

Chemische Eigenschaften

CaF_2 + C, Ce, Cl, Fe, Mn, Y

Fluorit ist ein Kalzium-Fluorid und gehört zur Mineralklasse der Halogenide. Durch die vielen unterschiedlichen Fremdstoffe erhält er seine Farbenvielfalt, die von blau über grün, gelb, purpur, rot, rosarot und schwarz bis zu den farblosen Kristallen reicht. Beimengungen von Yttrium und Cer können einen ähnlich spekta-

Physikalische Eigenschaften	
Kristallsystem	Kubisch
Härte (Mohs)	4
Dichte (g/cm³)	3,18
Spaltbarkeit	Vollkommen
Bruch	Glatt bis muschelig, spröd
Farbe, Glanz	Farblos, alle Farben, Glasglanz
Lichtbrechung	1,434
Doppelbrechung	Keine
Strichfarbe	Weiß

kulären Farbwechsel wie beim Alexandrit hervorrufen.

Geschichte und Mythos

Noah schickte nach der Sintflut seine Tauben aus um festzustellen, ob die Erde wieder Land geworden ist. Sie berichteten ihm, dass alle Regenbogen auf die Erde hinunterscheinen. Sie wollten ihr die schönen Farben zurückgeben. Als alle Lebewesen, Pflanzen, Flüsse, Steine und Meere ihre Farbe zurückhatten, blieb der Fluorit übrig. Nun zog sich der Regenbogen in diesen Stein zurück und gab ihm seine Regenbogenfarben.

Aus dem Alten Testament

Bereits im Alten Testament werden die fantastischen Regenbogenfarben des Fluorits gerühmt. Im antiken Griechenland wurden aus Fluorit kostbarste Vasen, Schalen und andere Gefäße gefertigt, die später als Murrhinische Vasen berühmt wurden. Der Bedarf nach Fluorit war so groß, dass es sogar Imitationen aus Glas gab – eine frühe, wenn nicht die erste Edelsteinimitation überhaupt. In China ist der Stein bis heute ein beliebter Talisman, dem man eine Schutzwirkung vor negativen Einflüssen zuspricht.

Entstehung

Der Fluorit wird als ein so genannter »Durchläufer« bezeichnet, da er sowohl primärer, sekundärer wie auch tertiärer Genese sein kann. Liegen beispielsweise hohe Konzentrationen von Fluorwasserstoff im Magma vor, kann Fluorit in Plutoniten, Pegmatiten während der pneumatolytischen und der hydrothermalen Phase entstehen. Seltener ist die sekundäre Entstehung von Fluorit, zum Beispiel in Kalksteinhohlräumen oder in Kohle. Allerdings liegt das wichtigste Vorkommen von industriell verwendetem Fluorit in den Kalksteinschichten in Kentucky und Illinois (USA) – es ist genau diesen Ursprungs.

Vorkommen

Fluorit stammt überwiegend aus China, Mexiko und den USA. Die weiteren Fundorte in der Oberpfalz, in England, Frankreich und in Österreich sind weniger bedeutsam.

Charakteristika

Fluorit bildet würfelige, oktaedrische Kristalle und derbe, bisweilen körnige Massen. Mitunter finden sich auch Zwillinge und Kristallgruppen. Die Kristalle sind durchsichtig bis durchscheinend. Durch die zahlreichen Fremdstoffe, die in diesem Mineral eingeschlossen sind, besitzt es ein breites Farbspektrum: Fluorit kann in allen erdenklichen Farben, aber auch farblos auftreten, manche Exemplare weisen zonare Färbungen auf.

Der Fluorit zeigt einige interessante Lichteffekte: Unter UV-Licht oder Infrarotbestrahlung zeigen viele Exemplare Phophoreszenz (→ Seite 168). Wird Fluorit erwärmt, so zeigt er einen schönen Farbwechsel: Er kann zum Beispiel im Durchlicht grün und im Auflicht violett erscheinen. Dieses Phänomen wurde ursprünglich nach dem Fluorit Fluoreszenz genannt, bezeichnet heute aber einige Arten der Lumineszenz.

Verwechslungen

Aufgrund seines Farbenreichtums gibt es zahlreiche Verwechslungen. Als Rohstein kann er mit Apatit verwechselt werden, der jedoch mit Mohs'sche Härte 5 härter ist. Geschliffen wird er oft mit Kunzit, Morganit und Amethyst verwechselt. Klarheit bringt hier nur eine mineralogische Untersuchung im Labor.

Imitationen

Fluorit wird auf viele Arten imitiert: Er wird bestrahlt, zur Aufhellung der Farbe gebrannt oder auch mit Kunstharz imprägniert. Auch synthetischer Fluorit wird in allen Farben angeboten. Um Fälschungen aufzudecken, bedarf es einer Untersuchung im Labor.

Zur Unterstützung von geistiger Klarheit und Konzentration, zum Beispiel im Arbeitszimmer, nimmt man am besten einen violetten Fluorit.

Verwendung

Fluorit ist ein wichtiger Rohstoff zur Fluorgewinnung für technische und medizinische Produkte. Darüber hinaus wird er auch als Heilstein und Schmuckstein immer beliebter. Er ist als Rohstein, Trommelstein, Kugel oder Kette im Handel zu erwerben.

Therapeutische Wirkungen

Fluorit fördert die Regeneration der Hautzellen, stärkt durch seinen hohen Mineralgehalt Knochen und Zähne und lindert Arthrose und Osteoporose. Auch bei Atemwegserkrankungen bewährt er sich. Mundspülungen mit Fluoritwasser (dazu den Stein über Nacht in Wasser legen) werden bei Zahnfleischerkrankungen empfohlen. Schwangeren rät man ferner, eine Regenbogenfluorit-Kette zu tragen.

Auf der geistigen Ebene stärkt Fluorit den Verstand und gibt neue Perspektiven. Er fördert die Konzentration und die Intuition, wirkt harmonisierend in der Partnerschaft und gibt neue Liebe. Fluorit wirkt besonders gut auf das Stirnchakra.

Anwendungen

Fluorit sollte direkt am Körper getragen werden, um körperlichen Erkrankungen zu begegnen. Seine geistigen Wirkungen entfaltet er auch beim stillen Betrachten. Im Raum aufgestellte Kristalle des Fluorits gelten als gute Ordnungshüter.

Fluorit sollte unter lauwarmem fließendem Wasser entladen werden. Anschließend lädt man ihn in der Sonne wieder auf.

Gips

Bezeichnungen, Synonyme und Handelsnamen

Synonyme sind Fraueneis, Specularit, Glinzerspat, Gipserde und Gipsguhr. Entsprechend dem Formenreichtum von Gips, gibt es jedoch noch zahlreiche unterschiedliche Bezeichnungen und Handelsnamen.

Alabaster – Weißer, feinkörniger Gips, der nach dem Fundort in der Nähe von Alabastron in Ägypten benannt wurde. Das gesteinsbildende Mineral ist historisch und auch heute noch ein beliebtes Material für kunsthandwerkliche Zwecke

Eltinger Eier – Engelberger Alabaster-Linsen aus Leonberg, die vor allem als Heilsteine eingesetzt werden

Gipsstein – Pulverige Aggregate

Gipsspat, Selenit – Spätige, prismatische Aggregate

Marienglas – Kristallisiert zu großen und durchsichtigen Tafeln

Seidenspat, Satinspat – Gips in faserigen Aggregaten

Spiegelstein – Glasklare Gipsplatten

Wüstenrose, Sandrose – Rosettenförmig ausgebildeter, sandhaltiger Gips

Chemische Eigenschaften

$Ca[SO_4] (nH_2O)$

Bei Gips handelt es sich um ein wasserhaltiges Kalziumsulfat, das zur Mineralklasse der Sulfate gehört. Oft ist er nicht ganz rein, weil organische oder tonige Stoffe beigemengt sind. Die verschiedenen Färbungen werden durch Beimischungen von Mineralstoffen wie Aluminium, Eisen oder Kohlenstoff verursacht. Bitumen färbt den Gips zum Beispiel grau bis braun.

Geschichte und Mythos

Gips war bereits im Jahre 300 v. Chr. bekannt und wurde schon bei den Griechen und Römern als Baumaterial verwendet. Auch die Majas nutzten in ihren Steinbauten Kalk oder Gips für Stuckverzierungen, Reliefs sowie Böden. Die Arbeiter vermischten Kalk oder Gips mit Wasser und einer Lösung aus pflanzlichem Gummi. Das auf diese Weise entstandene Baumaterial wurde beim Trocknen fast so hart wie Marmor und konnte entsprechend gut poliert werden. Durch die tropische Feuchtigkeit war der Zerfall jedoch vorprogrammiert. Nur noch wenige Stuckelemente sind bis in unsere heutige Zeit erhalten geblieben. Im Mittelalter verwendete Hildegard von Bingen Gipskristalle als Heilsteine.

Entstehung

Gips bildet sich immer bei niedrigen Temperaturen. Hauptsächlich entsteht er sekundär aus Anhydrit (einem wasserfreien Sulfat), wenn dieses Wasser aufnimmt. Dieser Vorgang, bei dem sich das Volumen stark vergrößert, wird auch Vergipsung genannt.

Zudem entsteht Gips durch Ausfällung in Salzseen oder ozeanischen Salzlagerstätten – meist zusammen mit Halit und anderen Salzen – sowie in der Oxidationszone von sulfidischen Erzlagerstätten. In Salzwüsten bildet sich dieses Gestein durch Ausblühen aus schwefelsäurehaltigen Lösungen.

Physikalische Eigenschaften

Kristallsystem	Monoklin
Härte (Mohs)	2
Dichte (g/cm³)	2,2 – 2,4
Spaltbarkeit	Vollkommen
Bruch	Muschelig, faserig
Farbe, Glanz	Farblos, weiß, gelb, grau, rosa, bläulich, braun, Glas- und Seidenglanz (faserige Aggregate)
Lichtbrechung	1,520 – 1,530
Doppelbrechung	0,010
Strichfarbe	Weiß

Vorkommen

In Chile, Frankreich, Italien (Alabaster), Kanada, Mexiko, Russland, Sizilien und den USA. Die Fundstätten der Wüstenrose liegen in den Wüsten von Marokko, Algerien und den USA.

Charakteristika

Gips kristallisiert monoklin und kann sehr große, tafelige, schichtartige Kristalle, manchmal auch Prismen bilden. Auch Kristallrasen in Gesteinshohlräumen kommen vor.

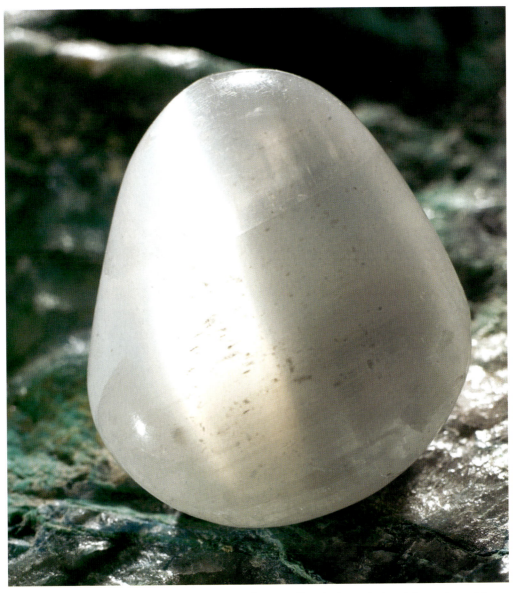

Reiner Gips ohne Beimengungen von anderen Mineralien ist weiß und zeigt nach dem Polieren einen schönen Glas- oder Seidenglanz. Trommelsteine können getragen oder als Handschmeichler eingesetzt werden.

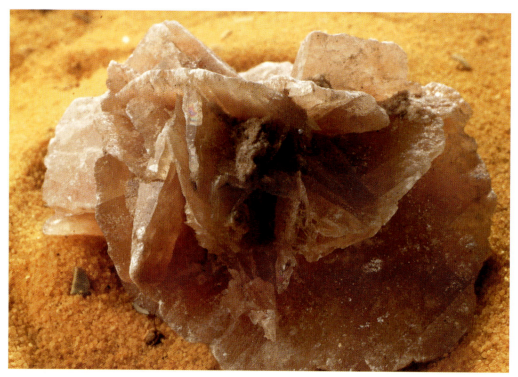

Bei der Wüstenrose sind die Gipskristalle rosettenförmig zu einer Kristallblume zusammengefügt. Durch Beimengengen von Sand sind sie meist bräunlich eingefärbt.

Als derbe Masse ist Gips eher feinkörnig bis spätig, als Fasergips auch spaltenfüllend. Typisch sind Schwalbenschwanz- und Durchkreuzungszwillinge. Die einzelnen Varietäten kristallisieren unterschiedlich: Selenit (Gipsspat) bildet oft durchsichtige, schön ausgebildete Prismen. Marienglas hingegen erscheint tafelig und ebenfalls durchsichtig. Charakteristisch für Seidenspat sind faserige Aggregate. Der weiße, feinkörnige Alabaster ist sehr porös und lässt sich deshalb gut färben. Bei der auffälligen Wüstenrose schließlich sind die Gipskristalle rosettenartig angeordnet, sodass ein blumenähnlicher Kristall entsteht.

Gips ist allgemein sehr weich, schon mit dem Fingernagel kann man ihn leicht ritzen. Seine Empfindlichkeit gegen Hitze wird für die Herstellung von Baustoffen genutzt (→ Verwendung). Gips ist entweder durchsichtig (Marienglas) oder durchscheinend bis undurchsichtig (Alabaster) und zeigt Glasglanz. Faserige Aggregate wie der Seidenspat hingegen schimmern im Seidenglanz. Die Kristalle sind weiß oder farblos, durch Einschlüsse und Elemente treten auch andere Farbtöne wie gelb, grau, rosa, bläulich oder braun auf.

Verwechslungen

Gips ähnelt Anhydrit, das aber härter ist (Mohs'sche Härte 3,5). Alabaster kann mit Kalzit, Sepiolith (Meerschaum) oder Onyx-Marmor verwechselt werden. Kalkstein oder Kalzit ist in Salzsäure löslich und kann so gut unterschieden werden.

Imitationen

Gipskristalle werden nicht imitiert, Alabaster aber manchmal gefärbt.

Verwendung

Wenn Gips auf circa 120 °C erhitzt wird, gibt er Wasser ab. Auf diese Weise entsteht ein so genanntes Halbhydrat mit der chemischen Formel $Ca[SO_4] \cdot \frac{1}{2} H_2O$. Dieses findet in der Bauindustrie vielfältige Verwendung, zum Beispiel als Stuckgips und in Form von Gipsplatten.

Rohgips wird gebrannt, indem er auf über 190 °C erhitzt wird. Dabei geht das ganze Kristallwasser verloren. Setzt man nun wieder Wasser zu, zieht sich die Aufnahme des Wassers über längere Zeit hin. Auf diese Weise entsteht Gips für Estriche oder Mörtel.

Neben der Verwendung als Baustoff wird dieses Gestein auch in der Keramikindustrie, im Kunstgewerbe (Modellgips), zur Schwefelgewinnung und im medizinischen Bereich eingesetzt.

Schöne Gips-Exemplare, vor allem Wüstenrosen, sind bei Sammlern sehr begehrt. Als Schmuckstein ist Gips nicht geeignet, lediglich aus Alabaster werden verschiedene Ziergegenstände gefertigt.

Therapeutische Wirkungen

Gips lindert Krankheiten der Geschlechtsorgane bei Männern und Frauen. Vor allem während der Schwangerschaft kommt seine hormonausgleichende Wirkung gut zur Geltung, sodass typische Beschwerden wie Übelkeit oder Erbrechen sich schnell bessern.

Zudem wirkt das Kalziumsulfat knochenstärkend und lockert Muskelverspannungen. Wer Übergewicht abbauen will, kann Marienglas diätunterstützend einsetzen. Alabaster hat sich bei stressbedingten Kopfschmerzen bewährt. Auf geistiger Ebene wirken Marienglas und Wüstenrosen inspirierend. Sie helfen gegen seelische Verspannungen und steigern die Kreativität. Empfindsame Menschen bekommen eine »dickere Haut«: Konflikte und Kränkungen werden nicht mehr zu schwer genommen.

Anwendungen

Marienglas oder Selenit werden aufgelegt oder getragen, aber nicht über einen längeren Zeitraum. Nach einigen Stunden sollte der Stein wieder abgelegt werden. Wüstenrosen können im Zimmer aufgestellt werden. Auch zur Meditation sind diese Varietäten gut geeignet. Gereinigt und entladen werden die Kristalle, indem man sie kurz unter fließendes Wasser hält. Sie sollten pfleglich behandelt werden.

> Als Heilsteine werden hauptsächlich Marienglas und die prismatischen Selenitkristalle sowie Eltinger Eier eingesetzt.

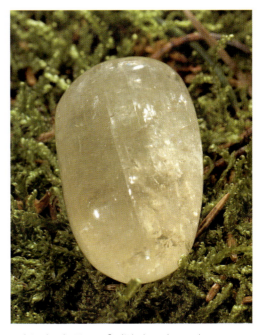

Kalzit ähnelt Gips äußerlich, hat aber andere chemische Eigenschaften.

Hämatit

Bezeichnungen, Synonyme und Handelsnamen

Hämatit steht für Blutstein, abgeleitet vom Griechischen »haima« für Blut beziehungsweise »haimatitos« für Blutstein. Sowohl in seinem Erscheinungsbild als auch in seinen Eigenschaften gibt es Anhaltspunkte für die Namensgebung. Die Strichfarbe des Hämatits ist blutrot, und blutrot wird auch das bei seinem Schliff benutzte Kühlwasser. Medizinisch wird er schon seit der Antike zur Blutstillung und Wundheilung eingesetzt.

Wie alle seit alters bekannten und weit verbreiteten Steine hat auch der Hämatit zahlreiche Synonyme aus der mineralogischen Fachsprache, dem Bergmannsjargon und dem Volksmund: Anhydroferrit, Flusseisenstein, Glanzeisenerz, Rotwerde, Sanguin, Schwarzer Diamant, Spiegeleisen oder Spiegelerz. Klar unterscheidbar und dem Formenreichtum des Hämatits zu verdanken sind dagegen folgende Bezeichnungen und Handelsnamen:

Eisenglanz – Mineralogischer Name für gut auskristallierte Hämatitvarietäten

Eisenglimmer, Schuppiger Roteisenstein – Schuppiges Aggregat

Eisenrose, Hämatit-Rose – Rosettenförmiges Aggregat

Hydro-Hämatit, Turgit, Turit – Wasserhaltige, besonders dichte Aggregate mit bunten Anlauffarben

Martit – Oktaedrische Pseudomorphosen (aus Magnetit)

Rötel, Eisenocker, Rötelkreide – Pulveriges Aggregat

Roteisenerz, Roteisenstein – Die mineralogische Bezeichnung für feinkristallierte Arten des Hämatits

Roter Glaskopf, Eisenniere, Nierenerz – Glaskopfige Aggregate, Nierenwachstum

Specularit – Auf Roten Glaskopf aufgewachsene, taflige Hämatitkristalle

Teufelswürfel – Perfekt würfelförmige Hämatitkristalle

Chemische Eigenschaften

Fe_2O_3 + Mg, Ti + Al, Cr, Mn, Si, Th

Hämatit ist ein Eisenoxid und gehört zur Mineralklasse der Oxide. Die Färbung in allen Schattierungen von schwarz oder braun bis rot geschieht durch das Eisen selbst

Geschichte und Mythos

Sämtliche Assoziationen mit Blut eignen dem Hämatit seit jeher. Er war bereits in vielen alten Kulturen bekannt. Als Heilstein schätzte man in der Antike seine Eigenschaften zur Wundheilung und Blutstillung. Darüber hinaus gab man Hämatit den Kriegern als Talisman mit auf den Weg in die Schlacht, auf dass dieser ihr Leben schützte.

Auch im alten Ägypten verehrte man den Blutstein sehr: Hämatit wurde als der Stein angesehen, der Frieden und Unsterblichkeit bringt, weshalb sich in zahlreichen Pharaonengräbern Amulette aus Hämatit finden. Babylonier und Araber, ebenso wie die amerikanischen Ureinwohner schnitten aus Blutstein Amulette und trugen diese als Garanten umfassenden Glücks. Dominierend für derartige Talismane war die Herzform.

Physikalische Eigenschaften

Kristallsystem	Trigonal
Härte (Mohs)	6 – 6,5
Dichte (g/cm³)	5,2 – 5,3
Spaltbarkeit	Keine
Bruch	Muschelig, spröde
Farbe, Glanz	Schwarz, schwarzgrau, braunrot, metallisch, meist matt
Lichtbrechung	2,940 – 3,220
Doppelbrechung	– 0,287
Strichfarbe	Rost- bis braunrot

Entstehung

Hämatit entsteht primär in metamorphen Gesteinen sowie in pneumatolytischen und hydrothermalen Gängen. Man findet ihn auch an Austrittstellen von vulkanischen Gasen. Sekundär entsteht er als Verwitterungskruste in der Oxidationszone von Eisenerzlagerstätten. Martit entsteht durch Oxidation und Umwandlung von Magnetit (→ Seite 202). Tertiär kann Hämatit durch Sedimentation von Eisenoxid

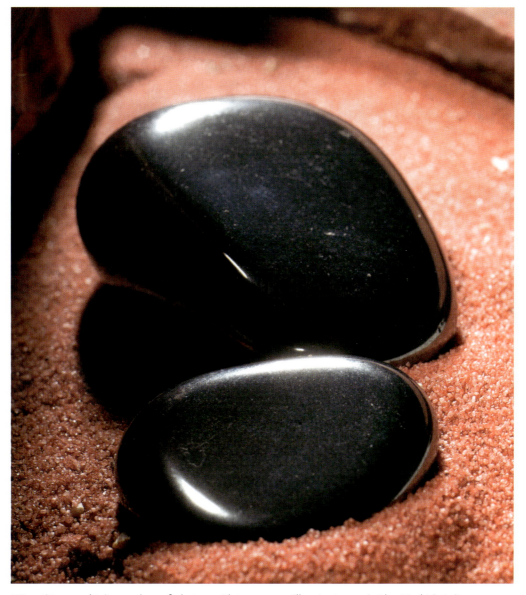

Hämatittrommelsteine werden aufgelegt, um Blutungen zu stillen. Legt man sie über Nacht in Leitungswasser, so entsteht Hämatitelixier, mit dem der Kreislauf in Schwung gebracht wird.

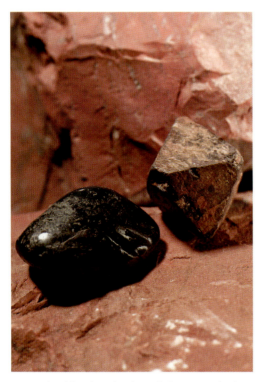

Magnetit – hier ein Rohstein und ein Trommelstein – unterscheidet sich durch Magnetismus vom Hämatit.

aus wässeriger Lösung entstehen: Zunächst bildet sich Limonit, aus dem durch Wasserverlust und Metamorphose schließlich Hämatit wird.

Vorkommen
Die wesentlichen Vorkommen primär gebildeten Hämatits liegen im britischen Cumberland, in Kiruna (Schweden) sowie in Marokko. Sekundär entstandener Hämatit findet sich vor allem im Ural.
Tertiär gebildeter Hämatit kommt in den USA und Kanada, ebenso im Ural sowie in brasilianischen Lagerstätten vor.

Charakteristika
Hämatit kristallisiert in säulenähnlichen und körnigen Strukturen. Häufig bildet er dichte Massen. Seine Kristalle sind durchscheinend bis opak. Als Kristall, Eisenrose oder poliert zeigt er Metallglanz, abweichend zu den matten Erscheinungsformen.

Verwechslungen
Verwechslungen mit Kassiterit, Davidit, Wolframit und Neptunit können nur bei einer mineralogischen Untersuchung im Labor nachgewiesen werden. Auch Zinnober, Ilmenit, Limonit und Magnetit haben ein ähnliches Erscheinungsbild, können jedoch einfach identifiziert werden: Zinnober zeigt rote Strichfarbe, Ilmenit unterscheidet sich durch violettbraunen Strich und Limonit durch einen braunen Strich. Magnetit ist im Unterschied zu Hämatit magnetisch. Gemenge von Hämatit mit Ilmenit, Magnetit oder Limonit lassen sich nur im Labor nachweisen.

Imitationen
Es gibt Nachbildungen von Hämatit durch gepresstes und gesintertes Eisenoxidpulver. Steine, die nach diesem Verfahren gepresst werden, müssen rechtlich als Hämatin ausgewiesen werden.

Verwendung
Als Eisenerz findet Hämatit in der Industrie vielfältige Verwendung als Rohstoff für die Farbherstellung sowie für alle Eisen verarbeitenden Industrien. Darüber hinaus kann er auf eine lange Geschichte als Schmuckstein, früher vor allem für Trauerschmuck, zurückblicken. Auch als Heilstein hat Hämatit eine lange Geschichte. Er ist als Rohstein, Trommelstein, Anhänger, Kette oder auch Kugel im Handel zu erwerben.

Therapeutische Wirkungen
Griechische Ärzte verordneten bereits in der Antike zermahlenen, in Wein aufgelösten Blutstein gegen Frauenkrankheiten aller Art.

Ebenso wird er seit alters her bei schlecht heilenden Wunden sowie zur Blutstillung bei Verletzungen verwandt. Er hilft auch bei Blutarmut, denn Hämatit fördert die Eisenresorption über die Darmschleimhaut und so auch die Bildung roter Blutkörperchen. Er regt somit die als »Blutbildung« bezeichneten Prozesse an, ebenso die Durchblutung des gesamten Körpers und somit die Sauerstoffversorgung der Zellen. Auf Grund dieser Wirkung stabilisiert Hämatit nachhaltig den Kreislauf, gibt neue Vitalität und sorgt für ein jugendliches Aussehen. Auch bei Krampfadern, Schmerzen während der Menstruation und hormonellen Störungen bewährt sich dieses Mineral.

Die vielen positiven Wirkungen dieses Steines machen sich auch psychisch stark bemerkbar: Hämatit schenkt neue Lebensfreude und gibt Mut, mit neuen Herausforderungen fertig zu werden. Er lenkt die Aufmerksamkeit stärker auf die elementaren Dinge des Lebens und hilft so, seelische Konflikte einfacher aufzulösen.

Als »Stein für den Verstand« gibt er den Gedanken eine klare Richtung, wenn wir versuchen, uns geistig auf etwas Neues einzustellen, neue Inhalte zu erlernen oder mentale Fähigkeiten zu erwerben. Der Hämatit wirkt besonders über das Wurzelchakra.

Anwendungen

Zur Blutbildung, Förderung der Eisenresorption, Anregung des Kreislaufs und Belebung des gesamten Organismus empfiehlt sich die Einnahme von Hämatitwasser morgens auf nüchternen Magen. Für andere Indikationen sollte Hämatit direkt am Körper getragen oder aufgelegt werden – außer bei Entzündungen, hier ist er kontraindiziert! Bei Augenleiden empfiehlt es sich, ihn auf die Augenlider zu legen, als Rohstein sollte er unter dem Kopfkissen liegen. Hämatit sollte nicht unter Wasser entladen, sondern zu Bergkristalltrommelsteinen gelegt werden, wo er sich entlädt und gleichzeitig wieder auflädt.

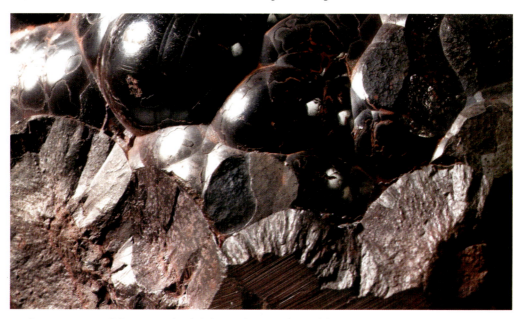

An dieser Hämatitstufe kann man deutlich die Art der Entstehung ablesen. Besonders gut sind hier die muscheligen Bruchkanten zu sehen.

Hiddenit

Bezeichnungen, Synonyme und Handelsnamen

Wie der Kunzit ist auch der Hiddenit eine edle Spodumenvarietät. Sein Name ist von dem amerikanischen Mineralogen W. E. Hidden entlehnt, der diesen Edelstein 1879 in North Carolina (USA) entdeckte. Synonyme für diesen Edelspodumen sind Lithiumsmaragd, Spodumensmaragd, Lithionsmaragd und Triphan.

Chemische Eigenschaften

LiAl $[Si_2O_6]$ + Ca, Na, Cr, Fe, Mg

Als Spodumenvarietät gehört Hiddenit zur Familie der Pyroxene und zur Mineralklasse der Kettensilikate. Als farbgebende Substanzen kommen Chrom oder Eisen in Betracht, wobei Chrom Grüntöne hervorbringt und Eisen kräftige Gelbtöne.

Geschichte und Mythos

Es sind – wahrscheinlich wegen der jungen Geschichte des Minerals – keine Überlieferungen über diesen seltenen Edelstein bekannt. Im Smithsonian-Museum in Washington (USA) kann man einen der feinsten facettierten Hiddenite besichtigen. Er wiegt 327 Karat und besitzt eine kräftige gelbe Farbe.

Physikalische Eigenschaften

Kristallsystem	Monoklin, tafelig, prismatisch
Härte (Mohs)	6,5 – 7
Dichte (g/cm³)	3,15 – 3,21
Spaltbarkeit	Vollkommen
Bruch	Uneben, spröde
Farbe, Glanz	Gelbgrün, smaragdgrün, grüngelb, Glasglanz
Lichtbrechung	1,660 – 1,681
Doppelbrechung	+0,014 – 0,016
Strichfarbe	Weiß

Entstehung

Spodumen trifft man überwiegend in Granitpegmatiten an. Hiddenit entsteht primär durch hydrothermale Bildung. Begleitmineralien können Quarz, Feldspat, Beryll, Turmalin, Lepidolith und Granat sein.

Vorkommen

Hiddenit kommt seltener vor als Kunzit; seine wichtigsten Fundorte liegen in Brasilien, Birma, auf Madagaskar sowie in den USA.

Charakteristika

Man findet Kunzit in Form von tafeligen, säulenförmigen und prismatischen Kristallen mit perfekter Spaltung. Jene sind meist zu breitstängligen und plattigen Aggregaten verwachsen. Spitzen und Prismenflächen sind in der Regel stark zersetzt. Wie der Kunzit ist dieser Edelstein meist wasserklar. Er erscheint gelb, gelbgrün, smaragdgrün, aber auch farblos. Besonders begehrt ist der smaragdgrüne Hiddenit. Hinweis: Durch die Sonne kann die Farbe dieses Steins ausbleichen.

Verwechslungen

Es gibt viele Verwechslungen mit gelben und grünen Edelsteinen, darunter unter anderem Diopsid, Chrysoberyll, Smaragd, Peridot, Turmalin und Edelberyll.

Imitationen

Um seine Farbe zu verändern, wird dieser Stein gelegentlich bestrahlt. Sicherheit bringt hier nur eine mineralogische Untersuchung.

Verwendung

Hiddenit ist ein sehr wertvoller Edelstein. Die Steine werden meist im Treppenschliff verarbeitet. Facetten, Anhänger oder Cabochons sind beliebte Handelsformen von Hiddenit. Als Heilstein steht er im Schatten des Kunzits, hat aber auch eigene Indikationen.

Therapeutische Wirkungen

Dieser Edelstein lindert Rheuma, Muskelverspannungen und Schmerzen im Schulter- oder Nackenbereich. Er heilt Arthritis und schützt vor Gichtanfällen. Hiddenit gilt als Stein für zögerliche und niedergeschlagene Menschen. Das helle Mineral verleiht ihnen Klarheit und Lebensfreude.

Insgesamt stärkt Hiddenit die Sinnesorgane und hilft Ziele zu verwirklichen. Er verleiht die notwendige Würde, um unangenehme Situationen zu überstehen. Außerdem fördert dieses Mineral das Selbstwertgefühl und die Entscheidungskraft. Besonders gut wirkt dieser Stein über das Herzchakra.

Anwendungen

Hiddenit sollte über einen längeren Zeitraum am Körper getragen werden. Bei Schmerzen legt man ihn am besten auf die erkrankten Stellen. Hiddenit sollte einmal in der Woche unter lauwarmem Wasser gereinigt und entladen werden. Über Nacht lädt man ihn in trockenem Meersalz wieder auf.

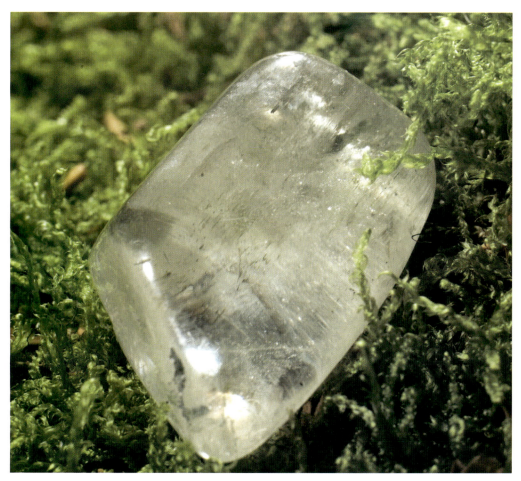

Wasserklar ist der Hiddenit, hier ein seltener farbloser Stein. Auch die durch Beimengungen von Chrom oder Eisen grün oder gelb gefärbten Varietäten besitzen dieselbe Transparenz.

Hornblende

Bezeichnungen, Synonyme und Handelsnamen

Die Bezeichnung Hornblende tauchte erstmals im 18. Jahrhundert in der Mineralogie auf. Der Name bezieht sich nicht nur auf das dunkle, hornartige Aussehen bestimmter Mineralien, sondern auch auf deren Zähigkeit, die sie mit organischem Horn teilen. »Geblendet« fühlten sich die Bergleute im Erzabbau von dem Mineral, weil es sich trotz eines metallischen Glanzes nicht als verwertbares Erz herausstellte. Die Unsicherheiten der Zuordnung spiegeln sich auch in dem heute gebräuchlichen Gruppennamen Amphibole (griechisch: amphibolos = unsicher, fraglich) für Nephrit (→ Seite 219), Aktinolith (→ Seite 126) und Hornblende. In der älteren Literatur kann mit Hornblende jedwedes Mineral aus dieser Gruppe gemeint sein. Mineralogisch muss jedoch der Oberbegriff von dem Mineral unterschieden werden. Als Synonyme für Hornblende sind Syntagmit, Bergamaskit und Philipstadit bekannt.

Chemische Eigenschaften

$Ca_2 (Na,K)(Mg,Fe)_3$
$(Fe,Al)_2[(O,OH,F)_2/(Si,Al_8O_{22})] + Mn, Ti$
Hornblende gehört zu der kleinen Mineralgruppe der Amphibole und zur Mineralklasse

Physikalische Eigenschaften

Kristallsystem	Monoklin
Härte (Mohs)	5,5 – 6
Dichte (g/cm³)	3,02 – 3,27
Spaltbarkeit	Vollkommen
Bruch	Muschelig
Farbe, Glanz	Braungelb, dunkelgrün, schwarz, Pech- oder Fettglanz
Lichtbrechung	Keine
Doppelbrechung	Keine
Strichfarbe	Grün bis braungrau

der Kettensilikate. Alle Amphibole sind sehr komplizierte Zusammensetzungen von Eisen, Magnesium, Aluminium und anderen Elementen. Auch die chemische Zusammensetzung der Hornblende ist – wie man ja bereits an der Summenformel erkennen kann – äußerst kompliziert und zudem unbeständig.

Geschichte und Mythos

Indianer, Aborigines und verschiedene afrikanische Stämme verehren die Hornblende bis heute als mächtigen Schutz- und Heilstein. Sie setzen ihn unter anderem für ihre Medizinrad-Zeremonien ein. Er soll die Kommunikation »mit anderen Wesenheiten« aus dem physischen und beseelten Tierreich verbessern.

Entstehung

Hornblende ist das häufigste Mineral aus der Gruppe der Amphibole. Es entsteht primär aus (meist) basischem Magma und findet sich daher in vielen Vulkaniten (unter anderem Basalt und Trachyt) und Plutoniten, häufig als Gemengteil von Graniten, Syeniten und Dioriten. Tertiär kann sich Hornblende im Zuge der Metamorphose von Amphiboliten und einigen Glimmerschiefern bilden. Oft liegt Hornblende als Hornblendeschiefer vor.

Vorkommen

Hornblende gibt es weltweit. Magmatisch gebildete Hornblende findet sich jedoch vor allem in Böhmen und am Vesuv (Italien). Tertiär gebildete Hornblende, wie zum Beispiel Hornblendeschiefer, stammt vielfach aus skandinavischen Ländern oder aber aus der Schweiz.

Charakteristika

Hornblende bildet prismatische, säulige Kristalle, die im Gestein eingewachsen sind. Auch Zwillinge sowie körnige, derbe oder radiale Aggregate kommen vor. Die Oberfläche der Hornblende wirkt glasig oder fettig.

Verwechslungen, Imitationen
Es gibt Verwechslungen mit anderen Amphibolen, wie Nephrit und Aktinolith. Auch Augit und Turmalinschörl können optisch ununterscheidbar sein. Zur Klärung bedarf es meist einer mineralogischen Untersuchung im Labor. Fälschungen der Hornblende sind nicht bekannt.

Verwendung
Hornblendeschiefer und anderes hornblendehaltiges Gestein wird zu Dekorationszwecken verarbeitet. Das Mineral an sich kommt kaum zum Einsatz. Auch in der Steinheilkunde wird überwiegend Hornblendeschiefer verwendet.

Therapeutische Wirkungen
Hornblende ist ein Stein der Harmonisierung, sowohl des Körpers als auch der Seele. Er unterstützt die Resorption von Vitaminen, vor allem Vitamin A und D. Auch die Aufnahme von Mineralstoffen aus dem Dünndarm, vor allem Kalzium und Eisen, wird gefördert. Auf diese Weise trägt das Mineral dazu bei, den Elektrolythaushalt auszugleichen sowie das Immunsystem zu stärken. Hornblende lindert Ohrenbeschwerden und kann auch bei psychosomatisch bedingten Erkrankungen hilfreich sein. In emotional-geistiger Hinsicht wirkt Hornblende konzentrationsfördernd, gibt mehr geistige Ausdauer, löst psychische Anspannungen und Blockaden und macht insgesamt zufriedener und ausgeglichener.

Anwendungen
Hornblendeschiefer wird direkt am Körper getragen oder aufgelegt. Um emotionale Wirkungen zu erzielen, empfiehlt es sich, den Stein für einige Tage unter das Kopfkissen zu legen.

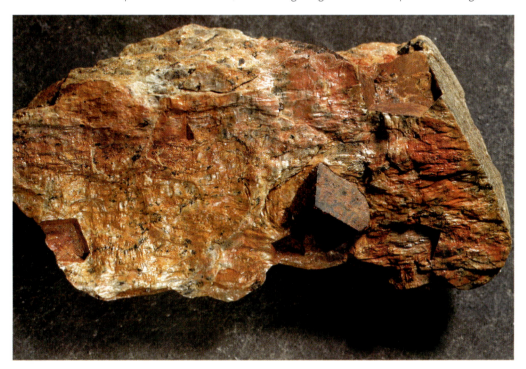

Die engsten Verwandten der Hornblende, die ebenfalls als Heilsteine eingesetzt werden, sind Aktinolith und Nephrit. Bei diesem Hornblendeschiefer sieht man dem Fundstück deutlich die Schieferstrukturen an.

Idokras (Vesuvian)

Bezeichnungen, Synonyme und Handelsnamen

Idokras bedeutet so viel wie gemischte Gestalt (griechisch: »idea« = Gestalt, »krasis« = gemischt). Damit wird auf die Tatsache Bezug genommen, dass sich das Mineral aus den zahlreichen Formen der ebenso zahlreichen, in ihm enthaltenen Mineralstoffe gestaltet. Sein zweiter Name Vesuvian wurde im Jahr 1795 durch Abraham Gottlob Werner nach seinem Fundort in den vulkanischen Auswürfen des Vesuvs bei Neapel benannt. Die geläufigsten Synonyme für den »Gemischtgestaltigen« sind Cyprin, Genevit, Duparcit, Wiluit sowie Loboit Es gibt zwei Idokrasvarietäten:

Californit – Grüner Idokras, der vielfach falsch als Idokras-Jade oder Vesuvian-Jade angesehen wird

Cyprin – Himmelblauer Idokras aus Norwegen

> *Die Heilkraft des Idokras entfaltet sich auch gut auf dem Herzchakra, durch Auflegen in Ruheposition.*

Chemische Eigenschaften

$Ca_{10}(Mg,Fe)_2Al_4(OH)_4[(OH)_4/(SiO_4)_5/(Si_2O_7)_2]$

Idokras ist ein sehr kompliziert aufgebautes Kalzium-Aluminium-Silikat und gehört zur Mineralklasse der Gruppensilikate. Die häufigsten

Mineralstoffe im Idokras sind Beryllium, Chrom, Lithium und Titan, aber auch Bor, Fluor, Eisen, Kalium, Magnesium, Natrium und Zink kommen vor.

Geschichte und Mythos

Bereits in den antiken Kulturen Griechenlands und Roms wurde der Idokras als Heilstein genutzt: Man pulverisierte ihn und bereitete daraus eine vitalisierende Essenz. Heute können wir diese Wirkung bereits rein physiologisch auf den Mineralstoffreichtum von Idokras zurückführen.

Entstehung

Idokras entsteht meist tertiär durch Kontaktmetamorphose in Marmor, Kalksilikaten und Skarnen. Selten bildet sich dieses Mineral auch magmatisch oder hydrothermal auf alpinen Klüften.

Vorkommen

Metamorph gebildeter Idokras findet sich in Kalifornien, Kanada, Norwegen, Mexiko und Südafrika. Aus magmatischer Genese kommt dieser Stein nur in Schweden, bei Almunge, vor. Idokras aus hydrothermaler Bildung findet man in den Alpen, in Skandinavien und in Russland.

Charakteristika

Idokras bildet lang- bis kurzprismatische und säulenförmige Kristalle sowie derbe, strahlige und körnige Aggregate. Häufige Begleitmineralien sind Grossular, Wollastonit und Diopsid. Das Farbspektrum des Idokras ist angesichts der in ihm enthaltenen vielen verschiedenen Mineralstoffe sehr weit gefächert. Alle Farben des Regenbogens sind vertreten, und der Idokras kann ebensogut einfarbig in satten Farbtönen auftreten wie bunt gewandet – eben wie sein Name schon sagt »gemischt gestaltig«.

Physikalische Eigenschaften

Kristallsystem	Tetragonal
Härte (Mohs)	6,5
Dichte (g/cm³)	3,32 – 3,42
Spaltbarkeit	Unvollkommen
Bruch	Uneben, splittrig
Farbe, Glanz	Vielfarbig, Glas- bis Fettglanz
Lichtbrechung	1,700 – 1,723
Doppelbrechung	+0,002 – -0,012
Strichfarbe	Weiß

Verwechslungen

Auf Grund seiner zahlreichen Erscheinungsformen kann der Idokras leicht verwechselt werden. Besonders häufig sind Verwechslungen mit Demantoid (→ Seite 316), Epidot (→ Seite 166), Diopsid (→ Seite 161) und Peridot (→ Seite 225).

Imitationen

Fälschungen des Idokras sind bisher nicht bekannt.

Verwendung

Idokras ist neben seiner Bedeutung als Heilstein vor allem bei Sammlern beliebt. Deshalb ist er im Handel lediglich als Kristall oder Naturstück zu erwerben. In der Steinheilkunde wird häufig Vesuvianit eingesetzt, ein Gestein, das Idokras enthält.

Therapeutische Wirkungen

Idokras entgiftet den Organismus, lindert Allergien und regt den Stoffwechsel an.
In seelischer Hinsicht wirkt er stressmindernd, erfrischt den Geist, mindert Lebensängste und hilft bei der Wahrheitsfindung. Vesuvian wirkt besonders gut über das Herzchakra.

Anwendungen

Vesuvian sollte längere Zeit direkt am Körper getragen oder regelmäßig auf die zu behandelnden Körperregionen aufgelegt werden. Für innere Anwendungen eine Essenz herstellen, indem der Stein über Nacht in Wasser gelegt wird. Auch als Badezusatz kann die Essenz dienen. Einmal monatlich sollte er unter fließendem warmem Wasser gereinigt und entladen, anschließend in einer Bergkristallgruppe wieder aufgeladen werden.

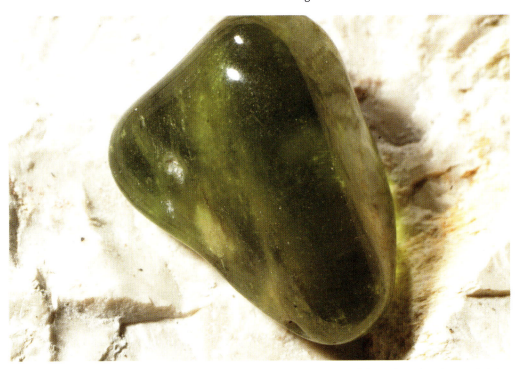

Die Farbe ist ein wenig aussagekräftiges Merkmal des Idokras – wenn sie auch besonders schön ist, so wie bei diesem Trommelstein. Bei diesem Mineral sind fast alle Farben denkbar.

Jadeit

Bezeichnungen, Synonyme und Handelsnamen

Der Name Jade geht auf die spanische Bezeichnung »piedra de ijada« (Lendenstein) zurück. Spanische Konquistadoren auf Eroberungszügen in Mittel- und Südamerika gaben dem Stein im 16. Jahrhundert diesen Namen. Sie sahen die Ureinwohner, die sich mit grünen Steinamuletten schmückten, um sich vor Nierenleiden zu schützen. In Europa setzte sich im 17. und 18. Jahrhundert die von Ärzten und Apothekern gebrauchte Bezeichnung »lapis nephriticus« durch (lateinisch: Nierenstein), woraus sich wiederum der Name Nephrit ableitete. Erst zu Beginn des 19. Jahrhunderts erkannte man, dass Jadeit zwar eine Varietät bildet, die unter dem Namen Chloromelanit bekannt war, mit dem Nephrit allerdings mineralogisch nicht verwandt ist.

Das einzige echte Synonym für Jadeit ist die chinesische Bezeichnung »Yü«. Sie ist im allgemeinen Sprachgebrauch nicht verbreitet. Es existieren aber einige Handelsnamen für die unterschiedlichen Varietäten:

Albitjadeit, Jadealbit – setzt sich aus Albitfeldspat und Jadeit zusammen
Chloromelanit – setzt sich aus Jadeit, Diopsid und Ägirin zusammen

Imperial-Jade, Kaiserjade – durch Chrom smaragdgrün gefärbter Jadeit und sehr begehrt
Lavendel-Jade, Purpurjade – violetter Jadeit
Magnetit-Jade – Jade mit Einschlüssen von Magnetit
Mayait, Tuxtlit – besonderes mexikanisches Gemenge aus Jadeit und Diopsid

Chemische Eigenschaften

$NaAl[Si_2O_6]$ + Ca, Cr, Fe, Mg, Mn

Jadeit ist ein Natrium-Aluminium-Silikat und gehört zur Mineralgruppe der Kettensilikate. Anteile von Chrom ergeben schöne leuchtende Grüntöne, auch Smaragdgrün und das berühmte Jadegrün, welches sich vor allem bei der so genannten Imperial-Jade findet. Gelb, Rot und Braun entsteht durch Eisen, Violett durch Mangan.

Geschichte und Mythos

In prähistorischer Zeit war Jadeit wegen seiner großen Zähigkeit ein begehrtes Material zur Herstellung von Waffen und Geräten – nicht von ungefähr wurde dieses Mineral in alten Schriften als »Beilstein« bezeichnet.

Abseits von diesen handwerklichen Verwendungszwecken bezogen viele Völker des Altertums Jadesteine in ihren Götterkult mit ein, trugen sie als Amulett und verehrten sie als wirksamen Schutzstein.

Im alten China galt Jade als Symbol für die fünf Tugenden des Menschseins: Gerechtigkeit, Weisheit, Mut, Barmherzigkeit und Bescheidenheit. Aus Jade fertigte man im Reich der Mitte vielgestaltige mystische Figuren mit teilweise umfangreichem Symbolgehalt. Eine beliebte Form ist die Jadescheibe mit einem Loch in der Mitte, »Pi« genannt. Sie ist das Symbol für den Himmel, aus dem Blitze – ihrerseits wiederum Zeichen von Kraft und Stärke – zur Erde stoßen.

Die Mayas nannten das Mineral Chalchihuitl und verehrten es als Stein der Liebe – er sollte

Physikalische Eigenschaften

Kristallsystem	Monoklin
Härte (Mohs)	6,5 – 7
Dichte (g/cm³)	3,30 – 3,36
Spaltbarkeit	Unvollkommen
Bruch	Splittrig, uneben
Farbe, Glanz	Grün, auch alle anderen Farben, Glas- bis Fettglanz
Lichtbrechung	1,652 – 1,688
Doppelbrechung	0,020
Strichfarbe	Weiß

diese ebenso bringen wie auch bewahren. Hier erachtete man Jade sogar für wertvoller als Gold. Jade wird bis heute als Traumstein angesehen, der dem Träger die Fähigkeit verleihen soll, Träume zu deuten.

Entstehung
Jadeit bildet sich tertiär in Serpentingestein. Dieser Prozess findet in großen Tiefen statt, wo Albit unter hohem Druck und bei großer Hitzeeinwirkung zu Jadeit umgewandelt wird.

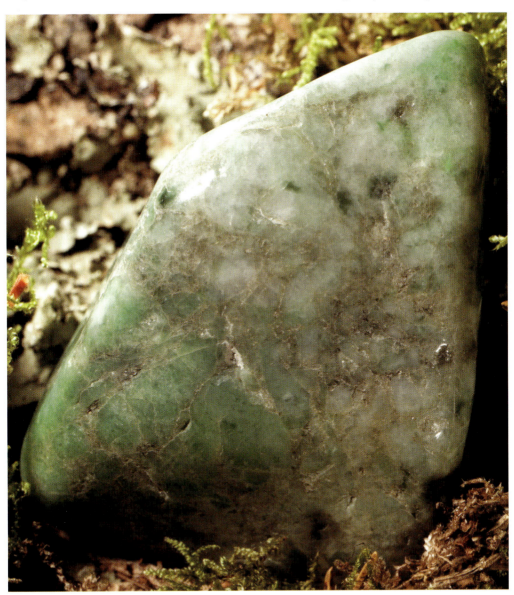

Durch Chromanteile grün gefärbter Jadeit, durchsetzt mit feinen grauen Adern: Auch in ihrer unedlen Variante ist die Jade ein attraktiver und kräftiger Heilstein.

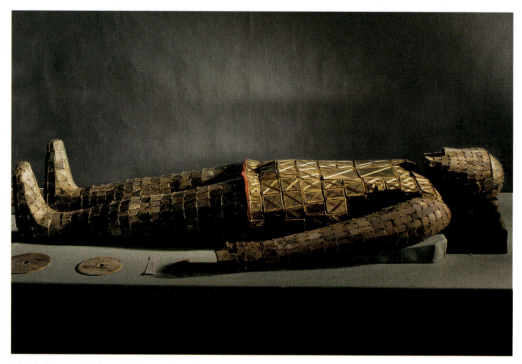

Pi-Scheiben aus Jade symbolisierten im alten China den Himmel in seiner unendlichen Macht und Stärke (Totenkleid der Prinzessin Tou Wan, Grabfund aus dem späten 2. Jahrhundert).

Albitjadeit entsteht, wenn diese Metamorphose nur unvollständig geschieht. Abhängig von den umliegenden Gesteinsschichten und den darin enthaltenen Mineralstoffen entsteht grüne, fleckige oder violette Jade.

Vorkommen

Aufgrund seiner Genese sind die Begleitmineralien des Jadeits Albit und Diopsid. Man findet ihn in Konglomeraten und als Flussgeröll. Die wirtschaftlich bedeutendsten Vorkommen gibt es in Birma bei Tawmaw. Weitere Fundorte liegen in China, Japan, Kanada, Mexiko und Ägypten.

Charakteristika

Jadeit bildet, wiewohl er zum monoklinen Kristallsystem gehört, keine mit bloßem Auge erkennbaren Kristalle, sondern erscheint meist in Form von dichten, granulatartigen Aggregaten. Kleine längliche, prismatische, durchsichtige bis durchscheinende Kristalle finden sich nur äußerst selten.

Aufgrund der festen Verwachsung von Körnern und filzigen Fasern innerhalb der Aggregate ist Jadeit sehr widerstandsfähig, aber auch schwer zu verarbeiten – Jadeschleiferei ist eine wahre Kunst für sich.

Verwechslungen

Es gibt Verwechslungen mit zahlreichen grünen Mineralien, wie unter anderem Aventurin, Prehnit, Chrysopras, Prasem, Grossular und Chloromelanit. Zur genauen Unterscheidung ist eine mineralogische Untersuchung im Labor erforderlich.

Imitationen

Fälschungen sind sehr häufig. Aus Glas, Kunststoff oder Serpentin werden Imitationen angefertigt, die zum Teil nur schwer zu erkennen sind. Die beliebten Arten Lavendeljade und Imperial-Jade werden zum Beispiel vorgetäuscht, indem weniger wertvolle Kristalle gefärbt werden. Als geschliffene Steine werden diese beliebten Farbvarianten auch imitiert, indem farblose Steine mit farbigen Folien unterlegt werden. Eine mineralogische Untersuchung ist zur genauen Bestimmung der Echtheit unerlässlich.

Verwendung

Jadeit ist ein Schmuck- und Heilstein mit jahrtausendelanger Tradition. Er ist in zahlreichen Anfertigungen wie Trommelsteinen, Kugeln, Ketten und Anhängern erhältlich und wird auch zu Vasen, Figuren und vielen anderen Dekorationsgegenständen verarbeitet.

Therapeutische Wirkungen

Auch heute noch wird Jadeit auf der körperlichen Ebene zur Stärkung der Nierenfunktionen sowie bei Nierenleiden eingesetzt. Er kann auch vorbeugend wirken und so zum Beispiel langfristig vor Koliken und Nierensteinen schützen.
Ferner gleicht Jadeit den Elektrolyt- und Säure-Basen-Haushalt des gesamten Körpers aus, stärkt das Immunsystem, fördert den Stoffwechsel und stärkt den Knochenbau.
Jade ist auch ein Stein der Frauen: Er regt die Fruchtbarkeit an und erhöht die Empfängnisbereitschaft. Bei Schlafstörungen kommt die beruhigende Wirkung des Jadeits zum Tragen.
Jadewasser – dazu den Stein über Nacht in Wasser legen – hat eine entschlackende und entgiftende Wirkung, wenn es morgens auf nüchternen Magen getrunken wird.
In seelischer Hinsicht kann Jadeit den inneren Frieden fördern, Freude und neuen Lebensmut verleihen. Jadeit wirkt besonders gut über das Sakral-, Stirn- und Nabelchakra.

Anwendungen

Jadeit kann direkt am Körper getragen sowie zur Linderung körperlicher Störungen am besten auf den Bereich der Nieren, bei seelischen auf die Stirn aufgelegt werden. Er kann eine starke Erstreaktion, bisweilen auch Erstverschlimmerung hervorrufen, wie sie auch aus der Homöopathie bekannt ist. Diese klingt jedoch nach ein bis zwei Tagen wieder ab, und die Beschwerden bessern sich.
Sobald sich die Oberfläche des Jadeits eintrübt, sollte er unter fließendem Wasser entladen und anschließend in einer Amethystdruse wieder aufgeladen werden.

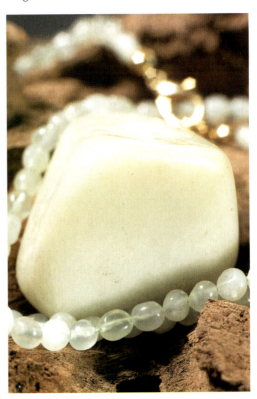

Als Heilsteine werden gerne Jadeitkugelketten oder einfache Trommelsteine eingesetzt.

Kalzit

Bezeichnungen, Synonyme und Handelsnamen

Der Name Kalzit leitet sich von dem lateinischen Begriff »calx« und dem griechischen »chalix« (kleiner Stein) ab. Da er zu einem der formenreichsten Mineralien zählt, entstanden im Laufe der Jahrhunderte entsprechend viele Synonyme: Androdamas, Alm, Reichit, Seekreide und Wasserstein. Auch Kalkspat, Perlmutterspat und Rautenspat sind bekannt. Im deutschen Volksmund heißt Kalzit »Beinbruchstein«.

Die Namensfülle macht auch vor den Handelsbezeichnungen nicht Halt:

Citronokalzit – Transparent brauner Kalzit

Honigkalzit, Orangenkalzit – Orange getönter Kalzit

Kobaltkalzit – Tief violett bis bläulich getönt

Riverstone – Gemenge aus Kalzit und Aragonit

Chemische Eigenschaften

$CaCO_3$ + Ba, Co, Fe, Mn, Pb, Sr, Zn

Kalzit ist ein Mitglied der Familie der Kalzit-Dolomit-Aragonite und gehört zur Mineralklasse der Karbonate. Zu seiner Bestimmung genügt ein einfacher Test: Betropft man Kalzit mit 10%iger Salzsäure, so schäumt er auf.

Physikalische Eigenschaften

Kristallsystem	Trigonal
Härte (Mohs)	3
Dichte (g/cm³)	2,69 – 2,71
Spaltbarkeit	Sehr gut
Bruch	Muschelig
Farbe, Glanz	Farblos, weiß, gelb, braun, bläulich bis schwarz, Glasglanz, selten Fettglanz
Lichtbrechung	1,486 – 1,658
Doppelbrechung	0,172
Strichfarbe	Weiß

Geschichte und Mythos

Der grüne Kalzit galt den amerikanischen Ureinwohnern als heilig, der orangefarbene wiederum wurde von den mexikanischen Indios als »brennender Stein« zum Symbol für die Sonne erkoren. Seine Leuchtkraft sollte böse Geister und Unglück fern halten. Vom blauen Kalzit glaubte man, dass er an heißen Tagen vom Himmel fiele und die Erde kühlte. Als Kälte bringender Stein könne er zudem vor Feuer und Blitzen schützen und Wasser wie Fruchtbarkeit schenken.

Entstehung

Kalzit entsteht primär in Drusen von hydrothermalen Erzgängen, auf Klüften und in Blasenhohlräumen von vulkanischem Magma. Häufiger jedoch ist Kalzit sekundärer Genese und tritt gesteinsbildend in Kalkstein auf.

Vorkommen

Fundorte von Kalzit gibt es weltweit, vor allem aber in Brasilien, den USA sowie in Mexiko.

Charakteristika

Kalzit ist vielfältig gewandet, sowohl was seine Farbe als auch was seine Gestalt betrifft. Die Palette reicht von faserigen oder pulverigen Aggregaten über nadelige oder stalaktitische bis hin zu würfelförmigen Kristallen.

Verwechslungen

Mit Dolomit, Aragonit, Magnesit und anderen Karbonaten. Genauen Aufschluss gibt nur die mineralogische Untersuchung im Labor.

Imitationen

Kalzit wird vielfach gefärbt und als Fälschung von teureren Mineralien verkauft.

Verwendung

Kalzit ist ein beliebtes Sammlerobjekt und gehört zu den neueren Heilsteinen.

Therapeutische Wirkungen

Kalzit gilt als Symbol für innere Klärung und geistiges Wachstum, weswegen er sich gut eignet, um die Leistungsfähigkeit des Gehirns sowie die Konzentrationsfähigkeit zu unterstützen. Er stärkt zudem das Selbstvertrauen und lässt gelassener der Zukunft entgegensehen. In körperlicher Hinsicht ist Kalzit zum Ausgleich von Kalziummangel geeignet, er fördert Heilungsprozesse und stärkt das Immunsystem. Bereits die antiken Heilkundigen empfahlen, eine Paste aus geriebenem Kalzit und Wasser auf Wunden und Entzündungen aufzutragen. Blauer Kalzit wirkt stark über das Halschakra, grüner über das Herz- und rotbrauner überwiegend über das Nabelchakra.

Anwendungen

Kalzit sollte über längere Zeit als Anhänger um den Hals getragen oder als Pulver eingenommen werden. Einmal monatlich entlädt man ihn unter fließendem lauwarmem Wasser. Anschließend kann er in einer Bergkristallgruppe über Nacht wieder aufgeladen werden.

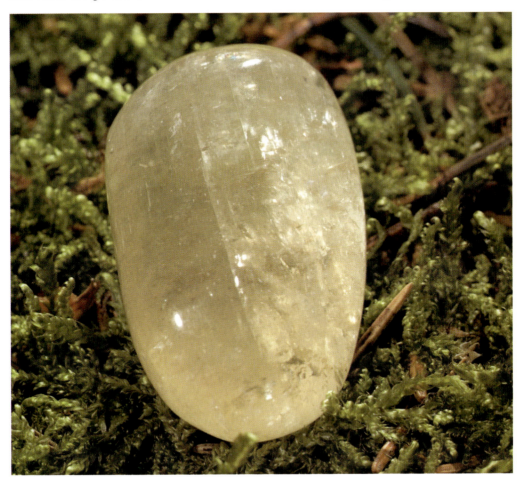

Kalzit kann alle Farben des Regenbogens aufweisen – das macht ihn verwechselbar. Vor allem die farblosen Exemplare werden gefärbt und dienen als Fälschungen für teurere Steine.

Kunzit

Bezeichnungen, Synonyme und Handelsnamen

Kunzit ist eine Spodumenvarietät, die ihren Namen dem amerikanischen Edelsteinkenner George Frederick Kunze (1856–1932) verdankt. Er analysierte und beschrieb diesen Stein im Jahre 1902. Synonyme und Handelsnamen sind Triphan, Lithiumamethyst, Spodumenamethyst und Lithion-Amethyst.

Chemische Eigenschaften

$LiAl[Si_2O_6]$ + Ca, Fe, Mg, Ma, Na
Der Edelspodumenkunzit gehört in die Pyroxengruppe und zur Mineralklasse der Kettensilikate. Seine Farbe erhält er durch Anteile von Mangan, Lithium und Eisen.

Geschichte und Mythos

Als Pyroxen (griechisch: »pyrox« = feuerabweisend) hat Kunzit das Merkmal großer Hitzebeständigkeit. Schon im antiken Griechenland kannte und schätze man diese Eigenschaft und verehrte den Stein deswegen. Man glaubte, dass er den Himmel mit der Erde verbinde und war überzeugt, dass dieses Mineral Blitze und böse Mächte abwehre. Kunzit wurde – wiewohl namentlich und mineralogisch noch nicht von anderen unterschieden – als Blitzableiter göttlicher Energien eingesetzt.

Physikalische Eigenschaften

Kristallsystem	Monoklin
Härte (Mohs)	6,5–7
Dichte (g/cm³)	3,16–3,20
Spaltbarkeit	Vollkommen
Bruch	Uneben, spröde
Farbe, Glanz	Violett, hellviolett und rosa, Glasglanz
Lichtbrechung	1,660–1,681
Doppelbrechung	+0,014 bis +0,016
Strichfarbe	Weiß

Entstehung

Wie alle Spodumen trifft man auch Kunzit überwiegend in Granitpegmatiten an. Begleitmineralien von Kunzit können Quarz, Feldspat, Beryll, Turmalin, Lepidolith und Granate sein. Kunzit entsteht primär durch hydrothermale Bildung in Pegmatiten.

Vorkommen

Hauptlieferant mit den größten Vorkommen weltweit ist Brasilien. Weitere Fundorte liegen unter anderem in Madagaskar, Birma, Afghanistan und in den USA.

Charakteristika

Dieser meist wasserklare Stein bildet prismatische Kristalle, die in Längsrichtung gestreift sind. Oft endet das Prisma in einem unregelmäßigen Abschluss. Auch die Seiten sind häufig stark zersetzt. Gelegentlich werden auch zwei- oder dreifarbige Varianten mit Rutileinschlüssen gefunden.
Die Farbe des Kunzits variiert von rosa bis fliederfarben. Auch ein Farbwandel ist zu beobachten: Aus verschiedenen Richtungen betrachtet, verändert sich die Farbe von sattem Rosa bis hin zu Blass- oder Hellrosa. Durch Sonneneinstrahlung kann die Farbe dieses Steins gelegentlich ausbleichen.

Verwechslungen

Als geschliffener Stein kann Kunzit leicht mit vielerlei rosafarbenen Mineralien verwechselt werden, zum Beispiel mit Amethyst, Rosenquarz, Morganit, rosa Saphir, Petalit oder auch Rubellit.

Imitationen

Es gibt Fälschungen aus gefärbtem Glas. Durch Brennen erhalten bräunliche oder grünviolette Steine den gewünschten rosavioletten Farbton. Aufschluss und Sicherheit geben hier nur mineralogische Untersuchungen.

Verwendung

Allgemein wird Spodumen zur Lithium-Gewinnung genutzt. Kunzit selbst gilt als beliebter Heil- und wertvoller Schmuckstein. Man erhält ihn unter anderem als Kristall, Trommelstein oder Anhänger. Wegen seiner Klarheit bietet sich ein Facettenschliff an. Die Verarbeitung erfordert jedoch viel Fingerspitzengefühl, weil Kunzit eine hohe Spaltbarkeit besitzt und deshalb druckempfindlich ist.

Therapeutische Wirkungen

Kunzit wirkt regulierend auf die Schilddrüse und somit den Hormonhaushalt. Er lindert Schmerzen bei Ischias- und Gelenkbeschwerden. Kunzitwasser verbessert den Kreislauf. Zudem löst der Stein Verspannungen und beugt Gefäßverengungen vor. Er hilft bei schmerzhafter Gicht und Arthritis.

Auf seelischer Ebene erhöht Kunzit die Toleranz gegenüber unseren Mitmenschen. Er nimmt Hemmungen und Minderwertigkeitsgefühle. Insgesamt fördert er die geistige Weiterentwicklung, verleiht neuen Lebensmut und hellt düstere Stimmungen auf. Der rosafarbene Stein wirkt am besten über das Herzchakra, der violette über das Stirnchakra.

Anwendungen

Kunzit sollte über einen längeren Zeitraum direkt am Körper getragen werden. Schmerzlindernd wirkt er, wenn er nachts mit einem Pflasterstreifen auf die betreffende Körperstelle aufgeklebt wird.
Der Stein sollte vor Gebrauch unter fließendem warmem Wasser entladen werden. Über Nacht lädt man ihn in einer Schale mit trockenen Hämatittrommelsteinen wieder auf.

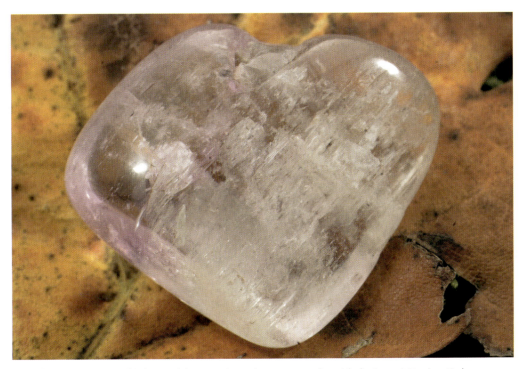

Wird der Kunzit aus verschiedenen Richtungen betrachtet, so verändert sich die Intensität seiner Farbe mitunter beträchtlich. Aus zartem Rosé kann ein kräftiges Rosa werden und umgekehrt.

Lapislazuli

Bezeichnungen, Synonyme und Handelsnamen

Der Name Lapislazuli, in älteren Schriften mitunter auch getrennt geschrieben als Lapis Lazuli, bedeutet schlicht: »blauer Stein«. Seine blaue Grundfarbe ist so dominant, dass sie sich auch in den meisten deutschen Bezeichnungen widerspiegelt: Blaustein, Blauspat, Bergblau, Lasur und Ultramarin sowie Lasurstein, Lasurspat und Lasurit.
Nunkirchener Jaspis, Deutscher Lapis oder Swiss Lapis bezeichnet eine gefärbte, feinkörnige Fälschung!

Chemische Eigenschaften

$(Na,Ca)_8[(SO_4,S,Cl)_2/(AlSiO_4)_6]$ + Fe, K, OH, Co_3, NO_3 + (Be, Mg)
Lapislazuli ist ein seltenes Natrium-Kalzium-Aluminium-Silikat und gehört zur Mineralklasse der Gerüstsilikate. Farbgebende Substanz ist der Schwefel.

Geschichte und Mythos

Lapislazuli wurde schon vor Jahrtausenden zu Schmuck verarbeitet. Die Assyrer verehrten ihn als den heiligen Stein Uknu, der das Blau des Himmels und darin das Licht der Götter zur Welt gebracht hat.

Physikalische Eigenschaften	
Kristallsystem	Kubisch
Härte (Mohs)	5 – 5,5
Dichte (g/cm³)	2,4
Spaltbarkeit	Unvollkommen
Bruch	Kleinmuschelig, körnig
Farbe, Glanz	Lasurblau, violett, grünblau, Glas- bis Fettglanz
Lichtbrechung	1,5
Doppelbrechung	Keine
Strichfarbe	Weiß

Im alten Ägypten wurde er pulverisiert und diente den Frauen als Augenschminke. Aus Lapislazuli wurden Skarabäen geschnitten, diese auf Schnüre aufgezogen und um die Mumien herumgewickelt.
In vielen Kulturen rangierte Lapislazuli als »Himmelsstein«, welcher den Menschen Weisheit und himmlischen Frieden zu bringen vermag. Zahlreiche Götterstandbilder, Statuetten und prachtvolle Schmuckstücke wurden aus Lapislazuli gearbeitet. Von den Hebräern wurde Lapislazuli in zeremonielle Gewänder eingearbeitet – er war einer der Steine in der Brustplatte des Hohepriesters.
Als Heilmittel wurde Lapislazuli schon im Mittelalter verabreicht: Eine Prise des zu überaus hohen Preisen gehandelten Steins wurde als Stärkungsmittel und gegen Fieber verabreicht. Auch die Malerei setzte gemahlenen Lapis ein. Die sattblauen lichtechten Malereien aus den mittelalterlichen Stundenbüchern strahlen bis heute intensiv und ausdrucksstark. Eine große Kunst ist die Verarbeitung von Lapislazuli als Intarsien in Tischplatten und Wandverkleidungen. Auch Napoleon wusste das Mineral zu schätzen und trug einen Lapislazuli als Glücksbringer.

Entstehung

Lapislazuli entsteht in tertiären Gesteinsbildungsprozessen in unregelmäßigen, gangartigen Einlagerungen in Kalkstein oder dolomitischem Marmor. Er kristallisiert selten, dann dodekaedrisch eingewachsen im Gestein. Häufiger sind größere linsenförmige Aggregate aus feinkörnigen oder körnig-derben Massen.

Vorkommen

Das bedeutendste Vorkommen, aus dem seit über 6000 Jahren die besten Qualitäten stammen, liegt im Hindukuschgebirge in Afghanistan. Aus diesen scheinbar unerschöpflichen Fundstätten kommen die wertvollsten Lapislazuli: einfarbige und tiefblaue Steine mit Einsprengseln des golden schimmernden Schwefelkies (Pyrit). Der am Baikalsee in Russland gefundene Lapislazuli ist hingegen oft fleckig. Auch der Chile-Lapis ist häufig stark von weißfleckigem Kalzit durchsetzt und gilt darum auch hinsichtlich seiner Heilwirkung als minderwertig.

Weitere Fundorte liegen in Angola, Birma, USA, Kanada und Pakistan.

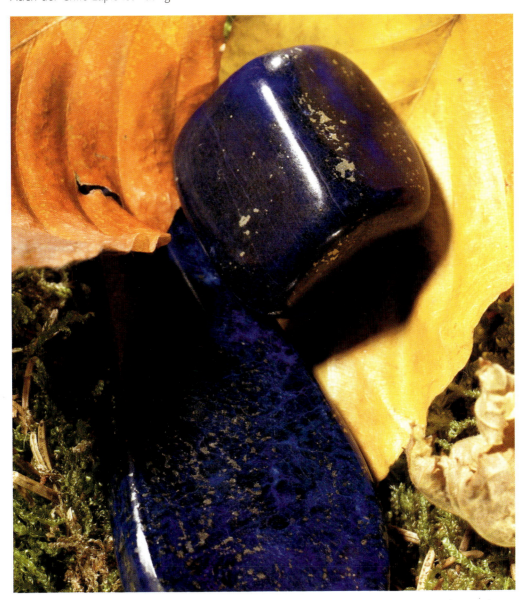

Die goldenen Pyrit-Einsprengsel im intensiv blauen Lapislazuli sind so charakteristisch, dass sie als Anzeichen für die Echtheit dieses so oft gefälschten Minerals dienen.

Charakteristika

Mit dem bloßem Auge sichtbare Kristalle sind höchst selten. In den häufigeren Aggregaten sind neben dem Hauptanteil Lasurit stets auch mehrere andere Mineralien vertreten, wie Augit, Kalzit, Diopsid, Enstatit, Glimmer, Haüyn, Hornblende, Nosean und Pyrit. Beigemengter Kalzit bewirkt hellere Blautöne, wenn Pyrit enthalten ist, entstehen Grün-Blau-Tönungen. Feine Einsprengsel von Pyrit sind so häufig in Lapislazuli, dass sie als charakteristisch gelten.

Verwechslungen

Es gibt Verwechslungen vor allem mit Azurit, Dumortierit und Howlith.

Vom äußerlich sehr ähnlichen Sodalith lässt Lapislazuli sich mit einfachen Methoden unterscheiden: Die Strichfarbe des Sodaliths ist weiß, und sein eher schwärzlicher Blauton weist fettigen Diamantglanz auf.

Imitationen

Schon seit Jahrhunderten gibt es – schlechte wie gute – Fälschungen des Lapislazuli. Am bekanntesten ist der mit Berliner Blau gefärbte, feinkörnige so genannte »Nunkirchener Jaspis« aus der Gegend von Idar-Oberstein, der als »Deutscher Lapis« oder als »Swiss Lapis« im Handel verkauft wird. Frisch gefärbt zeigt er eine ähnliche Farbe wie Lapislazuli, bleicht je-

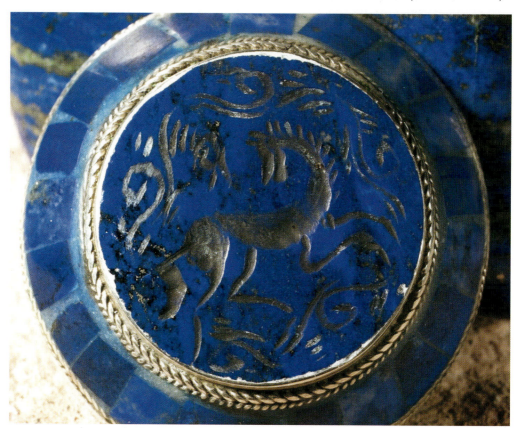

Lapislazuli ist nicht nur seit langer Zeit bekannt, er lässt sich auch gut bearbeiten. So kommt es, dass wir schon aus der Antike Ziergegenstände, Schmuck sowie Gebrauchsgegenstände aus Lapislazuli kennen.

doch mit der Zeit aus und zeigt schließlich eine schmutziggraue Farbe. Es fehlen jedwede Einsprengsel.

Eine weitere häufige Variante der Imitation wird aus zerkleinerten, durch blauen Kunststoff wieder gebundenen, allerdings minderwertigen Lapislazulisorten hergestellt. Diese Fälschung ist schwer nachzuweisen, da sie gute Farbtöne aufweist und oft sogar die typischen Pyritkörner imitiert werden. Einziges Indiz für die Fälschung ist das geringere Gewicht.

Daneben wird Lapislazuli auch durch gefärbten Spinell, Glas und Kunstharz oder aber durch Porzellan und Magnesit (→ Seite 200) imitiert. Dank der lange anhaltenden großen Nachfrage sind die Fälschungen leider häufiger als echte Steine. Es ist also grundsätzlich Vorsicht geboten beim Erwerb eines Lapislazuli. Gerade bei den besseren Fälschungen kann nur die mineralogische Analyse vom Fachmann ein sicheres Echtheitszeugnis erbringen.

Die lange Erfolgsgeschichte des Lapislazuli führte dazu, dass heute ein Großteil der angebotenen Steine nicht echt ist!

Verwendung

Lapislazuli ist seit antiken Zeiten als Schmuck- und Heilstein in Gebrauch. Auch als Farbstoff wird er in einigen Kulturen seit jeher eingesetzt. Heute ist er in vielen Ausfertigungen, so beispielsweise als Roh- und Trommelstein, Handschmeichler und Kugel in den unterschiedlichsten Blautönen erhältlich.

Therapeutische Wirkungen

In körperlicher Hinsicht ist Lapislazuli vor allem bei Erkrankungen im Halsbereich angezeigt: Er stärkt die Stimmbänder, nimmt Heiserkeit und lindert Erkältungskrankheiten. Bei Verlust des Hörvermögens und anderen Problemen mit der Eustachischen Röhre regt er regenerative Kräfte an. Schlaflosigkeit, Schwindelgefühl ungeklärter Herkunft und Benom-

menheit können durch Lapislazuli gebessert werden. Zudem regt er die Funktionen der Schild- und Thymusdrüse an, hat leicht blutdrucksenkende Wirkung und stärkt das Immunsystem.

Für die Herstellung von Lapislazuliwasser wird der Stein über Nacht in Leitungs- oder Mineralwasser gelegt. Es hilft bei Sonnenbrand und Insektenstichen.

Lapislazuli ist der Stein für Weisheit und Inspiration. Seine Kraft kann spirituell sehr anregend sein, aber nicht jeder ist stark genug, um sich den verborgenen Gedanken und Erkenntnissen zu öffnen, die der Lapislazuli hervorbringt. Sind verdrängte ungelöste Probleme Ursache von physischen Erkrankungen, kann der Lapislazuli den Weg zur Gesundung ebnen. Er fördert den klaren, uneingeschränkten Blick auf die Dinge, wie sie sind, und löst so Denkblockaden und Tabus, die der freien Entfaltung entgegenstehen.

Er vermag das Selbstwertgefühl und die Intuition zu fördern und kann so auch sehr hilfreiche Unterstützung beim Verlassen »eingefahrener« Verhaltensmuster sein. Er stärkt Partnerschaften und fördert das Vertrauen zueinander, verleiht eine klarere Sicht der Dinge und ein positiveres Lebensgefühl. Der Lapislazuli wirkt besonders gut über das Stirn- und Halschakra.

Anwendungen

Der Lapislazuli soll möglichst am Hals getragen werden. Er ist auch ein hervorragender Meditationsstein und kann dazu auf die Stirn aufgelegt werden. Einmal im Monat sollte Lapislazuli in einer Schale mit Hämatittrommelsteinen entladen und anschließend in einer Bergkristallgruppe wieder aufgeladen werden. Niemals in der Sonne aufladen, denn das schadet dem Stein, und er wird brüchig.

Larimar

Bezeichnungen, Synonyme und Handelsnamen

Larimar ist die blaue Varietät des sonst meist weißen Pektoliths (griechisch: pektos = zusammengefügt und lithos = Stein). Der Name Larimar hat weniger mineralogische als vielmehr persönliche Bedeutung. Der Finder des Minerals, ein Minenbesitzer aus der Dominikanischen Republik, kreierte ihn 1975, indem er den Namen seiner Tochter Lari mit dem spanischen Wort »mar« (Meer) zusammensetzte. Die auffällige meerblaue Farbe ist auch der Grund für den – allerdings weniger verbreiteten – Namen »Atlantis-Stein«. Synonyme für Pektolith sind Ratholith, Photolith, Osmelith, Stellit und Walkerit.

Chemische Eigenschaften

$NaCa_2(HSi_3O_9) + Cu, Fe, K, Mn, P$

Larimar wird der Mineralklasse der Kettensilikate zugeordnet. Farbgebend ist ausschließlich das Kupfer, obwohl auch andere Spurenelemente wie Eisen, Phosphor und Mangan enthalten sind.

Geschichte und Mythos

Larimar ist das Symbol für Grenzenlosigkeit: Seine Farbe ist die des endlosen Himmels und des weiten Meers. Da es nur eine einzige Fundstelle für Larimar gibt, beginnt seine Geschichte bei den Volksstämmen der Dominikanischen Republik. Hier wurde er als Heilstein und Glücksbringer sowie zum Schutz gegen böse Geister, Naturkatastrophen und Krankheiten eingesetzt. Neuere Mythen ordnen den Stein als einzig übrig gebliebenes Zeugnis der sagenhaften Insel Atlantis ein.

Entstehung

Larimar entsteht primär durch hydrothermale Bildung in Gängen und auf Klüften von verwittertem Basalt. Basalt enthält Kupfersulfid, aus dem durch die Hitzeeinwirkung Kupferionen herausgelöst werden, die schließlich dem Larimar seine Farbe verleihen. Er findet sich oftmals als Spaltenfüllung, häufig gemeinsam mit Natrolith und Chalkosin.

Vorkommen

Die einzige Fundstelle weltweit liegt in Baoruco in der Dominikanischen Republik. Weißer Pektolith wird vor allem am Ostufer des Gardasees (Italien), West Paterson (USA) und im Vorland des Riesengebirges (Böhmen) sowie in Südschottland und Schweden abgebaut.

Charakteristika

Der trikline Larimar tritt in undurchsichtigen und sehr feinnadeligen Aggregaten auf, die radialstrahlig und kugelig sind. Als Begleitmineralien finden sich meist Prehnit, Diopsid, Thomsonit und Grossular. Larimar weist hellblaue bis weiße Bänder auf (Natrolith), Kalzit bildet mitunter graue Flecken. Hämatit und Chalkosin können rote bis dunkle Flecken oder Punkte verursachen.

Verwechslungen, Imitationen

Larimar kann auf Grund seines charakteristischen Aussehens nicht verwechselt werden. Fälschungen des Larimars sind nicht bekannt.

Physikalische Eigenschaften

Kristallsystem	Triklin
Härte (Mohs)	4,5 – 5
Dichte (g/cm³)	2,74 – 2,88
Spaltbarkeit	Vollkommen
Bruch	Muschelig, uneben
Farbe, Glanz	Hellblau, hellgrün, auch farblos, grau, Glas- bis Seidenglanz
Lichtbrechung	Keine
Doppelbrechung	Keine
Strichfarbe	Weiß

Verwendung

Larimar ist ein beliebter und attraktiver Schmuckstein. Die Nachfrage der letzten Jahre ist auch auf seine Bedeutung als Heilstein zurückzuführen. Larimar wird als Trommelstein, Kette oder Anhänger, anpolierte Scheibe oder Rohstein angeboten.

Therapeutische Wirkungen

Larimar regt die Selbstheilungskräfte des Körpers an, vermag Knochenerkrankungen, Gelenkbeschwerden, Ischias und Hexenschuss zu lindern und stärkt den Knochenbau. Er wird deshalb häufig bei Kindern eingesetzt, die sich im Wachstum befinden. Zudem hilft Larimar bei Hausstauballergie und akutem Gelenkrheumatismus.

Auf der seelischen Ebene unterstützt Larimar die Selbstverwirklichung, schützt vor negativen Energien und gibt neue Inspirationen und Kreativität. Der Stein wirkt besonders gut über das Halschakra.

Anwendungen

Larimar wird am besten auf den Solarplexus, auf die Stirn oder auf die Brust aufgelegt. Um Blockaden an bestimmten Bereichen des Körpers zu lösen, kann er direkt auf die betroffene Stelle aufgelegt werden. Zur geistigen Inspiration sollte man ihn ruhig betrachten. Larimar sollte regelmäßig im lauwarmen Wasser gereinigt und entladen werden. Zum Aufladen legt man ihn – nicht länger als eine Stunde – in die Morgen- oder Abendsonne.

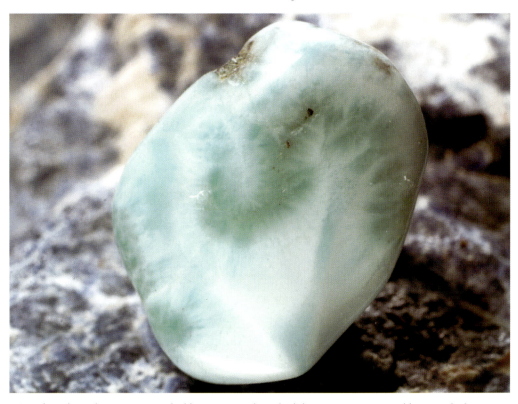

Mineralogisch gesehen ist Larimar die blaue Varietät des Pektoliths. Wegen seiner meerblauen Farbe hat man ihm auch den mythischen Namen »Atlantisstein« gegeben.

Lepidolith

Bezeichnungen, Synonyme und Handelsnamen

Der Name Lepidolith leitet sich aus dem griechischen »lepidion« (Schüppchen) und »lithos« (Stein) ab. Der »Schuppenstein« hat einige Synonyme: Lithionglimmer oder Lithiumglimmer wird er genannt, weil er lithiumhaltig ist. Auch Liliathit, Rhombenglimmer und Lithionit sowie die veraltete, auf die Farbe bezogene Bezeichnung Lilalith.

Chemische Eigenschaften

$K(LiAl)_3 [(O,OH, F)_2/AlSi_3O_{10}]$ + Ca, Cs, Fe, Mg, Mn, Na, Pb

Lepidolith gehört zur Glimmergruppe und zur Mineralklasse der Schichtsilikate. Farbgebend ist in erster Linie das Lithium. Der jeweilige Farbton wird jedoch auch von Cäsium, Eisen und Mangan mitbestimmt: Das Spektrum reicht von blassrosé über violett bis hin zu grau.

Geschichte und Mythos

Es sind keine Überlieferungen speziell für den Lepidolith bekannt.

Als Kette getragen hellt Lepidolith die Stimmung auf, vermindert Niedergeschlagenheit und lindert emotionalen Stress.

Entstehung

Lepidolith entsteht pneumatolytisch, mitunter auch hydrothermal durch Einwirkung fluorhaltiger Gase oder Flüssigkeiten auf Feldspäte und andere Silikate. Er findet sich in Graniten und lithiumführenden Zinnerz-Lagerstätten.

Vorkommen

Die bedeutendsten Fundorte liegen in Brasilien und den USA, in Namibia und auf Madagaskar.

Charakteristika

Er bildet meist tafelige Platten sowie schuppige, körnige und bisweilen massive Aggregate. Zwischen den Glimmerschichten ist Lepidolith vollkommen spaltbar, die einzelnen Schichten für sich genommen sind jedoch biegsam. Typische Begleitmineralien des Lepidoliths sind Turmalin, Feldspat und Quarz.

Verwechslungen, Imitationen

Es gibt Verwechslungen mit anderen Glimmern, insbesondere farblosen Muskovitvarietäten. Klarheit kann hier nur eine mineralogische Untersuchung im Labor bringen. Fälschungen des Lepidoliths sind nicht bekannt.

Verwendung

Lepidolith wird industriell als Rohstoff zur Lithiumgewinnung eingesetzt, welches für Legierungen sowie in der Medizin- und Klimatechnik erforderlich ist. Als Schmuckstein dient er vergleichsweise selten. Wesentlich mehr Bedeutung erlangt er in jüngster Zeit als Heilstein.

Therapeutische Wirkungen

Lepidolith fördert die Verdauung und vermag körperliche Spannungen und Blockaden zu lösen. Er stabilisiert den Blutkreislauf, entgiftet und entsäuert den Organismus und hat sich

Physikalische Eigenschaften

Kristallsystem	Monoklin
Härte (Mohs)	2,5 – 3
Dichte (g/cm³)	2,8 – 2,9
Spaltbarkeit	Vollkommen
Bruch	Elastisch, blättrig
Farbe, Glanz	Rosa, violett, weiß, grau, grünlich, Glasglanz, auf Spaltflächen auch Perlmuttglanz
Lichtbrechung	Keine
Doppelbrechung	Keine
Strichfarbe	Weiß, graugrün

bei Neuralgien, Gelenk- und Ischiasbeschwerden bewährt. Die Essenz wirkt über einen längeren Zeitraum hinweg hautstraffend. Lepidolith fördert die Persönlichkeitsentwicklung und hilft, veraltete Denkmuster abzulegen.

Anwendungen
Der Lepidolith kann direkt am Körper getragen oder auf die zu behandelnde Region aufgelegt werden. Zur Herstellung von Lepidolithessenz den Stein über Nacht in Wasser legen.

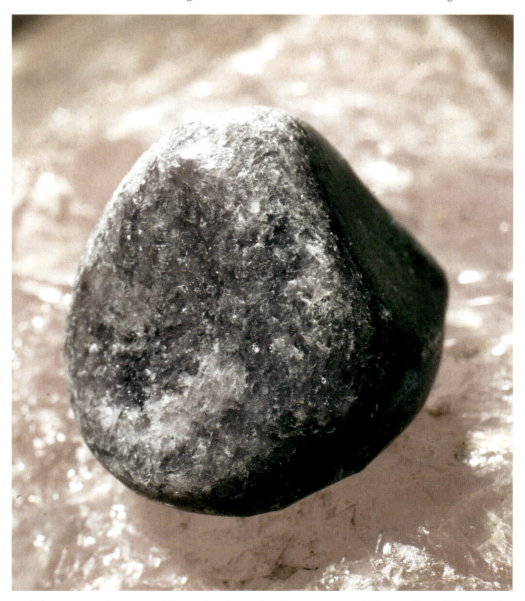

Auch dieser graue Rohstein zeigt das typische Glitzern der Glimmer. Seine Farbe lässt auf einen hohen Anteil an den farbgebenden Elementen Lithium, Eisen, Cäsium und Mangan schließen.

Magnesit

Bezeichnungen, Synonyme und Handelsnamen

Den Namen Magnesit hat dieses Mineral der griechischen Landschaft Magnesia zu verdanken. Es ist aber nicht gesichert, ob Magnesit und der in der Antike dort gefundene und viel besungene »magnes« tatsächlich identisch sind.

Es gibt zahlreiche Synonyme, die zum Teil noch auf die (angenommene) Identität von Magnesit und Kalk verweisen: Bitterspat, Gelbspat, Magnesitspat, Mesitinspat, Pignolienspat oder Talkspat; Bitterkalk, Baldisserit, Baudisserit, Giobertit; Morpholith, Pinolith oder Roubschit. Als Handelsnamen sind die Bezeichnungen Bosnischer Meerschaum und Ivorit für elfenbeinfarbene Steine verbreitet. Magnesit wird fälschlicherweise auch als Howlith verkauft.

Chemische Eigenschaften

$MgCO_3$ + Ca, Fe, Mn

Magnesit gehört zur Mineralklasse der Karbonate. Die in der Summenformel angegebenen Elemente Eisen, Kalzium und Mangan liegen nicht zwangsläufig vor. Chemisch vollkommen reiner Magnesit ist nicht selten.

> *Erst 1808 entdeckte man das in dem Stein enthaltene Magnesium und konnte damit auch Magnesit und Kalk voneinander unterscheiden.*

Physikalische Eigenschaften

Kristallsystem	Trigonal
Härte (Mohs)	4
Dichte (g/cm³)	3,0 – 3,12
Spaltbarkeit	Vollkommen
Bruch	Muschelig
Farbe, Glanz	Farblos, weiß, gelb, braun, Glasglanz
Lichtbrechung	Keine
Doppelbrechung	Keine
Strichfarbe	Weiß

Geschichte und Mythos

Im alten Ägypten wurde der Stein als Glücksbringer eingesetzt. In Afrika dagegen ist er bei vielen Volksstämmen ein Stein der Fruchtbarkeit.

Entstehung

Magnesit entsteht meist sekundär bei der Zersetzung von Serpentin und anderen magnesiumhaltigen Gesteinen unter Einwirkung von CO_2-haltigen Lösungen. Darüber hinaus kann er sich auch tertiär durch die Verdrängung von Dolomit bilden. Bei der Regionalmetamorphose von Kalkstein können kristalline Einschlüsse von Magnesit entstehen.

Vorkommen

Die bedeutsamsten Fundorte liegen in den USA und Polen sowie in Russland, China und Südafrika.

Charakteristika

Magnesit bildet trigonale Kristalle sowie verschiedengestaltige Aggregate: körnige, die als Kristallmagnesit bezeichnet werden, spätige, die Spatmagnesit heißen, und letztlich feinkörnige und dichte Gangtrümmerbildungen, die als Gelmagnesit bezeichnet werden. Letztere werden vorwiegend zu therapeutischen Zwecken verwendet.

Verwechslungen

Es kann Verwechslungen mit Aragonit, Kalzit und Dolomit sowie anderen Karbonaten geben. Sie lassen sich in der Regel nur durch mineralogische Untersuchungen differenzieren.

Imitationen

Magnesit wird als Türkis-Imitation blau gefärbt. Daneben gibt es auch Gelbfärbungen, um Elfenbeinfarbe zu erzielen.

Verwendung
Magnesit ist ein beliebter Schmuck- und Heilstein, der in vielen Ausfertigungen als Trommelstein, Anhänger, Kette oder auch Handschmeichler im Handel zu erwerben ist.

Therapeutische Wirkungen
Durch seinen hohen Magnesiumgehalt wirkt Magnesitwasser entgiftend und blutreinigend und hat eine entkrampfende Wirkung auf alle Organe. Es harmonisiert die Verdauung und wirkt erhöhtem Cholesterinspiegel entgegen.

Magnesit kann Gefühlsschwankungen ausgleichen. Er gibt mehr Zufriedenheit, steigert die emotionale Aufgeschlossenheit und Hingabefähigkeit. Magnesit wirkt besonders über die Nebenchakren der Knie und Hände.

Anwendungen
Magnesit sollte direkt am Körper getragen und regelmäßig unter fließendem lauwarmem Wasser entladen werden. Anschließend wird er über Nacht in einer Schale mit Bergkristallen wieder aufgeladen.

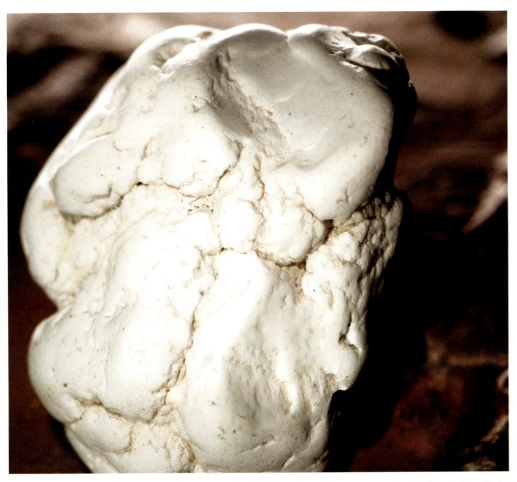

Ein typisches Fundstück eines rein weißen Magnesits. Solche größeren Aggregate werden häufig geteilt, poliert und dann als Schmuckstein und für therapeutische Zwecke eingesetzt.

Magnetit

Bezeichnungen, Synonyme und Handelsnamen

Woher der Name Magnetit stammt, darüber gibt es in Mineralogenkreisen zwei verschiedene Thesen. Er soll wie der Magnesit von der griechischen Landschaft Magnesia abgeleitet sein oder auf den Hirten Magnes zurückgehen, der den Stein auf dem Berg Ida entdeckt haben soll: Der Magnetit zog die eiserne Spitze von Magnes' Hirtenstab an sich.

Der Ferromagnetismus, also die Fähigkeit, Eisen anzuziehen, war bereits in der Antike bekannt, wenn man sich auch damals die Ursache dieser Erscheinung noch nicht erklären konnte. Synonyme sind unter anderem Herachon, Ferroferrit, magnetischer Eisenstein, Magneteisen oder Magneteisenstein und Magneteisenerz, Sideritis und Segelstein. Andere Bezeichnungen lauten:

Menakan – Körnige Aggregate

Magnetocker – Pulvrige Aggregate

Muschketowit – Magnetit, der nach Pseudometamorphose aus Hämatit entstanden ist

Magnetit-Jade – Magnetit-Jadeit-Gemenge

Chemische Eigenschaften

Fe_3O_4 + Al, Co, Cr, Mg, Ni, Ti, V

Magnetit gehört als Eisenoxid zur Mineralklasse der Oxide. Seine Anziehungskraft für

Physikalische Eigenschaften

Kristallsystem	Kubisch
Härte (Mohs)	5,5
Dichte (g/cm³)	5,2
Spaltbarkeit	Unvollkommen
Bruch	Muschelig
Farbe, Glanz	Bleigrau bis schwarz, Metallglanz
Lichtbrechung	Keine
Doppelbrechung	Keine
Strichfarbe	Schwarz

Eisen geht auf die kubische Kristallstruktur zurück: Diese erlaubt es den magnetischen Eisenteilchen, sich nach dem Magnetfeld der Erde parallel auszurichten.

Geschichte und Mythos

Bereits in der Antike war der Magnetismus dieses Steins bekannt, ebenso wie dass es einen Plus- und einen Minuspol besitzt. Diese physikalischen Gegensätze deutete man als männliche und weibliche Pole.

Entstehung

Magnetit entsteht primär als Gemengteil in magmatischen Gesteinen, Plutoniten und Vulkaniten: Während der Frühkristallisation sinkt es im Magma ab und lagert sich in den basischen Gesteinen ab.

Auf hydrothermalen alpinen Klüften finden sich sehr schön ausgebildete Magnetitkristalle, die jedoch höchst selten und entsprechend begehrt sind.

Magnetit kann auch tertiär bei der Metamorphose eisenhaltiger Silikatmineralien entstehen. Solche Vorkommen liegen unter anderem in Schweden, Kanada, Russland sowie in den Alpen.

Vorkommen

Bedeutende Fundorte des Magnetits liegen in Schweden, Südafrika, Frankreich, Italien, Finnland sowie in den deutschen Alpen.

Charakteristika

Magnetit bildet kleine Kristalle, die oftmals nur millimetergroß sind, sowie Oktaeder und, wenn auch seltener, Rhombendodekaeder, die häufig verzwillingt und gestreift sind. Meist jedoch findet er sich als dichte, derbe Masse, und auch in dieser ist er leicht an seinem Magnetismus zu erkennen. Weitere typische Merkmale sind sein halbmetallischer Glanz, der schwarze Strich sowie die grauschwarze Farbe.

Verwechslungen
Ilmenit, Jakobsit und Hämatit sind äußerlich ähnlich, weisen jedoch keinen Magnetismus auf.

Imitationen
Magnetit wird durch Cabochons aus magnetisiertem Eisen imitiert. Ein Dichtetest genügt, um Klarheit zu schaffen.

Verwendung
In der Industrie wird Magnetit vielfach zur Gewinnung von Eisen eingesetzt. Magnetit ist aber von der Antike bis heute auch ein beliebter Heilstein. Als solcher ist er im Handel in Form von Rohsteinen, Kristallen oder kleinen Anhängern zu erwerben.

Therapeutische Wirkungen
Magnetit unterstützt die Funktionen der Hormondrüsen und regt den Energiefluss im Körper an. Dabei wirkt er ausgleichend auf etwaige Überschüsse und Mangelzustände.
Der aufgelegte Stein löst Verspannungen und kann hilfreich bei Ischiasproblemen und verhärteter Muskulatur sein. Er zeigt entgiftende Wirkungen und fördert die Funktionen von Galle, Leber, Nieren und Blase.
Auf seelischer Ebene wirkt Magnetit ausgleichend. Der Magnetit wirkt am besten über das Scheitelchakra.

Anwendungen
Es empfiehlt sich für alle therapeutischen Indikationen, Magnetit auf die Stirn oder den Scheitel aufzulegen, bei lokalen Beschwerden auf die betreffende Stelle. Er sollte nicht mit Wasser in Berührung kommen. Zum Entladen und Reinigen wird der Stein über Nacht in eine Schale mit Hämatittrommelsteinen gelegt. Anschließend wird er mit einem Magneten wieder aufgeladen.

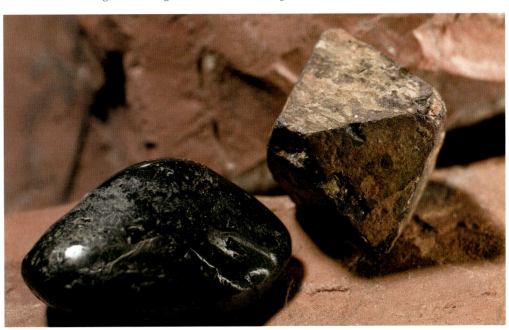

Ein polierter Trommelstein und ein roher Magnetit-Oktaeder: Während bei dem einen die Farbe im Vordergrund steht, zeigt der andere deutlich die charakteristische Kristallform des Minerals.

Malachit

Bezeichnungen, Synonyme und Handelsnamen

Der Name Malachit kennt zwei ethymologische Wurzeln. Das griechische Substantiv »malache« bedeutet Malve, Malachit ist somit der »Malvenstein«. Einer anderen Theorie zufolge stammt »Malachit« vom griechischen Adjektiv »malakos« ab, das »weich« oder »lieblich« bedeutet. Diese Erklärung ist wegen der geringen Härte des Malachits gut nachzuvollziehen – und das Synonym »Weichstein« entstand nicht ohne Grund. Aus dem Bergbau gibt es viele Synonyme, so Berggrün, Kupfergrün, Kupferhydrophan, Kupferocker und Grünkupferwasser, Atlaserz, Koppargrün und Schiefergrün. Malachit findet sich mitunter auch als Verwachsung mit anderen Mineralien. Dem wird in den Handelsbezeichnungen Rechnung getragen:

Azurit-Malachit – Eine Verwachsung von Azurit und Malachit

Eilatstein – Eine Verwachsung von Chrysokoll mit Türkis und Malachit

Papageienflügel, Prasmalachit, Stellarit – Eine Verwachsung von Malachit und Quarz

---

Physikalische Eigenschaften

Kristallsystem	Monoklin
Härte (Mohs)	3,5 – 4
Dichte (g/cm³)	3,75 – 3,95
Spaltbarkeit	Vollkommen
Bruch	Splittrig, schalig
Farbe, Glanz	Hellgrün, schwarz-grün, smaragdgrün gebändert, schwacher Glasglanz
Lichtbrechung	1,655 – 1,909
Doppelbrechung	–0,254
Strichfarbe	Hellgrün

Chemische Eigenschaften

$Cu_2[(OH)_2/CO_3] + H_2O + Ca, Fe$

Malachit ist ein basisches Kupfercarbonat und gehört zur Mineralklasse der Karbonate. Farbgebend ist der hohe Anteil (über 50 %) an Kupfer, das auch den Strich des Malachits grün färbt.

Geschichte und Mythos

Der Volksmund kennt den Malachit auch als Hebammen- oder Schreckstein – er sollte gut gegen Schreckhaftigkeit helfen.

Die Geschichten und Legenden, die sich um den Malachit ranken, lassen sich Jahrtausende zurückverfolgen. Bereits im alten Ägypten wurden aus Malachit Amulette geschnitten. Als Stein der Hoffnung sollte er seinem Träger lange währendes Glück bringen. Einer Passage im berühmten Ägyptischen Totenbuch zufolge hat die Himmelsgöttin Nut vor unendlich langer Zeit grüne Sterne vom Himmel fallen lassen, welche versteinert und im Malachit verewigt wurden. Malachit wurde im Altertum vielfach verwendet. Zu Pulver zermahlen, wurde er als Schminke oder auch als Farbstoff für Fresken und Wandmalereien eingesetzt. In den Alpenländern war Malachit über Jahrhunderte hinweg der Stein der Schwangeren und Gebärenden. Die so genannten »Wehenkreuze« – heute begehrte Sammlerobjekte – wurden mit Malachiten besetzt.

Entstehung

Malachit bildet sich sekundär, wenn sauerstoff- oder kohlensäurehaltiges Sickerwasser auf kupferhaltige Gesteine einwirkt. Er ist das bekannteste Verwitterungsprodukt von Kupfererzen. Auch Azurit kann Ausgangsgestein für Malachit sein, weswegen auch Pseudometamorphosen von Malachit nach Azurit auftreten. Verwachsungen mit anderen Mineralien wie zum Beispiel der Eilatstein zeugen ebenfalls von der sekundären Genese des Malachits.

Vorkommen

Die berühmtesten Lagerstätten befanden sich im Ural bei Jekaterinenburg. Sie wurden aber bereits zur ebenso prachtvollen wie kunstfertigen Ausgestaltung der Zarenschlösser nahezu vollständig ausgebeutet. Heute ist Zaire der wichtigste Malachitlieferant. Weitere, weniger bedeutsame Fundorte liegen in Australien und Chile, in den USA, in Namibia sowie in Zimbabwe.

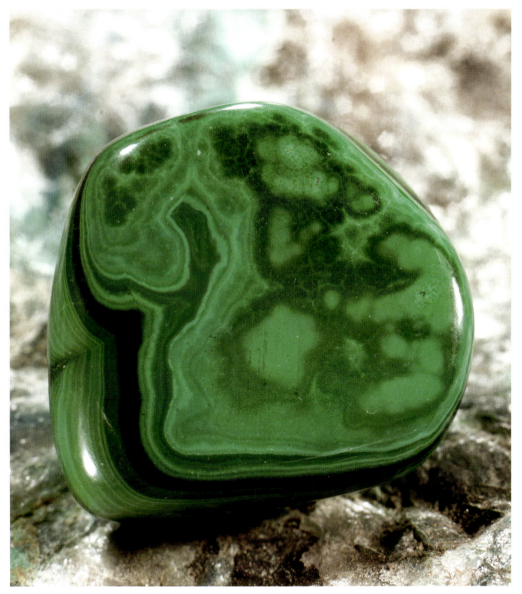

Typisch für den Malachit ist ein schaliger Aufbau: Die einzelnen Schichten sind nacheinander entstanden und zeigen hellgrüne bis dunkelgrüne Abstufungen.

Charakteristika

Malachit bildet selten Kristalle, sondern vielmehr rundliche Knollen und dichte, faserige Aggregate. Bedingt durch den schaligen Aufbau zeigen die Steine bei günstiger Teilung der Aggregate eine deutliche Bänderung von helleren und dunkleren Lagen. Konzentrische Ringe und geradlinige Streifen sind die für Malachit typische Zeichnung. Einfarbige Steine sind dagegen selten. Malachit ist der weichste Edelstein.

Verwechslungen

Auf Grund der charakteristischen, streifigen Zeichnung sind Verwechslungen selten. Einfarbige Malchite können mit Chrysokoll verwechselt werden, dieser hat jedoch eine geringere Dichte (2,0–2,3). Die Unterscheidung von Eilatstein und Malachit ist nur im Labor möglich.

Imitationen

Malachit wird oftmals durch gefärbten Achat oder Jaspis gefälscht. Daneben existieren Imitationen aus Glas und gefärbtem Marmor. Häufig sind synthetischer Malachit und vor allem Rekonstruktionen (Pressprodukte) von Azurit-Malachit.

Verwendung

Trotz seiner geringen Härte war und ist Malachit ein überaus beliebter Schmuck- und Kunstgewerbestein. Die russischen Zaren zierten ihre Schlösser mit wertvollen Einlegearbeiten, Wandtäfelungen und Säulenverkleidungen aus Malachit. Auch in der weltberühmten Isaaks-Kathedrale von St. Petersburg tragen die Säulen des Innenschiffs eine Malachitverkleidung. Da Malachitstaub giftig ist, wird auf seine Bearbeitung heute überwiegend verzichtet. Kugeln, Cabochons und Rohsteine eignen sich jedoch für die Verwendung als Heilstein. Aufgrund der starken Wirkung sollte Malachit nur äußerlich angewendet werden.

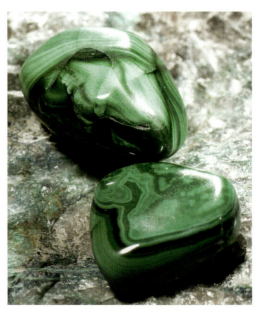

Ein kleiner Trommelstein in der Hosentasche genügt, um die Wirkung des Malachits zu spüren.

Therapeutische Wirkungen

Malachit entfaltet sehr kräftige Wirkungen und kann entsprechend auch bei starken Schmerzen wie Geburtsschmerzen und Menstruationsbeschwerden lindernd sein. Malachit wirkt entsäuernd und entgiftend auf alle Organe, kräftigt die weiblichen Geschlechtsorgane und lindert Asthma und Bronchialbeschwerden.
Im emotionalen Bereich kann Malachit dazu beitragen, die Entscheidungsfähigkeit zu steigern, denn er fördert eine klare Sicht der Dinge, Konzentration und Gelassenheit. Malachit wirkt zwar über alle Chakren, den stärksten Einfluss entfaltet er jedoch am Herzchakra.

Anwendungen

Es genügt, den Malachit bei sich zu tragen oder aufzulegen. Zum Entladen sollte er in ein Taschentuch gewickelt in eine Hämatittrommelstein-Gruppe gelegt werden. Zum Aufladen legt man ihn in eine Bergkristallgruppe.

Markasit

Bezeichnungen, Synonyme und Handelsnamen

In der Antike wurden unter dem Begriff »Pyrités« gleichermaßen Pyrite wie Markasite gefasst. Im Handel werden die Begriffe Pyrit und Markasit auch heute noch oft synonym verwendet. Beide Steine haben die gleiche chemische Zusammensetzung, sie gleichen sich in der Farbe und haben einige ähnliche Eigenschaften. Der innere Aufbau und die Kristallform weichen jedoch deutlich voneinander ab, so dass wenn auch nicht jeder Laie, so doch ein Mineraloge heute eine klare Unterscheidung treffen kann.

Der Name des Markasits wurde vom arabischen »marquasita« abgeleitet und bedeutet Feuerstein. Synonyme sind Binarit oder Binarkies, sowie Graueisen-, Vitriol-, Weicheisen-, weißer oder Zellkies. Auch Gelf, Hepatopyrit, Hydropyrit und Poliopyrit kommen vor. Eher aus dem Volksmund stammen die Namen Lebererz, Leberkies und Gesundheitsstein.

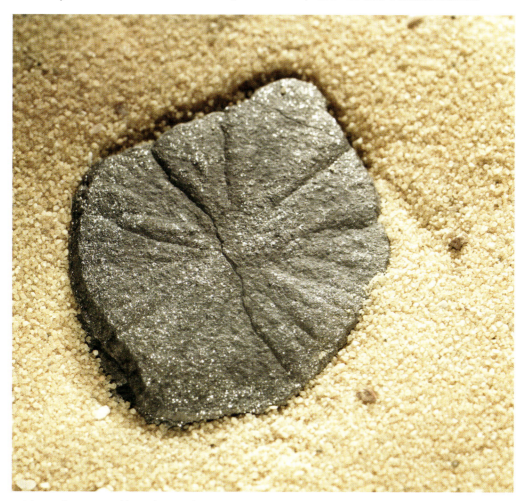

Solche runden, mit Strahlen gekennzeichneten Aggregate des Markasits werden als Strahlkies oder Orange bezeichnet. Die einzelnen Strahlen gehen dabei von einem Zentrum aus.

Einige Bezeichnungen entstanden aus typischen Aggregatformen:
Kammkies – Vierlinge in hahnenkammförmigen Gruppen
Speerkies, Lanzenkies – Fünflinge in speerartigen Gruppen
Strahlkies, Orange – Strahlenförmige (radialstrahlige), runde Aggregate

Chemische Eigenschaften
FeS$_2$ + Au, Ag, Cu
Markasit gehört als einfache Eisensulfid-Verbindung zur Mineralklasse der Sulfide. Das Mineral wird unter Sauerstoffabschluss durch die Verbindung von Eisen und Schwefel gebildet und enthält unter anderem Spuren von Silber, Gold oder Kupfer. Unter Lufteinwirkung verwittert Markasit noch schneller als Pyrit, charakteristisch sind die dabei zu beobachtenden Eisensulfat-Ausblühungen.

Geschichte und Mythos
Wegen ihres metallenen Schimmers wurden Pyrit und Markasit schon bei den Griechen und Römern Katzengold genannt. Die beiden Mineralien wurden lange Zeit unter einem Begriff zusammengefasst, obwohl ihre Kristallformen unterschiedlich sind. Die ehemals gebräuchlichen Bezeichnungen Lebererz oder Leberkies verweisen auf eine lange Tradition als Heilstein gegen Leberleiden, auch wenn Pyrit heute diesbezüglich mehr Verwendung findet.

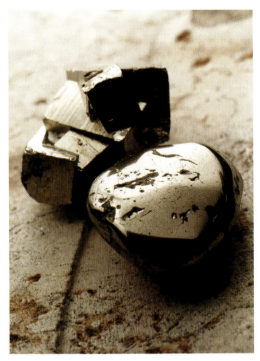

Obwohl Markasit einen ausgeprägten Grünstich aufweist, gibt es oft Verwechslungen mit dem Pyrit (Foto).

Physikalische Eigenschaften

Kristallsystem	Rhombisch
Härte (Mohs)	6–6,5
Dichte (g/cm^3)	4,8–4,9
Spaltbarkeit	Unvollkommen
Bruch	Uneben
Farbe, Glanz	Messinggelb, mitunter grünlich anlaufend, Metallglanz
Lichtbrechung	Keine
Doppelbrechung	Keine
Strichfarbe	Grünlichschwarz

Entstehung
Markasit kann primär und sekundär entstehen. Er wird bei niedrigeren Temperaturen als Pyrit gebildet, kommt aber oft mit ihm gemeinsam vor. Sekundär entsteht Markasit in sedimentären Gesteinen wie Kalk oder Dolomit aus sauren Lösungen.

Vorkommen
Fundstätten liegen in Deutschland, Bolivien, Frankreich, Oberschlesien, Rumänien, Russland, Serbien, Skandinavien, Spanien, Südafrika und den USA.

Charakteristika

Der opake und metallisch glänzende Markasit ist eine rhombische Modifikation des Pyrit. Die Kristallform dieses relativ schweren und harten Minerals ist jedoch weniger regelmäßig als beim Pyrit. Es kommen Einzelkristalle, tafelige oder prismatische Kristalle und Zwillingsbildung vor. Auch Viellinge in hahnenkammförmigen und speerartigen Gruppen treten häufig auf. Die manchmal radialstrahligen Aggregate des Markasits (Orange) streben von einem Zentrum aus in alle Richtungen und sind sehr dicht. Die Oberfläche erscheint geschlossen. Auch als Überzug anderer Mineralien oder als kugelige Ausbildung (»Markasit-knollen«) ist der gelblich bis grün anlaufende, manchmal auch bunte Markasit zu finden.

Verwechslungen

Da sich Markasit und Pyrit sehr ähnlich sind, werden sie häufig verwechselt. Markasit hat jedoch meist den ausgeprägteren Grünstich als Pyrit und ist so im direkten Vergleich erkennbar. Zur weiteren Analyse muss die Kristallstruktur analysiert werden.

Imitationen

Nachahmungen gibt es nicht.

Verwendung

Der Stein kann nicht zu Schmuck verarbeitet werden, da er unter Lufteinwirkung leicht zu Pulver zerfällt. Markasit wird zur Schwefelgewinnung industriell genutzt. Wegen seiner heilenden Wirkungen gewinnt er zunehmend an Bedeutung in der Lithotherapie.

Therapeutische Wirkungen

Die anregende Wirkung des Markasits auf Bauchspeicheldrüse, Leber und auch Galle sorgt für einen besseren Stoffwechsel und ent-

Markasit ist ein schweres, aber kein beständiges Mineral. Im Laufe der Jahre kann er Sulfat-Ausblühungen bilden und zu Staub zerfallen.

giftet den Körper. Auch auf den Magen und Verdauungsbereich hat der Heilstein eine harmonisierende Wirkung. Bei Entzündungen im Mundbereich wird Ausspülen mit Markasit-elixier empfohlen. Kurzes Auflegen zeigt Wirkung bei vielen Hautveränderungen und -krankheiten wie Warzen, Ausschlägen, Ekzemen oder Muttermalen usw.

Der Stein führt zur Selbsterkenntnis. Nicht immer sind die Entdeckungen, die daraus resultieren, angenehm oder stimmen mit dem Selbstbild überein. Oft gibt es im Vorfeld aber bereits Vermutungen, denen man sich nun zu stellen wagt. Unerwünschte Wesenszüge macht Markasit deutlich, zeigt aber zugleich auch einen Weg, um sie zu mildern oder ihnen zu begegnen. Markasit zeigt Kompromisse und Zwänge auf, denen wir unterworfen sind. Auch verborgene Wünsche, die auf Dauer krank machen können, weil sie nicht ausgelebt werden, bringt er ins Bewusstsein. Dieser Heilstein hilft dabei, sich auf die wirklich wichtigen Dinge zu konzentrieren, Prioritäten zu setzen und die richtigen Entscheidungen zu fällen. Mehr Ausgeglichenheit und innere Zufriedenheit sind die Folge.

Anwendungen

Das im Markasit enthaltene Eisensulfid kann die Haut reizen. Deshalb wird der Stein bei körperlicher Anwendung nur kurz aufgelegt oder getragen. Für geistige Wirkungen reicht es, den Stein in unmittelbare Nähe zu legen. Markasitelixier für Spülungen wird aus einfachem Leitungswasser hergestellt. Den Stein über Nacht einlegen und das fertige Elixier am nächsten Tag verbrauchen. Wegen seines Metallgehalts sollte der Stein nicht unter Wasser, sondern in Hämatittrommelsteinen entladen werden. Er darf nicht an der Sonne aufgeladen werden.

Marmor

Bezeichnungen, Synonyme und Handelsnamen

Der Name leitet sich aus dem Griechischen ab: »Marmaros« heißt so viel wie »weißer, schimmernder Stein« oder »Fels«. Jeder politurfähige Kalkstein und Dolomit, auch wenn er sedimentär entstanden ist, wird bei Verarbeitungsbetrieben und im Handel Marmor genannt. Als Heilstein benötigt man jedoch den metamorph entstandenen Marmor. Synonyme sind Utah-Onyx oder Marmelstein. Manche Farbvarietäten haben eigene Namen:

Lucullan, Lucullit – Schwarzer Marmor

Zebramarmor – Schwarz-weiß marmorierter Marmor

Chemische Eigenschaften

CaCO₃ + Fe, C, Mn

Marmor ist kristalliner Kalkstein. Er ist ein monomineralisches Gestein, das ausschließlich aus Kalziumcarbonat (Kalzit) besteht und somit zu den Karbonaten gehört. Als saurer Metamorphit ist er reich an Kiesel- und Kohlensäure. Eisenanteile verursachen Färbungen von Creme bis zu bräunlichen Tönen, Mangan oder Kohlenstoff färben den Marmor schwarz.

Als weitere Gemengteile, die die marmorierte Struktur hervorrufen, finden sich unter anderem Amphibole, Chlorit, Glimmer, Granat, Graphit, Hämatit, Plagioklas, Pyrit, Pyroxene, Quarz, Serpentin oder Vesuvian.

> *Die Bezeichnungen Zebra-Achat und Alabaster sind falsch und irreführend, tauchen als Handelsnamen jedoch nach wie vor auf.*

Geschichte und Mythos

In der Antike verstand man unter dem Begriff »Marmor« schlicht »schön gemusterte Steine«. Das berühmteste Marmorvorkommen im norditalienischen Carrara wurde schon von den Römern und Griechen in der Antike genutzt. Der strahlend weiße Kalzit wurde als Baumaterial und für die Bildhauerei verwendet.

Die prachtvollen Innenräume von privaten und öffentlichen Bauwerken wie Thermen und Theatern wurden oft mit seltenen und kostbaren Materialien ausgeschmückt. Auch für Schwimmbecken oder Badewannen verwendete man Marmor, Granit oder Porphyr. Ein in Marmor eingelassener See schmückte zum Beispiel die Thermen des Diokletian.

Bis in die heutige Zeit gilt Marmor als Symbol für Reichtum und erlesenen Geschmack. Er ist der Stein der Kunst, vor allem natürlich der Bildhauerei.

Entstehung

Marmor gehört zu den Metamorphiten und bildet sich tertiär durch Metamorphose aus Kalkstein. Das Steingefüge wird dabei kompakter, und die winzigen Kalzitkristalle des Kalksteins fügen sich zu den größeren Kristallen des Marmors zusammen. Die typische körnige Textur des Marmors entsteht, mit der er sich deutlich von seinem Muttergestein unterscheidet.

Physikalische Eigenschaften

Kristallsystem	Trigonal
Härte (Mohs)	3 – 3,5
Dichte (g/cm³)	2,7 – 2,9
Spaltbarkeit	Keine
Bruch	Körnig, uneben
Farbe, Glanz	Weiß, gelbgrün, rötlich, braun bis schwarz, mehrfarbig, Glasglanz (poliert)
Lichtbrechung	Keine
Doppelbrechung	Keine
Strichfarbe	Variiert nach Gesteinsfarbe, weiß, gelb, rötlich, bräunlich

Vorkommen

Die größten und wichtigsten Fundstätten liegen in den Alpen, in Frankreich, Griechenland, Großbritannien und Italien (Carrara), aber auch in Spanien und den USA.

Charakteristika

Im Gegensatz zu Kalkstein ist Marmor in dünnen Platten oder an den Kanten durchscheinend. Kalzit, der Hauptbestandteil des Marmors, ist trigonal. Marmor bildet mittel- bis

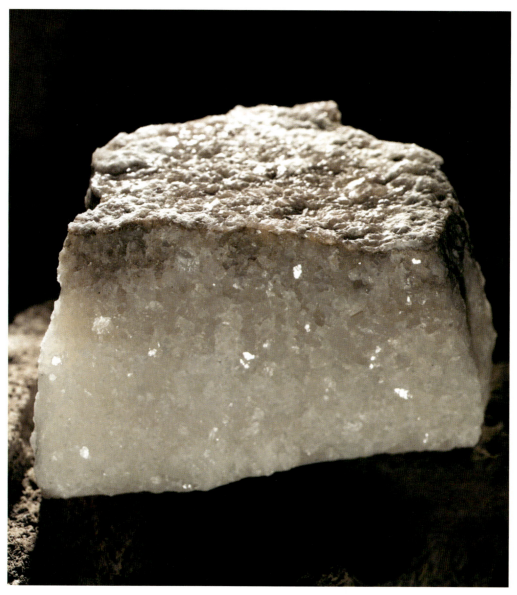

An den körnigen Bruchstellen des Marmors sieht man bereits den schönen Glasglanz, der sich am polierten Stein auf der gesamten Fläche zeigt – ein Grund für die reichliche Verwendung des Minerals.

grobkörnige Massen, oft durchzogen von dunklen Adern. Für die marmorierte Struktur sind Gemengeteile verantwortlich (→ Chemische Eigenschaften). Es treten verschiedene Farben auf, zum Beispiel Weiß, Rot oder Braun, die zum Teil ineinander übergehen. Unbehandelter Marmor ist matt; wird er poliert, glänzt er.

Verwechslungen
Der metamorphe Marmor kann mit primärem oder sekundärem Kalkstein verwechselt werden. Dieser ist jedoch feinkörniger als Marmor und nicht so transparent.
Mitunter sind Zebramarmor und Silberauge (Serpentin, → Seite 250) sehr ähnlich. Die Unterscheidung geht schnell und sicher mit dem Salzsäuretest: Marmor schäumt auf, Silberauge nicht.

Imitationen
Marmor wird manchmal bestrahlt oder gefärbt, um die Gesteinsfarbe zu verändern.

Verwendung
Der Stein findet als Ornament- oder Monumentalstein Anwendung, wird aber genauso für Wand- oder Bodenplatten wie für Statuen oder kunstgewerblichen Gegenständen verwendet. In der Heilkunde ist er noch nicht sehr bekannt, im Gegensatz zu Kalzit. Häufig werden Trommelsteine angeboten, aber auch größere Exemplare sind als Dekorationsstücke im Handel.

Therapeutische Wirkungen
Auf körperlicher Ebene fördert Marmor die Kalziumaufnahme und sorgt so bei Kindern für eine gute Entwicklung der Knochen in Wachstumsphasen. Marmor regt das Immunsystem an und sorgt so für eine bessere Bewältigung von Krankheiten.
Auch in seelischer Hinsicht gibt es zahlreiche Wirkungen, die vor allem bei längerer Anwendung (über mehrere Tage) auftreten. Er hilft

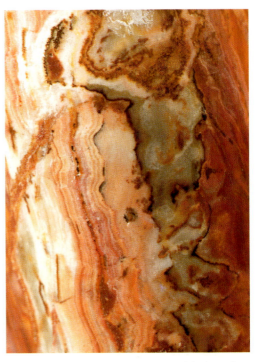

Zebramamor zeigt eine interessante Zeichnung, die seine Beliebtheit rechtfertigt.

dabei, bedrückende oder einschränkende Einflüsse zu erkennen und zu verändern, indem er die nötige Kraft für Auseinandersetzung, Weitblick und Optimismus verleiht. Seine Stärke hilft, neue Sichtweisen zu entdecken und aufgeschobene Probleme in Angriff zu nehmen. Seine Wirkungsweise ist meist mental ausgerichtet, sein Ansatzpunkt sind die Einstellungen. Selbstdisziplin, Kontrolle und heitere Gelassenheit werden mit ihm assoziiert.

Anwendungen
Trommelsteine können aufgelegt oder mitgeführt werden. Bleibt man für mehrere Tage in der Nähe des Marmorgesteins oder in mit Marmor ausgeschmückten Räumen, kann eine Änderung der mentalen Einstellung zum Positiven herbeigeführt werden.

Moldavit

Bezeichnungen, Synonyme und Handelsnamen

Moldavit wurde im Jahre 1787 entdeckt. Er ist der bekannteste Tektit (griechisch: tektos = geschmolzen). Wie seine Verwandten auch, ist er nach seinem Fundgebiet an der oberen Moldau – mittellateinisch »moldavia« – in Tschechien benannt. Andere Tektite sind Australit, Javanit, Indochinit, Philippinit, Georgianit (USA) und Ivorit (Elfenbeinküste). Sie unterscheiden sich jedoch vor allem von der Oberfläche her beträchtlich von Moldavit.

Als Schreibvariante für Moldavit sind auch Moldawit oder Moldauit verbreitet. Synonyme sind Böhmischer oder Falscher Chrysolith, Pseudochrysolith oder Wasserchrysolith sowie Bouteillenstein. Irreführend ist die Bezeichnung Glasmeteorit.

Chemische Eigenschaften

$SiO_2 + Al_2O_3$

Moldavit gehört zu den Tektiten und zur Mineralklasse der Oxide. Tektite sind Gesteinsgläser, die durch Meteoriten entstanden sind. Zu den

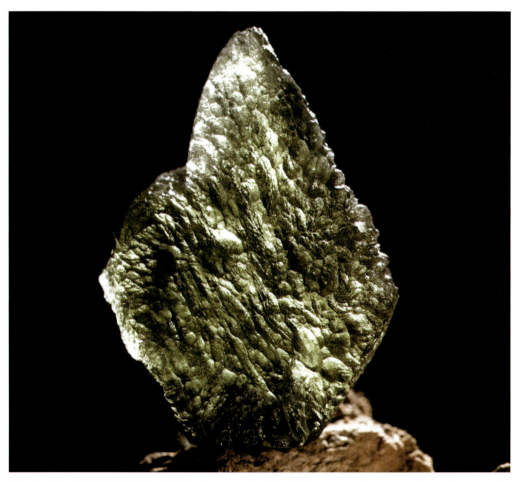

Die eigentümliche Oberfläche des Moldavits entstand aufgrund der extremen Temperaturschwankungen und des hohen Drucks, die bei einem Meteoriteneinschlag auf das Oberflächengestein der Erde einwirkten.

Hauptbestandteilen zählen Siliziumdioxid (ca. 80 Prozent) und Aluminiumoxid (ca. 10 Prozent), daneben treten geringere Anteile von Kalzium, Eisen, Kalium, Magnesium, Mangan, Natrium und Titan auf. Für die Farbgebung ist zweiwertiges Eisen verantwortlich.

Geschichte und Mythos

Allen Tektiten haftet das Rätsel ihrer Entstehung und der Zauber der Meteoriten an, und dies macht sie häufig wertvoller als ihre tatsächlichen Qualitäten als Edelstein. Früher vermutete man, dass Tektite Teile von riesigen Meteoriten waren, die auf die Erde niedergefallen waren. In manchen Kreisen wird er deshalb bis heute als Himmelsbote betrachtet und mit besonderer spiritueller Energie in Zusammenhang gebracht. Fälschlicherweise bezeichnet man den Moldavit deshalb auch als »Glasmeteorit«. Dieser Name hält sich hartnäckig und ist auch heute noch zu finden. Entsprechend ranken sich bis in die Gegenwart Mythen und großartige Heilserwartungen um diesen angeblichen »Stein aus dem All«. Als umfassender Kraftspender soll er sogar vor schweren Erkrankungen wie Krebs schützen. Solche und ähnliche Behauptungen sind von der seriösen Steinheilkunde aber in keiner Weise belegt.

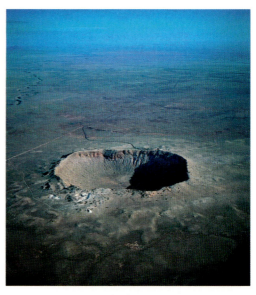

Tektite entstehen beim Aufprall von Riesenmeteoriten (Einschlagkrater in Arizona, USA).

Entstehung

Nach heutigen Kenntnissen handelt es sich bei allen Tektiten um irdische Gesteine, deren Entstehung allerdings mit einem Meteoriteneinschlag verbunden ist. Über die Bildung der Gesteinsgläser hat man genauso lange gemutmaßt wie über die Entstehung des Nördlinger Ries. Erst vor rund 40 Jahren konnten amerikanische Mineralogen durch die Anwesenheit bestimmter Mineralien – die man bis dahin nur infolge von Meteoritenkratern und unterirdischen Atomexplosionen gefunden hatte – nachweisen, dass das Nördlinger Ries durch einen Meteoriten entstanden war. Dieser Meteorit schlug vor 15 Millionen Jahren mit einer gewaltigen Explosion auf der Erde auf und hinterließ dabei einen großen Krater, der heute als Nördlinger Ries (BRD) bekannt ist. Der Aufprall erfolgte mit einer Geschwindigkeit von etwa 30 Kilometer pro Sekunde und zertrümmerte das Gestein der Erdoberfläche bis in 500 Meter Tiefe. Das irdische Gestein wurde

---

Physikalische Eigenschaften

Kristallsystem	Amorph
Härte (Mohs)	5,5
Dichte (g/cm³)	2,32 – 2,38
Spaltbarkeit	Keine
Bruch	Muschelig
Farbe, Glanz	Flaschengrün bis braungrün, Glasglanz
Lichtbrechung	1,48 – 1,54
Doppelbrechung	Keine
Strichfarbe	Weiß

dabei durch die enorme Hitze teilweise vollständig verdampft. Beträchtliche Gesteinsbrocken wurden hoch- und bis in die Region der oberen Moldau geschleudert. Abgekühlt und erstarrt fielen sie vor allem in Böhmen und Mähren zurück auf die Erde. Die schnell aufeinander folgenden und extremen Temperaturschwankungen verliehen dem Moldavit seine eigenartige Oberfläche.

Vorkommen
Fundstätten liegen ausschließlich im Gebiet der Moldau (Tschechien).

Charakteristika
Bei Moldavit handelt es sich um ein Glas. Er weist keine kristalline Strukturen auf und ist demnach amorph. Der Stein ist durchsichtig bis durchscheinend und oftmals rundlich oder tropfenförmig. Seine charakteristische Form entstand, weil das geschmolzene irdische Gestein Hunderte von Kilometern durch die Luft geschleudert wurde und dabei erkaltete.

Die Oberfläche des Moldavits erscheint aufgrund seiner Entstehung stark korrodiert, also unregelmäßig und narbig. Moldavit enthält oftmals Schlieren und Gasblasen, die durch das schnelle Abkühlen aufgetreten sind. Als Farben treten Flaschengrün bis Braungrün auf.

> *Amorphe Mineralien wie der Moldavit regen uns dazu an, innere Strukturen zu lockern. Sie ermöglichen Spontaneität und Freiheit.*

Verwechslungen
Mit anderen grünen Tektiten besteht Verwechslungsgefahr. Außerdem ähnelt der Moldavit den grünen Varietäten von Apatit, Saphir und Turmalin.

Imitationen
Fälschungen aus grünem Flaschenglas sind bekannt, vor allem bei geschliffenen Steinen in Schmuckstücken. Einen Echtheitsbeweis kann nur die mineralogische Analyse im Labor erbringen.

Verwendung
In den Fundgebieten in Böhmen und Mähren wird Moldavit zur Herstellung von Schmuck gesammelt. Neben den verbreiteten facettierten Steinen schleifen Experten das Gesteinsglas auch zu Cabochons. Wie alle Tektite ist Moldavit, vor allem wegen seiner Entstehungsgeschichte, auch im Rohzustand von Sammlern sehr begehrt. Das Gesteinsglas ist rar und hat seinen Preis.

Therapeutische Wirkungen
Wie alle Tektite wird Moldavit gerne gegen Antriebslosigkeit und Schlafstörungen eingesetzt. Dieser Heilstein steht für neue Entwicklungen und soll Energieblockaden lösen. Er regt Ideen zur Bewältigung konkreter Probleme an. Zudem fördert der Stein das Einfühlungsvermögen für andere Menschen, sodass sich zwischenmenschliche Konflikte vermindern lassen. Außerdem beschleunigt Moldavit die Heilung verschiedener Krankheiten wie zum Beispiel Grippe oder Bronchitis, da er das Immunsystem stärkt. Auch gegen Kopfschmerzen wirkt er gut.

Anwendungen
Moldavit wird auf Herz-, Hals-, Stirn- und Scheitelchakra aufgelegt oder am Körper getragen. Um allzu heftige Wirkungen zu verhindern, sollte er nicht über einen längeren Zeitraum angewandt werden. Gereinigt wird das Gesteinsglas unter fließendem Wasser, dadurch entlädt es sich gleichzeitig. Wird Moldavit für einige Zeit an die Sonne gelegt, lädt er sich wieder auf.

Muskovit

Bezeichnungen, Synonyme und Handelsnamen

Muskovit ist kein sehr bekannter Heilstein, obwohl er einige sehr schöne Effekte zeigt. Er wurde im Jahr 1850 zum ersten Mal beschrieben. Der Name bedeutet »Moskauer Glas« und erinnert an die frühere Verwendung von Muskovitplatten als Fensterglas. Muskovit hat zahlreiche Synonyme, darunter Moskauer Stein, Russisches Glas oder Russischer Stein, Spiegelstein oder Lapis Specularis sowie ganz allgemein Weißer Glimmer. Der schöne silbrige Glanz verlieh dem Muskovit im Volksmund den Namen Katzensilber. Ältere oder weniger verbreitete mineralogische Bezeichnungen sind Adamsit, Amphilogit, Antonit, Batchelorit, Didymit, Kaliglimmer, Leukophyllit, Onkophyllit, Oosit, Pyknophyllit, Schernikit, Serikolith sowie Talcit. Irreführend taucht mitunter der Name Marienglas auf, der jedoch Gips bezeichnet.

Fuchsit, Chrommuskovit – Eine chromhaltige, daher grüne Varietät von Muskovit

Serizit – Feinschuppiges Aggregat in Metamorphiten. Serizit zeigt Seidenglanz

> Als Schmuckstein hat der Muskovit keine Bedeutung, und auch seine Eigenschaften als Heilstein werden erst langsam entdeckt.

Chemische Eigenschaften

$KAl_2 (OH,F)_2/AlSi_3O_{10}$

Wie alle Glimmer zählt Muskovit zur Mineralklasse der Schichtsilikate. Glimmer sind sehr komplizierte Kalium-Aluminium-Verbindungen, die oftmals Kalzium, Eisen und Magnesium enthalten. Chromanteile verleihen grüne Farbtöne.

Geschichte und Mythos

Wegen seines vermeintlich silbernen Glitzerns symbolisiert Muskovit trügerische Pracht. Die Glimmervarietät wurde schon früh als industrieller Rohstoff genutzt. In Russland wurden große Platten des durchsichtigen Glimmers zu Fenstergläsern und Bullaugen verarbeitet. Muskovit ist zwar nicht so transparent wie Glas, dafür aber deutlich härter und stabiler.

Entstehung

Primär entsteht Muskovit in der liquidmagmatischen Phase als Gemengteil von Granit oder Pegmatit. In Pegmatit entstehen die besonders großen Muskovittafeln. Feldspäte oder andere Silikate können das Ausgangsgestein für Muskovit in tertiärer Entstehung sein.

Vorkommen

Man findet Muskovit in Gesteinen wie Glimmerschiefer, Gneis, Phyllit sowie Quarzit. Die Muskovittafeln aus Pegmatitgängen werden als industrieller Rohstoff genutzt. Da Muskovit sehr verwitterungsbeständig ist, ist er häufig in Sedimenten wie zum Beispiel Sandstein zu finden. Muskovit liegt oft zusammen mit Topas, Quarz oder Aquamarin vor. Fundstätten für die besonders großen Tafeln liegen in Indien und dem Uralgebirge (Russland), aber auch in Schweden, Norwegen, USA und Kanada, Australien und Tansania.

Physikalische Eigenschaften

Kristallsystem	Monoklin
Härte (Mohs)	2 – 3
Dichte (g/cm³)	2,76 – 2,88
Spaltbarkeit	Vollkommen
Bruch	Uneben
Farbe, Glanz	Farblos bis silberweiß, Glasglanz, auf Spaltflächen Perlmuttglanz
Lichtbrechung	Keine
Doppelbrechung	Keine
Strichfarbe	Weiß

Charakteristika

Muskovit ist der häufigste Glimmer; der dunkle, weniger widerstandsfähige Biotit (→ Seite 138) und der schön gefärbte Lepidolith (→ Seite 198) kommen weitaus seltener vor. Phlogopit bezeichnet den Übergang zwischen hellem und dunklem Glimmer. Alle Glimmer können in dünne, leichte, dabei absolut elastische Blättchen gespalten werden und zeigen ein charakteristisches Glitzern.

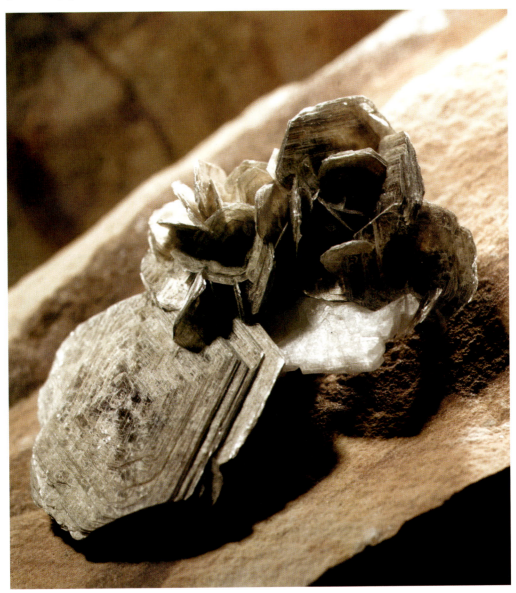

Typisch für Muskovit sind größere Tafeln, wie man sie auch von anderen Glimmerarten kennt. In seltenen Fällen ordnen sich die einzelnen Schichten nebeneinander an, und eine Muskovitrose entsteht.

Die Transparenz ist durchscheinend bis durchsichtig. Der monokline Muskovit bildet häufig auch große Tafeln (→ Verwendung). Die Aggregate sind feinschuppig oder blättrig-körnig, manchmal kompakt, es kommen auch größere Tafeln vor. Gelegentlich findet man winzige Einschlüsse aus Zirkon, Granat oder Turmalin und anderen Mineralien.
Feinschuppiger Muskovit wird Serizit genannt. Chromhaltiger grüner Fuchsit bildet massigere Aggregate. Muskovit ist farblos bis silberweiß, die Seitenflächen sind horizontal oft deutlich gestreift. Der silbrige Eindruck entsteht durch den Perlmuttglanz auf Spaltflächen in Kombination mit den verschiedenen Grautönen. Muskovit löst sich nicht in Säure und lässt sich nur schwer schmelzen.

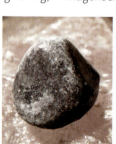

Graue Varianten des Lepidoliths können manchmal mit Muskovit verwechselt werden.

Verwechslungen
Strukturelle Ähnlichkeiten bestehen mit den anderen Glimmern Paragonit, dem dunklen Phlogopit oder Lepidolith. Meist sind aber die unterschiedlichen Farben (weiß, dunkel, lila) ausgeprägt und deutlich unterscheidbar. Echte Verwechslungen sind deshalb eher selten, wenn ein Vergleichsstein vorliegt.

Imitationen
Fälschungen von Muskovit sind bisher noch nicht bekannt.

Verwendung
Das Mineral isoliert hervorragend gegen Hitze und Strom und wird deshalb zur Wärme- und Elektroisolation verwendet. Schmuck wird aus Muskovit nicht hergestellt. Auch als Heilstein ist er, im Gegensatz zu den anderen Glimmern, noch wenig bekannt. Im Handel wird Muskovit meist in Form tafeliger Kristalle angeboten.

Therapeutische Wirkungen
Muskovit ist ein wirksamer Heilstein für eher psychosomatisch bedingte Beschwerden wie Magenschmerzen, Ängste oder Nervosität, die ihre Ursache in verschiedensten Konflikten, Familienstreitigkeiten oder Existenzproblemen haben. Muskovit verleiht die innere Kraft, Ruhe und Zuversicht, um bei offenen Auseinandersetzungen zu bestehen.
Als Stein des Ausgleichs hat er zum einen eine eher beruhigende Wirkung auf nervöse, hektische Menschen, zum anderen verleiht er ruhigen, eher phlegmatischen Charakteren mehr Energie. Auf geistiger Ebene verhilft der helle Glimmer zu mehr Gelassenheit. Auch scheinbar große Probleme, die im ersten Augenblick lähmend wirken, können leichter bewältigt werden. Zudem hilft Muskovit dabei, Lebensziele zu definieren und konsequent zu verfolgen, indem der richtige Weg dazu aufgezeigt wird.
Das Mineral lindert Krankheiten, die in Zusammenhang mit Galle und Bauchspeicheldrüse stehen. Auch gegen Diabetes kann eine Linderung der Beschwerden möglich sein. Mit seiner Unterstützung kommt es zu einem verbesserten Stoffwechsel, wodurch auch Übergewicht leichter verringert werden kann. Außerdem wirkt Muskovit verdauungsanregend und wird gern gegen Grippe oder Husten eingesetzt.

Anwendungen
Der Stein sollte über einen längeren Zeitraum getragen oder aufgelegt werden. Besonders gut wirkt Muskovit über das Halschakra. Er wird unter fließendem lauwarmem Wasser oder in Hämatittrommelsteinen entladen. Zum Aufladen wird er in die Sonne gelegt, jedoch nur für kurze Zeit.

Nephrit

Bezeichnungen, Synonyme und Handelsnamen

Schon die Römer wussten um die wohltuende Wirkung des Nephrit bei Nierenbeschwerden und nannten ihn »lapis nephriticus«, Nierenstein. Auch unter dem Namen Jade war Nephrit bekannt. Erst 1863 stellte sich heraus, dass der Begriff Jade zwei mineralogisch unterschiedliche Steine, nämlich Nephrit und Jadeit, bezeichnete. Durch fortschrittlichere chemische Untersuchungsmethoden kann man heute die Mineralien der Jadegruppe (Jadeit, Nephrit und Chloromelanit) exakt voneinander unterscheiden. Dennoch hat sich im Handel der Oberbegriff Jade für die Mineralien Jadeit und Nephrit gehalten.

Synonyme Bezeichnungen für Nephrit sind Bitterstein oder Grießstein. Auch Kahurangi, Kashgar-Jade, Kawa-Kawa, Punammustein, Wyoming-Jade oder Yü-Stein werden verwendet. Der volksmundliche Name Beilstein bezeichnet ebenso die Jade. Er verweist darauf, dass das Mineral früher zur Waffenherstellung genutzt wurde.

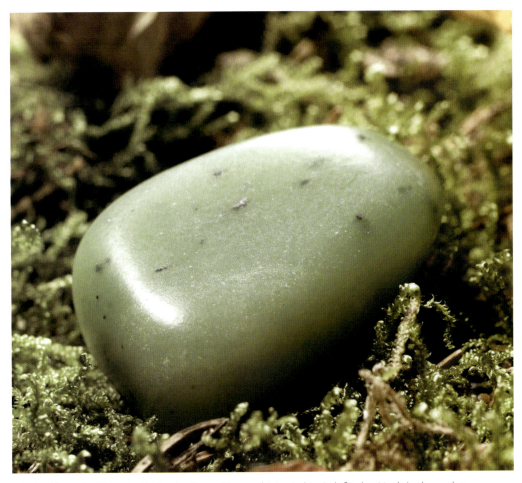

Die dunkleren Streifen oder Flecken in diesem Trommelstein sind typisch für den Nephrit, der zu den Jademineralien zählt. Neben den grünen sind auch helle sowie rötliche Varietäten bekannt.

Chemische Eigenschaften

$Ca_2(Mg,Fe)_5[(OH,F)(Si_4O_{11})]_2$

Bei Nephrit handelt es sich um ein Kalzium-Magnesium-Silikat, das zur Mineralklasse der Kettensilikate gehört. In Nephrit finden sich Spuren von Eisen, Tonerde und Natron, wobei das Eisen die grüne Farbe verursacht.

Geschichte und Mythos

Die besondere Heilkraft des Nephrits gegen Nierenleiden ist bereits seit dem Altertum überliefert. Wegen seiner Härte wurde dieses Mineral auch in der Steinzeit zur Herstellung von Werkzeugen und Waffen, wie Speer- und Pfeilspitzen, genutzt. Prähistorische Funde von Beilen (das Synonym »Beilstein« zeugt von dieser Verwendung), Amuletten und andere Kultgegenständen gibt es in Deutschland, der Schweiz, Frankreich, Nord- und Mittelamerika sowie in Neuseeland.

Schon die Majas vor rund 3500 Jahren schätzten den Nephrit als einen ganz besonderen Stein. Die Krieger des Indianerstammes trugen Nephritamulette als Schutz vor Verwundungen. Im alten China trug man Nephrit als herz-

Als monoklines Mineral ist der Nephrit ein Stein für stark von der Intuition geleitete Menschen mit einem dynamischen Lebenswandel.

förmigen Schmuckstein, ebenfalls als Schutzstein in kriegerischen Auseinandersetzungen. Die Herstellung von Figuren und den verschiedensten Kunstgegenständen aus Nephrit hat im Land der Mitte eine ähnlich lange Tradition. Bereits vor 3000 Jahren wurde er dort verarbeitet. Erst seit ungefähr 150 Jahren wird Jadeit auch in Birma abgebaut.

Auch in Deutschland, in der Nähe von Breslau, gab es eine bereits seit Ende des 18. Jahrhunderts bekannte und sehr ergiebige Lagerstätte. Ein daraus stammender, 2150 Kilogramm schwerer Nephritblock ist heute im New Yorker Metropolitan-Museum ausgestellt. Die Vorkommen sind jedoch bereits ausgebeutet.

Entstehung

Nephrit wurde tertiär gebildet und findet sich schichtförmig oder in so genannten Nestern eingelagert in Serpentingesteinen und anderen kristallinen Schiefern. Besonders häufig sind Vorkommen in Aktinolithschiefern, die aus Eruptivgesteinen entstanden sind. Durch seine Festigkeit kommen Rollsteine des Nephrits auch oft in Flüssen vor. Solche sekundären Lagerstätten können weit vom Entstehungsort entfernt liegen.

Vorkommen

Die wichtigsten Lagerstätten des Nephrits befinden sich im südlichen Neuseeland. Weitere Vorkommen gibt es in Australien, Brasilien, China, Kanada, Mexiko, Russland, Simbabwe, Taiwan und den USA.

Charakteristika

Das Mineral ist undurchsichtig aber kantendurchscheinend und weist manchmal Streifen oder Flecken auf. Der monokline Nephrit bildet keine Einzelkristalle, sondern dichte, verfilzte Massen. Diese sind noch zäher als beim Jadeit

Physikalische Eigenschaften

Kristallsystem	Monoklin
Härte (Mohs)	6 – 6,5
Dichte (g/cm³)	2,90 – 3,02
Spaltbarkeit	Keine
Bruch	Splitterig, scharfkantig
Farbe, Glanz	Dunkelgrün, graugrün bis rötlichbraun, Glasglanz
Lichtbrechung	1,600 – 1,627
Doppelbrechung	0,027
Strichfarbe	Weiß

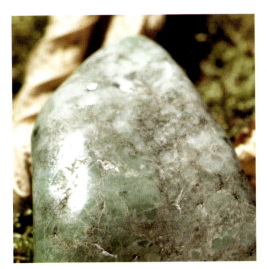

Solche grünen Varianten des Jadeit sind äußerlich nur schwer von Nephrit zu unterscheiden.

und übertreffen in dieser Hinsicht sogar Stahl! Die Farben variieren von dunkelgrün und graugrün bis rötlichbraun und können einen Gelbstich aufweisen.

Verwechslungen

Jadeit und der billigere Nephrit sind für einen Laien nur schwer voneinander zu unterscheiden. Die Farbe des Nephrits ist eher gelblichgrün, Jadeit zeigt meist smaragdgrüne Färbungen. Genauen Aufschluss geben jedoch nur mineralogische Untersuchungen.

Verwechslungsgefahr besteht überdies mit vielen anderen undurchsichtigen grünen Mineralien wie Amazonit, Aventurin, Californit, Chloromelanit, Chrysopras, Connemara, Grossular, Pektolith, Plasma, Prasem, Prehnit, Serpentin, Smaragd, Smaragdit, Smithsonit, Verdit oder Williamsit.

Imitationen

Das Mineral wird häufig mit Glas und Kunststoffen nachgeahmt. Auch wertlose grüne Steine werden leider oftmals als Nephrit oder Jadeit angeboten, wenn sich dadurch ein höherer Preis erzielen lässt.

Verwendung

Nephrit wird ähnlich wie Jadeit zu Schmuck- und Kunstgegenständen verarbeitet. Eine lange Tradition gibt es diesbezüglich vor allem in China, wo Schmuck, kunstvolle Vasen und Figuren hergestellt werden. Als Heilstein gegen Nierenleiden ist er sehr bekannt. Nephrit kommt als Trommelstein, Handschmeichler oder Anhänger zur Anwendung.

Therapeutische Wirkungen

Als einer der wichtigsten Nierenheilsteine hat sich der Nephrit bei verschiedenen Nierenerkrankungen, Gallensteinen sowie Blasenentzündungen bewährt. Wird Nephrit über Nacht in Wasser gelegt, so entsteht Nephritelixier, dessen Einnahme die Sehkraft verbessern kann. Nephrit fördert allgemeine Heilungs- und Entwicklungsprozesse.

In geistigen und seelischen Zusammenhängen verleiht Nephrit Kreativität und schöpferische Energie, verhilft zu mehr Entscheidungsfreude in Zweifelsfällen und schützt vor negativen geistigen Einflüssen. Nephrit verleiht seinem Träger Sicherheit in ungewohnten, beängstigenden Situationen und kann ihm inneren Frieden bringen. Die Last von drückenden Sorgen wird leichter genommen.

Anwendungen

Trommelsteine oder Scheiben werden auf die Nieren aufgelegt oder auch für mehrere Stunden mit einem Pflaster aufgeklebt. Als Anhänger kann der Stein am Körper getragen werden. Nephrit wirkt besonders intensiv, wenn er auf das Herz- oder Halschakra gelegt wird. Gereinigt wird das Mineral unter fließendem lauwarmem Wasser erst, wenn sich eine beginnende Trübung zeigt. Aufgeladen wird Nephrit unter nicht zu starker Sonneneinstrahlung.

Obsidian

Bezeichnungen, Synonyme und Handelsnamen

Obsidian ist nach seinem Entdecker Obsius benannt. Bei den Griechen war es unter »liparaios« bekannt, nach den Vorkommen auf den Liparischen Inseln. Veraltete Synonyme sind Glasachat, Lavaglas und Vulkanglas sowie Markanit. Es gibt verschiedenfarbige Varietäten des Obsidians:

Bergmahagony, Mahagony-Obsidian – Ein hoher Anteil an Eisenoxid verursacht rotbraune Flecken auf dem dunklen Stein, die an die Farbe von Mahagoniholz erinnern

Blauer Obsidian, Blaue Lava – Die seltene blaue Varietät

Gold-Obsidian, Silber-Obsidian, Seidenglanzobsidian – Weist fein verteilte Gasbläschen an der Oberfläche auf, die einfallendes Licht mit Gold- oder Silberglanz reflektieren

Pseudochrysolith, Flaschenstein, Grüner Obsidian – Die seltene grüne Varietät

Rauchobsidian, Apachenträne – Zeigt geschwungene, auf Bewegungen der noch zähflüssigen Lava zurückgehende »Wellen«, aufgrund der Mineralstoffarmut fast transparent

Obsidian ist ein altes Symbol für Unverwundbarkeit. Als Amulett sollte er seinen Träger vor bösen Mächten schützen.

Regenbogen-Obsidian – Fein verteilte, minimale Wassereinschlüsse auf der Oberfläche des polierten Steins sorgen dafür, dass einfallendes Licht in die Spektralfarben aufgetrennt wird. Wunderschöner, gebänderter Regenbogenglanz ist die Folge

Schneeflocken-Obsidian, Blumen-Obsidian, Wolken-Obsidian – Dunkler Obsidian mit kleinen grauen Feldspat-Aggregaten, die die Form von Schneeflocken, Blumen oder Wolken annehmen können

Schwarzer Osidian – Gleichmäßig schwarz oder fast schwarz gefärbter, an Mineralstoffen reicher Obsidian

Chemische Eigenschaften

$SiO_2 + H_2O + Fe_2O_3$

Obsidian ist zwar ein magmatisches Gestein, kann aber zur Mineralklasse der Oxide gerechnet werden. Das Gesteinsglas besteht bis zu 77 Prozent aus Kieselsäure (SiO_2), weitere Bestandteile sind Mineralstoffe wie Tonerde, Alkalien und Eisen. Die chemische Zusammensetzung ist meist ähnlich wie die des Rhyolith. Obsidian zählt deshalb zur Rhyolith-Dacit-Familie. Vulkanische Gläser sind oft heterogen zusammengesetzt, bestehen also aus einem Gemisch verschiedenster Mineralstoffe, wobei die chemische Zusammensetzung variiert. Aus diesem Grund gehören Obsidiane nicht zu den stofflich homogenen Mineralien, sondern zu den Gesteinen.

Physikalische Eigenschaften

Kristallsystem	Amorph
Härte (Mohs)	5–5,5
Dichte (g/cm³)	2,3–2,5
Spaltbarkeit	Keine
Bruch	Großmuschelig mit scharfen Kanten
Farbe, Glanz	Schwarz, grau, braun, grün, matt, Glasglanz (an Bruchstellen)
Lichtbrechung	1,45–1,55
Doppelbrechung	Keine
Strichfarbe	Weiß

Geschichte und Mythos

Wegen seiner Härte und seinen scharfen Kanten wurde Obsidian bereits in prähistorischer Zeit für Werkzeuge oder Pfeilspitzen verwendet. Auch Schmuckstücke aus prähistorischer Zeit wurden gefunden. Majas und Azteken setzten neben Basaltäxten auch feinere Werkzeuge aus Obsidian ein, um aus riesigen Urwaldbäumen Balken für ihre Bauwerke zu fertigen. Selbst harte Hölzer wie Mahagoni können mit Obsidian bearbeitet werden, bleiben dabei aber in Textur und Qualität weitgehend unversehrt.

Schneidewerkzeuge aus Obsidian wurden aber nicht nur für die tägliche Arbeit, sondern auch für rituelle Zwecke verwendet. Die Priester der Azteken benutzten Obsidianmesser, um Menschenopfern das Herz herauszuschneiden.

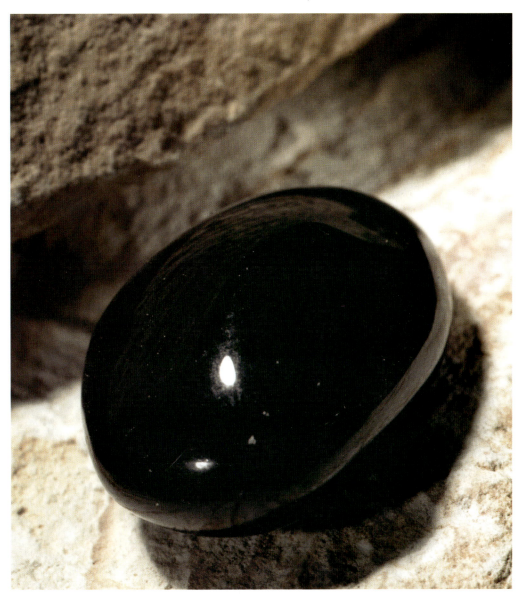

Der schwarze Obsidian weist einen hohen Mineralstoffgehalt auf. Die Gleichmäßigkeit dieses Trommelsteins lässt darauf schließen, dass der Erstarrungsprozess gänzlich ungestört verlaufen ist.

Entstehung

Bei Obsidian handelt es sich um ein schnell erstarrtes vulkanisches Glas, das bei Vulkanausbrüchen entstand: Magma stieg aus der Tiefe auf und floss unter heftiger Entgasung über die Erdoberfläche als kieselsäurereiche Lava aus. Die zähe Flüssigkeit kühlte so schnell ab, dass das Gestein keine Kristalle ausbilden konnte. Auf diese Weise entstand eine glasartige Masse, die oft in sehr großen Blöcken zu finden ist. Fundorte sind deshalb Gebiete, die durch vulkanische Aktivitäten entstanden sind. Wenn sich die Lava langsam verfestigt hätte, hätte sich statt Obsidian Quarzporphyr gebildet.

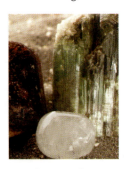

Manche Turmaline sind dem Obsidian sehr ähnlich.

Vorkommen

In Bolivien, Ecuador, Hawaii, Indonesien, Island, Japan, auf den Liparischen Inseln, in Mexiko, Peru, Russland und den USA.

Charakteristika

Obsidian ist amorph, also nicht kristallisiert. Er ist durchscheinend bis undurchsichtig. Er bildet glasige Massen. Oftmals finden sich winzige Hohlräume oder Einschlüsse.

Verwechslungen

Geschliffener Obsidian kann mit Onyx oder Turmalin verwechselt werden.

Imitationen

Fälschungen aus schwarzem oder grünem Glas sind bekannt.

Verwendung

Obsidiane werden als Schmuck- und Heilsteine verwendet. Man kann sie unter anderem als Rohstein, Trommelstein oder Pyramide sowie als verschiedenste Schmuckstücke erwerben. Beliebt sind hochpolierte Scheiben, die auch Obsidianspiegel genannt werden. Der Schneeflocken-Obsidian wird gerne zu kunstgewerblichen Gegenständen verarbeitet.

Therapeutische Wirkungen

Das vulkanische Gestein wirkt reinigend und durchblutungsfördernd und hilft deshalb gegen Hautbeschwerden wie Schuppenflechte oder Neurodermitis. Obsidian fördert die Wundheilung, lindert Schmerzen und Angstzustände und kann wegen dieser Eigenschaften auch bei leichten Unfällen mit geringfügigen Verletzungen und Schockzuständen beruhigend wirken. Zudem stärkt das Vulkangestein den Tatendrang und verleiht Energie. Gegebenheiten werden leichter akzeptiert und verarbeitet. Festgefahrene Verhaltensmuster, die die Entwicklung der eigenen Persönlichkeit behindern, werden überdacht und gegebenenfalls verändert. Der Schneeflocken-Obsidian wird außerdem gern gegen Magen- und Darmerkrankungen sowie zur Stärkung des Immunsystems eingesetzt. Er warnt und schützt vor bedrohlichen Einflüssen aller Art.
Der Gold-Obsidian hat sich bei diffusen Angstzuständen und Depressionen bewährt. Er hilft, die Ursachen verschiedener Krankheiten zu erkennen und dadurch zu beseitigen.

Anwendungen

Gegen Hauterkrankungen wirken Waschungen mit Obsidianwasser. Dazu den Stein über Nacht in Wasser legen. Der Stein wird überdies aufgelegt oder für längere Zeit auf der Haut getragen. Für die Meditation kann Obsidian ebenfalls verwendet werden. Er sollte regelmäßig unter fließendem lauwarmem Wasser entladen und in der Sonne oder in einer Bergkristallgruppe aufgeladen werden.

Peridot

Er ist so klar, so mild, so hold
wie goldenes Grün, wie grünes Gold.
Und wie des Mannes reife Kraft
den Frieden in tobender Brust erschafft,
so lässt er auch mit sanftem Walten
den Zorn im Herzen sich nicht gestalten
und schützt mit seiner stillen Pracht
vor bösen Träumen die friedliche Nacht.

Aus: Theodor Körner, Die Monatssteine

Bezeichnungen, Synonyme und Handelsnamen

Die Herkunft des Namens Peridot ist nicht ganz klar. Vermutet wird aber eine Ableitung vom griechischen »peridona« (in Fülle geben), wegen des Flächenreichtums seiner Kristalle, oder von »faridat«, dem arabischen Wort für Edelstein. Ein früher häufig verwendeter Begriff war Chrysolith (griechisch: chrysos = Gold, lithos = Stein). Auch der Name Olivin, 1790 von dem Mineralogen A. G. Werner geprägt, ist wegen der manchmal deutlich olivgrünen Farbe des Peridots sehr gebräuchlich. Peridot wurde früher auch oft als »Grünes Gold« bezeichnet. Auch die Bezeichnungen Hawaiit, Hyalosiderit, Sideroklept, Talasskit sind nur noch selten zu finden.

Chemische Eigenschaften

$(MgFe)_2 SiO_4$

Peridot ist ein Magnesium-Eisen-Silikat und gehört zur Mineralgruppe der Inselsilikate. Das Mineral ist kompakt, mit großer Dichte, und es reagiert säureempfindlich. Peridot ist ein Mischkristall aus 80 bis 90 Prozent Forsterit (Magnesium-Silikat) und zehn bis 20 Prozent Fayalit (Eisen-Silikat). Außerdem sind Spuren von Nickel zu finden. Peridot ist idiochroma-

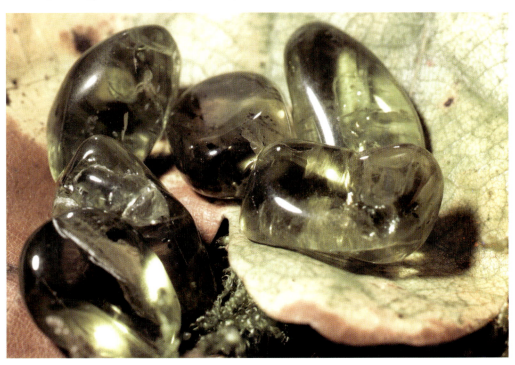

Klar und durchsichtig wie Glas sind die großen, gut ausgebildeten Kristalle des Peridots, die in vielen Grüntönen vorkommen können. Einschlüsse sind stets deutlich zu sehen.

tisch durch das enthaltene Eisen gefärbt. Durch Verwitterung kann aus Peridot auch Serpentin entstehen, wobei die Kristallstruktur erhalten bleibt.

Geschichte und Mythos

Kreuzfahrer brachten den Peridot nach Mitteleuropa. Als Schmuck- und Heilstein erfreute er sich bereits bei den Griechen und Römern größter Beliebtheit. Die Griechen nutzten ihn gegen Nieren- und Darmerkrankungen sowie Magenbeschwerden. Im alten Rom war man überzeugt, auch Erkrankungen wie Epilepsie mit ihm heilen zu können. Peridotamulette wurden zur Abwehr von Dämonen getragen und sollten Reichtum und Macht verleihen.

Im Mittelalter verwendete man das Mineral gerne für Wandschmuck und Intarsienarbeiten in Kirchen. Seiner Heilkraft wegen setzte es nicht nur Hildegard von Bingen, sondern auch der mittelalterliche Gelehrte Arnoldus Saxo ein. Dieser empfahl, einen in Gold gefassten Chrysolith als Ring zu tragen, um zur Weisheit zu gelangen. Zwei besonders schöne und große Exemplare mit einem Gewicht von

Häufig fühlen sich sehr sensible und soziale Charaktere von rhombischen Kristallen wie dem Peridot angezogen.

319 beziehungsweise 289 Karat, die in Birma gefunden wurden, sind heute in der Smithsonian Institution in Washington ausgestellt. Der Thron von Bayran ist mit 954 Peridotsteinen geschmückt und heute im Topkapi-Museum in Istanbul zu sehen.

Entstehung

Peridot entsteht primär tief in der Erdkruste, wenn das Magma noch im flüssigen Zustand ist. Peridot tritt gemeinsam mit magmatischen oder metamorphen Gesteinen wie Peridotit, Gabbro oder Serpentinit auf. Bei Vulkanausbrüchen werden diese Gesteine, eingebettet in Lava, an die Erdoberfläche geschleudert.

Vorkommen

Der wichtigste Fundort befindet sich auf der vulkanischen Insel Zebirget an der ägyptischen Küste des Roten Meeres. Peridot wurde dort bereits vor 3500 Jahren abgebaut. Weitere Lagerstätten gibt es in Arizona (USA), Australien, Brasilien, China, Italien, Myanmar (Birma), Kenia, Norwegen, Pakistan und Südafrika.

Charakteristika

Die Transparenz ist durchsichtig bis durchscheinend, das Kristallsystem rhombisch. Peridot kommt oft in sehr gut ausgebildeten prismatischen Kristallen von beachtlicher Größe vor. Manchmal wiegen sie mehr als 100 Gramm. Auch körnige und tafelige Kristallformen sind zu finden.

Charakteristisch ist die hohe Doppelbrechung dieses Steins. Seine verschiedenen Färbungen reichen von kräftig grün, gelbgrün oder moosgrün bis hin zu braungrün und olivgrün. Vor allem die olivgrünen Steine sind beliebt. Gelbgrüne oder braungrüne Färbungen weisen auf den Eisengehalt des Fayalits hin.

Physikalische Eigenschaften

Kristallsystem	Rhombisch
Härte (Mohs)	6,5 – 7
Dichte (g/cm³)	3,28 – 3,48
Spaltbarkeit	Undeutlich
Bruch	Muschelig, spröde
Farbe, Glanz	Gelbgrün, braungrün, moosgrün, olivgrün, Glas- oder Fettglanz
Lichtbrechung	1,654 – 1,690
Doppelbrechung	0,036 – 0,038
Strichfarbe	Weiß

Vielfältige Einschlüsse treten auf, zum Beispiel Chromit, Chromspinell oder Biotit. Die eingelagerten Chromitkristalle sind wiederum oft von Flüssigkeitseinschlüssen umrahmt, die »Lotosblätter« genannt werden. Außergewöhnliche Einschlüsse zeigt der Peridot aus Hawaii. Seine Kristalle weisen Einlagerungen aus vulkanischem Glas auf.
Sehr selten sind das Peridot-Katzenauge oder der Stern-Peridot. Die so genannte Chatoyance entsteht durch parallel eingelagerte Kristallnadeln. Der Asterismus beim Stern-Peridot zeigt sich, wenn das Mineral als Cabochon geschliffen wird.

Verwechslungen
Verwechslungsmöglichkeiten bestehen mit anderen gelbgrünen Steinen wie Chrysoberyll, Demantoid, Diopsid, Davidsonit, Heliodor, Moldavit, Prasiolith, Prehnit, Sinhalit, Smaragd, Turmalin oder Vesuvian.

Imitationen
Es gibt Nachahmungen aus Glas. Blasse Steine werden zuweilen mit grüner Folie unterlegt.

Verwendung
Forsteritreicher Peridot wird als Rohstoff zur Herstellung feuerfester Forsteritziegel verwendet. Wegen seiner Farbe ist er, trotz seiner geringen Härte, als Schmuckstein begehrt. Als Heilstein hat er eine lange Tradition.

Therapeutische Wirkungen
Schon Hildegard von Bingen beschrieb die lebensspendende Kraft des Peridots, der damals noch mehr unter dem Namen Chrysolith bekannt war. Sie empfahl ihn bei Fieber und Herzbeschwerden. Auf dem Herzen getragen, vermehre er Wissen und fördere die Geschicklichkeit. Heute wird der Heilstein vor allem zur Stärkung von Herz, Lunge und Immunsystem

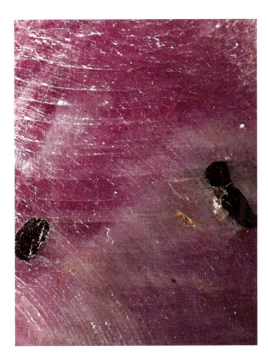

Sehr selten treten Peridotexemplare auf, die den Lichteffekt des Asterismus – hier beim Rubin – zeigen.

genutzt. Außerdem regt er Galle und Leber an. Die entgiftende Wirkung des Peridots drückt sich auch auf geistiger Ebene aus: Er vertreibt Trauer und Wut und verhilft zu mehr Energie sowie Ausdauer. Insgesamt führt der Peridot zu einer positiveren Lebenseinstellung. In der ayurvedischen Medizin wird er als Edelsteinelixier gegen Schlaflosigkeit verabreicht.

Anwendungen
Peridot wirkt besonders gut auf das Herzchakra. Er kann überdies auf die entsprechenden Stellen aufgelegt oder als Kette getragen werden. Für die Zubereitung eines Edelsteinelixiers wird ein Peridotkristall über Nacht in Leitungswasser oder einfaches Mineralwasser gelegt. Das Elixier eignet sich für die Einnahme. Entladen wird Peridot unter fließendem Wasser, aufgeladen an der Sonne.

Prehnit

Bezeichnungen, Synonyme und Handelsnamen

Dieses Mineral ist nach dem niederländischen Oberst Prehn benannt, der das Silikat Ende des 18. Jahrhunderts am südafrikanischen Kap der Guten Hoffnung entdeckte und in Europa bekannt machte. Gebräuchliche Bezeichnungen sind Aedelith, Triphanspat, Koupholith oder Kap-Chrysolith, Kap-Smaragd.

Chemische Eigenschaften

$Ca_2Al[(OH)_2/AlSi_3O_{10}]$

Prehnit ist ein basisches Kalzium-Aluminium-Silikat, das zur Mineralklasse der Gruppensilikate gehört. Es besteht aus vielen verschiedenen Mineralien und ist meist auch eisenhaltig (ca. 5 bis 8 Prozent). Der Eisenbestandteil ist für die Farbgebung verantwortlich. Fehlt das Eisen, so bildet sich farbloser Prehnit.

Geschichte und Mythos

Das Mineral ist erst seit Ende des 18. Jahrhunderts in Europa bekannt. Es gibt deshalb kaum geschichtliche Überlieferungen. Für die australischen Ureinwohner ist der Prehnit ein Lebensstein, der aus der Mitte der Erde stammt.

In der Regel bildet Prehnit kleine Kristalle, jedoch wurden in Australien auch schöne grünfarbige Steine in Kopfgröße entdeckt.

Entstehung

Prehnit gehört zu den vulkanisch entstandenen, magmatischen Mineralien und wird in der hydrothermalen Phase gebildet. Wasser löst aus den umliegenden Gesteinen verschiedene Mineralien, aus denen sich schließlich Prehnit bildet. Der Stein findet sich oft in Hohlräumen von basischen Magmatiten wie Basalt und Gabbro oder in kristallinen Schiefern.

Vorkommen

Die Fundstätten dieses Minerals liegen in Australien, Deutschland, China, Schottland, Südafrika und den USA. Die Vorkommen in Australien sind jedoch weitgehend erschöpft. Da auch die anderen Fundorte nicht sehr ergiebig sind, zählt Prehnit zu den seltenen und deshalb begehrten Mineralien.

Charakteristika

Das Kristallsystem des Prehnits ist rhombisch und bildet sowohl kleine prismatische oder tafelige Kristalle als auch kugel- oder nierenförmige Massen mit faseriger oder strahliger Struktur. Nur in China und Australien sind größere Kristalle gefunden worden. Die Transparenz des Prehnits ist durchsichtig bis durchscheinend, wobei durchsichtige Kristalle eher selten sind.

Seine Farbe variiert von hellgrün über gelblich grün bis bräunlich gelb, auch farblose oder weiße Steine kommen vor. Prehnit zeigt Glas- oder Perlmuttglanz

Charakteristisch ist die fehlende Fluoreszenz. Das bedeutet, dass das Mineral bei der Bestrahlung mit UV- oder Röntgenstrahlen nicht aufleuchtet.

Eine Rarität ist das Prehnit-Katzenauge. Im Cabochonschliff chatoyieren die bräunlich gelben Steine, sie zeigen also einen Lichtreflex, der dem Auge einer Katze ähnelt.

Physikalische Eigenschaften

Kristallsystem	Rhombisch
Härte (Mohs)	6 – 6,5
Dichte (g/cm³)	2,82 – 2,94
Spaltbarkeit	Gut
Bruch	Uneben
Farbe, Glanz	Hellgrün, gelblich grün, bräunlich gelb, Glas- und Perlmuttglanz
Lichtbrechung	1,611 – 1,669
Doppelbrechung	0,021 – 0,039
Strichfarbe	Weiß

Verwechslungen, Imitationen

Verwechslungen mit anderen grünlichen oder gelblichen Steinen wie Apatit, Chrysopras, Jadeit, Peridot oder Serpentin sind möglich. Fälschungen gibt es nicht.

Verwendung

Der Stein ist selten und hat einen entsprechenden Preis. Manchmal wird er als Cabochon geschliffen. Auch Figuren, Kugeln für Halsketten, Anhänger oder andere kleine Gegenstände werden aus ihm gefertigt.

Therapeutische Wirkungen

Der Stein wirkt gegen Nieren- und Blasenleiden, da er reinigt und entschlackt. Überdies regt er den Fettstoffwechsel an und kann bei Diäten unterstützend wirken. Seine regenerierende und stimulierende Wirkung zeigt sich sowohl bei körperlichen Prozessen als auch auf geistiger Ebene: Abschalten nach einem stressigen Tag fällt mit Hilfe eines Prehnits leichter. Bei seelischen Problemen kann das Mineral klärend wirken und für neue Ideen sorgen. Prehnit wirkt gegen unterbewusste Verdrängungsmechanismen. Unangenehme Wahrheiten werden leichter akzeptiert. Mehr Zufriedenheit mit den Lebensumständen ist die Folge.

Anwendungen

Trommelsteine, Handschmeichler oder flache Scheiben werden direkt auf der Haut getragen oder aufgelegt. Prehnit entfaltet seine Wirkung gut auf dem Wurzelchakra. Entladen wird er nur unter lauwarmem Wasser, da er keine zu große Hitze verträgt.

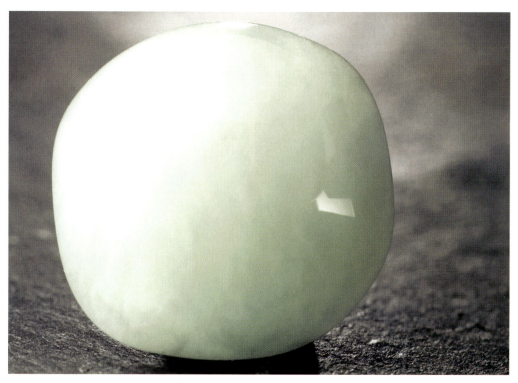

Fast farblos ist diese geschliffene Prehnitkugel. Hier weist das Mineral nur einen minimalen Eisenanteil auf, der sich in einem reizvollen zartgrünen Farbschimmer erahnen lässt.

Pyrit

Bezeichnungen, Synonyme und Handelsnamen

Der Name Pyrit leitet sich von der alten griechischen Bezeichnung »pyrites lithos« ab, was Feuerstein bedeutet. Er wurde so genannt, weil er beim Aneinanderschlagen Funken versprüht und damit eine wertvolle Hilfe beim Feuermachen war. Eine so wichtige Funktion zieht meist eine entsprechende Vielzahl an Namen nach sich, und so gibt es zahlreiche Synonyme: (Gelb-)Eisenkies, Grünkies, Kiesball, Kohlenkies, Leberkies, Treppenkies, stark veraltet Kyßgilbe sowie Hahnenkamm.

Sein Schwefelgehalt trug dem Pyrit Namen wie Schwefelkies und Schwefeleisen ein. Namen, die sich auf seinen goldenen Glanz beziehen, sind Inkastein, Katzengold, Stragold oder Strahlkies. Sideropyrit, Telaspyrin und Xanthopyrit sind weitere mineralogische Bezeichnungen. Die alten Namen Lebereisenkies, Leberkies und Gesundheitsstein weisen auf die altbekannte therapeutische Wirkung des Pyrits hin.

Pyrit wird im Handel unzutreffenderweise oft als Markasit bezeichnet. Die beiden Sulfide haben zwar die gleiche chemische Zusammensetzung, unterscheiden sich aber in ihrer Kristallform.

Physikalische Eigenschaften

Kristallsystem	Kubisch
Härte (Mohs)	6–6,5
Dichte (g/cm³)	5,0–5,2
Spaltbarkeit	Undeutlich
Bruch	Muschelig, spröde
Farbe, Glanz	Messinggelb, goldgelb, bräunlich, Metallglanz
Lichtbrechung	über 1,81
Doppelbrechung	Keine
Strichfarbe	Grünlich schwarz

Zwei Varietäten werden unter besonderen Handelsnamen verkauft:

Pyritachat, Apachengold – Ein Gemenge aus Pyrit und Chalzedon

Irish Fairy Stone – Handelsname für einen mit Galenit, Quarz und Sphalerit durchmischten Pyrit

Chemische Eigenschaften

FeS_2

Bei Pyrit handelt es sich um eine Eisen-Schwefel-Verbindung aus meist 46,6 Prozent Eisen und 53,4 Prozent Schwefel, die zur Mineralklasse der Sulfide gehört. Unter anderem können auch Kobalt, Nickel, Kupfer oder Arsen enthalten sein, ebenso winzige Einschlüsse von Gold und Silber.

Bei Feuchtigkeit zersetzt sich Pyrit zu Schwefelsäure. Dabei treten weißliche Sulfatausblühungen auf.

Geschichte und Mythos

Bereits in der Steinzeit wurde Pyrit wegen seiner Eigenschaft, Funken zu schlagen zum Feuermachen benützt. Damit hat Pyrit eine ganz besondere Bedeutung für die Menschheit – als unschätzbare Hilfe im Fortschritt der Evolution.

Das »Katzengold« hat auch später die Menschheit stark beschäftigt. Im Mittelalter versuchte man in zahllosen Giftküchen und Labors, aus dem Eisensulfid Gold zu gewinnen. Pyrit war der wichtigste Anstoß für die gesamte alchimistische Wissenschaft.

Als Heilstein benutzten schon die alten Griechen den Pyrit. Vor allem seine Wirkung gegen Leberleiden hat eine sehr lange Tradition. Auch Schmuckstücke aus Pyrit haben im Art déco bereits große Zeiten erlebt – abhängig von der Mode und damals noch unter dem Namen Markasit, denn die Unterscheidung von Pyrit und Markasit war zu dieser Zeit noch nicht geläufig.

Entstehung

Pyrit ist eine kubische Modifikation von Markasit; er entsteht bei höheren Temperaturen. Pyrit kommt sehr häufig vor, es ist Bestandteil fast aller Gesteine und sulfidischen Erze. Primär entsteht Pyrit vor allem pneumatolytisch aus Gesteinen wie Marmor oder Serpentinfels, kommt aber auch in hydrothermalen Gängen vor. In tertiären Bildungsprozessen entsteht Pyrit in silikathaltigen Tonsteinen, Schiefern

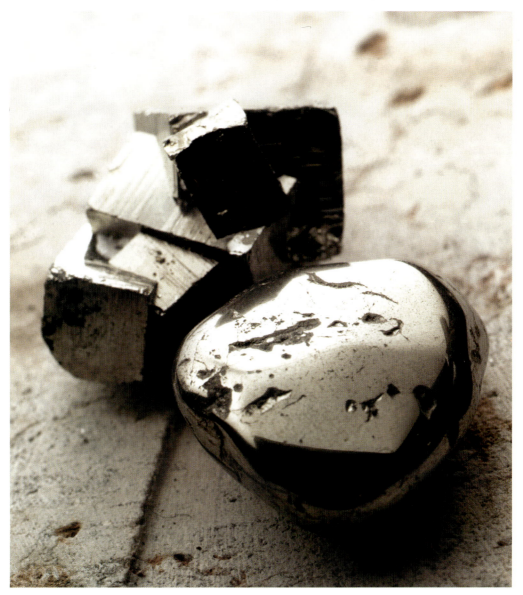

Pyrit gehört zum kubischen Kristallsystem und bildet eindrucksvoll gleichmäßige Würfel aus. In den typischen kleineren Kristallgruppen wird diese Eigenschaft besonders deutlich.

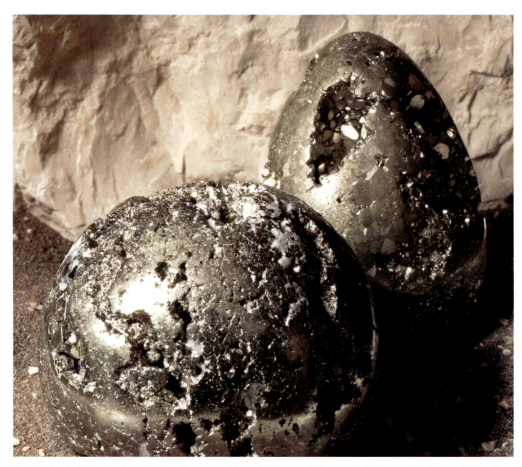

Pop-Rocks sind Kugelpyrite mit einer Kruste aus Limonit. Sie »explodieren« bei Hitze und erfreuen sich großer Beliebtheit in esoterischen Kreisen.

oder Karbonatgesteinen. Besonders verbreitet ist er in Verbindung mit Kohle, auf deren schwarzem Grund er goldene Sprenkel hinterlässt.

Vorkommen
Bedeutende Fundorte liegen in Bolivien, Deutschland (Erzgebirge, Harz), Griechenland, Mexiko, Peru, Rumänien, Spanien, Russland, Skandinavien, den USA und Zypern. Auch in Italien, vor allem auf der Insel Elba, gibt es große Pyritvorkommen.

Charakteristika
Pyrit bildet meist sehr gleichmäßige, oft würfelförmige Kristalle. Aber auch kompliziertere Formen sind verbreitet, zum Beispiel der so genannte Pyritoeder mit seinen zwölf fünfeckigen Flächen. Die nicht seltenen Durchdringungszwillinge werden auch »Eisernes Kreuz« genannt.

Als Gemengeteil von Erzen finden sich derbe, körnige Aggregate. In Sedimenten erscheinen sie aber auch kugelig, unförmig und radialstrahlig. Als Besonderheit gelten radialfaserige, scheibenförmige Aggregate, die so genannten Pyritsonnen. Sie kommen ausschließlich in Illinois (USA) vor.

Pyrit ist opak und glänzt metallisch. Es ist messing- bis goldgelb oder auch bräunlich und läuft manchmal mit bunten Farben an. Die Würfelkristalle weisen oft Streifen auf.

Verwechslungen

Wegen der Farbe und des Metallglanzes wird Pyrit mit Gold verwechselt. Weitere Verwechslungsmöglichkeiten gibt es mit Chalkopyrit, Markasit oder Pyrrhotin (Magnetkies). Markasit weist meist deutlichere Grünfärbungen auf als Pyrit. Bei derben Aggregaten ist der Farbunterschied allerdings kaum nachweisbar; dann kann nur eine mineralogische Analyse Klarheit verschaffen.

Chalkopyrit lässt sich mit einem Ritztest unterscheiden – er hat lediglich eine Mohs'sche Härte von 3,5 – 4.

Imitationen

Es gibt Nachahmungen, vor allem von Pyritrosen aus geschliffenem Stahl oder dunklem Glas.

Verwendung

Aus Pyrit wird Eisen und Schwefelsäure gewonnen. Die so genannten Kiesabbrände (Abröstungsrückstände), die bei der Gewinnung von Schwefelsäure anfallen, werden auch zur Herstellung von Poliermittel oder Farben benutzt. Neben Hämatit (→ Seite 176) ist Pyrit das einzige Erzmineral, aus dem Schmuck hergestellt wird. Manchmal werden kleine Rosen geschliffen, aber auch zu Fassungen für andere Schmucksteine wird Pyrit gerne verarbeitet. Allerdings wird dieser Stein mit der Zeit matt und eher unansehnlich.

Schön ausgebildete Kristalle sind bei Sammlern sehr begehrt. Der bekannte Heilstein ist als Kristall, Rohstein, Trommelstein, Cabochon oder in Form von Kugeln für ganze Steinketten erhältlich.

Therapeutische Wirkungen

Pyrit regt den Stoffwechsel an und wirkt entgiftend. Organe wie Bauchspeicheldrüse, Leber oder Galle werden unterstützt und gekräftigt. Das Mineral hilft bei Verdauungsproblemen, Erkältungen und Lungenentzündungen. Es lässt uns die tieferen Ursachen für Krankheiten erkennen, sodass diese aus der Welt geschafft werden können und lästige Rückfälle vermieden werden.

Bei innerer Anspannung und Erschöpfungszuständen sorgt Pyrit für die nötige Entspannung, ohne die ein Aufladen der Energien nicht möglich wäre. Mit Unterstützung dieses Steins lässt sich Antriebslosigkeit bekämpfen. Probleme lassen sich leichter lösen und Ängste verschwinden. Pyrit wirkt auch gut gegen Prüfungsangst. Er zeigt in Stresssituationen alternative Handlungsmöglichkeiten auf. Insgesamt verleiht dieser Stein ein gestärktes Selbstbewusstsein, innere Zufriedenheit und eine optimistischere Lebenseinstellung.

> *Oft interessieren sich sehr strukturierte Persönlichkeiten, die Ordnung und Regelmäßigkeit anstreben, für den Pyrit.*

Anwendungen

Eisensulfid kann die Haut reizen. Pyrit sollte deshalb nur kurz aufgelegt oder getragen werden. Eine gute Wirkung wird auf dem Nabel- und Halschakra erzielt. Auch zur Meditation ist das Mineral geeignet.

Pyrit muss trocken aufbewahrt werden, denn er ist gegen Feuchtigkeit und auch gegen Stöße sehr empfindlich.

Wegen seines Metallgehalts wird dieser Stein nicht unter Wasser entladen, sondern in Hämatittrommelsteinen oder in Meersalz. Das Aufladen erfolgt in einer Bergkristallgruppe oder ebenfalls in Meersalz.

Pyromorphit

Bezeichnungen, Synonyme und Handelsnamen

Der Name des Pyromorphits bedeutet Feuerform (griechisch: »pyr« = Feuer, »morphe« = Form, Gestalt). Das geht auf die (falsche) Annahme zurück, Pyromorphit entstünde direkt aus vulkanischen Schmelzen. Die Synonyme Braunbleierz oder Grünbleierz verweisen auf die braunen und grünen Farbvarianten dieses Minerals. Weitere Bezeichnungen sind Phosphorblei, Polychrom und Traubenblei. Miesit heißt ein strahlenförmiges Aggregat aus Pyromorphit und Kalzit.

Chemische Eigenschaften

$Pb_5[Cl/(PO_4)_3]$

Pyromorphit ist ein Bleiphosphat. Sein Bleigehalt liegt bei etwa 75 Prozent. Beimengungen von Kupfer sind für die grüne Farbe einiger Varietäten verantwortlich.

Entstehung

Pyromorphit bildet sich in sekundären Prozessen aus Galenit in der Oxidationszone von Bleierzlagerstätten.

> *Hexagonal kristallisierende Mineralien wie der Pyromorphit wirken sich förderlich auf Eloquenz und Ausdauer aus.*

Physikalische Eigenschaften

Kristallsystem	Hexagonal
Härte (Mohs)	3,5 – 4
Dichte (g/cm³)	6,7 – 7,0
Spaltbarkeit	Keine
Bruch	Uneben, muschelig
Farbe, Glanz	Farblos, weiß, grau, grün, braun, gelb, orange, Fett- oder Diamantglanz
Lichtbrechung	Keine
Doppelbrechung	Keine
Strichfarbe	Weiß

Vorkommen

Fundstätten liegen in Australien, Deutschland, England, Frankreich, Kanada, Sambia, Tschechien, Russland und in den USA.

Charakteristika

Die kleinen Kristalle des Pyromorphits sind meist prismatisch, manchmal auch nadelig, tafelig oder tonnenförmig gekrümmt. Es kommen aber auch traubige, nierige und kugelige Aggregate sowie krustige Überzüge vor.

Pyromorphit ist durchscheinend. Außer dem häufigen Grün findet man die Farben Weiß, Gelb, Orange, Braun und Grau. Pyromorphit kann aber in farblosen Kristallen auftreten.

Eine Besonderheit sind die so genannten »Emser Tönnchen.« Dabei ist eine große Anzahl kleiner Pyromorphitkristalle so angeordnet, das der Eindruck eines rundlichen Fasses entsteht.

Verwechslungen, Imitationen

Pyromorphit ist leicht mit den anderen bleihaltigen Erzen Apatit, Mimetesit und Vanadinit (→ Seite 282) zu verwechseln. Nachahmungen gibt es nicht.

Verwendung

Als bleihaltiges Erz hat Pyromorphit keine wirtschaftliche Bedeutung mehr. Wegen seiner oftmals schönen Formen ist der Stein nur noch für Mineraliensammler interessant. Pyromorphit zählt zu den weniger bekannten Heilsteinen.

Therapeutische Wirkungen

Pyromorphit kommt gegen Magen- und Darmbeschwerden zum Einsatz. Es hilft dem Körper bei der Verwertung von Vitamin B und hat reinigende Wirkung.

Auf geistiger Ebene steht Pyromorphit für Weiterentwicklung und Fortschritt. Das bleihaltige Erz verleiht die nötige Energie, um längere Zeit liegen gebliebene Dinge endlich in Angriff zu nehmen.

Anwendungen

Kristalle werden aufgelegt oder am Körper getragen. Pyromorphit erhöht die Heilkraft anderer Steine, zum Beispiel in einem gemischten Steinkreis.

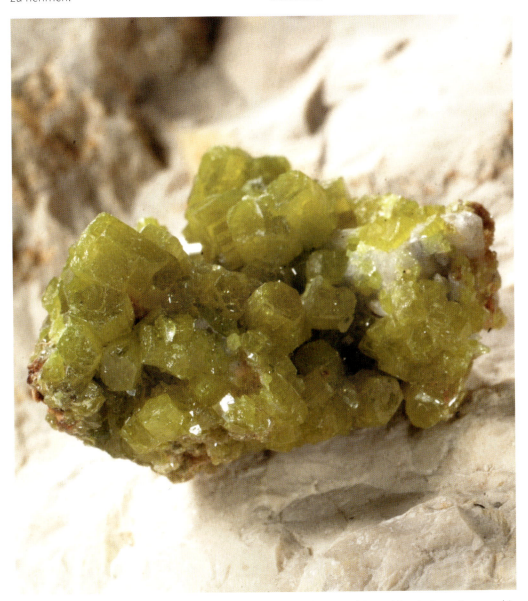

Diese Gesteinsstufe zeigt deutlich die typischen kleinen, kurzen Prismen und Pyramiden, in denen Pyromorphit kristallisiert. Das Mineral wird stets in solchen Sammlerstufen gehandelt.

Realgar

Bezeichnungen, Synonyme und Handelsnamen

Der Name Realgar ist aus dem Arabischen abgeleitet und bedeutet »Staub des Bergwerks«. Das Mineral wird auch als Arsenikrubin, rote Arsenblende oder einfach roter Arsenik bezeichnet. Auch die Namen roter Goldschwefel oder Rubinschwefel, roter Bergschwefel, roter Schwefel sowie rotes Schwefelarsen verweisen auf seine leuchtend rote bis rotorange Farbe. Wegen seiner stimulierenden Wirkung sind auch die Synonyme »Rauschrot« oder »rotes Rauschgelb« gebräuchlich. Eher veraltet sind die Bezeichnungen Sandarach, Sandarak sowie unreifes Rotgüldenerz

Chemische Eigenschaften

As_4S_4

Realgar ist ein Arsenmineral, das zusammen mit Auripigment (As_2S_3) zu den nichtmetallischen Sulfiden gehört. Es setzt sich zusammen aus etwa 70 Prozent Arsen und 30 Prozent Schwefel. Das sehr reine Mineral muss vor Lichteinwirkung geschützt werden, denn unter Lichteinwirkung zerfällt es zu pulvrigem, giftigem Arsenolith und Auripigment.

> *Realgar gehört zu den Heilsteinen, die eine lange Geschichte vorzuweisen haben. Heute wird er sehr kontrolliert eingesetzt.*

Physikalische Eigenschaften

Kristallsystem	Monoklin
Härte (Mohs)	1,5 – 2
Dichte (g/cm³)	3,4 – 3,6
Spaltbarkeit	Vollkommen
Bruch	Muschelig
Farbe, Glanz	Kräftig rot, orange- bis gelbrot, Diamant- bis Fettglanz
Lichtbrechung	Keine
Doppelbrechung	Keine
Strichfarbe	Orangegelb

Geschichte und Mythos

Realgar war schon in der Antike als Heilstein bekannt. Plinius der Ältere beschrieb diesen Stein in seinem Werk »Naturalis historia«. Schamanen und Indianer glaubten an die magische Wirkung von zerriebenem Realgar und verwendeten das Pulver für rituelle Handlungen. Im Mittelalter nutzten die Alchimisten die belebende Wirkung des damals als »Risigallum« bekannten Minerals.

Entstehung

Realgar bildet sich in Erzgängen aus hydrothermalen Lösungen oder vulkanischen heißen Quellen. Sekundär entsteht das Mineral durch Verwitterung von arsen- und schwefelhaltigen Erzmineralien. Auch bei der Sedimentation von Dolomitgestein, Ton und Mergel kann Realgar entstehen. Dieser Stein tritt oft gemeinsam mit Auripigment auf.

Vorkommen

Fundstätten liegen in China, Italien, Mazedonien, Korsika, Mexiko, Rumänien, Schweiz und den USA.

Charakteristika

Schön ausgebildete, kurzprismatische und vertikal gestreifte Kristalle sind nie sehr groß und eher selten. Häufiger kommen körnige, derbe Aggregate und krustige Überzüge aus winzigen Kristallen vor. Das Mineral ist durchscheinend bis durchsichtig und zeigt Diamant- bis Fettglanz. Realgar ist weich und lässt sich gut schneiden. Die Farbtöne reichen von kräftig rot bis orange- oder gelbrot.

Verwechslungen

Das Mineral kann mit Cinnabarit (Zinnober) und Krokoit (Rotbleierz) sowie Proustit (Rotgülde) verwechselt werden, die eine ähnliche

Farbe haben. Einfache Merkmale helfen bei der Bestimmung: Zinnober hat eine hohe Dichte (8,1) und roten Strich, Krokoit ist etwas härter und dichter (Mohs'sche Härte 2,3–3, Dichte 6), und die echte Rotgülde hat einen zinnoberroten Strich.

Imitationen
Fälschungen des Realgars sind nicht bekannt.

Verwendung
Früher hatte Realgar eine gewisse Bedeutung bei der Gewinnung von Arsen, das für Legierungen, Insektizide, medizinische Produkte sowie in der Glasindustrie verwendet wurde. Als Heilstein ist dieses Mineral wegen seiner giftigen Bestandteile nur bei speziellen Indikationen gebräuchlich, zumal es unter Lichteinwirkung zerfällt.

Therapeutische Wirkungen
Realgar wird von manchen Steinheilkundigen wegen seiner belebenden Wirkung geschätzt. Vor allem stimuliert er die sexuellen Fantasien und Wünsche und steht somit für gesteigerte Sinnlichkeit. Das Mineral verbessert den Energiefluss im Körper und macht ihn leistungsfähiger. Das Immunsystem wird angeregt, und der Körper entwickelt dadurch mehr Abwehrkräfte gegen Infektionen. Warnhinweis: Wegen seines Giftgehalts gehört dieses Mineral nur in die Hände von Experten!

Anwendungen
Realgar wird aufgelegt oder getragen. Vorsicht: Unter Lichteinwirkung zersetzt er sich unter anderem zu giftigem Arsenolith! Es soll nicht eingenommen werden und darf nicht in die Hände von Kindern gelangen.

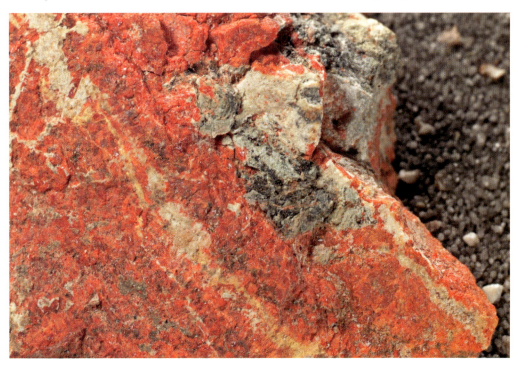

Leuchtend rote bis orangefarbene, häufig einzeln auf umliegendes Gestein aufgewachsene Kristalle sind typisch für den Realgar. Schon seine Farbe warnt vor unvorsichtigem Gebrauch.

Rhodochrosit

Bezeichnungen, Synonyme und Handelsnamen

Der Name des Rhodochrosits bedeutet »rosenfarben« (griechisch: »rhodon« = Rose, »chrosme« = Farbe). Die Synonyme Manganspat, Kobaltmanganspat, kohlensaures Mangan und Rotmanganerz verweisen auf die chemische Zusammensetzung bzw. die gute Spaltbarkeit. Die Namen Himbeerspat, Inkarose, Rosenspat oder Rotspat, Rosinka, rotes Braunsteinerz und Dichter Rotstein beziehen sich dagegen deutlich auf die markante Färbung des Steins. Weitere Bezeichnungen sind Dialogit, Sphärodialogit, Strömit sowie Luftsaures Braunsteinerz, Parachrosbaryt und Schokoladenstein.

Lacroisit und Torrensit bezeichnen ein Gemenge aus Rhodochrosit und Rodonit.

Chemische Eigenschaften

$MnCO_3$

Rhodochrosit ist ein kohlensaures Mangankarbonat. Der hohe Mangangehalt ist für die

In Argentinien haben sich Rhodochrosit-Stalagmiten vor erst rund 700 Jahren in einer ehemaligen Silbermine der Inkas gebildet.

charakteristische rote Farbe der Kristalle verantwortlich. Weitere Bestandteile sind häufig Kalzium, Eisen, Pyrit oder Zink.

Geschichte und Mythos

Dieser Stein war schon bei den Inkas bekannt und wird deshalb auch Rosinka oder Inkarose genannt. Als »Stein der Liebe und des Gleichgewichts« wurde er als Glücksbringer für Liebende benutzt.

Entstehung

Rhodochrosit kann primär, sekundär oder tertiär entstehen. Die primäre Bildung erfolgt in hydrothermalen Erzgängen, wo Rhodochrosit kleine aufgewachsene Kristalle bildet. Besonders ergiebig sind jedoch die sekundären Fundstätten: Kohlensäurehaltiges Wasser dringt in manganreiche Lagerstätten ein und bildet in Verbindung mit Manganoxiden Rhodochrosit. Die Kristalle wachsen als Stalagmiten oder füllen Hohlräume.

Vorkommen

Vor allem Argentinien, aber auch Deutschland, Chile, Mexiko, Peru, Rumänien, Südafrika und in den USA. Aus Colorado (USA) kommen schöne klar durchsichtige Kristalle, aus Südafrika besonders rötlich braune Kristalle.

Charakteristika

Bei primärer Bildung entstehen meist spätige Aggregate, seltener kleine, gekrümmte Kristalle in kugeligem Habitus. Häufiger kommen dichte Trauben oder gebänderte Krusten in kleinen Gängen vor. Die körnig-spätigen oder röhrenförmigen Aggregate, die hell (Rhodochrosit) und dunkel (Manganit) gestreift sind, zeigen reizvolle, meist gezackte Muster, aber auch schöne konzentrische Ringe. Die Transparenz variiert von durchsichtig bis undurchsich-

Physikalische Eigenschaften

Kristallsystem	Trigonal
Härte (Mohs)	3,5 – 4
Dichte (g/cm³)	3,30 – 3,70
Spaltbarkeit	Vollkommen
Bruch	Uneben
Farbe, Glanz	Blassrosa, rosarot bis himbeerfarben, orangerot, Glas- und Perlmuttglanz (auf Spaltflächen)
Lichtbrechung	1,60 – 1,82
Doppelbrechung	0,208 – 0,220
Strichfarbe	Weiß

tig. Charakteristisch sind die faszinierenden Farben, die von einem warmen Rosa bis zu einem kräftigeren Himbeerrot reichen. Aggregate sind oft mit braunschwarzem Manganoxid überzogen.

Verwechslungen, Imitationen

Rhodochrosit könnte mit Feueropal, Rhodonit, Thulit, Tugtupit oder Turmalin verwechselt werden. Charakteristisch ist jedoch seine gebänderte Zeichnung, durch die er sich leicht unterscheiden lässt. Fälschungen des Rhodochrosit sind nicht bekannt.

Verwendung

Intensiv himbeerrote Steine, meist im Treppenschliff, sind als Schmuckstein und Heilstein beliebt, müssen aber wegen der geringen Härte pfleglich behandelt werden. Dichte Aggregate werden eher zu Kugeln für Ketten oder zu Cabochons geschliffen. An kunstgewerblichen Gegenständen wie Schalen oder Figuren kommt die faszinierende Zeichnung dieses Edelsteins am besten zur Geltung.

Therapeutische Wirkungen

Rhodochrosit aktiviert die Verdauungsorgane und wirkt regulierend auf Blutdruck und Kreislauf. Er erweitert die Blutgefäße und wirkt aus diesem Grund wohltuend bei migräneartigen Kopfschmerzen. Zudem fördert der Heilstein Intuition und Kreativität. Rhodochrosit verleiht Energie. Seine Kraft entfaltet sich vor allem über dem Wurzel-, Sakral- und Herzchakra, wo er ausgleichend und aktivierend wirkt.

Anwendungen

Das Mineral wird als Rohstein, Trommelstein oder Schmuck getragen oder aufgelegt. Rhodochrosit sollte regelmäßig unter fließendem lauwarmem Wasser entladen werden. Aufgeladen wird er in einer Bergkristallgruppe.

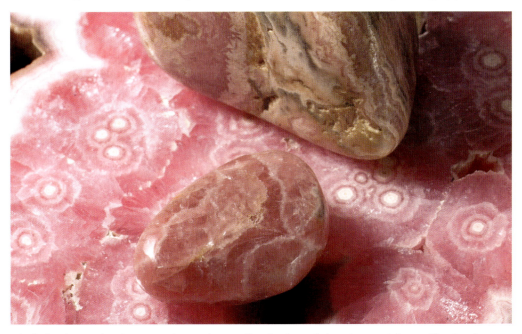

Rhodochrosit aus sekundärer Entstehung zeigt vor allem im Querschnitt seine attraktiven weißen Bänderungen und konzentrischen Ringe, die wie hier als regelrechtes Blumenmuster auftreten können.

Rhodonit

Bezeichnungen, Synonyme und Handelsnamen

Seinen Namen verdankt der Rhodonit wie auch der Rhodochrosit seiner rosengleichen Farbe: Übersetzt aus dem Griechischen heißt »rhodon« Rose. Dieser Stein hat viele Synonyme, die seinen Mangangehalt beschreiben: Hornmangan, Mangankiesel (abhängig von seiner chemischen Zusammensetzung), Manganolith, Manganamphibol, Manganjaspis, Mangankiesel. Weitere, häufig nur noch in älteren Schriften zu findende Bezeichnungen sind Allagit, Hermannit, Heteroklin, Kakpnikit, Pajsbergit, Photicit, Rotspat, Rotbraunstein oder Rubinspat sowie Tomosit.

Lacroisit, Torrensit – Ein Gemenge aus Rhodochrosit und Rodonit

Fowlerit – Eine rötlich braune bis rötlich gelbe Varietät

Chemische Eigenschaften

$CaMn_4[Si_5O_{15}]$

Rhodonit ist ein Kalzium-Mangan-Silikat, das zur Mineralklasse der Kettensilikate gehört.

Die charakteristischen dunklen, aderförmigen Einschlüsse und Krusten in Rhodonit sind Resultate seiner Verwitterung.

Physikalische Eigenschaften	
Kristallsystem	Triklin
Härte (Mohs)	5,5 – 6,5
Dichte (g/cm³)	3,40 – 3,74
Spaltbarkeit	Vollkommen
Bruch	Uneben, muschelig
Farbe, Glanz	Rosa bis dunkelrot mit schwarzen Einlagerungen, Glas- oder Perlmuttglanz (auf Spaltflächen)
Lichtbrechung	1,716 – 1,752
Doppelbrechung	0,010 – 0,014
Strichfarbe	Weiß

Mangan färbt das Mineral rot, sodass auch hier – wie beim Rhodochrosit – idiochromatische Färbung vorliegt. Für die schwarzen dendritischen Einlagerungen ist Manganoxid verantwortlich, das durch Verwitterung entsteht.

Geschichte und Mythos

Bereits in der Antike galt der Rhodonit als beliebter Schutzstein. Vor allem auf Reisen setzte man ihn ein, da er vor herannahenden Gefahren warnen sollte. Die alten Römer nutzten ihn auch als Heilstein. Nachdem Vorkommen im Ural entdeckt worden waren, wurde dieses Gestein in Russland oft zur Innenausstattung öffentlicher Gebäude verwendet. Eine prächtig ausgestattete Moskauer U-Bahn-Station, die 1938 eröffnete Haltestelle Majakowskaja, besitzt sogar eine Wandvertäfelung mit Rhodonitplatten aus dem Ural. Eine 200 Kilogramm schwere Rhodonitvase, gearbeitet aus einem massiven Gesteinsblock, kann man in Moskau im dortigen Fersman-Museum bewundern. Ein alter orthodoxer Brauch, die Übergabe roter Ostereier zum höchsten orthodoxen Fest, wurde im Ural abgewandelt. Hier bestand die Feiertagsgabe häufig aus leuchtend roten Rhodoniteiern.

Entstehung

Rhodonit entsteht selten primär, dann bei hydrothermalen Prozessen, zusammen mit Rhodochrosit und anderen manganhaltigen Mineralien. Häufiger ist seine tertiäre Genese im Zuge der Regionalmetamorphose von Manganerzen.

Vorkommen

Fundstätten liegen in Australien, China, Finnland, Japan, Kanada, Mexiko, Schweden, Südafrika, Tansania, Ural/Russland und den USA.

Charakteristika

Rhodonit kristallisiert triklin. Die Kristalle sind tafelig, blättrig oder prismatisch, aber im Allgemeinen eher schlecht ausgebildet. Meist tritt dieser Stein in derben, körnigen Massen auf. Er ist durchscheinend bis undurchsichtig und zeigt Glasglanz. Auf Spaltflächen findet man Perlmuttglanz. Rhodonit ist säureresistent, schmilzt jedoch relativ leicht. Die Farben reichen von rosarot über rot bis hin zu graurot,

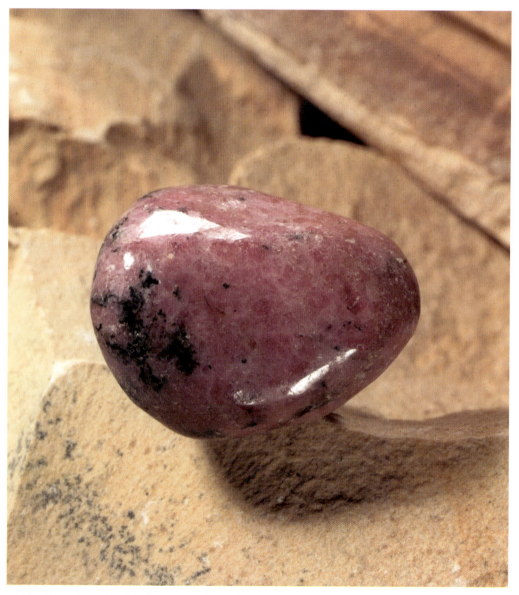

Die dunkleren Exemplare des Rhodonits sind von charakteristischer grauvioletter Farbe. Seine hellen, leuchtend roten Varietäten können dem Rhodochrosit stark ähneln.

mit dunklen, dendritischen Adern und Flecken, die aber gerade den Reiz dieses Minerals ausmachen. Einfarbig rote Kristalle kommen selten vor. Charakteristisch ist ein deutlicher Pleochroismus mit den Farben Rotgelb, Rosarot und Rotgelb.

Verwechslungen, Imitationen

Das Mineral kann mit Rhodochrosit, Thulit, Pyroxmangit, Spinell oder Turmalin verwechselt werden. Sind jedoch die charakteristischen dunklen Adern vorhanden, fällt eine Unterscheidung in den meisten Fällen leicht. Fälschungen sind nicht bekannt.

Verwendung

Rhodonit ist in vielfältigen Formen erhältlich, zum Beispiel als Rohstein, Trommelstein oder Cabochon. Auch diverse Schmuckstücke wie Ketten oder Armreifen werden aus ihm gefertigt. Zudem gilt das Mineral als wichtiger Heilstein. Wie auch Rhodochrosit hat Rhodonit eine gewisse Bedeutung als Rohstoff für die Mangangewinnung. Mangan wird als Legierungsmetall für Stahl und zu Entschwefelungsprozessen benutzt.

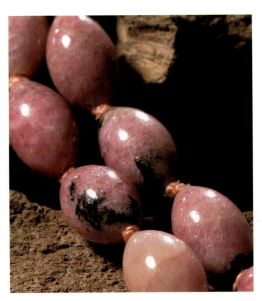

Längere Kugelketten eignen sich, um die seelischen Heilwirkungen des Rhodonits zu aktivieren.

Therapeutische Wirkungen

Als Wundheilstein regt Rhodonit Heilungsprozesse an und lässt Verletzungen schneller abheilen. Überdies wirkt er schmerzlindernd und ist ein hervorragender Erste-Hilfe-Stein, der mit seiner beruhigenden Ausstrahlung bei Unfällen oder leichteren Schockzuständen zur Anwendung kommen sollte. Rhodonit aktiviert Herz und Kreislauf und hat eine positive Wirkung auf Allergien und Asthma, vor allem, wenn schädliche Umwelteinflüsse dafür verantwortlich sind. Durch den Kalziumanteil stärkt das Mineral die Knochen und beugt so Krankheiten wie Osteoporose vor.

Der Stein dient der Selbstverwirklichung und hilft bei der Bewältigung von Konflikten mit anderen Menschen oder neuen, zunächst beängstigenden Veränderungen. Stress wird schneller abgebaut. Es gelingt leichter, in unangenehmen Situationen Ruhe und Besonnenheit zu bewahren. Rhodonit ist somit ein idealer Stein für Prüfungen und andere Herausforderungen, zumal er mehr Selbstvertrauen schenkt. Auch auf geistiger Ebene heilen Verletzungen schneller, sodass Kränkungen und Leid rascher verarbeitet werden können.

Anwendungen

Bei körperlichen Beschwerden wird Rhodonit auf die entsprechenden Stellen aufgelegt oder getragen. Als Maßnahme zur ersten Hilfe kann auch Edelsteinessenz verabreicht werden. Sollen Wirkungen auf geistiger Ebene erzielt werden, kann man Rhodonit im Herzbereich auflegen. Er sollte regelmäßig unter fließendem Wasser gereinigt werden. Dadurch entlädt er sich gleichzeitig. Aufgeladen wird Rhodonit in der Sonne.

Rutil

Bezeichnungen, Synonyme und Handelsnamen

Der Name Rutil stammt aus dem Lateinischen: »Rutilus« bedeutet »rötlich«. Tritt Rutil als Einzelmineral auf, ist die rote Farbe besonders häufig. Synonyme sind Roter Schörl, Titanschörl oder Titankalk. Unterschiedliche Mineralstoffe oder besondere Wuchsformen der Rutilfasern stellen eigene Varietäten dar:

Nigrin – Eisenhaltiger, schwarzer Rutil
Rutilquarz – Nadelige Rutileinwachsungen, oft über drei Zentimeter lang, die in Wirtkristallen wie Rauchquarz oder Bergkristall zu finden sind; Synonyme sind Engelshaar, Liebespfeil, Haarstein, Nadelstein und Venushaar
Rutilstern – Sind die Einschlüsse von Rutilnadeln nicht kreuz und quer angelegt, sondern in Bündeln oder sternenförmig, so handelt es sich um die ebenso seltenen wie begehrten Rutilsterne
Sagenit – Unterart des Rutilquarz mit netzartig verwachsenen Rutilfasern
Sternsaphire und Sternrubine – Eine Besonderheit, bei der die Rutilnadeln in Saphir

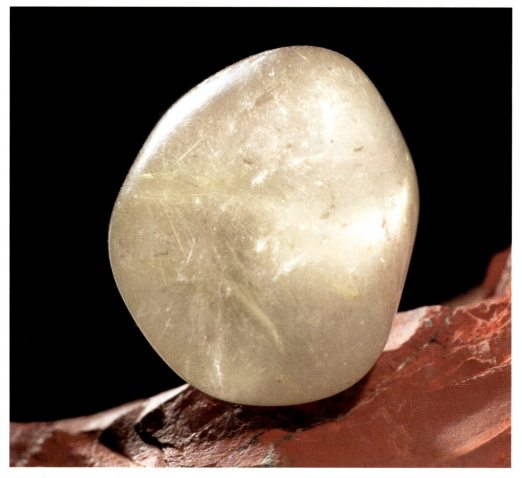

Als Heilstein wird vor allem Rutilquarz (→ Seite 404) eingesetzt, aber es gibt auch Anwendungen für den monomineralischen Rutil. Selten sind solche hellen, fast farblosen Exemplare.

oder Rubin im 60-Grad-Winkel zueinander orientiert sind; diese Ausprägung entstand durch Entmischung

Chemische Eigenschaften
TiO₂
Das Titandioxid Rutil wird der Rutil-Kassiterit-Gruppe zugerechnet, zu der einfache Oxide wie TiO₂ und SnO₂ gehören. Wichtigste tetragonale Vertreter dieser Gruppe sind Rutil und Kassiterit (Zinnstein), die sehr ähnliche Kristallformen bilden. Modifikationen von TiO₂ mit gleicher chemischer Zusammensetzung, aber anderer Kristallstruktur, sind Brookit und Anatas. Rutil kann unter anderem Eisen, Zinn oder Chrom enthalten. Ein sehr hoher Eisengehalt färbt Rutil schwarz. Niobium und Tantal sind für eine schwarzgraue Färbung verantwortlich.

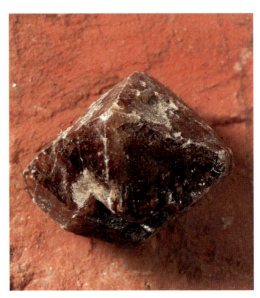

Die häufigeren rötlichen Kristalle des Rutils können mit Zirkon (Foto) verwechselt werden.

Geschichte und Mythos
Frühere Funde von Rutil wurden wegen der ähnlichen Formen fälschlicherweise für Turmalin gehalten. Als 1795 der deutsche Chemiker M. Klaproth den Titangehalt des Rutils feststellte, wurde die Eigenständigkeit des Minerals klar. Wenig später erhielt es nach seiner Farbe den Namen Rutil.

Vor allem die eigentümlichen, ebenso reizvollen wie anregenden Formen der Rutilquarze geben Anlass zu schönsten Fantasien und Mythen. Seine poetischen Namen von Liebespfeil bis zu Venushaar geben Zeugnis davon, welchen Stellenwert die Rarität vor allem als Schmuckstein in Ketten und Ringen schon seit dem Mittelalter besaß.

Physikalische Eigenschaften

Kristallsystem	Tetragonal
Härte (Mohs)	6–6,5
Dichte (g/cm³)	4,2–4,3
Spaltbarkeit	Vollkommen
Bruch	Muschelig, spröde
Farbe, Glanz	Tiefrot, braunrot, gelbrot, schwarz, Diamantglanz
Lichtbrechung	2,616–2,903
Doppelbrechung	0,287
Strichfarbe	Gelb bis braun

Entstehung
Rutil ist in geringen Mengen in vielen Gesteinen zu finden. Das Mineral kommt entweder als Nebengemengeteil von Magmatiten oder in metamorphen Gesteinen wie Glimmerschiefern oder Gneisen vor. Manchmal entstehen sehr schön gewachsene Rutilkristalle auch hydrothermal in alpinen Klüften. Dünne Rutilfasern sind dort oft von Rauchquarz oder Bergkristall umwachsen, wodurch der so genannte Rutilquarz entsteht. Hier werden bereits bestehende Rutilnadeln von dem langsamer erstarrenden Quarz umschlossen.

Titandioxid ist verwitterungsbeständig. Deshalb findet man es auch sekundär als Gemengeteil von Sanden in Seifenlagerstätten.

Vorkommen
Fundstätten liegen in Australien, Brasilien, Norwegen, der Schweiz und in den USA. Reizvolle Verwachsungen mit anderen Mineralien entdeckte man in der Schweizerischen Cavradi-Schlucht. Dort sind rote Rutilkristalle auf Hämatitkristalle aufgewachsen.

Charakteristika
Rutil ist tetragonal und bildet gedrungene, stängelig-nadelige Kristalle, die oft vertikal gestreift sind. Die Kristalle bringen manchmal Berührungszwillinge hervor, die so genannten Kniezwillinge. Auch Drillinge und Viellinge sowie kompaktere Aggregate tauchen auf.
Rutil ist hart und schwer, nicht in Säure löslich und schwer schmelzbar. Die Angaben für seine Transparenz reichen von durchsichtig (dies ist jedoch eher selten) bis opak.
Die haarförmigen Rutileinschlüsse sind goldfarben oder rötlich schimmernd. Als Einzelmineral ist Rutil meist rötlich, wobei die Farbtöne von tiefrot bis braunrot reichen. Es gibt auch schwarze oder schwarzgraue Varietäten. Der Stein zeigt Diamantglanz und hat eine sehr hohe Lichtbrechung, die derjenigen des Diamanten nahe kommt.

Auch der reine Rutil hat eine gewisse Bedeutung als Heilstein erlangt, bevorzugt wird aber immer noch Rutilquarz verwendet.

Verwechslungen
Rutil gleicht Zirkon und Kassiterit. Schwarzer Rutil kann auch mit Ilmenit oder Turmalin verwechselt werden.

Imitationen
Dieser Stein wird manchmal nach dem so genannten Verneuil'schen Flammenschmelzver-

fahren künstlich hergestellt (synthetisiert). Da er dem Diamanten unter anderem in der Lichtbrechung ähnelt, wird der synthetische Rutil – auch Titania genannt – zu Schmuck verarbeitet, obwohl er aufgrund seiner niedrigen Härte nicht ideal dafür ist.
An den charakteristischen Gasblasen ist synthetischer Rutil allerdings leicht zu erkennen. Heutzutage wird als Diamantersatz eher das ebenfalls synthetisch hergestellte Strontium-Titanat verwendet, das mangels Gasblasen nicht so leicht als Synthetisierung zu erkennen ist.

Verwendung
Rutil wird in größeren Mengen aus Seifenlagerstätten abgebaut und als Rohstoff zur Titangewinnung genutzt. Titan kommt unter anderem bei Stahllegierungen oder in Baustoffen zum Einsatz.

Therapeutische Wirkungen
Rutil wirkt vor allem bei Erkrankungen der Atemwege, wie zum Beispiel bei Bronchitis.
Auf geistiger Ebene verleiht er neue Kraft und Energie, da er regenerierend auf Körper und Geist wirkt. Trotz der neu gewonnenen Aktivität gibt er auch eine gewisse Bodenständigkeit. Rutil wird zudem gegen Ängste, depressive Verstimmungen und Stimmungsschwankungen eingesetzt, die besonders häufig in den lichtärmeren Monaten auftreten.

Anwendungen
Rutil wird auf die betreffenden Stellen aufgelegt oder mit Hautkontakt getragen. Auch zur Meditation ist er gut geeignet.
Den Stein sollte man unter fließendem Wasser entladen und reinigen. Aufgeladen wird er an der Sonne.

Scheelit

Bezeichnungen, Synonyme und Handelsnamen

Scheelit ist 1821 nach dem schwedischen Chemiker Carl Wilhelm Scheele benannt worden, der als Erster das darin enthaltene Wolfram entdeckte und so die Abgrenzung des Scheeliths ermöglichte. Weitere Bezeichnungen sind Schwerstein (Tungsten), Scheelbaryt, Scheelerz, Scheelspat oder Trimonit. In älteren Quellen taucht die Bezeichnung Tennspat auf.

Chemische Eigenschaften

$CaWO_4$

Der kalziumhaltige Scheelit gehört zur Mineralklasse der Sulfate und ist eine der wichtigsten Wolframverbindungen für die industrielle Nutzung.

Geschichte und Mythos

Es sind keine Überlieferungen bekannt.

Entstehung

Scheelit bildet sich primär pegmatitisch oder pneumatolytisch, wenn das umliegende Gestein oder vorhandene Lösungen mit Kalzium angereichert sind. Unter bestimmten Umständen findet sich Scheelit auch tertiär in metamorphem Kalkstein oder in hydrothermalen Ganglagerstätten. Begleitend treten unter anderem Wolframit, Pyrit und Quarz auf. Scheelit ist relativ verwitterungsbeständig und kommt deshalb manchmal als Schwermineral in Seifenlagerstätten vor.

Ungeduldig Suchende fühlen sich oftmals von einem tetragonal kristallisierenden Mineral wie Scheelit angezogen.

Vorkommen

Fundstätten liegen in Brasilien, China, Deutschland, Japan, Indien, Italien, Kanada, Korea, Mexiko, Österreich, Tschechien, Russland, Schweiz, Sri Lanka und den USA (Arizona).

Charakteristika

Scheelit bildet oft bipyramidale Kristalle. Auch tafelige Ausbildungen sind zu finden. Kompaktere Aggregate bildet Scheelit eher selten. Häufig tauchen dagegen derbe Klumpen oder im Gestein eingesprengte Aggregate auf. Scheelit ist durchsichtig bis kantendurchscheinend. Eine Besonderheit von diesem relativ harten und schweren Mineral ist eine kräftige weißblaue Fluoreszenz, die er unter ultraviolettem Licht zeigt. Scheelit ist farblos, tritt aber auch in den Farben Gelb, Braun, Grün oder Grauweiß auf.

Verwechslungen, Imitationen

Scheelit kann mit Chrysoberyll, Diamant, Fluorit, Goldberyll, Quarz oder Zirkon verwechselt werden. Synthetischer Scheelit dient als Diamantersatz.

Verwendung

Der Wolframanteil wird für Stahllegierungen, Glühlampenfäden und chemische Produkte genutzt. Auch als Edelstein und Heilstein wird Scheelit verwendet.

Physikalische Eigenschaften

Kristallsystem	Tetragonal
Härte (Mohs)	4,5 – 5
Dichte (g/cm³)	5,9 – 6,3
Spaltbarkeit	Unvollkommen
Bruch	Muschelig, uneben
Farbe, Glanz	Farblos, gelb, braun, grün, grauweiß, Glasglanz (auf Bruchflächen), Diamantglanz (auf Spaltflächen)
Lichtbrechung	1,918 – 1,937
Doppelbrechung	0,010 – 0,018
Strichfarbe	Weiß

Therapeutische Wirkungen

Dieser Heilstein wirkt durchblutungsfördernd. Er kommt gegen Beschwerden in der Lendenwirbelsäule zum Einsatz. Auf geistiger Ebene soll Überheblichkeit gemindert werden.

Anwendungen

Scheelit wird aufgelegt oder am Körper getragen. Um seelische Kräfte zu aktivieren eignet sich zum Beispiel ein Kettenanhänger oder ein Handschmeichler in der Hosentasche.

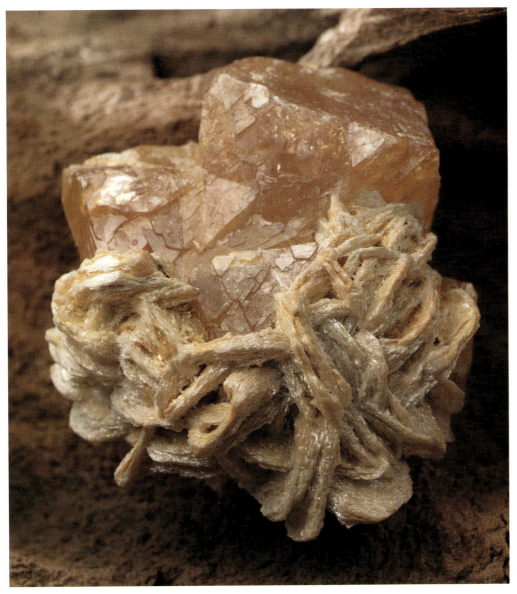

Fast wie Oktaeder können die dipyramidalen Kristalle des Scheelits geformt sein. Bräunliche, grünliche, gelbe bis orangefarbene und farblose Exemplare kommen vor.

Sepiolith

Bezeichnungen, Synonyme und Handelsnamen

Der Name stammt vom griechischen »sepios« ab, womit der Rückenknochen des Tintenfisches bezeichnet wird, dessen Oberfläche der des Sepioliths ähnelt. Er ist auch unter der Bezeichnung Meerschaum bekannt, da er sehr porös ist und auf der Wasseroberfläche schwimmt.

Ferrisepiolith – Mit zwei- oder dreiwertigem Eisen angereicherter Sepiolith

Loughlinit – Natrium ersetzt einen Teil des Magnesiums

Chemische Eigenschaften

$Mg_4[(OH_2)/Si_6O_{15}] \cdot 2H_2O + 4H_2O$

Meerschaum ist ein wasserhaltiges Magnesiumsilikat und gehört zur Mineralklasse der Schichtsilikate.

Geschichte und Mythos

Die Verarbeitung dieses Minerals zu Pfeifenköpfen und Schmuck hat eine jahrhundertelange Tradition.

Entstehung

Sepiolith bildet sich sekundär bei Verwitterung von ultrabasischen Metamorphiten (Serpentingesteinen), die sich durch Regionalmetamorphose aus Magmatiten gebildet haben. Begleitgesteine sind Opal und Magnesit.

Vorkommen

Das bedeutendste Vorkommen liegt im türkischen Anatolien (bei Eskishehir). Weitere Fundstätten gibt es in Griechenland, Marokko, Spanien, Russland, Tansania, Tschechien und in den USA.

Der Sepiolith wird seltener nach dem konkreten Krankheitsbild, sondern eher nach den Regeln der intuitiven Wahl eingesetzt.

Charakteristika

Sepiolith bildet kryptokristalline, dichte, erdige, oftmals auch knollige Aggregate, die sich aus sehr feinen Nadeln zusammensetzen. Die Kristalle sind undurchsichtig und sehr porös, deshalb schwimmt er auf dem Wasser. Die Farbe ist meistens weiß; aber auch graue, gelbe oder rote Tönungen kommen vor. Der Stein zeigt Fettglanz. Auf der Zunge fühlt er sich seifig und klebrig an. Trocknet Sepiolith aus, wird er jedoch härter.

Verwechslungen, Imitationen

Sepiolith kann mit Alabaster oder auch mit dem ebenfalls sehr porösen und schwimmfähigen, allerdings grobkörnigeren Bimsstein verwechselt werden. Fälschungen von Sepiotlih sind nicht bekannt.

Verwendung

Sepiolith wird in der Baustoffindustrie zur Isolierung gegen Wärme und Schall benutzt. Er dient als Material für Schmuck und Pfeifenköpfe. Inzwischen gewinnt er auch als Heilstein zunehmend an Bedeutung.

Therapeutische Wirkungen

Durch seinen Gehalt an Kalzium und Magnesium stärkt Sepiolith das Knochengerüst des Körpers. Er stärkt die weißen Blutkörperchen

Physikalische Eigenschaften

Kristallsystem	Rhombisch
Härte (Mohs)	2 – 2,5
Dichte (g/cm³)	2 – 2,1
Spaltbarkeit	Vollkommen
Bruch	Flachmuschelig, erdig
Farbe, Glanz	Weiß, grau, gelb, rot, Fettglanz
Lichtbrechung	1,53
Doppelbrechung	Keine
Strichfarbe	Weiß

und das gesamte Immunsystem. Die Aufnahme von Kupfer, Zink, Magnesium, Phosphor und Kieselsäure aus der Nahrung wird verbessert. Außerdem hat er reinigende und entgiftende Wirkung.

Anwendungen

Zu Pulver zermahlener Sepiolith kann in die Haut eingerieben werden, um Entgiftungsprozesse in Gang zu setzen. Zudem legt man ihn auf oder trägt ihn als Anhänger am Körper.

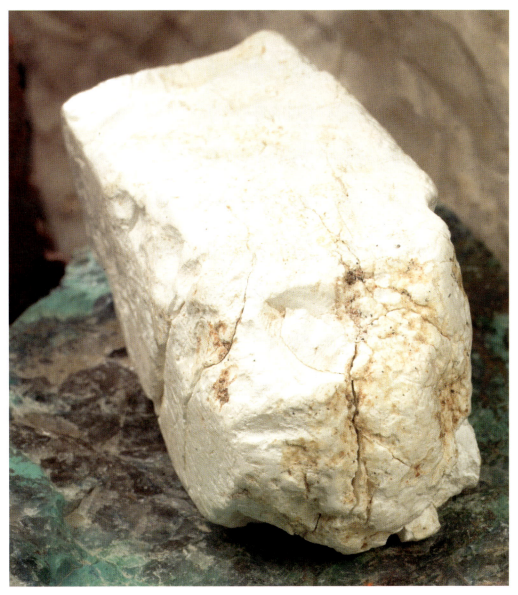

Sepiolith ist so porös, dass er schwimmt – eine Eigenschaft, die sein volkskundlicher Name Meerschaum treffend umschreibt. Die altbekannten Meerschaumpfeifen wurden aus Sepiolith gefertigt.

Serpentin

Bezeichnungen, Synonyme und Handelsnamen

Serpentin bedeutet Schlangenstein (lateinischisch: »serpentinus« = schlangenartig). Der Name trägt sowohl seiner Bedeutung als antikes Heilmittel gegen Schlangenbisse Rechnung wie der Zeichnung einiger Steine, die an eine Schlangenhaut erinnert. Es gibt viele Synonyme wie Grünstein, Kypholith, Neolith, Radiotin oder Wachsstein. Serpentin weist zwei wichtige Strukturvarietäten auf, Chrysotil und Antigorit. Andere Bezeichnungen stehen für Farb- oder Gemengevarianten:

Antigorit, Blätterserpentin – Feinschuppiger Serpentin, der auch als Komarit, Koreajade, Marmolith, Pseudojade oder Serpentinjade, Tauerngrün oder Uraljade bekannt ist; namengebend war die Fundstätte im italienischen Val Antigorio (Piemont); Farbvarianten des Antigorit tragen zum Teil eigene Namen: Bowenir (farblos), Bowenit (apfelgrün), Chita (gelbgrün)

Bastit – Aus Bronzit entstandener Serpentin

Berthierin – Eisenhaltiger Serpentin

Vor allem in China werden ganze Altäre und viele andere religiöse Gegenstände aus dem meist grünen Serpentin geschnitzt.

Chrysotil, Faserserpentin – Die »Goldfaser« (griechisch: »chrysos« = Gold, »tilos« = Faser) wird auch als Asbest, Bergflachs, Leukasbest, Metaxit, Satellit oder Schillerspat bezeichnet; man kann ihn unter anderem an seinen undurchsichtigen dunklen Einschlüssen erkennen

Connemara – Grün-weiß gesprenkelter Serpentinmarmor

Lizardit – Grünes Serpentinmineral mit rötlichen oder braunen Flecken

Silberauge – Serpentin mit Schichten aus Chrysotil und Antigorit

Siliciophit – Serpentin-Opal-Gemenge

Steatoit – Aus Olivin entstandener Serpentin

Stichtit – Roter, chromhaltiger Serpentin

Verd-antique – Grüner Serpentinmarmor

Verdit – Gemenge aus Serpentin und Fuchsit

Williamsit – Olivgrüner Serpentin mit schwarzen Einschlüssen

Chemische Eigenschaften

$Mg_6 [(OH)_8/Si_4O_{10}]$

Serpentin ist ein wasserhaltiges Magnesiumsilikat, das zu den Zweischichtsilikaten gehört. Meist liegt Serpentin als Antigorit, Chrysotil oder Lizardit vor. Anteile an Magnetit, Hämatit oder Magnetkies sind für die dunklen Einschlüsse im Chrysotil verantwortlich.

Physikalische Eigenschaften

Kristallsystem	Monoklin
Härte (Mohs)	2,5 – 4
Dichte (g/cm³)	2,44 – 2,62
Spaltbarkeit	Vollkommen (Antigorit), keine (Chrysotil)
Bruch	Muschelig, splittrig
Farbe, Glanz	Weiß, gelbgrün, flaschengrün bis dunkelgrün, Fett- bis Seidenglanz
Lichtbrechung	1,560 – 1,571
Doppelbrechung	0,008 – 0,014
Strichfarbe	Weiß

Geschichte und Mythos

Schon im alten Rom sprach man dem Stein Schutzwirkung gegen Schlangenbisse zu. Bei den indischen Nomadenvölkern und in China gilt der Serpentin auch heute noch als wichtiger Schutzstein gegen Gifte und böse Zauberkräfte. In der Traditionellen Chinesischen Medizin findet vor allem das Silberauge seit Jahrhunderten als Heilstein Verwendung und wird zur Linderung von akuten Schmerzen eingesetzt.

Entstehung

Ausgangsgestein für die Entstehung von Serpentin sind magnesiumreiche Silikate. Pyroxene wie Bronzit, Diopsid oder Jadeit, Amphibole (Aktinolith oder Anthophyllit) und vor allem Olivin wandeln sich in tertiären Bildungsprozessen in Serpentin, wenn Kieselsäure vorliegt. Serpentin füllt häufig selbst kleinste Risse und Spalten, kann aber ebenso in größeren Massen gesteinsbildend auftreten.

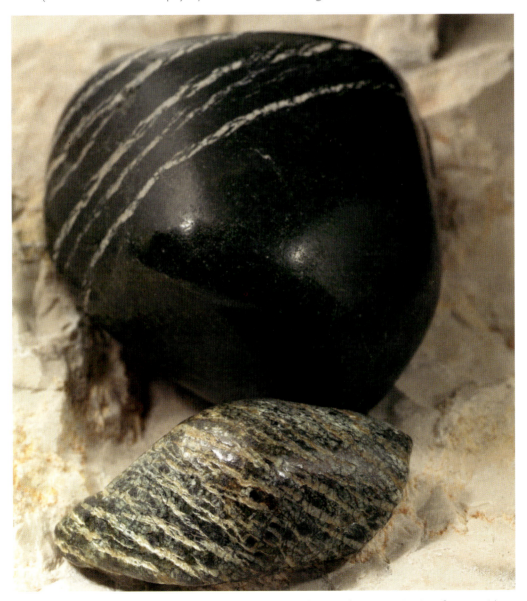

Immer neue Gemengevarianten von Chrysotil und Antigorit machen aus dem Serpentin einen facettenreichen, attraktiven Heilstein.

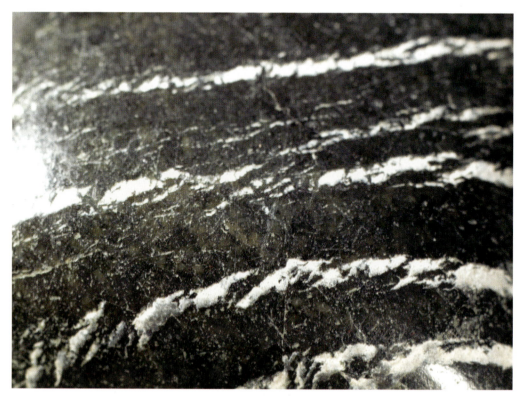

Die beiden Serpentinvarietäten Antigorit und Chrysotil liegen im Silberauge schichtartig übereinander. Die schwarz-grünen Anteile bestehen aus Antigorit, die silbrigen aus Chrysotil.

Vorkommen
Fundstätten liegen in Afghanistan, Australien, China, Deutschland, Indien, Italien, Mexiko, Neuseeland, Österreich, Schweiz, Südafrika und in den USA.

Charakteristika
Antigorit liegt in monoklinen und hexagonalen Varietäten vor. Mit seiner welligen, blättrigen Struktur weist er oft wolkenförmige Flecken und Äderchen auf. Einschuppige, eher dichte Aggregate sind typisch. Neben der Farbe Weiß tritt auch Gelb- oder Dunkelgrün auf.
Von Chrysotil findet man Varietäten mit monoklinem oder rhombischem Kristallsystem. Chrysotil bildet dichte Aggregate aus feinen Fasern. Er ist weiß, hell- bis dunkelgrün, auch silbriggrün. Liegen die Fasern parallel, spricht man von Chrysotil- oder Serpentinasbest. Die Fasern des Chrysotilasbest sind äußerst biegsam.
Wenn beide Varietäten im Wechsel übereinander liegen, entsteht das mit silbrigen Streifen durchsetzte Silberauge. Lizardit bildet sehr feinblättrige bis filzige Aggregate. Die Serpentinvarietäten zeigen Fett- bis Seidenglanz und sind durchsichtig bis undurchsichtig.

Verwechslungen
Die undurchsichtig grünen Steine können mit Jadeit, Nephrit, Onyx-Marmor, Türkis oder Verdit verwechselt werden. Jadeit und Nephrit sind jedoch wesentlich härter.

Dichte Serpentinaggregate ähneln Chlorit. Hier kann eine klare Unterscheidung nur durch die mineralogische Analyse vom Fachmann vorgenommen werden.

Imitationen

Serpentin selbst wird nicht imitiert. Allerdings werden Schmuckstücke und Kunstgegenstände aus Serpentin oft als Jade ausgegeben.

Verwendung

Da oft große Blöcke von Serpentin gefunden werden, kann das Mineral im Kunstgewerbe unter anderem zu Figuren oder Schalen verarbeitet werden. Auch verschiedenste Schmuckstücke werden aus Serpentin gefertigt.

Als Heilstein hat Serpentin eine lange Tradition, vor allem in der Traditionellen Chinesischen Medizin. Hier sind Cabochons, Trommel- oder Rohsteine aus Serpentin üblich.

Für die industrielle Nutzung war der parallelfaserige Chrysotilasbest seit dem 19. Jahrhundert vorherrschend. Die Varietät ist nicht brennbar und wurde vor der Entdeckung ihrer gesundheitsschädlichen Wirkungen unter anderem für die Herstellung hitzebeständiger Kleidung, als Rohstoff für feuerfestes Asbestgewebe, Asbestfilter, Asbestplatten oder Isolationsmittel verwendet.

Therapeutische Wirkungen

Serpentin wird gegen vielfältige körperliche Beschwerden wie Herzflimmern, Nierenleiden oder Magen-Darm-Erkrankungen eingesetzt.

Bei Menstruationsbeschwerden kommt die krampflösende Wirkung des Serpentins zum Tragen. Er kann regulierend auf den Hormonhaushalt einwirken und sorgt so auch für längerfristige Besserung. Zudem aktiviert der Stein das Immunsystem und schützt so vor Anfälligkeit gegen grippale Infekte.

Speziell das Silberauge hat eine stark schmerzlindernde Wirkung und wird gegen Kopfschmerzen empfohlen. Spülungen mit Silberaugewasser werden gegen schmerzhafte Entzündungen und Schmerzen im Mundbereich eingesetzt.

Auf seelisch-geistiger Ebene hilft Serpentin, das innere Gleichgewicht wieder zu finden. Seine beruhigende Wirkung kommt vor allem in hektischen Situationen und unter extremem Stress zum Tragen. Man erkennt die wirklich wichtigen Dinge des Lebens wieder. Gesundheit und Zufriedenheit sind wichtiger als alle anderen Dinge. Aus dieser Sichtweise ergibt sich eine gelassene Lebenseinstellung gegenüber vermeintlich großen Problemen.

Mit Hilfe von Silberauge treten die Gründe für psychosomatische Erkrankungen zutage und können dann gezielt behandelt werden.

Chrysotil und Antigorit unterscheiden sich lithotherapeutisch nicht, aber das Silberauge hat einige zusätzliche Heilwirkungen.

Anwendungen

Der Heilstein wird mit Hautkontakt getragen oder aufgelegt. Je nachdem, an welcher Stelle der Schmerz oder die Verspannung auftreten, wirkt Serpentin besonders gut auf dem Herz- oder dem Sakralchakra.

Er eignet sich gut für die Meditation, sollte dann aber von einem anderen Mineral unterstützt werden. Dafür eignen sich zum Beispiel Jadeit oder Chrysopras.

Für die Zubereitung eines Edelsteinelixiers wird ein Serpentinkristall über Nacht in Leitungswasser oder einfaches Mineralwasser gelegt. Das Elixier eignet sich für Spülungen.

Gereinigt wird Serpentin unter fließendem Wasser, dadurch entlädt er sich zugleich. Aufgeladen wird er in Bergkristall oder in schwacher Sonne, am besten morgens oder gegen Abend.

Sillimanit

Bezeichnungen, Synonyme und Handelsnamen

Dieses Mineral erhielt seinen Namen nach dem nordamerikanischen Mineralogen und Chemiker Benjamin Silliman. Synonyme sind Bucholzit, Glanzspat und Xenolith. Einige Varietäten tragen eigene Namen:

Faserkiesel – Mit Quarz durchwachsener Sillimanit

Fibrolith – Sillimanitvarietät mit faserigen, verfilzten Aggregaten

Sillimanitjade – Die grüne Varietät des Sillimanits

Chemische Eigenschaften

Al_2SiO_5

Das Aluminiumsilikat Sillimanit gehört zur Mineralklasse der Inselsilikate. Sillimanit hat die gleiche chemische Zusammensetzung wie Andalusit und Disthen (Cyanit). Diese drei Mineralien haben aber eine jeweils andere Kristallklasse. Sillimanit ist allochromatisch, also »fremdfarbig«. Das farblose Mineral wird durch Beimengungen fremder Stoffe wie Eisen, Mangan, Magnesium oder Titan in unterschiedlichen Tönen gefärbt.

> *Als Schmuck- und Heilstein nutzt man vor allem die Sillimanit-Katzenaugen aus Sri Lanka und den USA.*

Geschichte und Mythos

Sillimanit ist seit seiner Entdeckung wichtiger Rohstoff für feuerfeste Erzeugnisse. Über seine heilkundliche Überlieferung ist nichts bekannt.

Entstehung

Sillimanit bildet sich in Gesteinen wie Glimmerschiefer oder Gneisen, die bei gleichzeitig starkem Druck und hohen Temperaturen durch Regionalmetamorphose entstanden sind. Die Mineralien Andalusit, Disthen und Sillimanit weisen unterschiedliche Dichten auf. Disthen hat die höchste Dichte, Andalusit die niedrigste, Sillimanit liegt in der Mitte. Bei erhöhtem Druck wandelt sich Andalusit entsprechend in Disthen oder Sillimanit. Aus Sillimanit wiederum entsteht Disthen.

Vorkommen

Fundstätten liegen in Deutschland, Indien, Österreich, Kenia, Myanmar (Burma), Norwegen, Russland, Schweiz, Sri Lanka und in den USA.

Charakteristika

Sillimanit bildet nadelförmige, langprismatische Kristalle sowie dichte oder derbe Massen in metamorphem Gestein. Winzige Sillimanitfasern können auch in anderen Mineralien (zum Beispiel Quarz) eingesprengt sein.

Die Farbpalette reicht von weiß und gelbweiß über grau bis zu braun und grün. Das Mineral ist durchsichtig und zeigt Glasglanz. Bei faserigen Aggregaten tritt auch Seidenglanz auf. Ausgeprägter Pleochroismus ist ein Charakteristikum des Sillimanits. Betrachtet man den Stein in verschiedenen Richtungen, lassen sich die Farben Hellgrün, Dunkelgrün und Blau erkennen. Sehr selten und entsprechend begehrt ist durchsichtiger blauer Sillimanit aus Sri Lanka.

Physikalische Eigenschaften

Kristallsystem	Rhombisch
Härte (Mohs)	6,5–7,5
Dichte (g/cm³)	3,2
Spaltbarkeit	Vollkommen
Bruch	Uneben
Farbe, Glanz	Farblos, weiß, gelbweiß, grau, bräunlich, grünlich, Glas- und Seidenglanz
Lichtbrechung	Keine
Doppelbrechung	Keine
Strichfarbe	Farblos

Als Besonderheit gilt das Sillimanit-Katzenauge, das in den USA und Sri Lanka zu finden ist. Längliche, orientiert eingelagerte Kristallnadeln aus Hypersthen- oder Rutilfasern sind die Ursache für die Chatoyance, die vor allem im Cabochonschliff zu sehen ist.

Verwechslungen
Grünlicher Sillimanit kann Jadeit ähneln und entsprechend damit verwechselt werden.

Imitationen
Von Sillimanit sind keine Fälschungen bekannt.

Verwendung
Sillimanit, Andalusit und Disthen sind gefragte Rohstoffe für hoch feuerfeste Keramik und Baustoffe. Aus Ersterem werden vor allem feuerfeste Steine hergestellt, die für Hochtemperaturanlagen benötigt werden. Der faserige Fibrolith ist extrem schwierig zu schleifen und wird daher kaum als Heil- oder Schmuckstein verwendet.

Therapeutische Wirkungen
Das Aluminiumsilikat verleiht neue Energie und Ausdauer, wenn bei schwer zu bewältigenden Aufgaben die Kräfte nachzulassen drohen. Sein Träger besinnt sich auf seine Ziele sowie auf den Wunsch nach einem selbstbestimmten Leben. Er nimmt auch größere Anstrengungen in Kauf, um diese zu verwirklichen.

Anwendungen
Der Heilstein wird mit Hautkontakt getragen oder aufgelegt. Gereinigt wird er unter fließendem lauwarmem Wasser, dadurch entlädt er sich zugleich. Aufgeladen wird er an der Sonne.

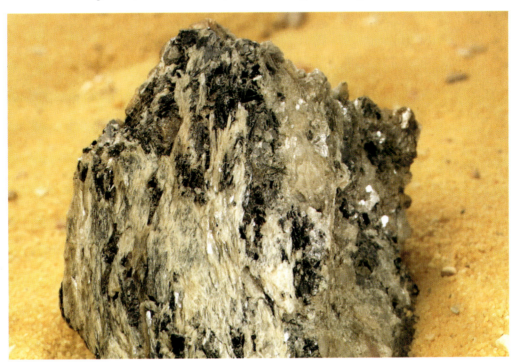

Als Rohstein wirkt Sillimanit rau und derb. Man traut ihm kaum die Verwandtschaft mit den feinen Katzenaugen zu, die ihren Lichteffekt zahlreichen eingelagerten Rutilfasern verdanken.

Sodalith

Bezeichnungen, Synonyme und Handelsnamen

Den Namen verdankt der Sodalith seinem Natriumgehalt. Sein Entdecker, der englische Chemiker Thomas Thomson, nahm den englischen Begriff »sodium« für »Natrium« in den Namen auf und verband ihn mit dem griechischen Wort »lithos« für »Stein«. Weitere Bezeichnungen sind Alomit, Blaustein, Glaukomit, Odalith und Sodastein. Eine rosafarbene Varietät wird Hackmanit genannt.

Chemische Eigenschaften

$Na_8[Cl_2/(AlSiO_4)_6]$

Sodalith ist ein chlorhaltiges Natrium-Aluminium-Silikat, das zur Mineralklasse der Gerüstsilikate gehört. Nosean und Haüyn sind dem Sodalith in der chemischen Zusammensetzung sehr ähnlich und stimmen mit ihm in vielen Eigenschaften überein. Sodalith kommt selten in reiner Form vor. Häufiger sind Mischkristalle mit Nosean und Haüyn, sowie Vermengungen mit zahlreichen Fremdstoffen, wie zum Beispiel Beryllium, Kalium, Magnesium oder Kalzium. Es sind Kalziumein-

> *Seit jeher ist der Sodalith der Stein der bildenden Künstler und Sänger. Er verleiht Inspiration und fördert die Kreativität.*

schlüsse, die die charakteristischen weißen Flecken und Äderchen im Sodalith hervorrufen.

Geschichte und Mythos

Das Natrium-Aluminium-Silikat wurde Anfang des 19. Jahrhunderts von dem englischen Chemiker Thomas Thomson zum ersten Mal beschrieben und benannt. Über seine geschichtliche Überlieferung ist wenig bekannt. Allerdings förderten archäologische Grabungen in den Ruinen der bolivianischen Stadt Tiahuanaca Kunstgegenstände aus dem blauen Mineral zu Tage, die seine Verwendung als prähistorischer Edelstein nachweisen.

Sodalith gilt als Stein der im Sternzeichen des Schützen Geborenen. Er fördert die musischen Begabungen des Schützen und seine Fantasie. Einfühlsamkeit und Selbstbewusstsein werden mit Sodalith verbunden. Als Heilstein erfreut sich Sodalith zunehmender Beliebtheit, vor allem als Folgestein für Lapislazuli in der Heilbehandlung.

Entstehung

Sodalith bildet sich vorwiegend liquidmagmatisch in siliziumarmen Gesteinen. Oft findet man ihn zusammen mit Nephelin. Beide Mineralien sind, ebenso wie Nosean und Haüyn, so genannte Feldspatvertreter: Sie bilden sich anstelle von Feldspat, wenn kein Quarz im Muttergestein vorliegt.

In Form von mikroskopisch kleinen Kristallen entsteht Sodalith auch in kleinen Hohlräumen von vulkanischen Gesteinen.

Vorkommen

Lagerstätten gibt es in Brasilien, China, Grönland, Indien, Italien, Kanada, Namibia, Norwegen, Russland, Südwestafrika sowie in den USA. Hervorzuheben sind die Fundstätten in

Physikalische Eigenschaften	
Kristallsystem	Kubisch
Härte (Mohs)	5,5 – 6
Dichte (g/cm³)	2,14 – 2,30
Spaltbarkeit	Vollkommen
Bruch	Uneben, muschelig
Farbe, Glanz	Farblos, weiß, dunkelblau, Glas- und Fettglanz (auf Bruchflächen)
Lichtbrechung	1,48
Doppelbrechung	Keine
Strichfarbe	Weiß

Brasilien, Kanada und Namibia, wo Sodalith in größerem Umfang abgebaut werden kann. Die besten Qualitäten kommen aus dem namibianischen Abbau.
Ausschließlich in Russland gibt es neuere Vorkommen von rotem Sodalith.

Charakteristika

Sodalith kristallisiert kubisch, bildet aber nur selten Kristalle in Form von Rhombendodekaedern. Meist finden sich runde, im Gestein eingewachsene, körnige Aggregate.

Vor allem der beliebte blaue Sodalith kommt auch in derben Massen vor. Die Transparenz des Minerals ist durchsichtig bis undurchsichtig. Sodalith ist farblos oder weiß, kann aber manchmal auch gelbliche oder rosarote Aspekte aufweisen.

Als Heilstein beliebt und typisch ist der dunkelblaue bis schwarzblaue Sodalith, der einen violetten Farbstich haben kann. Er weist häufig weiße Adern und Flecken auf, die von Kalkeinschlüssen herrühren. Das Mineral zeigt Glasglanz, auf Bruchflächen auch Fettglanz.

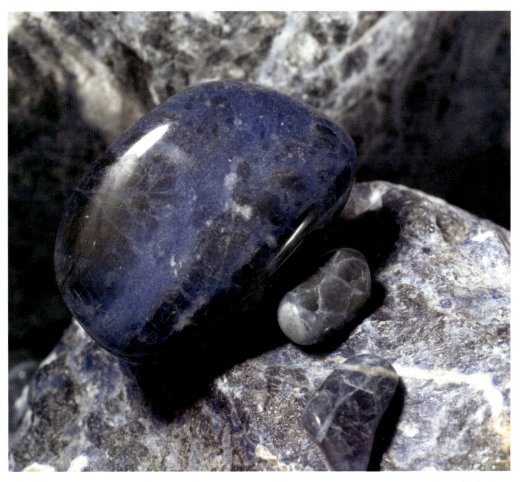

Reiner Sodalith ist selten, sodass wir heute häufig Mischkristalle verwenden. Die Farbe kann von weißlich über bläulich grau bis zu sattem Blau oder Schwarzblau reichen, meist mit weißen Adern durchzogen.

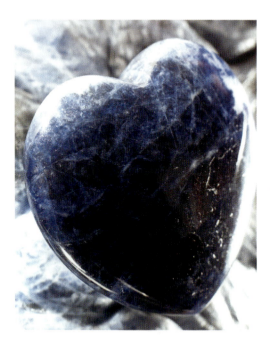

Solche satt blau getönten Sodalithkristalle werden gerne als Schmuckstein verwendet.

Verwechslungen

Sodalith ähnelt Azurit, kann aber durch dessen blauen Strich leicht unterschieden werden. Auch Lapislazuli hebt sich durch blauen Strich vom Sodalith ab und weist darüber hinaus oft goldgelbe Einschlüsse aus Pyrit auf. Dumortierit ist mit Mohs'scher Härte 7 deutlich härter als Sodalith. Weitere Verwechslungen sind mit Haüyn und Lazulith möglich.

Imitationen

Seit über 20 Jahren wird Sodalith nach dem Hydrothermalverfahren auch synthetisch hergestellt. Blau gefärbter Quarzit wird zuweilen als Sodalith angeboten.

Verwendung

Zur Schmuckherstellung wird nur der blaue Sodalith verwendet, der auch die beliebteste Qualität für Heilsteine darstellt. Verarbeitet wird dieser Stein zu Cabochons, Trommelsteinen, Anhängern und Halsketten, aber auch zur Herstellung von kunstgewerblichen Gebrauchs- und Ziergegenständen. Als Schmuckstein ist er eingeschränkt verwendbar. Für Ringe wird er zum Beispiel nur selten verwendet, denn das weiche Mineral ist empfindlich gegen mechanische Beanspruchung und dadurch anfällig für Kratzer.

Therapeutische Wirkungen

Sodalith hat eine stark blutdrucksenkende Wirkung und reguliert zudem das vegetative Nervensystem sowie die Schilddrüsen- und Bauchspeicheldrüsenfunktion. Erkrankungen, die mit Fehlfunktionen dieser Organe zusammenhängen, wie zum Beispiel Diabetes, werden dadurch gelindert. Auch bei Halsentzündungen und angegriffenen Stimmbändern oder Stimmverlust wird der Heilstein gerne eingesetzt. Insgesamt kräftigt er das Immunsystem, was sich besonders bei Erkältungen oder grippalen Infekten positiv auswirkt.

Auf geistiger Ebene vermittelt Sodalith Selbstvertrauen und emotionale Ausgeglichenheit. Er hilft dabei, zu den als richtig erkannten persönlichen Überzeugungen zu stehen und danach zu leben, auch wenn dies den Erwartungen der Mitmenschen nicht immer entspricht. Künstlerisch arbeitende Menschen empfinden den Sodalith als sehr inspirierend.

Anwendungen

Dieser Heilstein sollte regelmäßig aufgelegt oder getragen werden. Besonders gute Wirkung wird auf dem Stirnchakra erzielt. Zur Stärkung der Abwehrkräfte und gegen andere körperliche Beschwerden empfiehlt man die Einnahme von Sodalithelixier. Auch zur Meditation ist dieser Stein sehr gut geeignet. Einmal in der Woche wird Sodalith unter fließendem lauwarmem Wasser entladen. Aufgeladen wird er in Wasser mit Bergkristall.

Spinell

Bezeichnungen, Synonyme und Handelsnamen

Die Herkunft des Namens Spinell ist nicht ganz zweifelsfrei geklärt. Zum ersten Mal trat die Bezeichnung im 16. Jahrhundert auf. Sie könnte sich aus dem griechischen Wort »spinther« ableiten, was »funkeln« bedeutet, und der Glanz der farbenfrohen Spinelle könnte das bestätigen. Möglicherweise war jedoch auch das lateinische Wort »spina« (Spitze) namensgebend, denn der Spinell kristallisiert oft als Oktaeder mit sechs Spitzen.

Lychnis, Magnalumocyd und Talkspinell sind die Synonyme. Es gibt verschiedene Farbvarietäten, die wiederum unter mehreren Namen gehandelt werden:

Rubin-Spinell, Alabandinrubin, Almandinspinell, Edelspinell oder Karfunkel – Weniger Aluminium und Magnesium, dafür Anteile von Chrom, Mangan und Zink kennzeichnen den Chemismus des Roten Spinell

Balas-Rubin – Blassroter Spinell

Ceylonit, Pleonast, Candit, Zeilanit – Eisen- und kupferhaltiger, dunkelgrüner bis schwarzer

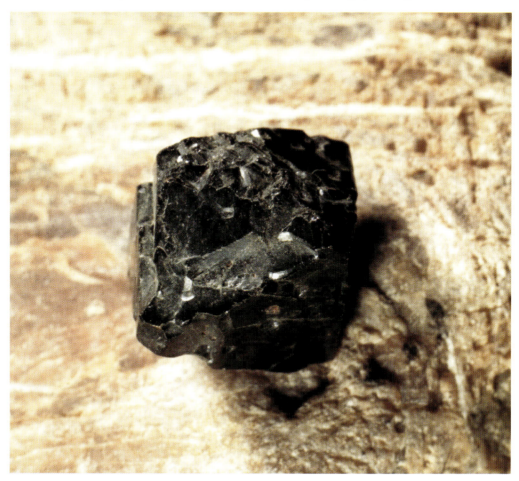

Als Rohstein kann der in allen Farben auftretende Spinell ganz unauffällig aussehen. Polierte Steine in allen Farben des Regenbogens sind dagegen beliebte Schmuck- und wertvolle Edelsteine.

Spinell, bezeichnet nach seinem Fundort Ceylon (Sri Lanka)

Rubicell, Vermeille, Essigspinell – Die gelbe bis orangerote Varietät

Chlorospinell – Eine grüne, kupferhaltige Varietät

Saphirin, Saphirspinell – Blauer Spinell, bei dem der Anteil an Magnesium teilweise durch Eisen ersetzt ist

Pivotit – Braune eisenhaltige Varietät

Chemische Eigenschaften

$MgAl_2O_4$

Spinell ist ein Magnesiumaluminat und gehört zur Mineralklasse der Oxide. Farbgebend sind Gemengeteile wie Eisen, Chrom, Vanadium oder Kobalt. Beim roten Spinell wird Aluminium zum Teil durch Chlor ersetzt, beim blauen Spinell ersetzt Eisen Magnesium. Des Öfteren treten winzige schwarze Einschlüsse aus Hercynit (Eisenspinell), Apatit, Titanit, Kalkspat, Olivin oder Rutil auf.

Geschichte und Mythos

Wegen seines prächtigen Funkelns und seiner makellosen Schönheit wurde Spinell schon bei den Griechen und Römern als Schmuckstein verwendet. Vor allem der rote Spinell wurde auch als starker Schutzstein in kriegerischen Kämpfen angesehen und sollte vor Vergiftungen und todbringenden Krankheiten wie der Pest schützen.

Roten Spinell verwechselte man früher wegen seiner intensiven Farbe oft mit dem Rubin. Rubin, roter Spinell und roter Granat wurden im Mittelalter unter der gemeinsamen Bezeichnung »Karfunkelstein« zusammengefasst. Erst im 18. Jahrhundert entdeckten die Forscher Spinell als eigenständigen Edelstein. Dabei stellte sich heraus, dass es sich bei den angeblichen Rubinen in vielen Kronen oder berühmten Schmuckstücken in Wirklichkeit um Spinell handelte. Der »Black Prince's Ruby« der englischen Staatskrone oder der »Timur Ruby« in einer Halskette aus den englischen Kronjuwelen sind berühmte Beispiele dieser Verwechslung. Auch die bayrische Königskrone enthält entgegen früherer Annahmen nicht Rubine, sondern prachtvolle Spinelle.

Entstehung

Spinell entsteht hauptsächlich durch Kontaktmetamorphose in Carbonatgesteinen, zudem in Magmatiten, Pegmatiten und kristallinen Schiefern. Da dieser Stein relativ hart und verwitterungsresistent ist, reichert er sich als Schwermineral in Edelsteinqualität vor allem in so genannten Seifenlagerstätten an. Dort wird er auch abgebaut, meist in Verbindung mit Gold, Granat, Rubin, Saphir oder Zirkon.

Vorkommen

Fundstätten gibt es in Afghanistan, Australien, Brasilien, Madagaskar, Birma, Nepal, Nigeria, Pakistan, Schweden, Sri Lanka, Tansania und in den USA.

Charakteristika

Spinell ist durchsichtig und kristallisiert kubisch. Die Kristalle bilden Oktaeder, manchmal auch Zwillinge oder körnige Massen. Spinell-

Physikalische Eigenschaften

Kristallsystem	Kubisch
Härte (Mohs)	8
Dichte (g/cm³)	3,58 – 3,62
Spaltbarkeit	Unvollkommen
Bruch	Uneben, muschelig
Farbe, Glanz	Gelb, rot, rosa, orange, grün, blau, violett, Glasglanz
Lichtbrechung	1,712 – 1,762
Doppelbrechung	Keine
Strichfarbe	Weiß

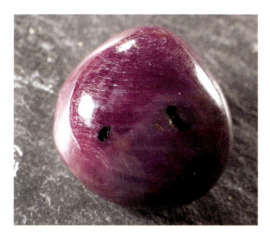
Solche weniger wertvollen Varietäten des Rubins können mit rotem Spinell verwechselt werden.

kristalle sind eher klein und finden sich in magmatischen Gesteinen und Marmoren. Sie kommen als Geröll in Seifenlagerstätten, aber auch als lose Kristalle vor. Der Stein hat einen sehr hohen Schmelzpunkt, der bei 2135 °C liegt. Spinell ist durchsichtig (eine Ausnahme ist nur Ceylonit) und zeigt Glasglanz. Der Edelstein kommt in vielen Farben vor. Er kann farblos, gelblich, rot, rosa, orange, blaugrün, blau oder violett sein. Eine begehrte Rarität unter Sammlern ist der Stern-Spinell, der Asterismus zeigt.

Verwechslungen
Roter Spinell kann leicht für Rubin gehalten werden, wobei Letzterer jedoch härter ist. Da Spinell in vielen verschiedenen Farben vorkommt, ähnelt er zahlreichen anderen Edelsteinen. Weitere Verwechslungsmöglichkeiten bestehen mit Amethyst, Chrysoberyll, Saphir, rotem Granat, Topas und Turmalin. Die Unterscheidung ist für den Laien nicht möglich.

Imitationen
Nach dem Verneuil'schen Verfahren werden seit 1926 synthetische Spinelle aus geschmolzenem Magnesium- und Aluminiumoxidpulver hergestellt. Oft sind sie an eingeschlossenen Gasblasen zu erkennen. Sie werden mit Metalloxiden gefärbt, um verschiedene andere Edelsteine wie zum Beispiel Rubin oder Aquamarin nachzuahmen.

Verwendung
Aus rotem und blauem Spinell werden vielerlei Schmuckstücke hergestellt, allerdings verdrängen die synthetisch hergestellten Spinelle die echten zunehmend vom Markt. Als Heilstein wird der echte Spinell jedoch immer beliebter. Er ist in vielfältigen Farben und Formen, als Rohstein, Kristall, in Form von Schmuck oder als Cabochon erhältlich

Therapeutische Wirkungen
Dieser Heilstein lässt Entzündungen im Körper besser abheilen und wirkt gegen Muskel-, Gelenk- oder Knochenbeschwerden. Bei Übersäuerung des Magens oder Magenschleimhautentzündung wird die Einnahme von Edelsteinelixier aus Spinell empfohlen. Waschungen mit Spinellwasser sollen Venenentzündungen und Krampfadern lindern.
Spinell hebt auf geistig-seelischer Ebene das Selbstbewusstsein und gilt als Symbol für Ruhe sowie Meditation. Er hilft bei der Überwindung seelischer Erschöpfungszustände, da er stimmungsaufhellend wirkt. Wer sich hohe Ziele gesteckt hat, wird sich an neu gewonnener Energie durch Spinell erfreuen. Er verleiht auch Zögerlichen den nötigen Mut zur Bewältigung von Lebenskrisen.

Anwendungen
Spinell wird auf die betreffenden Stellen aufgelegt oder am Körper getragen. Bei manchen Krankheitssymptomen empfiehlt es sich, das Edelsteinelixier zu trinken oder zu Waschungen zu verwenden. Entladen wird Spinell unter fließendem Wasser. Aufgeladen wird er, indem er für kurze Zeit an die Sonne gelegt wird.

Staurolith

Bezeichnungen, Synonyme und Handelsnamen

Dieses Mineral erhielt seinen Namen aufgrund seiner charakteristischen Zwillingsbildung (→ Charakteristika). Auch andere kreuzförmige Steine, wie zum Beispiel der Chiastolith (→ Seite 146) waren früher unter dem Namen bekannt. Man kann Staurolith mit Kreuzstein übersetzen, denn griechisch »stauros« heißt Kreuz und »lithos« Stein. Weitere Bezeichnungen sind Granatit, Nordmarkit und Xantholit.

Chemische Eigenschaften

$Fe_2Al_9[O_6(O,OH)_2/(SiO_4)_4]$

Bei dem mineralienreichen Staurolith handelt es sich um ein wasserhaltiges Eisen-Aluminium-Silikat, das Spuren von Kobalt, Magnesium, Mangan und Titan enthalten kann. Er gehört zur Mineralklasse der Inselsilikate und weist, ähnlich wie Disthen, eine komplizierte Kristallstruktur auf. Typisch für den Staurolith sind Quarzeinschlüsse.

Geschichte und Mythos

Wegen seiner charakteristischen Kreuzform wird der Staurolith schon seit alters her als Schutzstein und Glücksbringer in christlichen Traditionen geschätzt.

Physikalische Eigenschaften

Kristallsystem	Rhombisch
Härte (Mohs)	7–7,5
Dichte (g/cm³)	3,65–3,83
Spaltbarkeit	Deutlich
Bruch	Muschelig, splittrig
Farbe, Glanz	Braun, rotbraun, gelbbraun, grau, Glasglanz
Lichtbrechung	1,736–1,762
Doppelbrechung	0,010–0,015
Strichfarbe	Weiß, gelblich

Entstehung

Staurolith bildet sich tertiär durch Regionalmetamorphose tonhaltiger Sedimente. Das Mineral kommt oft in Form von größeren Kristallen in Glimmerschiefer, Tonschiefer und Gneis vor. Häufig erscheint es neben weiteren Gemengeteilen wie Biotit, Cyanit, Granat und Sillimanit. Auch pegmatitische oder kontaktmetamorphe Entstehung ist möglich, wenn Magma durch seine Hitze gesteinsumwandelnd wirkt. Da Staurolith relativ hart und resistent gegen Verwitterung ist, findet man ihn auch in Sanden.

Vorkommen

Die Fundorte von Staurolith liegen in den Alpen, in Australien, Brasilien, Frankreich, Indien, Madagaskar, Namibia, Russland, Schweiz, Tschechien und den USA.

Charakteristika

Staurolith bildet rhombische, flächenarme prismatische Kristalle. Charakteristisch für dieses Mineral sind Durchkreuzungszwillinge, bei denen die im Allgemeinen kurzsäuligen und dicken Prismen sich im 90°- oder 60°-Winkel kreuzen. Auch langprismatische Kristalle sind möglich. Staurolith ist kantendurchscheinend bis undurchsichtig und immer Bestandteil eines Gesteins, zum Beispiel von Glimmerschiefer. Die Kristalle haben oft Einschlüsse, meist aus Quarz, und sind von einer Patina umhüllt, die auf Verwitterung zurückzuführen ist. Staurolith lässt sich nicht schmelzen und ist resistent gegen Säuren. Die Farben variieren von braun und rotbraun über gelbbraun bis hin zu grau. Rotbrauner Staurolith weist starken Pleochroismus mit den Farben Gelblich, Gelblichrot, Rot auf.

Verwechslungen

Bei Einzelprismen ohne Zwillingsbildung kann Staurolith mit bräunlichem Augit verwechselt werden.

Imitationen
Es sind Fälschungen aus Glimmer bekannt.

Verwendung
Staurolith wird meist in Form von Kristallen angeboten, die bei Sammlern sehr beliebt sind. Als Schmuckstein hat das Mineral keine Bedeutung. Allenfalls durchsichtige Kristalle werden in seltenen Fällen zu Schmuck verarbeitet. Als Heilstein findet Staurolith jedoch zunehmend Beachtung.

Therapeutische Wirkungen
Das Mineral hat sich als Hilfe gegen Kopfschmerzen bewährt. Auch das Nervensystem als Ganzes wird durch diesen Stein positiv beeinflusst. Manchmal kann Staurolith gegen Geisteskrankheiten und Wahnvorstellungen helfen. Das Abwehrsystem des Körpers wird gestärkt, sodass Infektionskrankheiten seltener auftreten oder einen weniger dramatischen Verlauf nehmen.

Auf geistig-seelischer Ebene hilft er dabei, Dinge realistisch zu sehen. Auf diese Weise kann dieses Mineral in vielen Fällen, in denen wir zwischen verschiedenen Sichtweisen hin- und hergerissen sind, klärend wirken. Es fördert den Wandel und verleiht die Kraft, sein Leben selbst in die Hand zu nehmen und Veränderungen umzusetzen.

Anwendungen
Staurolith wird entweder bei der Meditation auf die Stirn gelegt oder in Ruhe betrachtet. Er kann auch längere Zeit getragen werden, am besten mit Hautkontakt. Es empfiehlt sich, den Stein alle zwei bis drei Wochen unter fließendem Wasser zu reinigen und somit zu entladen. Aufgeladen wird er in einer Bergkristallgruppe.

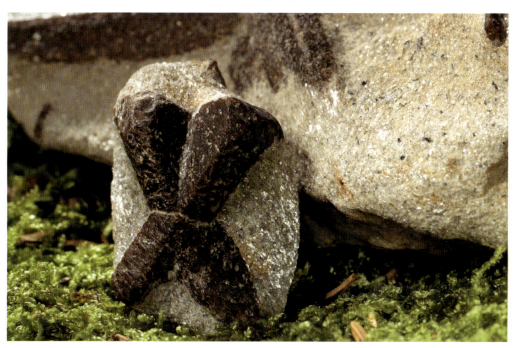

Eine markante Form: Beim Staurolith bilden sich aus Durchdringungszwillingen häufig solche schiefen Kreuze. Beim Chiastolith (→ Seite 144) entsteht das Kreuz aus Einlagerungen.

Steinsalz (Halit)

Bezeichnungen, Synonyme und Handelsnamen

In der Mineralogie ist neben Steinsalz auch der Name Halit (griechisch: »hals« = Salz) geläufig. Weitere Synonyme sind unter anderem Kernsalz, Muria, Perlsalz, Sal, Salzsaures Natron oder Schaumsalz.

Chemische Eigenschaften

NaCl

Die Natrium-Chlorid-Verbindung Steinsalz gehört zur Mineralklasse der Halogenide. Diese sind an sich farblos. Eine Färbung wird erst durch Fremdmineralien hervorgerufen. Halit wird dann entweder gelb (durch Hämatit oder Limit), grau (durch Ton), rosa (durch Eisen) oder braunschwarz (durch Bitumen). Blautöne entstehen hingegen durch natürliche Radioaktivität.

Kubische Kristalle wie die des Halit wirken anziehend auf sehr strukturierte Persönlichkeiten, die Ordnung und Regelmäßigkeit anstreben.

Geschichte und Mythos

Steinsalz ist seit Jahrtausenden ein begehrtes Wirtschaftsgut. Salzstraßen waren wichtige Handelsverbindungen, und viele Städte erlebten mit dem Salzhandel ihre erste große Blüte.

Physikalische Eigenschaften

Kristallsystem	Kubisch
Härte (Mohs)	2
Dichte (g/cm³)	2,1 – 2,2
Spaltbarkeit	Vollkommen
Bruch	Muschelig, spröde
Farbe, Glanz	Farblos, weiß, gelb, grau, rosa, braunschwarz, bläulich, Glasglanz
Lichtbrechung	Keine
Doppelbrechung	Keine
Strichfarbe	Weiß

Die Bedeutung des Salzhandels spiegelt sich bis heute in Städtenamen wie Bad Reichenhall, die den Zusatz »Hall« (»hals« = Salz, → Bezeichnungen) als Hinweis für ihr Steinsalzvorkommen annahmen.

Entstehung

Das Eindampfungsgestein Halit entsteht durch Salzausblühungen in Steppen und Wüsten oder als Ausscheidung am Rande von Salzseen. Verschiedene Salzgesteine reichern sich in bestimmter Reihenfolge als Kruste auf der Oberfläche an. Diese Ausfällungen enthalten unter anderem Steinsalz. Marines Eindampfungsgestein entsteht, wenn Meerwasser zum Beispiel in Flachmeeren verdampft. In sekundären Gesteinsbildungsprozessen kristallisieren diese Ausfällungen dann und bilden größere Salzstöcke.

Vorkommen

Fundorte liegen in Deutschland, China, Österreich, Polen, Russland und den USA.

Charakteristika

Die Kristalle findet man meist würfelförmig vor. Aggregate sind manchmal auch faserig, körnig oder kompakt ausgebildet. Gelegentlich treten Flüssigkeits- und Gaseinschlüsse auf. Steinsalz ist in Wasser leicht löslich und durch den salzigen Geschmack gut zu erkennen. Die Transparenz ist durchsichtig bis durchscheinend. Die Farben reichen von farblos über gelb, rosa und grau bis hin zu braunschwarz und sogar bläulich. Sie sind allochromatisch auf Einlagerungen im Kristall zurückzuführen.

Verwechslungen

Steinsalz ähnelt dem Kalisalz Sylvin. Ein Unterscheidungskriterium ist der eher bittere Geschmack von Sylvin.

Imitationen

Farbloses Steinsalz wird durch Bestrahlung blau gefärbt und kann dann nicht mehr vom natürlich bläulichen Steinsalz unterschieden werden.

Verwendung

Nicht nur zur Herstellung von Speisesalz und als Konservierungsmittel wird Halit verwendet, sondern auch als Rohstofflieferant für die Produktion von Kunstfasern und chemischen Grundstoffen wie metallischem Natrium, Ätznatron oder Salzsäure. Steinsalzkristalle sind bei Sammlern beliebt. Auch als Heilstein findet Halit vielfältige Verwendung.

Therapeutische Wirkungen

Steinsalz regt den Stoffwechsel an, reguliert den Mineralhaushalt im Körper und den Blutdruck. Bäder mit Salzzusatz bringen den Kreislauf in Schwung, sind eine Wohltat für die Haut und wirken positiv bei Hauterkrankungen.

Die schützende und reinigende Wirkung des Steinsalzes lässt sich auch auf die geistige Ebene übertragen. Eingefahrene Verhaltensmuster brechen auf. Längst überfällige Veränderungen werden in Angriff genommen. Aufgrund seiner belebenden Wirkung hilft Steinsalz auch gegen Abgespanntheit und Niedergeschlagenheit.

Anwendungen

Blaues oder weißes Salz sollte man nur in Form von Würfelkristallen erwerben. Diese charakteristische Form ist ein Zeichen für seine Echtheit. Kristalle können auch auf die Haut aufgelegt werden. Steinsalz muss immer trocken aufbewahrt werden.

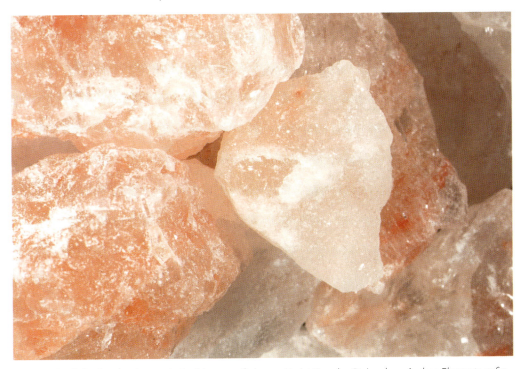

Eisen ist das farbgebende Element bei solchen rosafarbenen Varietäten des Steinsalzes. Andere Elemente rufen andere Farben hervor, abgesehen von Blau, das durch natürliche Radioaktivität entsteht.

Sugilith

Bezeichnungen, Synonyme und Handelsnamen

Sugilith wurde nach seinem Entdecker benannt, dem Mineralogen Dr. Kenichi Sugi. Dieser fand das Mineral im Jahre 1944 auf der Insel Iwagi im Südwesten Japans. Früher war Sugilith fälschlicherweise als Sogdianit im Handel. Letzterer sieht aus wie Sugilith und kommt auch am selben Fundort vor, enthält aber Zirkonium. Die schnell wachsende Beliebtheit von Sugilith in esoterischen Kreisen hat ihm die Namen »New-Age-Stein« oder »Royal Azel« eingebracht.

Chemische Eigenschaften

$(K,Na)(Na,Fe)_2(Li_2Fe)[Si_{12}O_{30}]$

Sugilith ist eine Silizium-Verbindung und gehört wie Chrysokoll zu den seltenen Ringsilikaten mit Schwammstruktur. Mangan ist für die charakteristische blauviolette Färbung verantwortlich. Die Bänderungen und Einsprengsel bestehen aus hellem Chalzedon, schwarzem Braunit, grauem Pektolith oder weißem Baryt.

Geschichte und Mythos

Dieser Stein ist erst seit rund 20 Jahren im Handel. Die bis jetzt bedeutendste Lagerstätte

Sugilith ist wegen seiner Seltenheit ein sehr wertvoller und teurer Heilstein. Er wirkt beruhigend und lindert Ängste.

in Südafrika, die zu Beginn der 80er Jahre entdeckt wurde, ist jedoch bereits fast ausgebeutet. Seine Seltenheit hat seinen Wert und seinen Bekanntheitsgrad noch gesteigert. Vor allem in Esoterik-Kreisen erregte seine Entdeckung Aufmerksamkeit.

Entstehung

Sugilith bildete sich in basischen, zähflüssigen Restmagmen. An seinem Fundort in Südafrika liegt er in Pegmatiten vor.

Vorkommen

Lediglich in der südafrikanischen Kalahari-Wüste gibt es bedeutende Vorkommen. In der dortigen Wessels-Mine wurde ursprünglich nur Mangan abgebaut. Die kleinen, auch farblich nicht besonders auffälligen Körnchen, die 1944 in Japan gefunden wurden, konnten im Gegensatz zu den Steinen aus Südafrika nicht für die Herstellung von Schmuck verwendet werden. Auch Funde in Namibia oder Indien sind für die Verarbeitung ungeeignet.

Charakteristika

Der durchscheinende bis undurchsichtige Sugilith bildet prismatische Kristalle und körnige, massige, manchmal auch stängelige Aggregate. Charakteristisch ist seine intensive Färbung von hell- bis dunkelviolett, oft mit braunen oder weißen Flecken und Streifen. Als Rohstein ist Sugilith matt, aber poliert kann er Harz- oder auch Glasglanz zeigen.

Verwechslungen

Sugilith könnte mit Charoit verwechselt werden, der jedoch vom Aufbau her faseriger ist. Vom Sogdianit, der am selben Fundort abgebaut wird, unterscheidet ihn lediglich das fehlende Zirkonium.

Physikalische Eigenschaften

Kristallsystem	Hexagonal
Härte (Mohs)	6 – 6,5
Dichte (g/cm³)	2,7 – 2,8
Spaltbarkeit	Unvollkommen
Bruch	Uneben, splittrig
Farbe, Glanz	Violett, matt bis Harzglanz
Lichtbrechung	1,607 – 1,611
Doppelbrechung	0,001 – 0,004
Strichfarbe	Weiß, schwach lila

Imitationen
Es gibt Imitationen aus einer Staub-Kunstharz-Mischung, die lediglich durch eine Untersuchung im Labor vom echten Sugilith zu unterscheiden sind.

Verwendung
Der Schmuckstein wird zu vielfältigen Formen wie Cabochon, Trommelstein, Kugel, Pyramide oder Ketten verarbeitet. Da der für diese Zwecke geeignete Sugilith nur an einem Fundort vorkommt, ist er teuer. Inzwischen ist er ein sehr beliebter Heilstein.

Therapeutische Wirkungen
Sugilith stärkt den gesamten Organismus und lindert starke Schmerzen jeglicher Art. Wegen seiner positiven Auswirkung auf die Nerven soll er auch gegen epileptische Anfälle wirken. Auf geistig-seelischer Ebene hilft Sugilith dabei, unangenehmen Dingen ins Auge zu sehen. Konflikte werden mit seiner Unterstützung eher in Angriff genommen und gelöst. Die in esoterischen Kreisen verbreiteten Wunderkräfte, mit denen Sugilith schwere Krankheiten wie Krebs heilen oder Aids vorbeugen könne, sind durch keinerlei Untersuchungen belegt und bestehen nicht vor den nachprüfbaren Kriterien der Steinheilkunde.

Anwendungen
Zur Therapie wird Sugilith auf die betreffenden Stellen aufgelegt. Außerdem kann er am Körper getragen werden. Dieser Stein eignet sich auch gut zur Meditation, da er Körper und Seele regeneriert. Sugilith kann in Hämatittrommelsteinen entladen werden. Da er sehr energiereich ist, ist ein Aufladen überflüssig.

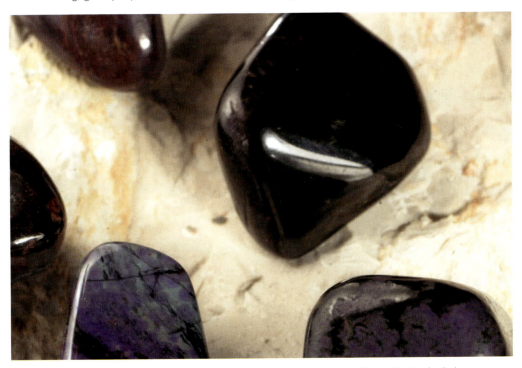

Je nach Farbton ähnelt Sugilith auch rosa Chalzedon, Amethyst oder Lavendeljade. Ein Vergleich der physikalischen Eigenschaften kann aber zumindest beim ungefassten Stein schnell für Klarheit sorgen.

Tektit

Bezeichnungen, Synonyme und Handelsnamen

Die bis heute gebräuchliche Bezeichnung »Glasmeteorit« für den Tektit ist falsch, denn bei Tektiten handelt es sich um irdische Gesteine, auch wenn bei Meteoriten bei ihrer Entstehung eine wichtige Rolle gespielt haben. Der korrekte Name Tektit bedeutet »Schmelzstein« (griechisch: «tektos« = schmelzen). Bekanntester Vertreter der Tektite ist der flaschengrüne Moldavit (→ Seite 213). Andere Tektite sind Australit, Bediasit, Billitonit, Darwin-Glas (auch Queenstownit genannt), Georgiait, Indochinit, Ivory-Coast-Tektit, Javanit, Philippinit und Thailandit.

Chemische Eigenschaften

SiO_2 Al_2O_3

Tektite sind Gesteinsgläser. Sie gehören zur Mineralklasse der Oxide. Hauptbestandteile sind Siliziumdioxid (60 bis 80 Prozent) und Aluminiumoxid (etwa 10 Prozent). Silica-Glas aus Libyen enthält gar 97,6 Prozent Kieselsäure (Siliziumdioxid). Daneben treten Kalzium, Kalium, Magnesium, Mangan, Natrium und Titan auf. Farbgebend sind geringe Anteile an Eisen.

> *Tektitelixier hilft bei Schlafstörungen. Um es herzustellen, wird der Stein über Nacht in Leitungs- oder Mineralwasser gelegt.*

Physikalische Eigenschaften

Kristallsystem	Amorph
Härte (Mohs)	5,5
Dichte (g/cm³)	2,3 – 2,5
Spaltbarkeit	Keine
Bruch	Muschelig
Farbe, Glanz	Hell- bis dunkelgrün, olivgrün, schwarz, Glasglanz
Lichtbrechung	1,5
Doppelbrechung	Amorph
Strichfarbe	Weiß

Geschichte und Mythos

Die Aborigines in Australien verehren Tektite als Mittel gegen böse Kräfte und als Schutz vor Verwundungen. Früher vermutete man fälschlicherweise, dass diese Steine als Teile von riesigen Meteoriten auf die Erde niedergefallen waren. Entsprechend ranken sich bis heute Mythen und Erwartungen um diesen angeblichen »Stein aus dem All«.

Entstehung

Beim Aufprall von Riesenmeteoriten wurde irdisches Gestein durch die gewaltige Explosion geschmolzen, hochgeschleudert und fiel schließlich erstarrt wieder auf die Erde zurück. Durch die schnelle Abkühlung entstanden die charakteristischen Gasblasen und Oberflächenstrukturen in den Tektiten.

Vorkommen

Die Fundorte der Tektite sind an ihren Namen abzulesen: Australien, Borneo, China, Indonesien, Kambodscha, Libyen, Malaysia, die Philippinen, Tasmanien, Tschechei, Vietnam, Westafrika und USA.

Charakteristika

Wie alle Gläser sind die durchsichtigen bis undurchsichtigen Tektite amorph, haben also keine kristalline Struktur. Sie bilden tropfenartige bis runde Formen, können aber wie der kantendurchscheinende Australit auch sehr unregelmäßig geformt sein. Tektite erscheinen meist dunkelgrün bis schwarz. Ausnahmen bilden der hell olivgrüne Georgianit und das hell grüngelbe Silica-Glas, das viele unregelmäßige Gasblasen und Schlieren enthält. Die Steine haben meist eine unregelmäßige, narbige oder gefurchte Oberfläche. Der rundliche Bediasit mit seiner glatteren Struktur bildet hier eine Ausnahme.

Verwechslungen
Da sich manche Tektite sehr ähneln, fällt eine Unterscheidung der einzelnen Varietäten gelegentlich schwer.

Imitationen
Es sind Imitationen aus grünem Flaschenglas bekannt.

Verwendung
Tektite sind bei Sammlern wegen ihrer geheimnisvollen Entstehungsgeschichte sehr beliebt. Da man die Gesteinsgläser nur selten findet, haben sie ihren Preis. Meist werden sie unbehandelt in der Form angeboten, in der sie aufgefunden wurden.
Manchmal werden diese Steine, hauptsächlich der Moldavit, aber auch zu Cabochons oder Schmuck verarbeitet. Andere Tektite sind als Heilsteine noch weniger bekannt.

Therapeutische Wirkungen
Gesteinsgläser können gegen Antriebslosigkeit und Schlafstörungen aller Art eingesetzt werden. Sie stärken das Immunsystem und beschleunigen Heilungsprozesse bei Infektionskrankheiten wie Grippe und Bronchitis.
Auf geistiger Ebene sind Tektite »Brückenbauer«. Sie verbessern die Beziehungen zu anderen Menschen, indem sie Mitgefühl und Verständnis füreinander fördern. Probleme können kreativ gelöst werden. Depressive Verstimmungen und Ängste bessern sich.

Anwendungen
Tektite werden auf das Stirnchakra aufgelegt oder am Körper getragen. Um allzu heftige Wirkungen zu vermeiden, sollten sie nicht über einen längeren Zeitraum angewandt werden. Gegen Schlafstörungen empfiehlt sich die Einnahme von Tektitelixier.

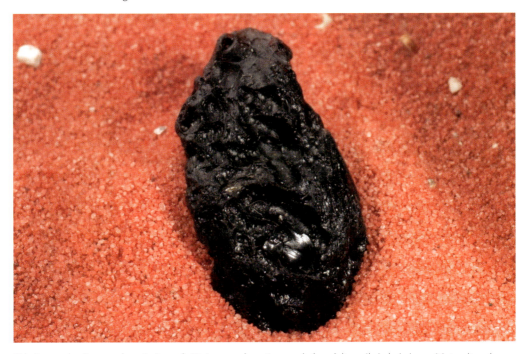

Tekzite werden in manchen Kreisen als Steine aus dem Kosmos behandelt, weil sie bei einem Meteoriteneinschlag entstanden. Die extremen Entstehungsbedingungen haben die Oberfläche der Steine eindeutig geprägt.

Tigereisen

Bezeichnungen, Synonyme und Handelsnamen

Tigereisen ist der Handelsname für ein Mineral, bei dem sich Lagen aus den Quarzvarietäten Tigerauge und Jaspis mit reinen Eisenoxid-Schichten (Hämatit) abwechseln. Der Name beschreibt anschaulich die dadurch entstehenden farbigen Streifen, die an die Zeichnung des Tigerfells erinnern. Synonyme sind Tigerit (ebenso wie beim Tigerauge) oder Bändereisenerz.

Chemische Eigenschaften

Fe_2O_3 (Hämatit) + SiO_2 (Jaspis und Tigerauge)

Tigereisen besteht aus dem Eisenoxid Hämatit sowie den Siliziumdioxiden Jaspis und Tigerauge. Farbgebend ist in allen drei Schichten Eisen.

Geschichte und Mythos

Tigereisen ist ein relativ junger Heilstein, der erst seit einigen Jahren im Handel ist. Dementsprechend gibt es zu diesem Stein keine geschichtliche Überlieferung. Als Schmuck- und Heilstein wird er aber zunehmend bekannter.

In schwierigen Lebensphasen hilft Tigereisen dabei, Hindernisse zu überwinden und neue Lösungen für festgefahrene Situationen zu finden.

Physikalische Eigenschaften

Kristallsystem	Trigonal
Härte (Mohs)	7
Dichte (g/cm³)	3,4 – 4,6
Spaltbarkeit	Keine
Bruch	Uneben
Farbe, Glanz	Grau, rotgold, goldgelb gebändert, Metall-, Glas- und Seidenglanz
Lichtbrechung	Keine
Doppelbrechung	Keine
Strichfarbe	Rostrot bis braun

Entstehung

Die Bildung dieses attraktiven Schichtgesteins ist auf Bewegungen der Erdkruste (Tektonik) zurückzuführen. Jaspis entsteht dabei aus Quarz und Eisenoxid, Hämatit aus limonithaltigem Gestein während der Regionalmetamorphose. Nur Tigerauge bildet sich bereits zuvor in sekundären Prozessen und wird bei den tektonischen Bewegungen, wenn die drei Gesteine übereinander gelegt und gefaltet werden, aufgebrochen. Daher sind die Bänderungen aus Tigerauge nicht so glattrandig wie die der anderen Gesteinsanteile.

Vorkommen

Wichtige Fundorte liegen in Australien und in Südafrika.

Charakteristika

Tigereisen zeigt abwechslungsreiche Streifen in den Farben Grau, Rotgold und Goldgelb. Feinkörniger Hämatit, auch Eisenglanz genannt, bildet grau- bis grauschwarze Schichten. Jaspis bringt die rotgoldene bis rotgelbe Schicht hervor, wohingegen die glänzenden goldgelben bis gelbbraunen Bänder und Bruchstücke aus Tigerauge bestehen. Die farbige Bänderung ist sehr charakteristisch und bildet reizvolle Farbenspiele. Hämatit zeigt Metallglanz, Jaspis Glasglanz, Tigerauge Seidenglanz. Tigereisen ist opak.

Verwechslungen, Imitationen

Durch seine charakteristische geschichtete Bänderung ist Tigereisen unverwechselbar. Auch Fälschungen sind nicht bekannt.

Verwendung

Aus Tigereisen werden unter anderem Trommelsteine, Handschmeichler und Schmuckstücke hergestellt. Wegen der hübschen Farbmuster ist dieser Stein inzwischen sehr beliebt.

Therapeutische Wirkungen

Der Heilstein lindert Atemwegsinfektionen, Erkältungen und auch Asthma. Das Immunsystem wird gestärkt, sodass Infektionskrankheiten seltener auftreten und einen kürzeren Verlauf nehmen. Tigereisen entschlackt und reinigt den Körper von Schadstoffen. Durchblutung und Sauerstoffaufnahme werden durch die anregenden Wirkungen des Heilsteins gefördert. Auf die inneren Organe wie Leber und Nieren nimmt Tigereisen einen stärkenden Einfluss. Sogar Nieren- oder Gallensteine können sich nach einer Behandlung mit diesem Mineral zurückbilden.

Auf der geistig-seelischen Ebene verleiht Tigereisen Kraft und Mut. In Situationen, in denen notwendige Auseinandersetzungen aus Scheu vor Unfrieden vermieden werden, kann er den notwendigen Antrieb für die Konfliktklärung geben. Wer sich durch Mitmenschen gekränkt fühlt und zu viele Gedanken an negative Erlebnisse der Vergangenheit in sich trägt, kann die Sinne mit Hilfe von Tigereisen wieder nach vorne richten. Neue Energie bei Erschöpfungszuständen und gesteigerte Konzentrations- und Leistungsfähigkeit erleichtern die Bewältigung körperlich und seelisch anstrengender Aufgaben.

Anwendungen

Tigereisen wird aufgelegt oder mit Hautkontakt getragen. Auch für die Meditation ist dieser Stein sehr gut geeignet. Gereinigt und gleichzeitig entladen wird Tigereisen in einer Schale mit Hämatittrommelsteinen. Um ihn wieder aufzuladen, wird er für einige Zeit in die Sonne gelegt. Die Einstrahlung sollte jedoch nicht zu stark sein.

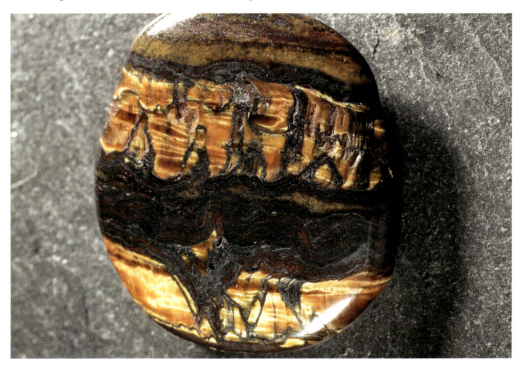

Schwarzer Hämatit, rotbrauner Jaspis und golden glänzendes Tigerauge sind beim Tigereisen in Schichten übereinander gelagert. Er wird als Schmuckstein oder Handschmeichler getragen.

Titanit

Bezeichnungen, Synonyme und Handelsnamen

Namensgebend ist der hohe Titangehalt dieses Minerals. Synonyme sind Aspidelith, Castellit, Lederit, Ligurit, Pictit, Pyromelan, Semelin und Spinellin sowie Spinther. Auch die Bezeichnung Menakerz mit ihren Varianten Braun- oder Gelbmenakerz sind gebräuchlich. Sphen (griechisch: »sphen« = Keil) bezeichnet eine Varietät des Titanits, die durchsichtige, keilförmige Kristalle bildet.

Chemische Eigenschaften

$CaTi[O/SiO_4]$

Bei Titanit handelt es sich um ein Kalzium-Titan-Silikat. Charakteristisch ist der hohe Titangehalt. Es treten Einschlüsse von Glimmer, Hornblende und Ägirinaugit auf. Titanit gehört zur Mineralgruppe der Inselsilikate, die sich durch große Dichte auszeichnen. Beim seltenen grünen Titanit ist Chrom farbgebend.

Geschichte und Mythos

Schon Hildegard von Bingen setzte Titanit gegen Blasen- und Magenleiden ein, allerdings unter der Bezeichnung Ligurit (Luchsstein):

> *Als monoklines Mineral ist der Titanit ein Stein für sprunghafte Menschen, die sich stark von ihrer Intuition leiten lassen.*

Das Tier freut sich an der Wärme und Reinheit der Sonne und an der milden, angenehmen Luft. Wenn es Harn ablassen will, gräbt es mit der Pfote ein Loch in die Erde und lässt seinen Harn dort hineinlaufen. So gerinnt der Ligurius durch die Hitze der Sonne und wächst.

Aus: Hildegard von Bingen, Das Buch von den Steinen

Entstehung

Titanit kommt nur in geringen Mengen vor, meist als Nebenbestandteil von Gesteinen in Pegmatitgängen. Insbesondere Sphen wird an alpidischen Gesteinsklüften gefunden, begleitend zu kristallinen Schiefern. Als Schwermineral reichert sich dieses Mineral auch in Sanden an.

Vorkommen

Fundorte liegen in Brasilien, Kanada, Madagaskar, Mexiko, Österreich, Russland, Schweiz, Sri Lanka und in den USA.

Charakteristika

Das monokline Mineral bildet flache, tafelige oder pyramidenförmige Kristalle, die oft als Berührungs- und Durchdringungszwillinge auftreten. Die Transparenz ist durchsichtig bis opak. Neben den verschiedenen Farben von gelb bis braun fallen die Grüntöne mit ihrem Spektrum von olivgrün über gelbgrün bis zu braungrün auf.

Charakteristisch ist die hohe Lichtbrechung des Titanits, die starken Diamant- bis Fettglanz auf den Steinen verursacht.

Als Schmuckstein ist der Titanit wegen seines intensiven Feuers begehrt. Damit ist das Zurückstrahlen des einfallenden Lichts gemeint, welches vor allem durch Brillantschliff hervorragend zur Geltung kommt. Beim gelben und grünen Titanit tritt Pleochroismus auf.

Physikalische Eigenschaften

Kristallsystem	Monoklin
Härte (Mohs)	5 – 5,5
Dichte (g/cm³)	3,52 – 3,54
Spaltbarkeit	Vollkommen
Bruch	Muschelig, spröde
Farbe, Glanz	Gelb, braun, grün, rot, schwarz, Diamant- bis Fettglanz
Lichtbrechung	1,885 – 2,050
Doppelbrechung	0,105 – 0,135
Strichfarbe	Weiß

Verwechslungen

Titanit kann mit Chrysoberyll, Dravit, Goldberyll, Peridot, Scheelit, Topas, Vesuvian oder Zirkon verwechselt werden. Ein Unterscheidungsmerkmal ist die hohe Lichtbrechung mit dem charakteristischen Glanz.

Imitationen

Durch Brennen wird brauner Titanit manchmal in die beliebteren Farben Rot oder Orange umgefärbt.

Verwendung

Titanit wird als Schmuckstein verwendet, dann in Brillantform geschliffen. Titan wird vielfach industriell eingesetzt: als Rohstoff für die Titangewinnung, für Stahllegierungen und die Metallindustrie sowie zur Herstellung von Farben und Glasuren. Als Heilsteine kommen nur Kristalle, besonders in der Varietät Sphen, zum Einsatz.

Therapeutische Wirkungen

Dieses Mineral wirkt stoffwechselanregend und verleiht dem Körper neue Energie. Es hilft dabei, Zahnfleisch und Zähne gesund zu erhalten. Außerdem stärkt Titanit das Immunsystem, sodass Krankheiten seltener auftreten oder kürzer verlaufen. Titanit verleiht die notwendige Kraft und Ausdauer, um lang gehegte Wünsche und Lebensentwürfe in Angriff zu nehmen und umzusetzen.

Anwendungen

Der Kristall wird entweder aufgelegt oder am Körper getragen. Gelegentlich empfehlen Experten auch die äußerliche Anwendung von Titanitelixier.

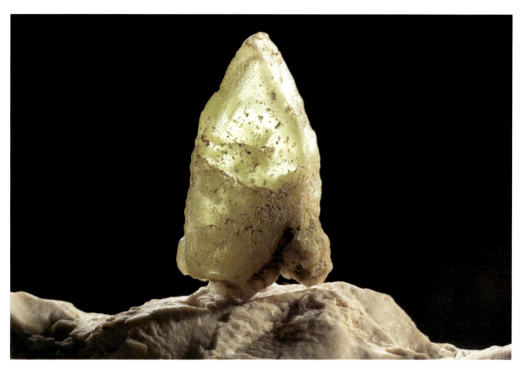

Sphen ist die wichtigste Varietät des Titanits. Die durchsichtigen Kristalle haben meist die Form eines Keils. Sphen wird auch als Schmuckstein geschliffen, als Heilstein nimmt man aber den Kristall.

Topas

Wie sonnenflammendes Glas
glänzt der Topas
ins kalte Leben lebendig herein.
An der linken Hand als freundliche Zierde
stillt er des Herzens wilde Begierde,
macht die Seele des Zornes frei
und zügelt die glühende Fantasterei.

Aus: Theodor Körner,
Die Monatssteine unter November

Bezeichnungen, Synonyme und Handelsnamen

Die Herkunft des Namens Topas ist nicht eindeutig geklärt. Die Legende erzählt, dass Schiffbrüchige an einer Insel im Roten Meer strandeten und dort einen Stein fanden, den sie »topazos« (arabisch: »topazos« = gefunden) tauften. Wahrscheinlich handelte es sich bei diesem Stein jedoch um einen grünen Peridot, der auf der Insel Zebirget im Roten Meer gefunden auftritt. Eine andere Erklärung für die Herkunft des Namens ist das Wort »tapas« aus dem Sanskrit, was »Feuer« bedeutet. In alten Schriften werden alle gelben, goldfarbenen oder grünen Edelsteine unter dem Oberbegriff Topas zusammengefasst. Ab dem 17. Jahrhundert gilt dann die heutige Definition. Synonyme für Topas sind Pyknit, Stangenstein

oder auch Tarnstein. Verschiedene Handelsnamen verweisen unter anderem auf die Farbvarietäten und die Fundorte.

Brasil-Aquamarin – Hellblauer Topas
Brasil-Saphir – Blauer Topas
Brasil-Rubin – Rosa Topas
Perdell – Gelbgrüner Topas
Sächsischer Diamant – Farbloser Topas
Sibirischer Topas – Aus Sibirien
Silbertopas – Weißer oder klarer Topas
Goldtopas, Imperialtopas – Intensiv goldgelber Topas, der mit leichtem rosa Ton auch als Rosa Topas gehandelt wird

Chemische Eigenschaften

$Al_2[F_2SiO_4]$

Topas ist ein fluorhaltiges Aluminiumsilikat, das zur Mineralgruppe der Inselsilikate gehört. Beimengungen von Metallen sind für die verschiedenen Farben verantwortlich. Chrom färbt den Edelstein gelb, Phosphor golden, Mangan braun, Eisen blau und rot.

Geschichte und Mythos

Bereits in der Antike war der Topas als Schutz- und Heilstein begehrt. Die Griechen lobten den weißen Topas als einen glutvollen Stein, der die Kraft habe, verborgene Dinge ans Licht zu bringen. Der »Stein Jupiters« war gleichsam Symbol für Macht und Weisheit. Noch konkreter wurde diese Eigenschaft des Topases in Mexiko hervorgehoben. Als »Stein der Wahrheit« sollte er seine Farbe ändern, wenn jemand log. Im Mittelalter setzte man den Topas häufig als Heilstein gegen Gicht, Asthma und Schlaflosigkeit ein. Hildegard von Bingen empfahl den gelben Topas vor allem gegen Sehstörungen, aber auch gegen Fieber und Milzleiden.

Entstehung

Als primäres Mineral entsteht Topas in Graniten, Rhyolithen und grobkörnigen Pegmatiten, manchmal in erstaunlich großen Kristallen.

Physikalische Eigenschaften

Kristallsystem	Rhombisch
Härte (Mohs)	8
Dichte (g/cm³)	3,53 – 3,56
Spaltbarkeit	Vollkommen
Bruch	Muschelig, uneben
Farbe, Glanz	Farblos, braun, blau, goldgelb, grün, rosa, rot, violett, Glasglanz
Lichtbrechung	1,610 – 1,638
Doppelbrechung	0,008 – 0,010
Strichfarbe	Weiß

Häufiger entsteht dieser Stein pneumatolytisch in sauren Plutoniten. Als Sekundärmineral ist er in Geröllen von Edelsteinseifen zu finden.

Vorkommen

Ein berühmter Fundort für gelben Topas war seit Mitte des 18. Jahrhunderts der Schneckenstein im Vogtland (Thüringen). Heute allerdings sind die Vorräte erschöpft. Weitere Vorkommen liegen in Brasilien, Mexiko, Namibia, Norwegen, Pakistan, Russland, Sri Lanka und den USA.

Charakteristika

Topas bildet flächenreiche, säulige, manchmal dipyramidale Kristalle. Die Säulen weisen oft eine rechteckige oder rautenförmige Grundfläche auf. Körnige oder stängelige Aggregate bezeichnet man als Pyknit. Die Formenvielfalt ist immens: Es existieren Beschreibungen zu über 140 Trachten von Topas. Typisch ist auch die zum Teil erstaunliche Größe der Kristalle.

Topas ist durchsichtig bis durchscheinend. Charakteristisch ist sein auffälliger Glanz. Häufig treten Heilungsrisse oder Flüssigkeitsein-

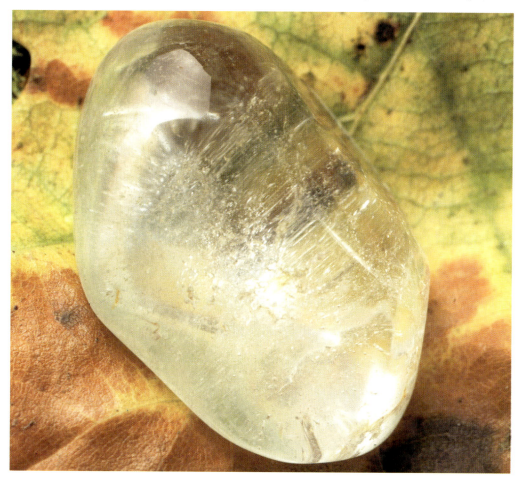

Beim farblosen Topas kommt die Transparenz des Minerals gut zur Geltung, und man sieht die charakteristischen Heilungsrisse besonders gut. Sein schöner Glanz hat Topas zum beliebten Schmuckstein gemacht.

schlüsse auf, vor allem bei farblosen, blauen und grünen Steinen. Zudem enthält der Topas vielfach Einschlüsse von Apatit, Glimmer, Quarz oder Hämatit. Die verschiedenen Topase weisen schwachen bis starken Pleochroismus auf.

Gegen Stöße und Schläge reagiert der Topas genauso empfindlich wie gegen plötzliche Veränderungen der Temperatur.

Verwechslungen

Gelber Topas kann mit Zitrin verwechselt werden. Aquamarin ist dem blauen Topas sehr ähnlich. Weitere Verwechslungsmöglichkeiten bestehen mit Chrysoberyll, Diamant, Fluorit, Korund, Orthoklas, Rubin, Saphir, Spinell, Turmalin und Zirkon.

Imitationen

Topas ist sehr wertvoll. Aus diesem Grund bezeichnen Händler gefärbte Steine gerne als Topas. Gebrannter Amethyst oder Zitrin wird zum Beispiel als Madeiratopas, Goldtopas oder Quarztopas verkauft. Rauchquarz wiederum wird als Rauchtopas angeboten. Echter Topas heißt, zur besseren Unterscheidung, auch Edeltopas. Die Farben dieses Steins können künstlich verändert werden: Farbloser Topas wird bestrahlt, um Blau oder Rot zu bilden. Synthetischer, kräftig blauer Topas wird seit 1976 in Russland hergestellt.

Verwendung

Seine herrlichen Farbtöne, seine Klarheit und Härte sowie die oft makellose Reinheit der großen Rohsteine haben den Topas zu einem begehrten Schmuckstein gemacht, der vielfach in Krönungsinsignien eingesetzt wurde. Auch als Heilstein hat er eine lange Tradition. Erhältlich sind kleine Rohsteine, Handschmeichler und Schmucksteine.

> *Topase können sehr groß sein. Der größte geschliffene Edelstein überhaupt ist ein 4,3 Kilogramm schwerer hellblauer Topas.*

Therapeutische Wirkungen

In der ayurvedischen Medizin wird Topas als Heilmittel gegen Entzündungen, Fieber und Verdauungsbeschwerden geschätzt. Topas beruhigt und stärkt die Nerven, regt Kreislauf und Stoffwechsel an und verleiht somit neue Energie. Allergien und Asthma sollen durch Topaswasser gelindert werden. Für einige Farben gibt es besondere Indikationen.

Weißer Topas hilft bei Magenerkrankungen und gleicht Hormonschwankungen aus.

Blauer Topas ist venenstärkend. Zudem gilt er als gutes Mittel gegen Hals- oder Zahnfleischentzündungen, wenn man mit Topaswasser gurgelt oder eine Halskette trägt. Dieser Stein steht für künstlerische Kreativität. Er bringt seinem Träger Klarheit über Wünsche, die im Verborgenen liegen.

Goldtopas aktiviert Herz, Kreislauf und Leber. Er lindert Depressionen und Erschöpfungszustände, die vor allem durch Schlafmangel bedingt sind.

Insgesamt gesehen fördern Topase das logische Denken und verleihen das nötige Selbstbewusstsein, eigene Wünsche zu vertreten und sein Leben in die Hand zu nehmen. Als Stein der Reinigung und Erneuerung hilft er, ungewohnte Umstände besser zu bewältigen.

Anwendungen

In der Meditation wird Topas betrachtet oder aufgelegt. Goldtopas wirkt am besten auf dem Nabelchakra, blauer Topas auf dem Halschakra. Gegen körperliche Beschwerden hat sich, neben der Einnahme von Topaselixier, das Tragen einer Kette oder Anhängers bewährt. Nach jedem Gebrauch sollte der Stein gereinigt und entladen werden. Aufgeladen wird er in einer Bergkristallgruppe, denn farbintensive Steine bleichen in der Sonne aus.

Türkis

Bezeichnungen, Synonyme und Handelsnamen

Türkis bedeutet »türkischer Stein«. Dieser Name hat sich eingebürgert, weil der Handelsweg für das aus Persien stammende Mineral früher über die Türkei führte. Sein älterer Name ist Kallait oder Kallalith (griechisch: »kalos lithos« = schöner Stein). Weitere Synonyme sind Agaphit, Arizonoit, Callaina, Chalchuit, Henwoodit, Johnit und Sinai-Stein. Es kursieren zahlreiche Handelsnamen für Türkis. Zum Teil bezeichnen sie minderwertige Steine:

Eilat-Stein – Gemenge aus Türkis, Chrysokoll und Malachit
Neolith, Neotürkis, Reese-Türkis, Wiener Türkis – Synthetisch hergestellte Türkisimitationen
Plattnerit – Veraltete Bezeichnung für (minderwertige) Türkiskreide
Smaragd-Türkis – Irreführende Bezeichnung für das Mineral Faustit, bei dem das Kupfer des Türkis durch Zink ersetzt ist
Türkis-Matrix, Matrix-Türkis – Türkise, die von dunklen Adern durchzogen sind

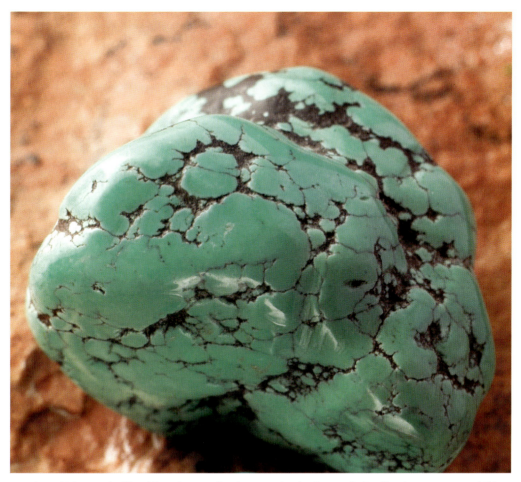

Matrix-Türkis ist von dunklen Adern des umgebenden Gesteins durchsetzt, die häufig schöne Muster ausbilden. Da reiner Türkis selten ist, verwendet auch die Steinheilkunde meist Matrixtrommelsteine.

Chemische Eigenschaften

$CuAl_6[(OH)_2/PO_4]_4 \cdot 5H_2O$

Türkis gehört als wasserhaltiges Kupfer-Aluminium-Phosphat zur Mineralklasse der Phosphate. Er kommt häufig in Verwachsungen mit Malachit und Chrysokoll vor. Blaue Farbtöne werden durch den Kupfergehalt hervorgerufen, der bei nicht ganz 10 Prozent liegt. Grünlichere Farbtöne werden durch zweiwertiges Eisen sowie einen geringen Chromanteil hervorgerufen. Limonit (braun), Trachyt (hellgrau) oder Manganoxid (schwarz) durchwachsen den Türkis und sorgen für die charakteristischen Adern und Flecken.

Geschichte und Mythos

Schon 4000 v. Chr. wurde der Türkis bei den Pharaonen als Schmuck- und Amulettstein geschätzt. Er wurde auf der Halbinsel Sinai abgebaut. Der Stein sollte vor Schlangenbissen und anderen Gefahren warnen, indem er seine Farbe änderte. Bis heute ist der Türkis ein Stein für den glücklichen Verlauf einer Reise. Auch in Mexiko und im Südwesten der heutigen USA wurde er bereits in prähistorischer Zeit abgebaut und verarbeitet. Die Indianer verarbeiteten Silber und Türkis zu Schmuck und schätzen ihn bis heute als magischen Schutzstein und Heilstein. In Tibet gilt der Türkis seit jeher als Symbol für Reichtum und Wohlstand – sowohl materiell wie ideell.

Entstehung

Türkis entsteht immer sekundär. Kupferhaltige Lösungen wirken auf Gesteine ein, die Aluminium und Phosphat enthalten. Im Iran findet man ihn in trachytischen Gesteinen, also in Vulkaniten, die häufig mit Hohlräumen durchsetzt sind. Von Limonit durchwachsener oder umhüllter Türkis füllt dort Klüfte und Spalten. Türkisaggregate finden sich außer in der Verwitterungszone vulkanischer Gesteine in Sandsteinen und Kieselschiefern, als Überzüge oder Spaltenfüllungen.

Vorkommen

Der bedeutendste Fundort liegt im Iran, wo Türkis seit fast 1000 Jahren gewonnen wird. Weitere Vorkommen liegen in Ägypten, Afghanistan, Argentinien, Australien, Brasilien, China, Guatemala, Israel, Mexiko, Tansania, Tibet und in den USA.

Charakteristika

Türkis bildet in der Regel keine Kristalle, sondern dichte, knollige Massen, traubige Gesteinsüberzüge oder tritt als Ganggestein und Spaltenfüllung auf. Einzige Ausnahme bilden die kleinen Kristalle, die 1911 in Virginia (USA) gefunden wurden. Türkis ist durchscheinend bis opak und besitzt Wachsglanz, manchmal ist er auch matt. Die Farben variieren von hellblau über blaugrün bis gelbgrün. Türkise von reiner blauer Farbe kommen selten vor. Meist ist er durchzogen von braunen, dunkelgrauen oder schwarzen Mineral- oder Gesteinsadern. Auch goldfarbene Einsprengsel aus Pyrit sind häufig.

Türkis ist ein sehr empfindlicher Stein. Licht, Hautschweiß, Fette, Öle, Kosmetika oder Haushaltsreiniger können seine Farbe beein-

---

Physikalische Eigenschaften

Kristallsystem	Triklin
Härte (Mohs)	5 – 6
Dichte (g/cm³)	2,31 – 2,84
Spaltbarkeit	Keine
Bruch	Muschelig, uneben
Farbe, Glanz	Hellblau bis blaugrün, gelbgrün, Wachsglanz bis matt
Lichtbrechung	1,610 – 1,650
Doppelbrechung	0,040
Strichfarbe	Weiß bis blassgrün

trächtigen. Auch bei der Verarbeitung des Edelsteins ist Vorsicht geboten, denn durch Erhitzen über 250 °C ändert sich die blaue Farbe in unansehnliches Grün.

Verwechslungen
Verwechslungsgefahr besteht mit anderen türkisblauen oder blaugrünen Steinen wie Amatrix, Amazonit, Chrysokoll, Hemimorphit, Lazulith, Odontolith (Zahntürkis), Prosopit, Serpentin, Smithsonit, Variszit oder Wardit.

Imitationen
Um seine poröse Oberfläche zu härten, wird Türkis mit Kunstharz getränkt. Durch die Behandlung mit Öl oder Paraffin intensiviert man die ursprüngliche Farbe. Mit Berliner Blau, Anilinfarben oder Kupfersalz versuchen Experten, unscheinbare, blasse und weißliche Farben aufzubessern. Die Farbe dringt jedoch nur an der Oberfläche ein und kann leicht abgekratzt werden.
Blaugrün gefärbter Chalzedon, Howlith oder Magnesit wird des Öfteren als Türkis ausgegeben. Bricht man solch einen gefärbten Stein auseinander, weist das Innere des Steins oftmals eine völlig andere Farbe auf.
Für rekonstruierten Türkis wird Türkispulver mit blau gefärbtem Kunstharz vermischt und gepresst, um größere Steine herzustellen. Auch die typischen schwarzen Adern werden nachgebildet, indem entsprechende schwarze Substanzen zugegeben werden. Synthetischer Türkis wird in größerem Umfang seit 1970 hergestellt. Auch Nachahmungen aus Glas oder Porzellan sind bekannt.

Verwendung
Der einfarbige, intensiv blaue Türkis ist nach wie vor besonders beliebt, obwohl Matrix-Türkis sehr schöne Muster aufweisen kann. Aus

Türkis werden Schmuckstücke wie Halsketten oder Armbänder sowie kunstgewerbliche Figuren hergestellt. Er ist aber auch als Cabochon, Roh- oder Trommelstein erhältlich.

Kaum ein anderer Stein wird auf so vielfältige Weise nachgebessert, rekonstruiert, synthetisiert und gefälscht wie der Türkis.

Therapeutische Wirkungen
Dieser Heilstein lindert Erkrankungen der Atemwege wie Asthma oder Bronchitis ebenso wie Halsentzündungen. Türkis wirkt einer Übersäuerung des Körpers entgegen und hilft somit bei Magenschmerzen, Rheuma oder Gicht. Als entzündungshemmendes und krampflösendes Mineral unterstützt er die Heilungsprozesse verschiedenster Krankheiten. Bei Hauterkrankungen wie Neurodermitis, Akne oder Schuppenflechte wird er mit Erfolg eingesetzt. Er erhält Zähne und Zahnfleisch gesund und lindert Schwangerschafts- und Menstruationsbeschwerden.
Auf geistiger Ebene verhilft der Stein zu mehr Selbstbewusstsein und Energie, indem er Ängste und Unsicherheiten abbaut. Die Fähigkeit sicherer aufzutreten und das Leben aus eigener Kraft zu meistern, bringt für seine Träger Erfolg mit sich – auf beruflicher wie privater Ebene.

Anwendungen
Bei Atemwegserkrankungen empfiehlt sich die Einnahme von Türkiselixier. Gegen Hauterkrankungen wirken Bäder. Für andere körperliche und geistige Anwendungen wird der Stein aufgelegt oder getragen, zum Beispiel als Trommelstein oder Kette. Türkis entfaltet seine Wirkung besonders auf dem Halschakra.
Einmal im Monat sollte der Stein in Hämatittrommelsteinen entladen werden. Aufgeladen wird er in Bergkristallen und nicht in der Sonne, da er sich durch Hitzeeinwirkung verfärben kann.

Ulexit

Bezeichnungen, Synonyme und Handelsnamen

Namengebend für den Ulexit war der deutsche Chemiker G. Ulex, der den Stein Mitte des 19. Jahrhunderts zunächst unter dem Namen Boronatronkalzit beschrieb. Synonyme sind Hydroborokalzit, Raphit, Tinkalzit und Tiza. Die Bezeichnungen Fernsehstein, TV-Rock oder Televisionstone gehen auf eine charakteristische Eigenschaft des Ulexits zurück. Legt man eine plan geschliffene Platte mit senkrechter Faserrichtung auf etwas Geschriebenes, dann erscheint die Schrift durch die Doppelbrechung vergrößert an der Oberfläche des Steins.

Chemische Eigenschaften

$NaCa[B_5O_6(OH)_6] \cdot 5H_2O$

Ulexit ist ein wasserhaltiges Natrium-Kalzium-Borat. Manchmal sind auch Kalium und Magnesium enthalten. Der Stein ist in warmem Wasser löslich und verwittert leicht zu Gips oder Colemanit.

Geschichte und Mythos

Die nordamerikanischen Indianervölker kannten die desinfizierende Wirkung dieses Minerals und verwendeten es zur Wundbehandlung.

> Als Heilstein wird Ulexit meist in Form von polierten Platten eingesetzt, aber auch die Teezubereitung mit dem Stein ist möglich.

Entstehung

Ulexit gehört zu den kontinentalen Salzgesteinen (Evaporite) und entsteht sekundär. Borate wie Ulexit und seine Verwandten sind Ausfällprodukte der so genannten Boraxseen. Dort reichern sie sich im Bodenschlamm an. Auch in Wüstengebieten bildet sich Ulexit durch Ausfällung aus wässrigen Lösungen.

Vorkommen

Vorkommen finden sich in Argentinien, Chile, China, Indien, Kanada, Kasachstan, Peru und in den USA (Kalifornien).

Charakteristika

Ulexit bildet nur selten Einzelkristalle, sondern meist derbe, knollige oder nierenförmige Massen. Auch nadelige, faserige Aggregate, die an Wattebäusche erinnern, sind zu finden. Oft sind die sehr feinen Fasern gleichmäßig parallel angeordnet. Das Mineral ist durchsichtig bis durchscheinend. Ulexit ist farblos oder weiß, selten weist es einen grünlichen Stich auf. Es zeigt Glas- oder Seidenglanz. Im Cabochonschliff entsteht der Katzenaugeneffekt (Chatoyance).

Verwechslungen, Imitationen

Nur äußerliche, unter dem Mikroskop leicht widerlegbare Ähnlichkeit besteht mit Glasfasersteinen. Verwechslungen mit anderen Mineralien gibt es nicht. Es gibt keine Imitationen.

Verwendung

Als Bor-Rohstoff wird Ulexit industriell für die Herstellung von Waschmitteln, Seifen, Düngemitteln, keramischen Erzeugnissen und pharmazeutischen Produkten genutzt. Selten als Schmuckstein, ist das Mineral verbreiteter als Heilstein als Cabochon, polierte Platte oder Naturstein erhältlich.

Physikalische Eigenschaften

Kristallsystem	Triklin
Härte (Mohs)	1 – 2
Dichte (g/cm³)	1,65 – 1,95
Spaltbarkeit	Vollkommen
Bruch	Faserig
Farbe, Glanz	Farblos, weiß, Glas- und Seidenglanz
Lichtbrechung	1,491 – 1,520
Doppelbrechung	0,029
Strichfarbe	Weiß

Therapeutische Wirkungen

Ulexit ist ein Desinfektionsmittel für Wunden. Durch seinen »Vergrößerungseffekt« steht das Mineral auch als Symbol für mehr Klarheit. Die Dinge werden so gesehen, wie sie sind.

Anwendungen

Der Heilstein kann aufgelegt, für die Meditation oder als Tee eingesetzt werden. Einmal im Monat unter fließendem Wasser entladen und in einer Bergkristallgruppe aufladen.

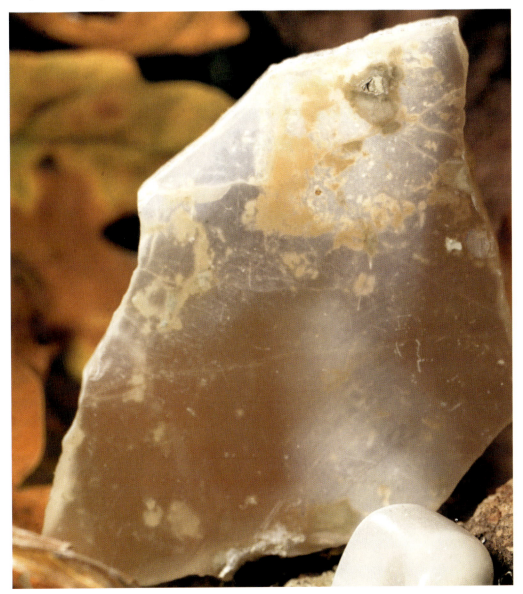

Die gute Spaltbarkeit des Ulexits zeigt sich an der glatten Spaltfläche dieses Rohsteins. Schon hier sieht man einen feinen Seidenglanz, der beim polierten Trommelstein (rechts) noch stärker ausfällt.

Vanadinit

Bezeichnungen, Synonyme und Handelsnamen

Das Mineral ist nach dem in ihm enthaltenen Element Vanadium benannt. Synonyme sind Vanadinbleierz oder Vanadinbleispat.

Chemische Eigenschaften

$Pb_5[Cl/(VO_4)_3]$

Vanadinit gehört zur Mineralklasse der Vanadate. Manchmal enthält er geringe Anteile an Phosphor, Zink, Kupfer oder auch Arsen.

Geschichte und Mythos

Über die heilkundliche, religiöse oder mythologische Überlieferung von Vanadinit ist – wohl wegen seiner allzu jungen Geschichte – nichts bekannt.

Entstehung

Das seltene Mineral bildet sich in der Oxidationszone von Bleierzlagerstätten.

Vorkommen

Fundstätten liegen in Marokko, Mexiko, Namibia, Österreich, Russland (Ural) und Schottland.

Vanadinit empfiehlt sich ausschließlich für zeitlich begrenzte, zielgerichtete Behandlungen, nicht für die Langzeittherapie.

Charakteristika

Vanadinit bildet nadelige, kurzsäulige, manchmal auch tonnenförmige oder tafelige Kristalle. Eine Besonderheit ist die Bildung von Hohlprismen. Auch derbe Massen oder traubignierige Aggregate mit radialstrahligem Aufbau kommen vor. Vanadinit ist durchscheinend bis durchsichtig. Die Farben reichen von gelb über orangerot bis zu braun. Das Mineral zeigt Fett- oder Diamantglanz.

Verwechslungen, Imitationen

Vanadinit kann mit anderen bleihaltigen Erzen wie Apatit, Mimetesit und Pyromorphit verwechselt werden. Fälschungen sind nicht bekannt.

Verwendung

Aus Vanadiumerz wird der Rohstoff Vanadium gewonnen, der zur Stahlherstellung und für Legierungen genutzt wird. Bei Sammlern sind schön ausgebildete Kristalle wie die rubinroten sechseckigen Vanadinitkristalle aus Arizona sehr begehrt. Achtung: Dieser Stein kann Spuren von Arsen enthalten und giftig sein. Aus diesem Grund gehört das Mineral zu den weniger genutzten Heilsteinen.

Therapeutische Wirkungen

Das Vanadiummineral lindert Verdauungs- und Darmbeschwerden wie Durchfall, Blähungen oder Sodbrennen. Es kräftigt die Lunge und hilft dadurch bei verschiedenen Atemwegserkrankungen wie Bronchitis oder Asthma. Durch seine durchblutungsfördernde Wirkung hemmt es Verkalkungsprozesse im Körper und die Bildung von Krampfadern. Auch gegen entzündliche Erkrankungen der Haut werden gute Ergebnisse erzielt.

Auf seelisch-geistiger Ebene hilft Vanadinit bei Erschöpfung und Anspannung. Die Kontaktaufnahme zu Mitmenschen wird erleichtert.

Physikalische Eigenschaften

Kristallsystem	Hexagonal
Härte (Mohs)	3
Dichte (g/cm³)	6,7 – 7,1
Spaltbarkeit	Keine
Bruch	Muschelig
Farbe, Glanz	Gelb, braun, orangerot, Fett-, Diamantglanz
Lichtbrechung	Keine
Doppelbrechung	Keine
Strichfarbe	Weiß, hellgelb

Anwendungen

Vanadinit wird aufgelegt oder für kürzere Zeit als Anhänger am Körper getragen. Besonders intensiv wirkt es auf dem Wurzel- oder Herzchakra. Gereinigt und entladen wird das Mineral unter fließendem lauwarmem Wasser. Aufgeladen wird es für einen kurzen Zeitraum in schwacher Sonne.

Vanadinit darf nicht eingenommen werden, denn es kann Arsen enthalten und giftig sein.

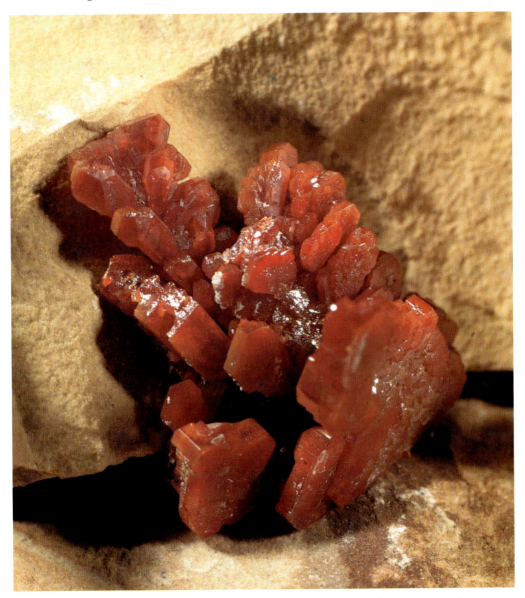

Eine intensive orangerote Farbe und gut ausgebildete, deutlich erkennbare Kristalle kennzeichnen diese außergewöhnliche Vanadinitstufe, die mit Vorsicht als Heilstein eingesetzt werden kann.

Variscit

Bezeichnungen, Synonyme und Handelsnamen

»Variscia« ist die alte lateinische Bezeichnung für das Vogtland (Thüringen), wo die historische Fundstätte des Variscits liegt. Ein Synonym ist Utahlith, nach den großen Vorkommen in Utah (USA). Kalifornischer Türkis, Peganit und Sphärit sind weitere Bezeichnungen. Einige Varietäten werden nach Mineralbeimengungen und Farben mit eigenen Handelsnamen unterschieden.

Redondit, Tangait – Eisenhaltiger Variscit

Sabalit – Grün gebänderte Varietät

Variscitquarz, American Matrix, Amatrix – Eine Verwachsung von Variscit mit Quarz oder Chalzedon

Chemische Eigenschaften

$AlPO_4 \cdot 2\,H_2O$

Variscit ist ein wasserhaltiges Aluminium-Phosphat. Er kann auch Arsen oder Eisen enthalten, wobei Letzteres die grüne Farbe bewirkt. Variscit ist säurelöslich, aber nicht schmelzbar.

Geschichte und Mythos

Zur geschichtlichen Überlieferung von Variscit ist nichts bekannt.

> *Als Stein der Harmonie erleichtert Variscit authentisches, ehrliches Verhalten gegenüber den Mitmenschen.*

Entstehung

Variscit bildet sich sekundär in der Oxidationszone, wenn phosphathaltige Flüssigkeiten auf aluminiumreiche Gesteine einwirken.

Vorkommen

Fundstätten liegen in Australien, Brasilien, Deutschland, Österreich und den USA.

Charakteristika

Variscit bildet kurznadelige, oktaedrische Kristalle. Die Aggregate sind knollig, derb, manchmal auch kugelig. Sie füllen als feinkörnige Massen Spalten und Klüfte oder überziehen das Gestein mit nierenförmigen Krusten. Manchmal ist das Mineral von brauner Matrix aus Muttergestein durchsetzt oder auch grün gemustert. Variscit ist durchscheinend bis undurchsichtig und zeigt Wachsglanz. Seine eher matten Farbtöne reichen von hellgrün über blaugrün bis grau, aber auch farblose Ausprägungen kommen vor.

Verwechslungen, Imitationen

Verwechslungsmöglichkeiten bestehen mit Chrysokoll, Chrysopras, Jade, Smaragdit, Türkis oder Verdit. Variscit wird nicht imitiert.

Verwendung

Das Mineral wird als Schmuck- und türkisähnlicher Ornamentstein verwendet. Außerdem wird es zu Cabochons oder Trommelsteinen verarbeitet.

Therapeutische Wirkungen

Variscit hat eine schmerzlindernde und entkrampfende Wirkung. Es regeneriert, entgiftet und steuert einer Übersäuerung des Körpers entgegen. Variscit gilt als Heilstein der Harmonie und des mentalen Ausgleichs. Auf der einen Seite ist er aufmunternd, verleiht neue

---

Physikalische Eigenschaften

Kristallsystem	Rhombisch
Härte (Mohs)	4 – 5
Dichte (g/cm³)	2,42 – 2,58
Spaltbarkeit	Vollkommen
Bruch	Muschelig, spröde
Farbe, Glanz	Farblos, hellgrün bis blaugrün, grau, Wachsglanz
Lichtbrechung	1,563 – 1,594
Doppelbrechung	0,010
Strichfarbe	Weiß

Energie und erzielt gute Wirkungen bei Depressionen oder Antriebslosigkeit. Auf der anderen Seite beruhigt er auch die Nerven, löst innere Unruhezustände und hilft gegen Gefühlsschwankungen.

Anwendungen

Variscit wird aufgelegt, am Körper getragen oder zur Meditation genutzt. Den Stein unter fließendem Wasser reinigen und zum Aufladen für einige Stunden in die Sonne legen.

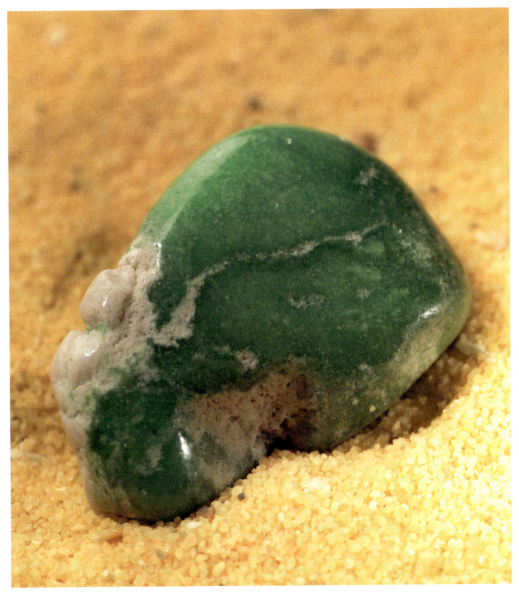

Harmonie, innerer Ausgleich und die Fähigkeit zum Glück werden dem Variscit zugeschrieben. Seine ausgewogenen Grünfärbungen sind auf Eisenanteile zurückzuführen.

Versteinertes Holz

Bezeichnungen, Synonyme und Handelsnamen

Versteinertes Holz, Holzstein oder verkieseltes Holz ist nach seiner Entstehung, nämlich den Versteinerungsprozessen von prähistorischen Hölzern, benannt. Weitere Synonyme sind Holzachat, Kieselholz, Verkieseltes Holz oder Xylolith. Je nachdem, welches Holz als Ausgangsprodukt vorlag, werden unterschieden: Versteinerter Mammutbaum (Araukarie), Versteinertes Palmholz sowie gängige Nadel- und Laubhölzer. Eine besondere Stellung nimmt Versteinerter Baumfarn ein, der auch unter den Bezeichnungen Augenstein, Asterolith, Starry-Stone, Starstein oder Wurmstein zu finden ist. Ein irreführender Handelsname ist Peanut-Wood.

Je nachdem, welches Gestein die Holzstrukturen gefüllt hat, gelten zwei Oberbegriffe für Versteinertes Holz:

Baumopal, Opalisiertes Holz, Holzopal, Lithoxyl, Lithoxylon – Wenn das organische Holzmaterial durch Opal ersetzt wurde

Baumquarz, Verquarztes Holz– Die Holzsubstanz wurde durch Quarz ersetzt

> *Die Härte von versteinerten Hölzern variiert je nach Ausgangsholz beträchtlich zwischen den Werten 5 und 7 auf der Mohs'-schen Skala.*

Physikalische Eigenschaften

Kristallsystem	Trigonal, selten amorph
Härte (Mohs)	5–7
Dichte (g/cm³)	1,9 – 2,5
Spaltbarkeit	Keine
Bruch	Uneben, splittrig
Farbe, Glanz	Braun, gelb, grau, grün, rosa, violett, Wachsglanz (poliert)
Lichtbrechung	1,54
Doppelbrechung	Schwach bzw. keine
Strichfarbe	Weiß, selten farbig

Chemische Eigenschaften

SiO_2

Versteinertes Holz besteht hauptsächlich aus Siliziumdioxid und gehört wie Quarz und Opal, die meist das organische Holzmaterial ersetzen, zur Mineralklasse der Oxide. Wenn als versteinernde Substanz Bernstein vorliegt, wird das Versteinerte Holz der Gruppe der organischen Verbindungen zugerechnet. Diese und andere Steinhölzer eignen sich im Gegensatz zu den Kieselhölzern aber nicht als Heilsteine.

Geschichte und Mythos

Die Holzversteinerungen, die vor vielen Millionen Jahren entstanden, faszinierten bereits die Etrusker. Schon damals wurden derlei Versteinerungen als göttliches Werkzeug mit magischer Ausstrahlung verehrt. In der Esoterik glaubt man, dass die Versteinerungen als Zeugen der Vergangenheit dabei helfen, frühere Leben wieder ins Bewusstsein zu rufen.

Entstehung

Versteinertes Holz bildete sich sekundär vor 20 bis 200 Millionen Jahren aus Totholz. Entwurzelte oder tote Bäume wurden weggeschwemmt und an oft weit entfernte Orte transportiert. Im Laufe der Zeit bedeckte sie dort feinkörniges Sedimentgestein, das oft hunderte von Metern dick war und die Hölzer luftdicht abschloss. Dadurch blieben die Vermoderungsprozesse aus, dank derer sich Holz in anderen Fällen zersetzte. Nach und nach wurde das abgestorbene Holz von kieselsäurehaltigen Lösungen durchtränkt. Wären solche mineraligen Lösungen nicht vorhanden gewesen, so hätte sich Kohle gebildet. Durch anschließenden Wasserverlust erstarrte die Kieselsäure. Abhängig von den jeweiligen Entstehungsbedingungen bildete sich aus der Kieselsäure Quarz oder Opal und ersetzte die Holzsubstanz. Je schneller das Holz bedeckt und so von Sauerstoff abgeschnitten wurde, um so regelmäßiger sind die Versteinerungen ausgebildet.

Vorkommen

Fundstätten liegen in Ägypten, Argentinien, Australien, Brasilien, Deutschland, Frankreich, Madagaskar, Kanada und in den USA. Besonders bekannt ist der »versteinerte Wald« bei Holbrook in Arizona (USA). Vor circa 200 Millionen Jahren entstanden hier versteinerte Baumstämme mit einer Länge von bis zu 65 Metern und Durchmessern bis zu drei Metern. Das herrlich bunte Farbenspiel dieses Naturwunders ist weltberühmt. 1962 wurde das Gebiet zum Nationalpark erklärt.

Charakteristika

Das Kristallsystem des fossilen Holzes ist meist trigonal wie beim Quarz, seltener amorph wie beim Opal. Die charakteristische Holzstruktur und die Jahresringe bleiben bei

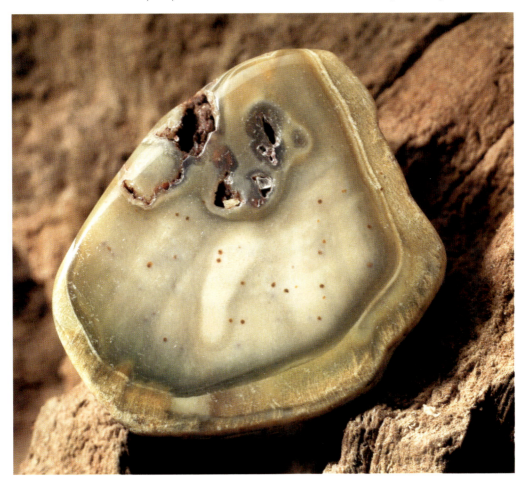

Scheiben und Trommelsteine sind die üblichen Formen, in denen Versteinertes Holz angeboten wird. Es kann helfen, sich auf das Wesentliche zu besinnen, wenn man gedanklich zu sehr abschweift.

der Versteinerung oftmals erhalten. Die Farbpalette ist vielfältig. Sie reicht über braun, gelb, grau, grün, rosa bis hin zu violett. Gelegentlich treten an einem Exemplar auch mehrere Farben gleichzeitig auf. Wird versteinertes Holz poliert oder geschliffen, strahlen die Farben noch intensiver.
Holzstein ist undurchsichtig und matt. Poliert zeigt er Wachsglanz.

Verwechslungen
Holzstein ist so charakteristisch, dass keine Verwechslungsgefahr besteht.

Imitationen
Versteinertes Holz wird nicht imitiert.

Verwendung
Aus dem fossilen Holz werden Trommelsteine, polierte Scheiben, Cabochons, Kugeln, Pyramiden und Schmuckstücke gearbeitet. Bei schöner Färbung und regelmäßiger Maserung findet er auch als Ornamentstein oder für Zier- und Gebrauchsgegenstände Verwendung. Aus großen Exemplaren werden gerne Tischplatten gefertigt.

Therapeutische Wirkungen
Verkieseltes Holz stärkt die Gelenke und den Knochenapparat. Auf diese Weise wirkt er Verschleißerscheinungen wie Arthrose und Osteoporose entgegen.
Bei Nervenentzündungen, Rheuma oder Gicht helfen Waschungen mit Holzsteinelixier. Für die Zubereitung des Elixiers wird ein polierter oder auch Rohstein über Nacht in Leitungswasser oder einfaches Mineralwasser gelegt. Das Elixier eignet sich für die Einnahme. Auf nüchternen Magen wirkt es anregend auf Kreislauf und Nervensystem.
Versteinertes Holz regt den Stoffwechsel an und lindert Venenleiden, die sich in schweren, kribbligen Füßen oder Krampfadern äußern

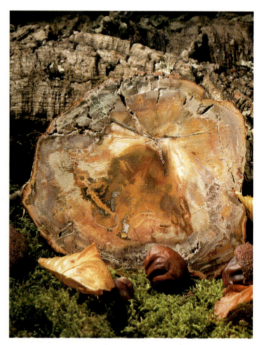

Das äußere Erscheinungsbild von Versteinertem Holz variiert je nach Holzart.

können. Außerdem aktiviert es das Immunsystem, sodass die Anfälligkeit für Erkältungskrankheiten und grippale Infekte abnimmt.
Versteinertes Holz steht für innige Naturverbundenheit, die auch auf die geistige Ebene übertragen werden kann. Es schärft den Blick für die Realität, der im Alltagsleben oftmals verloren geht. Die beruhigende und ausgleichende Wirkung der Steinhölzer überträgt sich auch auf das Familienleben. Entspannung und Offenheit werden erleichtert.

Anwendungen
Fossiles Holz wird am Körper getragen oder aufgelegt. Besondere Wirkung entfaltet es dabei auf dem Herzchakra. Auch zur Meditation ist versteinertes Holz gut geeignet. Entladen wird es unter fließendem Wasser. Aufgeladen wird es an der Sonne.

Zirkon

Bezeichnungen, Synonyme und Handelsnamen

Die alten Griechen nannten ihn einst Hyakynthos, die Araber Zarqui und die Perser wiederum Zargun, »der Goldene«. Im deutschen Sprachraum war vom Hyazinth oder Jargon die Rede. Mit Gold hat dieses Mineral allerdings wenig gemein, seine Eigenschaften sind vielmehr denen des Diamanten sehr ähnlich. Der Chemiker M. H. Klaproth machte dem von Kultur zu Kultur reichenden Namenswirrwarr schließlich ein Ende und taufte diesen Stein im Jahr 1789 Zirkon. Es existieren zahlreiche Synonyme für den Zirkon: Azorit, Calyptolith, Cirtolith, Diochrom, Engelhardit, Heldburgit, Hussakit, Ostrandit und Polychrasilith. Da es viele verschiedene Zirkonvarietäten gibt, ist auch die Liste der Handelsnamen lang.

Beccarit – Olivgrüne Varietät

Ceylon-Diamant, Matura-Diamant, Maturn, Sparklit – Farbloser Zirkon; unreifer Diamant für grauen oder farblosen Zirkon

Hyazinth – Bezeichnung für die gelbe, gelbrote bis rotbraune Varietät

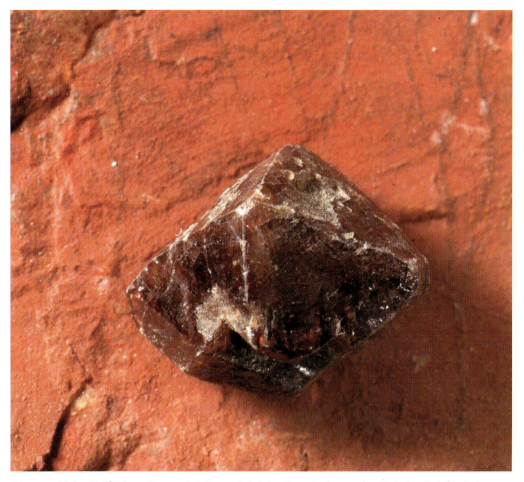

Die pyramidalen Endflächen, die man bei diesem Rohstein sehr gut erkennen kann, sind typisch für die kurzen, manchmal gedrungen wirkenden Prismen, in denen Zirkon kristallisiert.

Jargon, Melichrysos – Für den gelben bis farblosen Zirkon

Malacom, Siam-Aquamarin – Blauer Zirkon; farbloser oder blauer Zirkon wird auch Siam-Zirkon genannt

Starlit – Bezeichnung für den blauen Zirkon, der durch Brennen anderer Zirkonvarietäten entstanden ist

Unreifer Rubin – Handelsname für den roten Zirkon

Vermeille – Die braune Varietät

Chemische Eigenschaften

$Zr[SiO_4] + Al, Ca, Ce, Fe, Hf, Nb, P, Ta, Th, U, Y$

Zirkon ist ein Zirkonium-Silikat und gehört zur Mineralklasse der Inselsilikate. Wegen seines Gehalts an radioaktiven Elementen wie Hafnium, Uran und Thorium besitzt der Zirkon eine geringe Radioaktivität, welche ihn zum Hauptträger natürlicher Strahlung in Gesteinen macht und ihm zudem erhebliche Schwankungen in vielen seiner Eigenschaften einhandelt.

Tetragonal kristallisierende Mineralien wie der Zirkon wirken oft anziehend auf Menschen, die eher ungeduldig nach Lösungen suchen.

Physikalische Eigenschaften

Kristallsystem	Tetragonal
Härte (Mohs)	6,5 – 7,5
Dichte (g/cm³)	3,90 – 4,71
Spaltbarkeit	Unvollkommen
Bruch	Muschelig, sehr spröde
Farbe, Glanz	Gelb, braun, orange, rot, violett, braungrün, farblos, Diamantglanz, auf Bruchflächen auch Fettglanz
Lichtbrechung	1,810 – 2,024
Doppelbrechung	+0,002 – +0,059
Strichfarbe	Weiß

Geschichte und Mythos

Ein alter Mythos rankt sich um den Namen Hyazinth, der sich von dem jungen Hyakinthos ableitet. Dieser soll nach der altgriechischen Mythologie von Apollo höchstselbst aus Eifersucht auf seine Schönheit ermordet worden sein. Aus seinem Blut erwuchs alsbald eine wundervolle Hyazinthe, deren Schönheit jene des Getöteten widerspiegelte.

Der Zirkon galt in verschiedenen Kulturkreisen als Stein, der Frieden zu stiften sowie Zorn und Hass zu besänftigen vermag.

Entstehung

Zirkon entsteht primär und liquidmagmatisch als Nebengemengeteil in Pegmatiten, Graniten und auf Seifen. Während das Muttergestein verwittert, bleibt der Zirkon erhalten und sammelt sich als Schwermineralkorn in Sanden an. Die so gebildete Edelsteinqualität findet man fast nur auf Seifenlagerstätten. Mitunter taucht Zirkon in vulkanischen Auswürfen auf. Er entsteht jedoch selbst nicht vulkanisch, sondern kristallisiert bereits zuvor in tieferen Erdschichten.

Vorkommen

Die bedeutendsten Fundorte liegen in Russland, Brasilien, Australien, Birma, Sri Lanka, Kambodscha, Thailand sowie in den USA.

Charakteristika

Zirkon bildet kurzsäulige, dipyramidale Kristalle, die als Körner für gewöhnlich ein- oder aufgewachsen sind. Größere Aggregate bilden sich nur mit eingewachsenen Kristallen. Zirkon ist sehr widerstandsfähig gegen mechanische Beanspruchung und gegen chemische Einflüsse. Bis auf den blauen Zirkon ist Pleochroismus nur sehr schwach oder kaum wahrnehmbar.

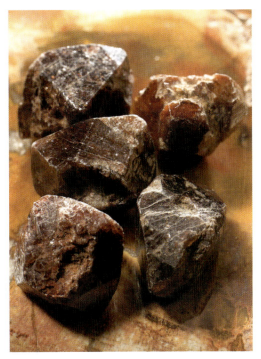
Brauner Zirkon ist garantiert unbehandelt und als Heilstein genauso wirksam wie andere Farben.

Verwechslungen
Farbloser Zirkon ist dem Diamanten sehr ähnlich, daneben gibt es Verwechslungen mit Chrysoberyll, Aquamarin, Demantoid, Saphir, Sinhalit, Hessonit, Topas, Vesuvian und Turmalin. Eine klare Zuweisung und den Echtheitsbeweis kann nur die mineralogische Analyse im Labor erbringen.
Seit 1977 gibt es den Zirkonia, einen synthetischen Edelstein, der sowohl mit dem Diamanten als auch mit dem Zirkon verwechselt werden kann.

Imitationen
Durch Brennen von bräunlichen Zirkonkristallen entstehen farblose, gelbe, rote und blaue Varietäten. Diese sind wertvoller, weswegen viele im Handel erhältliche Zirkone gebrannte braune Steine sind. Um sicherzugehen, dass es sich um einen unbehandelten Zirkon handelt, kann man auf braune Steine ausweichen.

Verwendung
Zirkon ist ein beliebter Schmuck- und Heilstein, dessen farblose Varietäten zu hohen Preisen gehandelt werden. In der Industrie wird Zirkon zur Herstellung feuerfester Keramik oder säurebeständiger Gefäße eingesetzt.

Therapeutische Wirkungen
Als »Muntermacher« wirkt Zirkon belebend auf Menschen, die morgens nur schwer aus dem Bett kommen, ihren Kreislauf nur mit Mühe in Schwung bringen oder jahreszeitlich bedingt unter anhaltender Müdigkeit leiden (»Frühjahrsmüdigkeit«).
Die Aufnahmebereitschaft und Konzentration steigt, sodass der Stein sich gut für Schüler und Prüflinge eignet. Die Aneignung neuen Stoffes äußert sich dann unter anderem auch darin, dass Gelerntes gut in eigenen Worten wiedergegeben werden kann. Klarheit und Verständlichkeit der Sprache werden allgemein verbessert.
Zirkon lindert Atemwegsbeschwerden, Erkältungskrankheiten, allergisch bedingtes Asthma, regt die Funktionen von Leber und Galle an und wirkt fiebersenkend sowie allgemein schmerzdämpfend. Daneben harmonisiert er den Stoffwechsel und senkt den Blutdruck.
Im seelischen Bereich hilft Zirkon, Trennungsschmerz besser zu bewältigen, fördert den Realitätssinn und vermindert allzu materialistisches Denken.

Anwendungen
Zirkon kann direkt, jedoch nicht länger als täglich eine Stunde, aufgelegt werden. Einmal monatlich sollte er zum Entladen in trockenes Meersalz gelegt werden, worin er sich zugleich wieder auflädt.

Feldspatgruppe

Die Mineralgruppe des Feldspats ist auf der Erde am weitesten verbreitet, nämlich mit 60 Prozent Anteil. Diese Gruppe umfasst völlig verschiedene Steine, etwa den Mondstein, den Labradorit oder den Amazonit.

Der Begriff »Feldspat« zergliedert sich in zwei Teile, »Feld« und »spat«. Der Begriff »Feld« gibt möglicherweise einen Hinweis auf das häufige Vorkommen dieser Mineralgruppe. Das heißt etwa, diese Steine sind »so gut wie auf jedem Feld« zu finden.

Der Begriff »spat« oder »spalt« weist auf die gute Spaltbarkeit der Steine dieser Mineralgruppe hin. Zur Erinnerung: Die Spaltbarkeit eines Minerals beschreibt, wie sich der Stein bei mechanischer Krafteinwirkung verhält, zum Beispiel bei einem Hammerschlag. Feldspat wird in rechtwinkelig spaltenden Orthoklas und schief spaltenden Plagioklas unterschieden. Man unterteilt diese Gesteinsgruppe auch noch weiter in zwei Untergruppen, in die Akalifeldspäte und die Plagioklase. Es ist jedoch für unsere Zwecke hier nicht notwendig, weiter ins Detail zu gehen.

Die Gemeinsamkeiten sind deutlich

Die Gruppe der Feldspäte umfasst Mineralien, die zum Beispiel alle ähnliche Kristallstrukturen haben. Diese Strukturen sind entweder monoklin wie die des Mondsteins oder triklin wie die der restlichen Steine. Als monoklin bezeichnet man eine Struktur, die aus drei unterschiedlich langen Achsen gebildet wird, von denen zwei im rechten Winkel zueinander stehen, die dritte liegt schief zu den beiden anderen. Die Struktur kann man sich so vorstellen, als ob man eine Scheibe aus einem entlang des Dachfirsts getrennten Haus ausschneiden würde. Trikline Strukturen haben drei unterschiedlich lange Achsen, die alle in einem stumpfen Winkel zueinander stehen.

Auch die Härte der Mineralien auf der Mohs'schen Härteskala liegt bei allen Feldspäten bei 6 bis 6,5. Alle sind vollkommen spaltbar, ihr Bruch ist splittrig und spröde, manchmal un-

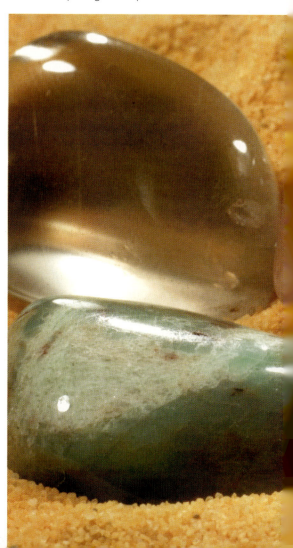

eben, manchmal muschelig, manchmal körnig. Ihre Lichtbrechung liegt im Bereich zwischen 1,518 bis 1,568. Jeder Stein hat die Strichfarbe weiß. Was die Mineralien jedoch unterscheidet, ist ihre Farbe, ihr Mineralgehalt, ihre Mineraleinschlüsse und ihr Chemismus.

Alle Steine gehören in die Mineralklasse der Gerüstsilikate. Gerüstsilikate beschreiben Siliziumatome und Sauerstoffatome, die Grundbausteine der Silikate oder ihr Gerüst, die in einer bestimmten Ordnung zueinander stehen. Bei den Feldspäten kommen zusätzlich zu diesem Gerüst die Mineralstoffe Aluminium, Magnesium, Natrium oder Kalzium dazu, die dazu beitragen, den Steinen ihre jeweilige individuelle Prägung zu geben.

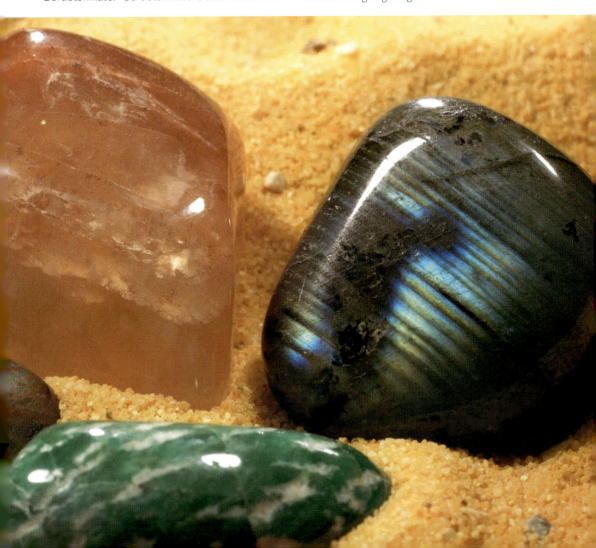

Amazonit

Bezeichnungen, Synonyme und Handelsnamen

Der Name dieser Edelsteinvarietät des Feldspats wurde abgeleitet von »Amazonasstein«, einer Bezeichnung, die der Entdecker Alexander von Humboldt bei seinen Forschungsreisen am Rio Negro erfand. Später stellte sich zwar heraus, dass es sich bei den Steinen, die er dort fand, um grünen Nephrit handelte, aber dennoch blieb der Name »Amazonit« seither für den grünen Feldspat erhalten.

Es ist nicht geklärt, ob von Humboldt den Namen auf Grund des Fundortes am Amazonas erfand oder in Anlehnung an die kämpferischen, weiblichen Amazonen, die in indianischen Legenden über den Fundort als eines »Landes der Frauen ohne Männer« eine Rolle spielen.

Der Amazonit gehört zu den Akalifeldspäten. In diese Kategorie fallen auch Orthoklas (goldgelb), Sanidin (rauchbraun), Mondstein (bläulich schimmernd) oder Mikrolin (blaugrün gesprenkelt).

Das einzige Synonym ist Amazonenstein.

Amazonit hilft gegen Stimmungsschwankungen. Seine Energien strömen am besten über das Herz- und Halschakra ein.

Physikalische Eigenschaften

Kristallsystem	Triklin, prismatisch
Härte (Mohs)	6 – 6,5
Dichte (g/cm³)	2,56 – 2,58
Spaltbarkeit	Vollkommen
Bruch	Uneben, splittrig, spröd
Farbe, Glanz	Grün bis blaugrün, Glas- und Perlmuttglanz
Lichtbrechung	1,522 – 1,530
Doppelbrechung	0,008
Strichfarbe	Weiß

Chemische Eigenschaften

$K [AlSi_3O_8]$ + Cu, Na, Pb

Beim Amazonit handelt es sich um eine kupferhaltige Varietät von Mikroklin, dem häufigsten Kalifeldspat. Er gehört zur Mineralklasse der Gerüstsilikate. Geringe Anteile an Kupfer bringen die grüne Färbung hervor. Auch Natrium und Blei sind in geringen Mengen enthalten.

Geschichte und Mythos

Die Indianer Nord-, Mittel- und Südamerikas betrachten den Amazonit bis heute als heiligen Stein. Die Medizinmänner tragen ihn auch gerne in ihrem Brustgehänge. Als »grüner Feldspat« wurde der Amazonit bereits im 18. Jahrhundert beschrieben.

Entstehung

Amazonit zählt zu den Mineralien, die in allen drei Gesteinsbildungsprozessen gebildet werden können. Er kann magmatisch in Pegmatiten entstehen, selten entsteht das »Durchläufermineral« auch sekundär. Größere Massen bilden sich in tertiären Prozessen bei der Entstehung kristalliner Schiefer.

Vorkommen

Fundorte liegen unter anderem in Russland, Colorado/USA, Brasilien, Indien, Madagaskar, Norwegen und Namibia.

Charakteristika

Primärer Amazonit zeichnet sich durch seine großen triklinen Kristalle aus, die häufig mit Rauchquarz verwachsen sind. Metamorph gebildete Massen hingegen erscheinen ohne sichtbare Kristalle. Das Farbspektrum dieses Steins reicht von blassem blaugrün über türkisgrün bis hin zu intensivem grasgrün. Amazonit zeigt Glasglanz. Häufig erkennbar sind Spaltebenen und typische helle Streifen.

Verwechslungen, Imitationen
Die Abgrenzung zu Chrysopras, Jade, Serpentin oder Türkis fällt nicht immer leicht. Die für Amazonit so typischen Spaltebenen und die Streifenfärbung sind das beste Erkennungsmerkmal. Fälschungen sind nicht bekannt

Verwendung
Seit Jahrhunderten nutzt man den Amazonit als Schmuck- und Heilstein. Oft werden Trommelsteine oder Cabochons hergestellt.

Therapeutische Wirkungen
Der Amazonit hilft bei Herzbeschwerden. Er wirkt beruhigend und entspannend auf das gesamte Nerven- und Muskelsystem. Aufgelegte, flache Amazonitscheiben lindern Schmerzen im Schulter- und Nackenbereich sowie starke, migränehafte Kopfschmerzen. Amazonit zählt zu den klassischen Heilsteinen bei Menstruationsbeschwerden und in der Geburtshilfe. Er soll die Öffnung des Muttermundes und das Nachgeben des Beckenbodens positiv beeinflussen. Stoffwechselstörungen können sich mit Amazonit bessern.
Auch bei der Trauerbewältigung ist er hilfreich. Amazonit verhilft zu größerem Selbstbewusstsein und gesteigerter Lebensfreude.

Anwendungen
Amazonitessenz hat sich zur Anregung im geistigen Bereich bewährt. Dazu den Stein über Nacht in einem abgedeckten Glas mit reinem Wasser stehen lassen und das Wasser über den nächsten Tag verteilt trinken.
Wöchentlich sollte der Stein unter lauwarmem Wasser gereinigt und entladen werden. Aufgeladen wird er für eine Stunde in der Sonne.

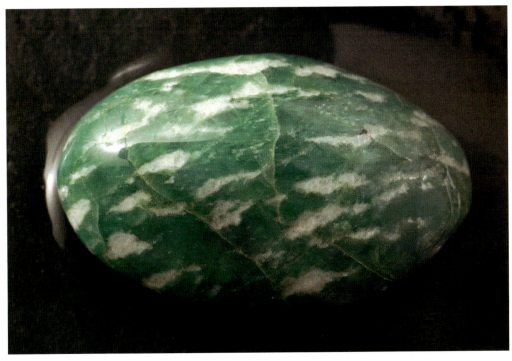

Die hellen Streifen sind ein typisches Erkennungsmerkmal für Amazonit. Er entfaltet seine positiven, erfrischenden Energien gut, wenn er als Kugelkette getragen oder als Essenz eingenommen wird.

Aventurin-Feldspat (Sonnenstein)

Bezeichnungen, Synonyme und Handelsnamen

Der Name Aventurin rührt von der Entdeckung eines grünen Glases her, das mit seinen willkürlich eingestreuten Kupferspänen (italienisch: »a(lla) ventura« = aufs Geradewohl) dem Aventurin-Feldspat so sehr gleicht, dass der Name auf das Mineral übertragen wurde. Sein zweiter Name Sonnenstein wiederum bezieht sich auf seine orangerote Farbe und das metallische Glitzern, welches an Sonnenstrahlen erinnert. Aventurin ist eine der Feldspatvarietäten, die Edelsteinqualität besitzen.

Der Aventurin zählt zu den Plagioklasen. Hierzu gehören unter anderem auch der Albit sowie der in allen Spektralfarben irisierende Labradorit. Aventurin-Feldspat ist nicht mit Aventurin-Quarz verwandt, ebenso wenig mit Girasol oder Feueropal. Auch der Blaue Aventurin oder Blauquarz ist kein Aventurin-Feldspat, sondern eine Quarzvarietät. Synonyme für Aventurin-Feldspat sind unter anderem Aventurin-Sonnenstein, Tibetstein, Delawarit, Heliolith und Sonnenstein.

> *Labradorit-Sonnenstein aus Oregon unterscheidet sich auch in der Genese. Er entstand vulkanisch, in Basalt-Lavaströmen.*

Physikalische Eigenschaften

Kristallsystem	Triklin
Härte (Mohs)	6 – 6,5
Dichte (g/cm³)	2,62 – 2,65
Spaltbarkeit	Vollkommen
Bruch	Körnig, splittrig, spröde
Farbe, Glanz	Orange bis rotbraun, kupfer- bis goldfarben, Perlmutt- oder Glasglanz
Lichtbrechung	1,525 – 1,548
Doppelbrechung	+0,010
Strichfarbe	Weiß

Handelsbezeichnungen wie Indien-Jade oder indischer Smaragd sind irreführend.

Chemische Eigenschaften

$CaAl_2Si_2O_8$ (Anorthit); $NaAlSi_3O_8$ (Albit)

Sonnenstein gehört zu den Plagioklasen aus der Feldspatfamilie und gehört wie alle Feldspäte zur Mineralklasse der Gerüstsilikate. Wie Oligoklas und Anorthit ist er ein Mischkristall aus Albit und Anorthit. Da Sonnenstein meist einen wesentlich höheren Anteil an Albit hat, zählt er eher zum Oligoklas. Kleine Einlagerungen aus Hämatit verursachen beim Oligoklas-Sonnenstein die Färbung und das charakteristische Aventurisieren.

Nur der Sonnenstein aus Oregon zeigt umgekehrte Verhältnisse. Dank seines hohen Anteils an Anorthit wird er eher dem Labradorit zugeordnet. Hier sind Anteile an Kupfer sowie Eisen, Mangan und Strontium für Färbung und Aventurisieren zuständig.

Geschichte und Mythos

Der Sonnenstein wurde im 18. Jahrhundert im Weißen Meer vor Archangelsk gefunden. Das metallische Glitzern erinnerte seine Entdecker an die Kraft der Sonnenstrahlen. Im alten Griechenland waren die Menschen überzeugt, dass jener Stein seinem Träger ein Leben in Kraft und Fülle versprach. Krieger nähten sich Sonnenstein in ihre Gewänder, um Mut und Ehrgeiz zu steigern. Kraft seines Namens war der Stein Sonnengott Helios gewidmet. In der Mythologie heißt es, dass er diesem dazu verhalf, seinen mit vier Rossen bespannten Wagen am Himmelsfirmament sicher von Ost nach West zu lenken. Der Stein gab der Sonne eine feste Bahn und schützte die Erde vor Unheil.

Gerne wurde Aventurin-Felspat auch als Ornament auf Gefäßen eingearbeitet. Man sagte ihm die Fähigkeit nach, gegen Gifte zu wirken und Energie zu spenden. Die kanadischen Indianer benutzten den Edelstein bei spirituellen Sitzungen. In Indien spielt der Sonnenstein seit jeher eine Rolle als Schutzstein.

Entstehung

Der Sonnenstein kommt als Haupt- oder Nebengemengeteil in kieselsäurereichen magmatischen und metamorphen Gesteinen vor. Dieses so genannte »Durchläufermineral«

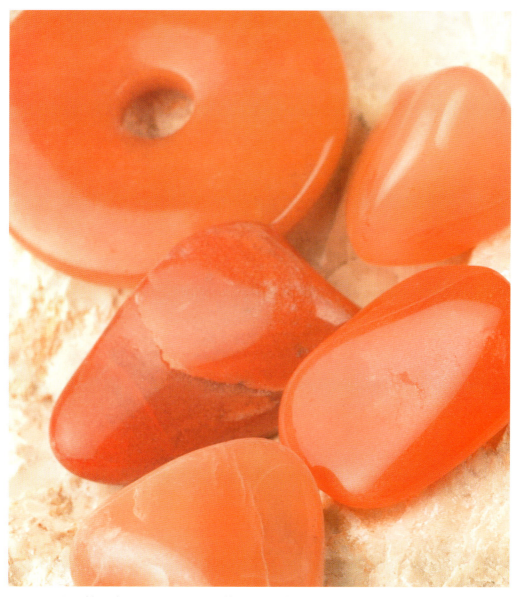

Der Aventurin-Feldspat hat eine warme Ausstrahlung, er macht optimistisch und verleiht Lebensfreude – so macht er mit seinem charakteristischen Glitzern dem Namen Sonnenstein alle Ehre.

kann sich primär, sekundär und tertiär bilden. Es entsteht in Klüften und Gängen sowie in Sand und Sandstein. Er kann in großen Massen auftreten und gesteinsbildend sein.

Vorkommen
Bestes Edelsteinmaterial liefern Indien, Russland und Malawi. Sonstige Fundorte liegen unter anderem in den USA, Kanada, Norwegen und Madagaskar.

Charakteristika
Der Sonnenstein ist trigonal, bildet aber keine gut auskristallisierten Formen, sondern massige, derbe bis spätige, regellos verwachsene Mineralgebilde. Durch eingelagerte Glimmerschüppchen von Hämatit ist er rot gefärbt und goldgelb schillernd. Die Lichtreflexionen, die durch die Einschlüsse verursacht werden, sind so charakteristisch, dass sie namengebend für den Effekt des Aventurisierens waren.
Norwegischer, russischer und indischer Sonnenstein ist meist undurchsichtig und schillert intensiv. Dagegen ist der Sonnenstein aus Oregon oft durchscheinend bis durchsichtig. Er erscheint in den Farben Rot, Gelb, Orange, Pink oder auch Blaugrün, kann aber auch farblos sein. Der Aventurin zeigt Glas- bis Pechglanz.

Verwechslungen
Verwechslungsmöglichkeiten bestehen mit Jade, Smaragd oder schillerndem Analcim. Der orangefarbene Aventurin-Feldspat kann auch mit Dolomit verwechselt werden.

Imitationen
Je nach Färbung kann Aventurin-Feldspat mit Aventurin-Quarz verwechselt werden. Die gute Spaltbarkeit unterscheidet ihn jedoch von der Quarzvarietät, die keine Spaltbarkeit besitzt.

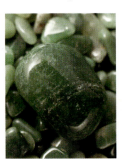

Die seltenere grüne Varietät des Aventurin-Feldspats.

Verwendung
Der häufig vorkommende Sonnenstein besitzt Edelsteinqualität. Er ist als Schmuck- und Heilstein sehr begehrt. Er wird unter anderem als Rohstein zum Aufstellen, geschliffen zur Meditation, als Cabochon oder Handschmeichler genutzt.

Therapeutische Wirkungen
Der Aventurin gilt als Licht spendender Stein, der Depressionen, Schlafstörungen und Melancholie entgegenwirkt. Er stärkt die Lebenskraft und vertreibt seelische Verstimmungen. Er soll helfen, gute von falschen Freunden zu unterscheiden.
Sonnenstein verleiht Selbstbewusstsein und bewirkt eine positive Lebenseinstellung. Er kräftigt auch das Herz- und Kreislaufsystem. Zudem lindert Aventurinwasser Durchblutungsstörungen, Gelenk- und Knochenerkrankungen. Vor Jahrhunderten wurde dieser Stein auch gerne bei Rheumatismus angewandt.
Seine Kräfte entwickelt er am besten durch Auflegen auf das Nabelchakra. Die Energie des Sonnensteins wirkt auf das vegetative, nicht willentlich steuerbare Nervensystem, insbesondere auf Magen, Leber, Milz und Galle. Meditation mit ihm steigert Wohlbefinden, Optimismus und Vitalität. Gleichzeitig befreit sie von Blockaden und erhöht die Kreativität.

Anwendungen
Sonnenstein sollte direkt am Körper getragen werden oder auf die betreffende Stelle mit Heftpflaster geklebt werden. Es empfiehlt sich, ihn einmal monatlich in warmem Wasser zu reinigen und somit zu entladen. Außerdem sollte er zum Aufladen jeden Monat einmal für längere Zeit in die Sonne gelegt werden.

Feldspat

Bezeichnungen, Synonyme und Handelsnamen

Feldspäte sind die wichtigsten gesteinsbildenden Mineralien überhaupt. Man findet sie buchstäblich »auf jedem Feld«. Den zahlreichen Varietäten des Feldspats ist die Eigenschaft der guten Spaltbarkeit gemein. Dabei unterscheidet man grundsätzlich die rechtwinklig spaltenden Orthoklase (griechisch: »orthos« = gerade, »klasis« = Bruch) von den schief spaltenden Plagioklasen (griechisch: »plagios« = schief).

Beide Untergruppen haben zahlreiche Vertreter, die in den unterschiedlichsten Farben auftreten können, und häufig treten verschiedene Feldspäte gemeinsam in Verwachsungen auf. Synonyme für Feldspat allgemein sind Buntfeldspat und Mikrofelsit.

Feldspatvarietäten in Edelsteinqualität sind Amazonit, Aventurin (Sonnenstein), Labradorit, Mondstein und Orthoklas, die hier gesondert behandelt werden.

Der verbreitetste trikline Natriumfeldspat und der wichtigste Heilstein unter den gemeinen

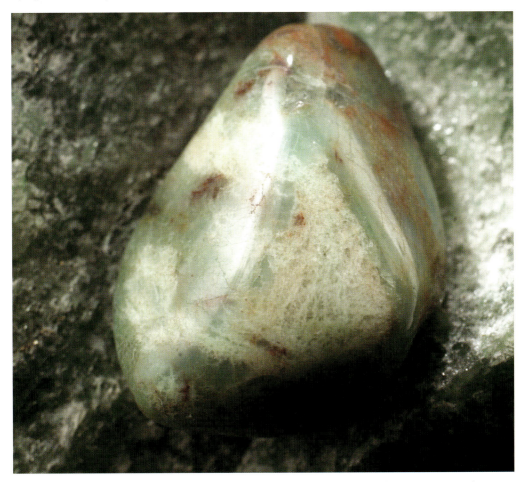

Ein solcher Buntfeldspat kann die Eigenschaften der verschiedenen Feldspäte in sich vereinen. Für stärkere Heilwirkungen greift man besser auf die Edelsteinvarietäten zurück.

Feldspäten ist Albit. Wie sein Name schon sagt (lateinisch: »albus« = weiß), ist er meist farblos oder weißlich, zeigt aber auch andere helle Farben. Albit hat zahlreiche mineralogische Namen wie Adinol, Albiklas, Analbit, Hyposklerit, Olafit, Peristerit, Tetartin und Zygadit. Andere Bezeichnungen sind Kieselspat und Kanadischer Mondstein.

Peristerit – Albit von den Fundorten in Kanada, der schönes Farbenspiel zeigt
Oligoklas – Albit mit Anorthitbeimischung

Chemische Eigenschaften

$Na\ Al\ Si_3O_8$

Alle Feldspäte zählen zur Mineralklasse der Gerüstsilikate. Folgende Elemente sind enthalten: Kalium, Natrium, Kalzium, seltener auch Barium, Lithium, Caesium, Rubidium, Magnesium, Eisen und Titan.

Je nach der chemischen Zusammensetzung spricht man von Alkalifeldspäten (mit Natrium und/oder Kalium) oder Plagioklasen (mit Natrium und/oder Kalzium). Bei den Plagioklasen findet ein gegenseitiger Austausch zwischen Kalzium und Natrium statt, der zur Entstehung zahlreicher unterschiedlicher Mineralien führt. Sie bilden eine kontinuierliche isomorphe Reihe, das heißt die Gesteinsumwandlung führt stets von einem Plagioklas zum nächsten. Am Ende der Kette stehen Albit und Anorthit.

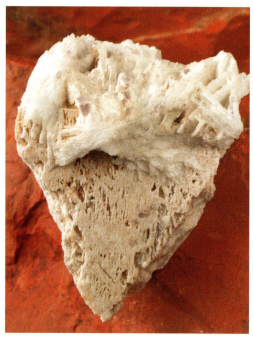

Albit ist ein verbreitetes Natrium-Kalzium-Feldspat und gehört zu den Plagioklasen.

Als Übergangsgesteine treten Oligoklas und Labradorit auf.
Als besonders häufiger Natriumfeldspat ist hier die Formel des Albits angegeben. Andere Varietäten werden gesondert aufgeführt.

Geschichte und Mythos

Die Feldspäte gehören zu den bekanntesten Mineralgruppen, von denen einige als Gesteinsbildner auftreten. Sie bilden immerhin 60 Prozent aller Gesteine der Erdkruste.
Viele Mythen ranken sich um die Feldspäte mit Edelsteinqualität, vor allem den Mondstein (→ Seite 305).

Entstehung

Man findet die Feldspäte in magmatischen Tiefengesteinen ebenso wie in der Erdkruste. Sie kommen in Pegmatiten und anderen kieselsäu-

Physikalische Eigenschaften (Albit)	
Kristallsystem	Triklin
Härte (Mohs)	6,5
Dichte (g/cm³)	2,6
Spaltbarkeit	Vollkommen
Bruch	Uneben
Farbe, Glanz	Weißlich, farblos
Lichtbrechung	Keine
Doppelbrechung	Keine
Strichfarbe	Farblos

rereichen sowie sauren Gesteinen, aber auch in Magmatiten und Metamorphiten vor. Albit kommt immer als gesteinsbildendes Mineral vor. In den Klüften verschiedener Gesteine findet man ihn auch kristallisiert. Weil er leicht verwittert, ist er nicht in Sedimenten zu finden.

Vorkommen

Fundorte für Albit sind unter anderem in Tschechien, Frankreich, Italien, Kanada und USA sowie Japan und Kenia.

Charakteristika

Die Bildungstemperatur dieses Minerals bestimmt seinen Kristallaufbau. Feldspäte insgesamt kristallisieren monoklin oder triklin und bilden tafelige Kristalle sowie spätige oder massige Aggregate. Große Kristalle sind ausschließlich hydrothermalen oder pegmatitischen Ursprungs. Feldspat zeigt sich farblos, grau, weiß, rosa, gelb, braun oder bläulich mit Glasglanz.

Albit kristallisiert in winzigen, tafeligen bis kurzsäuligen Kristallen. Zwillingsbildung ist häufig.

Verwechslungen

Die Abgrenzung der Feldspäte untereinander ist oft nur mit aufwendigen mineralogischen Untersuchungen möglich. Albit ähnelt dem Feldspat Andesin, der deshalb auch Pseudoalbit genannt wird.

Imitationen

Gelegentlich werden Farbveränderungen durch Bestrahlung nachgewiesen.

Verwendung

Feldspäte spielen als technische Rohstoffe eine große Rolle. Sie werden in der Glas- und Keramikindustrie für die Herstellung von Porzellan, Glasuren und Emaille verwendet.

Man nutzt sie auch für die Herstellung von Schmuck-, Grab- und Ziersteinen sowie Tischplatten. Die verschiedenen Varietäten gelten als beliebte Schmuck- und Heilsteine. Im therapeutischen Bereich wird besonders gerne Albit eingesetzt. Die kanadische Abart des Albits, Peristerit, wird wegen ihres schönen Farbenspiels auch geschliffen und als Schmuckstein verwendet. Albit bildet schöne Gesteinsstufen, die als Sammlerstücke begehrt sind.

Therapeutische Wirkungen

Feldspat ebnet dem Suchenden neue Wege und unterstützt beim Auffinden neuer Möglichkeiten. Die Perspektiven der Wahrnehmung ändern sich. Gewohntes wird auf andere Weise betrachtet.

Selbstbewusstsein, schöpferisches Denken und Handeln werden durch Unterstützung dieses Gesteins gestärkt. In zwischenmenschlichen Beziehungen kann Albit helfen, Stillstand aufzulösen und Annäherungsprozesse wieder in Gang zu bringen. Der Wille, gemeinsam »an einem Strang zu ziehen«, wird gefördert.

Der Feldspat wirkt auch bei körperlichem, besonders muskulärem Ungleichgewicht sowie bei Hautkrankheiten unterstützend.

> *Die Heilkraft des Feldspats wird oft unterschätzt. Der Stein entfaltet seine Wirkung langsam, aber nachdrücklich.*

Anwendungen

Feldspat sollte über einen längeren Zeitraum direkt am Körper getragen werden, denn seine Energie kommt nicht plötzlich, sondern langsam und nachdrücklich zum Tragen. Dafür eignet sich zum Beispiel ein Amulett, Handschmeichler oder Kettenanhänger in Form einer Scheibe.

Zum Reinigen und Entladen wird der Stein unter lauwarmes Wasser gehalten. Milde Sonneneinstrahlung für einige Stunden ist zum Aufladen geeignet.

Labradorit

Bezeichnungen, Synonyme und Handelsnamen

Benannt wurde der Labradorit nach der Halbinsel Labrador in Kanada. Weitere Synonyme für den Labradorit sind unter anderem Carnatit, Anemousit, Labradorstein, Labradownit, Mauilith, Mornit, Ochsenauge, Radauit, Regenbogenstein und Silicit.

Der Syenit mit dem Handelsnamen »Labrador« hat nichts mit dem »Labradorit« zu tun. Ebenso falsch ist der Handelsname Schwarzer Mondstein für Labradorit, weil es diesen tatsächlich gibt. Luchsauge bezeichnet den grün schillernden Labradorit, Sonnenstein den rotbraun aventurisierenden Labradorit (→ Aventurin-Feldspat, Seite 296).

Zwei bedeutsame Varietäten des Labradorits werden ebenfalls als Heilsteine eingesetzt:

Galaxyit, Sternenstein – Amphibolhaltiges kanadisches Mineral, das zahlreiche winzige Einsprengsel von Labradorit hat; erst seit 1995 im Handel, hat es sich dank seiner Schönheit bereits durchgesetzt

Spektrolith – Bräunlicher bis schwarzer finnischer Labradorit mit besonders ausgeprägten,

> *Als Einschlüsse im Labradorit sind unter anderem Kristallnadeln, Zirkonkristalle und Hämatit bekannt.*

prächtigen Lichteffekten, die das gesamte Farbspektrum umfassen

Chemische Eigenschaften

$CaAl_2Si_2O_8$ (Anorthit); $NaAlSi_3O_8$ (Albit)

Der Labradorit gehört zur Mineralklasse der Gerüstsilikate. Es handelt sich bei ihm um ein Mischkristall der Plagioklasreihe, das sich aus etwa 30 bis 50 Prozent Albit und 50 bis 70 Prozent Anorthit zusammensetzt. Die Beimischung an Fremdstoffen ist dabei abhängig von der jeweiligen Fundstelle. Sein Farbenspiel zeigt sich häufig in blau- oder grünmetallisch glänzenden Tönen. Für dieses Schillern sind die blättrige Struktur des Minerals sowie feine Einlagerungen von Titan, Magnetit und Ilmenit verantwortlich.

Geschichte und Mythos

Ende des 18. Jahrhunderts wurde dieser Stein erstmals im kanadischen Labrador entdeckt. Sein Farbglanz in metallisch glänzenden Tönen, mit blauen und grünen Effekten machten ihn bekannt. Auch im therapeutischen Bereich fand er rasch seinen Platz. Der farbenprächtige Spektrolith wurde erst 1962 im finnischen Ylämaa entdeckt. Noch jünger ist die Geschichte des Galxyits, der erst 1995 erstmals beschrieben wurde.

Entstehung

Dieser Stein kommt hauptsächlich in siliziumarmen Magmatiten vor. Man findet ihn in Basalten und in basischen, metamorphischen Gesteinen. In Plutoniten ist der Labradorit mitunter gesteinsbildend.

Vorkommen

Fundorte liegen unter anderem in Italien, Finnland, Ukraine, Grönland, Kanada (Labrador), USA (Kalifornien, Süd-Dakota).

Physikalische Eigenschaften

Kristallsystem	Triklin
Härte (Mohs)	6 – 6,5
Dichte (g/cm³)	2,69 – 2,70
Spaltbarkeit	Vollkommen
Bruch	Uneben, splittrig, spröde
Farbe, Glanz	Hell, gelblich, grau, graugrün, Glasglanz
Lichtbrechung	1,560 – 1,568
Doppelbrechung	0,008
Strichfarbe	Weiß

Charakteristika

Die kristallinen Strukturen in diesem Stein verlaufen nicht senkrecht sondern schräg zueinander. Er ist triklin, bildet aber nur selten kleine prismatische oder tafelige Kristalle. Der Labradorit erscheint in derben Massen oder spätigen Aggregaten. Er kristallisiert in Lamellenstruktur, sodass sich das einfallende Licht bricht und die Farben irisieren. Dieser Vorgang wird auch Labradorisieren genannt. Eine ganze

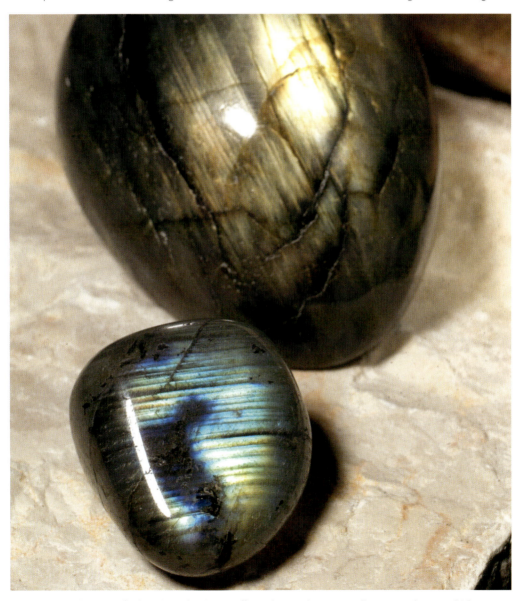

Wenn Licht auf die Spaltflächen des Labradorits trifft, wird es an den in Lamellen angeordneten Schichten gebrochen und in allen Regenbogenfarben reflektiert – der Stein »labradorisiert«.

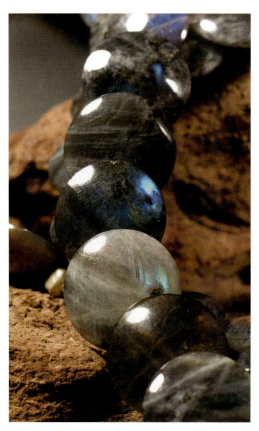

Über eine Kette aus Labradorit kann sich die Wirkung des Steines gut entfalten.

Palette von Spektralfarben, die durch Überlagerung der Lichtstrahlen in der lamellenartigen Schichtung entsteht, sorgt für ein flammendes Farbenspiel in Kupferrot, Goldgelb und Pfauenblau. Labradorit ist durchsichtig bis undurchsichtig und druckempfindlich.

Verwechslungen
Es besteht eine Ähnlichkeit mit dem Madagaskar-Mondstein.

Imitationen
Fälschungen mit blauem Glas und Kupferspänen sind bekannt.

Verwendung
Wie der Mondstein genießt auch der Labradorit ganz besonders die Gunst der Käufer. Er wird in der Hauptsache als Schmuck- oder Heilstein verwendet. In repräsentativen Gebäuden wird er auch gerne für Dekorationszwecke als irisierender Spiegelstein eingesetzt. Dieser Stein liegt im oberen Preisbereich. Man erhält ihn im Handel unter anderem als Rohstein, Trommelstein, aber auch in Form von Broschen, Handschmeichlern oder Ketten.

Therapeutische Wirkungen
Der Labradorit stärkt und stabilisiert das Immunsystem. Überdies regt er die Thymusdrüse an. Dieser Stein hilft bei Schmerzen im Skelettsystem. Durch seinen hohen Kalziumgehalt lindert und heilt er Knochenerkrankungen. Gicht- und Rheumabeschwerden kann man mit Labradoritwasser oder -tee behandeln. Auch Auflegen auf den erkrankten Stellen hilft dann.
Die Labradoritkugel befreit Lebensräume von negativen Energien. Mit seinen schillernden Farbtönen symbolisiert dieser Edelstein Fantasie und Kreativität. Das farbenprächtige Feuerwerk fördert eine positive Einstellung und das Entdecken neuer Sichtweisen. Er wirkt beruhigend und ausgleichend auf die Psyche. Aus diesem Grund ist er auch besonders für heißblütige Menschen und Choleriker wie geschaffen. Der Labradorit entfaltet seine Wirkung besonders gut im Nabelchakra und den Nebenchakren der Hände. Er eignet sich hervorragend für die Meditation.

Anwendungen
Labradorit sollte am besten als Amulett oder Handschmeichler am Körper getragen werden. Er kann unter fließendem lauwarmem Wasser entladen werden. Trübt sich der Stein, legt man ihn in Mineralwasser und stellt ihn für mehrere Tage in die Sonne. Dadurch wird er gereinigt und lädt sich gleichzeitig wieder auf.

Mondstein

Bezeichnungen, Synonyme und Handelsnamen
Der Name Mondstein verweist auf den kühlen bläulich-weißen Lichtschimmer des geschliffenen Steins, der an den zarten Schein des Mondlichts erinnert. Lange Zeit verwendete man fälschlicherweise für Mondstein die Begriffe Selenit und Marienglas, die heute jedoch eindeutig dem Gips zugeordnet werden. Auch Wasseropal ist eine gebräuchliche, aber irreführende Bezeichnung, da es eine Opalvarietät mit diesem Namen gibt. Als Handelsnamen sind auch Ceylon-Opal und Wolfsauge verbreitet. Katzenauge bezeichnet Mondsteine mit besonders starkem Lichtband. Der Rauchmondstein zeichnet sich durch einen besonders hohen Eisenanteil und daher eine dunklere Färbung aus.

Chemische Eigenschaften
(K, Na) (AlSi$_3$O$_8$)
Mondstein gehört zu den Kalifeldspäten aus der Mineralklasse der Gerüstsilikate. Je nach Fundort weist der Stein unterschiedlich hohe

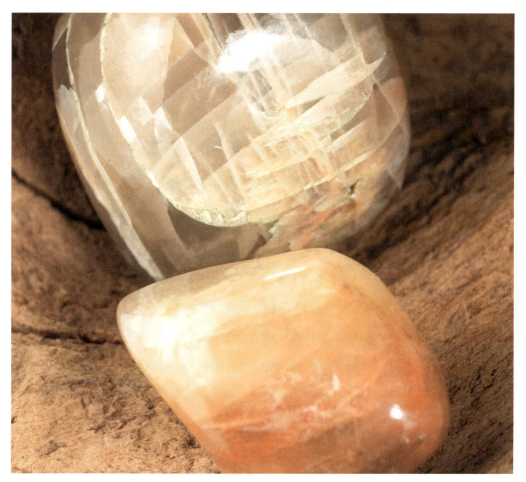

Farblos, gelblich oder rötlich ist der Mondstein, je nachdem, wie hoch sein Eisenanteil ist. Im natürlichen Licht zeigt er den für Feldspäte typischen wogenden Schimmer in weißen bis bläulichen Tönen.

Anteile an Kalifeldspat, Natronfeldspat und Eisen auf. Ein höherer Eisengehalt verursacht eine rötliche bis dunkle Färbung (Rauchmondstein). Nach den Anteilen der verschiedenen Feldspäte wird unterschieden: Mikroklin-, Labradorit-, Albit- oder Orthoklas-Mondstein. Letzteren findet man am häufigsten. Je höher der Albitanteil im Mondstein ist, desto mehr nimmt auch das Blau seines Lichtglanzes zu.

Geschichte und Mythos

Seit Jahrtausenden regt der Mondstein die Fantasie der Menschen an. Wie sein Name bereits sagt, ist er der Stein des Mondes. Schon in der Antike spielte er eine herausragende Rolle. Plinius der Ältere sah in ihm einen Anzeiger für die Bahnen des Himmelskörpers: »Er zeigt das Bild des Mondes und von Tag zu Tag dessen Zu- und Abnahme.«

Der mythenumwobene Mondstein ist auch ein Zeichen der Liebe. In arabischen Ländern und in Indien nähen ihn die Frauen in ihre Nachthemden ein. Legen Liebespaare ihn bei Vollmond unter die Zunge, soll er zärtliche Leidenschaften wecken. Der »Stein der Frauen« gilt vor allem in den arabischen Ländern als Symbol für bedingungslose Hingabe, Fruchtbarkeit und Kinderreichtum.

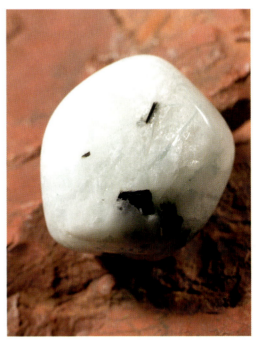

Ein Trommelstein mit kleineren Einschlüssen zeigt das Varianzspektrum des Mondsteins.

Mitunter tritt Mondstein auch als Kraftstein auf, der die Energie des Mondes auf die Erde bringt.

Der Mondstein ist dem Juni zugeordnet und verspricht den in diesem Monat Geborenen Glück und Wohlstand.

Entstehung

Mondstein entsteht primär in Pegmatiten. In der Entstehungsreihe der Feldspäte steht Mondstein nach Sanidin. In der langen Abkühlungsphase des Sanidins findet eine »Entmischung« der Gesteine statt, bei der sich Mondstein mit seiner mikroskopisch feinen Lamellenstruktur bildet.

Vorkommen

Aufsehen erregten Funde aus Indien, die Mondsteine mit Katzenaugeneffekt und vier-

Physikalische Eigenschaften

Kristallsystem	Monoklin, prismatisch
Härte (Mohs)	6–6,5
Dichte (g/cm³)	2,56–2,59
Spaltbarkeit	Vollkommen
Bruch	Uneben, muschlig
Farbe, Glanz	Farblos, gelb, blasser Schimmer, Glas- bis Pechglanz
Lichtbrechung	1,518–1,526
Doppelbrechung	–0,008
Strichfarbe	Weiß

strahligen Sternen (Asterismus) hervorbrachten. Weitere Fundstätten liegen unter anderem in der Schweiz, Brasilien, Indien, Sri Lanka, Madagaskar und in den USA.

Charakteristika

Der Stein ist meist monoklin und bildet sich tafelig und prismatisch aus. Massige Aggregate und derbe Spaltstücke sind typisch. Der Mondstein verfügt über ein geringes spezifisches Gewicht, eine niedrige Lichtbrechung und neigt zu Druckempfindlichkeit. Er erscheint gelblich, farblos, bräunlich bis rauchgeschwärzt und zeigt Glas- bis Pechglanz. Sein typischer, in Wogen über den mugelig geschliffenen Stein gleitender Lichtschein entsteht an der typischen feinen Lamellenstruktur aller entmischten Feldspäte.

Verwechslungen

Wird ein »Mondstein« mit auffällig blauem Schimmer angeboten, so handelt es sich mit einer gewissen Wahrscheinlichkeit um einen Labradorit. Es gibt auch Verwechslungen mit blassem Chalzedon, der jedoch keine Spaltbarkeit aufweist.

Imitationen

Fälschungen aus synthetischem Spinell, gebrannten Amethysten sowie Glasimitationen sind bekannt. Zur Klärung der Echtheit benötigt man eine mineralogische Untersuchung.

Verwendung

Der Mondstein wird stets geschliffen, weil er erst dann seinen typischen Schimmer erhält. Im Handel wird er als Schmuck- und Heilstein angeboten. Im meist mugeligen Schliff wird er zu Anhängern, Ringen, Ketten und Ohrringen verarbeitet. Steine mit kräftig blauem Lichtschimmer sind teurer als solche mit eher blasser Ausstrahlung.

Ein alter Brauch, der auch heute noch in arabischen Ländern gepflegt wird: Hochzeitspaare bekommen einen Mondstein geschenkt.

Therapeutische Wirkungen

Der Mondstein fördert innere Ruhe und Selbstreinigung. Er hilft Mondsüchtigen und soll Träume positiv beeinflussen. Der »Stein der Frauen« fördert Weiblichkeit, Liebe und warme Ausstrahlung. Zudem sorgt er für ein stabiles, hormonelles Gleichgewicht und kann bei Menstruationsbeschwerden, Schwangerschaften und Entbindungen helfen. In den Wechseljahren kann eine Mondsteinkette vorbeugend gegen seelische Schwankungen wirken.
Im Allgemeinen stärkt Mondstein die Abwehrkräfte und hilft bei Schilddrüsenproblemen. Durch seinen Einfluss wird auch das Lymphdrüsensystem günstig beeinflusst.
Der Stein nimmt Ängste, verleiht Lebensfreude und eine jugendliche Ausstrahlung. Zudem baut der Mondstein emotionale Spannungen ab und stärkt die Kreativität sowie die Selbstentfaltung. Er reinigt die Chakren von negativen Energien. Der Mondstein wird am besten auf das Sakralchakra aufgelegt. Er löst Blockaden und konfrontiert mit entscheidenden Gefühlen. Durch die neu gewonnene Wahrnehmung meistert man entspannter und losgelöster sein Leben.

Anwendungen

Der Mondstein sollte am Körper getragen werden oder regelmäßig auf Bauch, Herz und Stirn aufgelegt werden. Das Auflegen an Haut und Haaren hat eine beruhigende und stimulierende Wirkung. Zur Linderung von Mondsüchtigkeit legt man ihn am besten eine Mondphase lang unters Kopfkissen.
Zum Reinigen und Entladen wird der Stein nach jeder Anwendung unter lauwarmes Wasser gehalten. Polierte Steine werden am besten in einer Schale mit Hämatittrommelsteinen aufgeladen. Rohsteine erhalten ihre Kraft im Licht des Vollmondes wieder.

Orthoklas

Bezeichnungen, Synonyme und Handelsnamen

Das Wort Orthoklas wird abgeleitet aus dem Griechischen und bedeutet so viel wie »gerade brechen«. Dieser Begriff umfasst alle rechtwinkelig spaltenden Feldspäte. Synonyme sind unter anderem Cottait und Felsit. Der weiße Adular und die bei hohen Temperaturen entstehende Abart Sanidin sind sehr häufig. Einige Varietäten des Orthoklases zeigen eine besondere Färbung:

Goldorthoklas Goldlabradorit – Eine gelbe, transparente Abart des Orthoklas, die als besonders beliebter Heilstein gilt; der Handelsname »Goldlabradorit« ist irreführend, da der Labradorit nichts mit dem Orthoklas zu tun hat

Leelith – Fleischroter Orthoklas

Erythrit – Fleischfarbener bis rosa Orthoklas

Chemische Eigenschaften

K Al Si$_3$O$_8$

Orthoklas zählt zu den Gerüstsilikaten und zur Gruppe der Kalifeldspäte, die jeweils unterschiedliche Strukturen aufweisen. Beim Gold-orthoklas ist der Eisengehalt für die Farbgebung zuständig. Gewöhnlicher Orthoklas enthält üblicherweise nur wenig Natrium, Adular ist fast natriumfrei. Bei Sanidin hingegen können bis zu 60 Prozent des Kaliums durch Natrium ersetzt sein.

Geschichte und Mythos

Der Orthoklas kommt weltweit vor, aber als Heilstein ist er erst seit 1995 im Handel. Dank seiner Klarheit und Farbe sowie seinen heilenden Eigenschaften hat er es unter Steinliebhabern sehr rasch zu einiger Bekanntheit gebracht.

Entstehung

Orthoklas zählt zu den häufigsten Silikatmineralien der Erdkruste. Er kann magmatisch, pegmatisch, aber auch hydrothermal entstehen. Als wichtiger Bestandteil großer Pegmatite kommt er auch in alpinen Klüften und gelegentlich in Erzgängen vor.

Vorkommen

Fundorte liegen in Norwegen, Madagaskar, Birma, Kenia, USA und Australien. Goldorthoklas wird in Mexiko und Madagaskar gefunden.

Charakteristika

Orthoklas ist durchsichtig, manchmal orangefarben, in seinen schönsten Steinen aber klar champagnerfarben. Er bildet prismatische Kristalle, wobei häufig große, dicktafelige Stücke vorkommen. Sehr oft stößt man auf Durchdringungszwillinge. Das spröde und gut spaltbare Mineral tritt aber auch in derben und körnigen Massen auf. Typisch sind die nahezu rechtwinkeligen Spaltflächen. Der Orthoklas wird in einer interessanten Varietät auch als farbloser bis blassgrüner Kristall in North Carolina (USA) gefunden.

> *Beliebt als Heilstein ist der durchsichtige bis zitronengelbe Goldorthoklas, dessen ausgleichende Wirkung bei Depression hilft.*

Physikalische Eigenschaften

Kristallsystem	Monoklin
Härte (Mohs)	6
Dichte (g/cm³)	2,53 – 2,56
Spaltbarkeit	Vollkommen
Bruch	Muschlig, uneben, spröde
Farbe, Glanz	Weiß, gelb, fleischrot, auch andere Farben, Glas- und Perlmuttglanz
Lichtbrechung	1,518 – 1,539
Doppelbrechung	Keine
Strichfarbe	Weiß

Verwechslungen

Orangefarbener Orthoklas wird oft mit Sonnenstein (Aventurin-Feldspat) verwechselt. Ähnlichkeiten gibt es auch mit Apatit, Chrysoberyll, Zitrin, Edelberyll, Prehinit, Topas, Mikroklin, Topas und Zirkon.

Imitationen

Nur die beliebteste Varietät Goldorthoklas wird in billigen Fälschungen mit Glas und gebranntem Amethyst imitiert.

Verwendung

Orthoklas wird als Rohstoff in der Glas- und Keramikindustrie sowie als Schmuck- und Edelstein in Form von Facetten und Cabochons verwendet.
Als Trommelstein für den therapeutischen Einsatz ist er erst seit kurzer Zeit erhältlich.

Therapeutische Wirkungen

Besonders der Goldorthoklas hat einen beruhigenden Einfluss auf die Wahrnehmung. Er hilft Schicksalsschläge mit größerem Gleichmut zu verkraften und depressive Stimmungslagen zu überwinden. Lebensmut und Lebensfreude kehren zurück. Auch die Probleme des täglichen Lebens werden mit Hilfe des Goldorthoklases besser bewältigt. Im Allgemeinen wird der Stein bei Erkrankungen des Herzens, Beklemmungen in der Brust und damit verbundener Schlaflosigkeit angewandt. Er wirkt harmonisierend und ausgleichend auf alle Chakren.

Anwendungen

Goldorthoklastrommelsteine sollten am Körper getragen und mehrmals täglich in Ruhe betrachtet werden. Die Steine werden mit Wasser und verdünnten Säuren gereinigt.

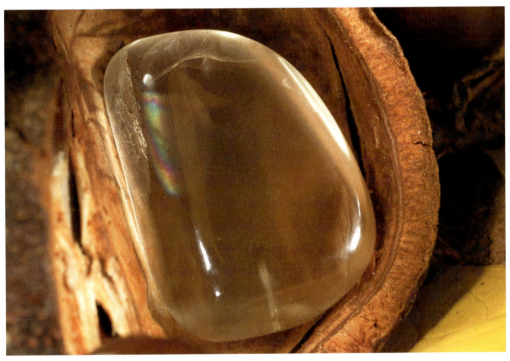

Orthoklas ist in seinen reinsten Varietäten völlig durchsichtig, mit zartem Champagnerton, als Goldorthoklas auch intensiv goldgelb. Er sollte als Kettenanhänger direkt auf der Haut getragen werden.

Granatgruppe

Die Granatgruppe besteht aus insgesamt sechzehn Mineralien, die jeweils verschiedene Varietäten aufweisen. Unter diesen Steinen sind alle Farben vertreten, mit einer Ausnahme, und das ist die Farbe Blau. Trotz dieses offenkundigen und großen Farbreichtums gilt als der klassische Granat jedoch noch immer der Granat mit der roten Färbung, die an die Frucht des reifen Granatapfels oder seiner Blüten erinnert. In früheren Zeiten wurde der Granat als Karfunkel bezeichnet, bei Johann Wolfgang von Goethe findet man ihn beispielsweise noch unter dieser Bezeichnung.

Ein Farbspektrum von rot bis schwarz
Zu den weiteren beiden bekanntesten Steinen gehören der Pyrop, der ebenfalls dunkelrot ist und deshalb jahrhundertelang mit dem Rubin verwechselt wurde. Pyrop wurde oft auch als Böhmischer Diamant bezeichnet, weil seine Hauptfundstätte in Nordböhmen lag. Das größte Exemplar eines Almandins, auch Sibirischer Granat genannt, mit seiner braunroten bis rotvioletten Tönung, wiegt übrigens 175 Karat und ist im Smithsonian-Museum in Washington zu bewundern. Ein weiteres Mineral in dieser Gruppe ist zum Beispiel der Spessartin. Er kommt in den Farben Rosa, Gelb, Orange, Rotbraun oder Braun vor und gilt als einer der hübschesten Granate. Seine starke Lichtbrechung verleiht ihm eine besonders starke Leuchtkraft. Der Uwarowit ist von prächtiger dunkelsmaragdgrüner Farbe, die ihm sein Chromgehalt verleiht, und ist äußerst selten. Er wird auch leicht mit einem Smaragd verwechselt. Da der Stein so selten ist, gibt es kaum Schmuckstücke mit ihm. Er ist in erster Linie für Sammler oder Wissenschaftler von Bedeutung. Der Grossular leitet seinen Namen aus dem lateinischen »grossularia« ab, was so viel wie »Stachelbeere« heißt und auf seine grüne Farbe anspielt. Dieser Stein erscheint aber auch in den Farben Grau und Rosa. Der Andradit wiederum ist entweder khaki, braun oder schwärzlich. Er wurde nach seinem Entdecker,

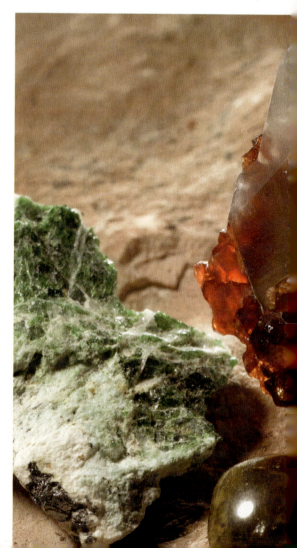

dem brasilianischen Mineralogen d'Andrada e Silva benannt. Früher wurde der Stein gerne als Trauerschmuck verwendet. Der Melanit ist nur in der Farbe Schwarz existent. Der Hessonit wiederum hat ein reiches Farbspektrum. Es reicht von rot und gelb über orange bis braun. Königin Victoria von England machte ihn in der Modewelt bekannt. Der Rhodolith schließlich kommt in den Tönungen Dunkelrot bis Rotviolett vor. Seinen Namen verdankt er dem griechischen Wort »rhodos«, der Rose.

Alle Steine der Granatgruppe entstehen auf ähnliche Art. Ihre Mineralien weisen mit einem kubischen Kristallsystem eine identische Struktur auf. Die chemische Zusammensetzung ist jedoch unterschiedlich.

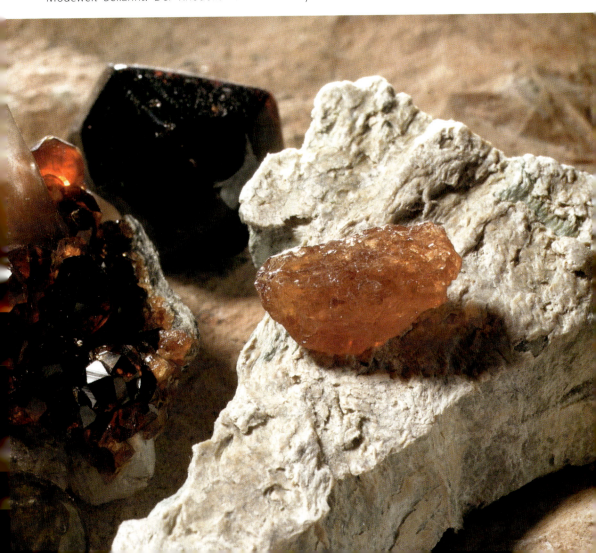

Almandin

Bezeichnungen, Synonyme und Handelsnamen

Der Almandin wurde nach der historischen Edelsteinstadt Alabanda in Kleinasien benannt. Schon im Altertum hatte man diesen Stein dort entdeckt. Zahlreiche Synonyme wie Alabanda-Rubin und Ceylon-Rubin, Syrischer Granat, Eisengranat, Toneisengranat, Sibirischer Granat oder Syrischer Granat verweisen auf seine chemische Zusammensetzung und seine Fundorte. Weitere Bezeichnungen sind Allochroit, Kandyspinell und Vermeille.

Chemische Eigenschaften

$Fe_2Al_2[SiO_4]_3$

Almandin ist ein Aluminiumsilikat mit Eisen, das die braunrote bis rotviolette Farbabstufung hervorruft. Auch Chrom, Kalium, Magnesium, Mangan, Natrium und Titan können in geringen Mengen enthalten sein. Wie alle Granate gehört der Almandin zur Mineralklasse der Inselsilikate.

Geschichte und Mythos

Schon die Kreuzritter trugen den Almandin als Schutzstein vor Verwundung und Vergiftung. Auch Kaiser Otto schätzte die prächtigen Karfunkelsteine. Seine Kaiserkrone zierte ein großer Granat mit dem Namen »der Weise« – ein Geschenk seines Sohnes.

Wie alle roten Granate kam auch der Almandin besonders in Krisenzeiten in Mode. Auffällige Steigerungen seiner Beliebtheit waren zum Beispiel nach den beiden Weltkriegen zu beobachten. Beim größten geschliffenen Almandin handelt es sich um ein Cabochon, der 175 Karat wiegt. Man kann ihn heute im Smithsonian-Museum in Washington bestaunen.

Entstehung

Dieser Stein ist aus verschiedenen gesteinsbildenden Prozessen hervorgegangen. Er tritt überwiegend in metamorphen Gesteinen, besonders im Glimmerschiefer, aber auch im Amphibolit, Granulit und Gneis auf. Almandine sind Mineralien des kristallinen Schiefers sowie der Tiefen- und Kontaktgesteine. Dies erklärt wiederum ihr Vorkommen in fast allen bedeutenden Edelsteinlagerstätten.

Vorkommen

Bedeutende Fundstellen liegen in Sri Lanka und Indien. Schleifwürdige Almandine werden üblicherweise in Seifenlagerstätten gewonnen. Weitere Fundorte sind Ötztal und Zillertal (Tirol), Falun (Schweden), Swerdlowsk (Ural), Sri Lanka, Indien, Afghanistan und Brasilien.

Charakteristika

Die meist undurchsichtigen bis durchscheinenden Kristalle des Almandins findet man oftmals in Form von Rhombendodekaedern oder Ikositetraedern. Gelegentlich sind beide Formen auch miteinander kombiniert. Almandin ist der härteste Granat und nicht spaltbar. Gelegentlich treten bei diesem Stein magnetische Eigenschaften auf, auch das Phänomen des Asterismus (Stern-Almandin) kommt vor. Der Almandin erscheint in den Farben Rot, Braunrot, Braun, Schwarzrot bis Schwarz. Seine Farbe tendiert oft zu Violett.

Physikalische Eigenschaften

Kristallsystem	Kubisch
Härte (Mohs)	7,5
Dichte (g/cm³)	3,95 – 4,32
Spaltbarkeit	Keine
Bruch	Muschelig
Farbe, Glanz	Rot, rotbraun, violett, braun bis schwarz, Glas- bis Harzglanz
Lichtbrechung	1,78 – 1,83
Doppelbrechung	Keine
Strichfarbe	Weiß

Verwechslungen
Besondere Verwechslungsgefahr besteht mit Pyrop, Spinell, Turmalin und Rubin, vor allem beim geschliffenen Stein. Der Rohstein dagegen ist eindeutig erkennbar.

Imitationen
Imitationen sind nicht bekannt.

Verwendung
Der Almandin wird vor allem als Heil- und Edelstein verwendet. Gemeinsam mit dem Pyrop und dem Rodolith gilt der Almandin als beliebtester Schmuckstein in der Granatgruppe. In Schmuckstücken findet man ihn rosettenförmig verschliffen, aber auch Cabochonschliff ist häufig. Oft wird dieser Stein an der Unterseite ausgehöhlt, um seine Farbwirkung zu verstärken. Auch Rohsteine, Trommelsteine und Anhänger sind im Handel. In der Industrie stellt man aus ihm auch Schneid-, Schleif- und Bohrwerkzeug her.

Therapeutische Wirkungen
Almandin wirkt stoffwechselanregend und blutbildend. Zudem fördert er Tatkraft und Imagination. In der Meditation schenkt dieser Stein Gelassenheit und Inspiration. Auf der zwischenmenschlichen Ebene verleiht er Liebe und Lebenskraft. Seine Energien wirken am besten über das Wurzel- und Scheitelchakra.

Anwendungen
Almandin soll am Körper getragen werden, zum Beispiel als Ring oder Kettenanhänger. Der Stein sollte unter fließendem lauwarmem Wasser gereinigt und entladen werden. Aufgeladen wird er in der Sonne.

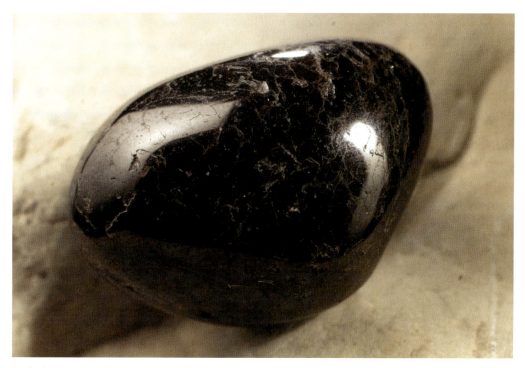

Ein hoher Eisenanteil bewirkt diese tief dunkelrote bis fast schwarze Färbung des Almandins. Er gehört neben Pyrop und Rhodolith zu den beliebten Schmucksteinen der Granatgruppe.

Andradit

Bezeichnungen, Synonyme und Handelsnamen

Andradit ist nach dem brasilianischen Mineralogen d'Andrada e Silva (1763–1836) benannt. Synonyme für den Kalzium-Eisen-Granat Andradit sind Jelletit, Kalkeisengranat, Xantholith und Pyrenäit.

Erst vor wenigen Jahren wurden neue Untergruppen dieses Steins bekannt. Eine davon ist der schwarze Regenbogengranat aus Mexiko: Seine Kristallflächen zeigen auf Grund einer oberflächlichen Zersetzung das bunte Farbspiel eines Regenbogens. Andradit hat weitere Varietäten, die sich in Farbe und chemischer Zusammensetzung unterscheiden:

Aplom – Eine dunkelbraune Varietät

Bredbergit – Magnesiumreicher Andradit

Demantoid – Leuchtend grüne Varietät (→ Seite 316)

Kolophonit – Hellgelbe bis braune Varietät; der Name ist abgeleitet vom Kolophonium, einem Wurzelharz von Koniferen

Melanit – Braune bis schwarze (griechisch: »melas« = schwarz) Varietät

Pechgranat – Eine weitere schwarze Varietät

Polyadelphit – Braungelber Andradit

Rothoffit – Gelbbrauner, manganhaltiger Andradit

Physikalische Eigenschaften

Kristallsystem	Kubisch
Härte (Mohs)	6,5 – 7
Dichte (g/cm³)	3,7 – 4,1
Spaltbarkeit	Keine
Bruch	Muschelig
Farbe, Glanz	Farblos, braun, gelbbraun, schwarz, Glasglanz
Lichtbrechung	1,855 – 1,895
Doppelbrechung	Keine
Strichfarbe	Weiß

Topazolith – Grüngelber bis zitronengelber, auch honiggelber bis gelbbrauner, durchsichtiger Andradit

Chemische Eigenschaften

$Ca_3Fe_2[SiO_4]_3$

Die physikalischen und chemischen Eigenschaften stimmen mit jenen des Granats überein. Andradit ist durchsichtig bis undurchsichtig und enthält mitunter auch Titan, zum Beispiel in der Varietät Melanit, die Natrium und Titan enthält. Auch Anteile an Aluminium, Fluor, Chrom und anderen Mineralstoffen kommen vor und beeinflussen vor allem die Farbe des Andradits.

Eine Besonderheit dieses Steins ist, dass er zwar von Säuren nicht angegriffen wird, jedoch schmelzbar ist.

Geschichte und Mythos

Andradit wurde früher gerne zu Trauerschmuck verarbeitet.

Entstehung, Charakteristika

Andradit ist weit verbreitet. Er entsteht in metamorphen Lagerstätten, auf Klüften von Serpentiniten sowie in vulkanischen Gesteinen. Man findet ihn in Kalksilikatfels, Granatfels, Skarn und Marmor. Die Gewinnung erfolgt meist aus dem Muttergestein in primären Lagerstätten, aber auch aus Sedimenten und Edelsteinseifen. Begleitmineralien sind Chlorit, Diopsid, Magnetit sowie Perowskit.

Vorkommen

Fundorte für Andradit sind Skandinavien, Schottland, Japan, Australien, Namibia, Afghanistan und Kanada. Deutschland, Österreich, Italien, USA und Russland sind auch Fundstätten des Topazoliths. Die schwarze Varietät Melanit wird vor allem in den USA gefunden. Die einzige bekannte Lagerstätte für Regenbogen-Andradit liegt in Mexiko.

Charakteristika

Grundsätzlich ist der Andradit gelbgrün, braun bis schwarz, tritt aber je nach zusätzlichen Mineralstoffen auch in zahlreichen Gelb- und Brauntönen auf.

Verwechslungen, Imitationen

Andradit ist schwer von Grossular zu unterscheiden. Es sind keine Fälschungen bekannt.

Verwendung

Besonders die Varietäten Demantoid (→ Seite 316) und Melanit werden als Edelstein genutzt. Andere Varietäten des Andradits werden viel häufiger als Heilstein verwendet.

Therapeutische Wirkungen

Andradit fördert das Durchhaltevermögen und verleiht Mut und Stärke. Er hilft in der Weiterentwicklung der Persönlichkeit und stabilisiert Beziehungen. Geistige Beweglichkeit, Dynamik und Kreativität sind ihm zugeordnet. Im körperlichen Bereich ist seine blutbildende Wirkung bekannt. Die Funktion der Leber wird nachhaltig unterstützt. Der Regenbogen-Andradit verstärkt die kreativen Anregungen des Andradits. Körperlich wird er gegen Übersäuerung und Herzschwäche eingesetzt.

Topazolith hat zusätzlich eine unterstützende Wirkung auf Entwicklung und Fortschritt. Optimismus und Hoffnung sind ihm zugeschrieben. Auch auf körperlicher Ebene wird er eingesetzt, dann vor allem zur Unterstützung der Wundheilung und bei Gewebeschwäche.

Anwendungen

Andradit trägt man am besten direkt am Körper. Alle zwei Wochen sollte er unter fließendem warmem Wasser entladen werden. Aufgeladen wird er in der Sonne.

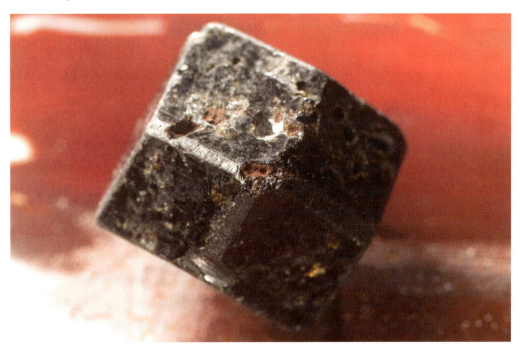

Deutlich sieht man das kubische Kristallsystem dieses schwarzen Andradit-Rohsteins. Seine Varietäten Melanit und Demantoid (→ Seite 316) werden häufiger als Schmucksteine geschliffen.

Demantoid

Bezeichnungen, Synonyme und Handelsnamen

Der leuchtend grüne Demantoid ist sicherlich die schönste, ungewöhnlichste und wertvollste Granatvarietät. Seinen Namen, »der Diamantähnliche«, verdankt er seiner hohen Lichtbrechung und dem daraus resultierenden »Feuer« des geschliffenen Steins.

Als Synonym für Demantoid tritt die Bezeichnung Granatjade auf. Seine zahlreichen Handelsnamen tragen geografische Zusätze: Uralolivin, Uralsmaragd oder Uralchrysolith, Transvaalnephrit oder Transvaaljade sowie Sibirischer Olivin und Sibirischer Chrysolith.

Chemische Eigenschaften

$Ca_3 (Fe, Cr)_2 [SiO_4]_3$

Die physikalischen und chemischen Eigenschaften des Demantoids stimmen mit denen von Granat und Andradit überein. Wie bei Rubin und Smaragd ist es auch beim Demantoid ein Anteil an Chrom, der die leuchtende Farbe bewirkt.

Geschichte und Mythos

Der Demantoid wurde erstmals Mitte des vorigen Jahrhunderts im Ural entdeckt. Geschliffene Steine sind eine große Seltenheit.

Entstehung

Demantoid bildet sich überwiegend metamorph bei der Entstehung von kristallinen Schiefern oder anderem Tertiärgestein. Man findet ihn häufig in Serpentingestein, wo er bisweilen von Amiant begleitet wird.

Vorkommen

Tansania und Zaire sind die Hauptproduzenten des Demantoids. Weitere Fundorte liegen im Ural (Russland), in Mexiko und in Val Malenco (Italien).

Charakteristika

Demantoide besitzen meistens klare Kristallformen. Seine leuchtende Farbe, die mit der des Smaragds konkurriert, sowie die hohe Lichtbrechung rücken ihn in die oberen Ränge der edelsten Steine. Allerdings ist der Demantoid sehr weich und damit anfällig bei mechanischer Beanspruchung.

Verwechslungen

Wegen seiner starken Ausstrahlung kann er im geschliffenen Zustand mit dem Smaragd verwechselt werden.

Imitationen

Oft wird der Demantoid durch YAG, synthetisches Yttrium-Aluminium-Oxid, oder Libonat, synthetisches Lithium-Niobat, nachgeahmt.

Verwendung

Der Demantoid ist vor allem ein begehrter Schmuck- und Heilstein. Er ist der teuerste unter den Granaten.

Therapeutische Wirkungen

Dieser Stein hilft gegen Entzündungen, wirkt entgiftend und regt die Leber an. Überdies stärkt er Scharfsinn und Inspiration, und so eignet er sich als Unterstützung in schwierigen Lebensphasen, wenn Veränderungen anstehen.

Physikalische Eigenschaften

Kristallsystem	Kubisch
Härte (Mohs)	6,5 – 7
Dichte (g/cm³)	3,82 – 3,85
Spaltbarkeit	Keine
Bruch	Muschelig
Farbe, Glanz	Leuchtend grün, durchsichtig, Diamantglanz
Lichtbrechung	1,888 – 1,889
Doppelbrechung	Keine
Strichfarbe	Weiß

Anwendungen

Der Demantoid soll direkt am Körper getragen werden, zum Beispiel als Kettenanhänger oder Kugelkette. Die Heilwirkung des Demantoids verstärkt sich, wenn er Hautkontakt hat. Dabei gilt die Grundregel, ihn eher mehrmals täglich über kürzere Zeitspannen zu tragen als dauerhaft. Der Stein sollte unter fließendem lauwarmem Wasser gereinigt und entladen werden. Aufgeladen wird er in der Sonne.

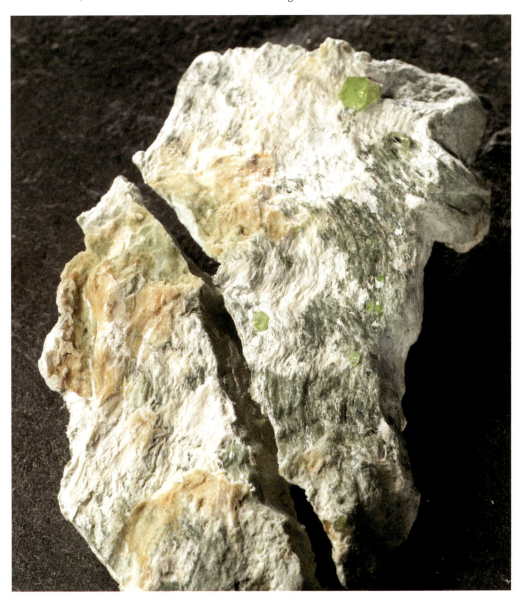

Schon bei diesen winzigen, auf dem Muttergestein belassenen Demantoidkristallen lässt sich erahnen, welches Feuer der geschliffene Stein besitzen kann, sodass er mit Smaragd verwechselbar wird.

Granat

*Aus desselben Tieres Hirngebein
nahmen wir den Karfunkelstein,
der ihm darin wächst unter Horn,
bestrichen damit die Wunde vorn,
und senkten selbst den seltnen Stein
in die giftig-eiternde hinein.*

Wolfram v. Eschenbach (1170–1220)

Bezeichnungen, Synonyme und Handelsnamen

Granat ist der »gekörnte« Stein (lateinisch: »granatus« = gekörnt). Das mag zunächst einen Hinweis auf die körnige Struktur dieses Gesteins geben. Eine erweiterte Deutung bezieht sich auf den lateinischen Begriff »granatum malum«, den Granatapfel. Das Fruchtfleisch des reifen Granatapfels zeigt tatsächlich eine ähnlich leuchtende rote Farbe, und auch die engmaschige Anordnung der einzelnen Körnchen erinnert an das Erscheinungsbild des rohen Edelsteins. Sein alter Name ist Karfunkel, der »glühende Stein«. Als Handelsnamen sind Arizona-Granat, Arizona-Spinell, Montana-Rubin, New-Mexico-Rubin und Pyrandin verbreitet.

Keine andere Edelsteinart hat eine so große Vielfalt entwickelt wie der Granat. Die zahlreichen Varietäten bilden mit ihren Synonymen und Abarten, die wiederum eigene Namen tragen, eine lange Reihe. Einige Besonderheiten werden zusätzlich benannt:

Sterngranat – Granat im Cabochonschliff, bei dem durch eingelagerte Rutilnadeln vier- oder sechsstrahlige Lichtsterne sichtbar werden

Silbergranat, Goldauragranat – Kein Granat, sondern eine Synthese aus Almandin, der durch Erhitzen dem Granat zum Verwechseln ähnlich wird

Chemische Eigenschaften

Alle Granate zählen zur Mineralklasse der Inselsilikate. Abhängig davon, welche Metallzusammensetzung vorliegt, ergibt sich die jeweilige Granatvarietät. Die chemische Zusammensetzung der zahlreichen Spielarten dieser Steine folgt jedoch immer einer Regel. Jeder Granat besteht aus zweiwertigen Metallionen, dreiwertigen Metallionen und Inselsilikat-Molekülen im stets gleich bleibenden Verhältnis 3:2:3. Je nachdem, welches dreiwertige Element vorhanden ist, unterscheidet man folgende Reihen:

Granate mit Aluminium – Pyrop, Almandin, Spessartin, Grossular, Tsavorit

---

Physikalische Eigenschaften

Kristallsystem	Kubisch,
Härte (Mohs)	6,5–7,5
Dichte (g/cm³)	3,4–4,6
Spaltbarkeit	Undeutlich
Bruch	Muschlig, splittrig, spröde
Farbe, Glanz	Farblos, auch alle Farbtöne außer blau, Glas- bis Fettglanz
Lichtbrechung	1,714–1,889
Doppelbrechung	Keine
Strichfarbe	Weiß

Chemische Elemente

$A_3B_2[SiO_4]_3$

In dieser allgemeinen Summenformel können A und B für verschiedene Elemente stehen:

Varietät	A	B
Pyrop	Mg	Al
Almandin	Fe	Al
Spessartin	Mn	Al
Grossular	Ca	Al
Andradit	Ca	Fe
Uwarowit	Ca	Cr

Granate mit dreiwertigem Eisen – Calderit, Andradit
Granate mit Chrom – Uwarowit, Hanleit
Granate mit Titan, Vanadium oder Zirkonium – Goldmanit, Kimzeyit

Geschichte und Mythos

Wie der Mythos des heiligen Karfunkels belegt, waren die Granate schon immer beliebte Schmuck- und Heilsteine. Bereits in der Antike verehrte man den Granat als heiligen Stein, der

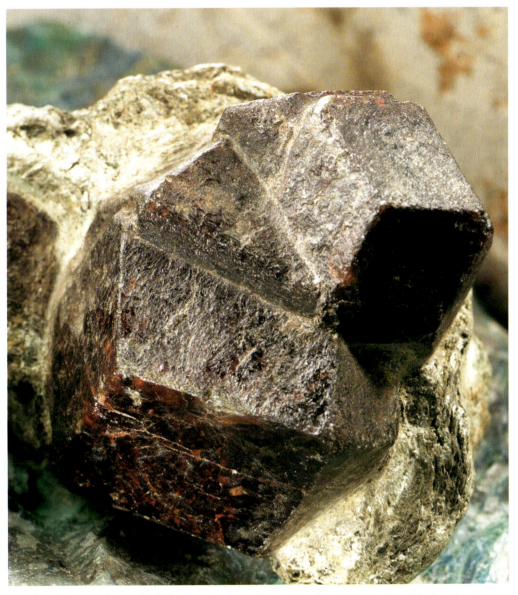

Geradezu demonstrativ entwickelt der Granat seine würfelförmigen Kristalle. Diese Grundstruktur des kubischen Kristallsystems steht für Ordnung und eine ebenso gesicherte wie geregelte Lebensführung.

von innen heraus strahle. Im Talmud wird berichtet, die Arche Noah sei vom Licht eines großen Granats erleuchtet gewesen. In der mittelalterlichen Nibelungensage vom »Heiligen Gral« wird dem roten Stein eine magische Leuchtkraft zugeschrieben, die sogar im Dunklen aufscheine. Diese Eigenschaft bezog man durchaus auch auf die geistige Ebene: Der Karfunkel sollte die verdüsterte Seele wieder erhellen und Licht und Hoffnung bringen, wo Finsternis wohnte.

In der indischen Mythologie war dieser edle Stein Inbegriff des befreienden Urfeuers, welches Verwandlung versprach. Im Buddhismus und auch bei den Azteken und Mayas wiederum verehrten die Menschen ihn als heiligen Stein, der die Seele stärkte und Weisheit schenkte.

Als Monatsstein der Januargeborenen symbolisiert der Granat Treue, Freundschaft und Beständigkeit.

Entstehung

Die unterschiedlichen Granatvarietäten weisen eine zum Teil abweichende Genese auf. Die meisten Granate entstehen aber in tertiären Bildungsprozessen von metamorphen Gesteinen. Durch Verwitterungsprozesse gelangen Granate auch in Seifenlagerstätten, in denen sie beträchtliche Anreicherungen bilden.

Granat kann Hauptgemengeteil von Gesteinen sein, zum Beispiel im Glimmerschiefer. Sogar gesteinsbildend ist er im Granatfels. Begleitmineralien sind Glimmer, Graphit, Kyanit, Magnetit, Quarz und Rutil.

Vorkommen

Granat kommt weltweit vor, die Fundorte liegen aber je nach Varietät in unterschiedlichen Ländern. Die böhmischen Granatlagerstätten, deren Nutzung bis ins 14. Jahrhundert zurückgeht, haben nur noch historischen Wert. Weitere, heute noch aktiv genutzte Fundorte

liegen beispielsweise in Deutschland, Österreich, Norwegen, Indien oder auf Madagaskar.

Charakteristika

Alle Granate bilden eine isomorphe Reihe, das heißt, sie haben die gleiche kubische Kristallstruktur. Da sie jedoch unterschiedliche chemische Zusammensetzungen aufweisen, unterscheiden sie sich in den chemischen und physikalischen Eigenschaften sowie in der Farbe zum Teil erheblich.

Große Härte, eine rötliche Farbe sowie durchscheinende bis durchsichtige Kristalle kennzeichnen alle Granate. Die Kristalle sind eingewachsen, aber auch in Klüften, Drusen oder anderen Hohlräumen der Gesteine aufgewachsen. Sie bilden teilweise sehr charakteristische Kristalltrachten wie den Granatoeder beim Demantoid, häufig aber auch dichte, derbe und körnige Aggregate. Oktaeder- und Würfelform der Kristalle findet man extrem selten.

Alle Granatarten kommen auch in runden, abgerollten Kristallen oder Bruchstücken in Edelsteinseifen vor. Die einzelnen Granatkörner sind üblicherweise eher klein, schon Bohnengröße ist selten.

Verwechslungen

Die Familie der Granate stimmt, abgesehen von ihrer Farbe, in weiten Bereichen in ihrem äußeren Erscheinungsbild überein. Von daher ist die Verwechslungsgefahr untereinander recht groß. Wegen der zahlreichen Mischkristalle, die die Granatvarietäten untereinander bilden können, ist eine klare Unterscheidung nur in der mineralogischen Laboruntersuchung möglich. Als Rohstein ist die Bestimmung meist klar und eindeutig. Geschliffene Steine können jedoch, abhängig von ihrer Farbe, anderen Edelsteinen sehr ähneln, zum Beispiel Rubin, Peridot, Smaragd, Topas, Turmalin, Zirkon oder Sphalerit. Außerdem gibt es zahlreiche Glasimitationen.

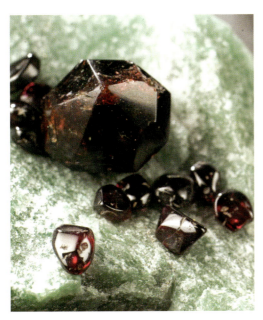

Erst der polierte Granat zeigt seine optischen Qualitäten, die ihn zum beliebten Schmuckstein machen.

Imitationen

Durch Erhitzen von Almandin wird so genannter Silber- oder Goldauragranat synthetisch produziert. Sicherheit bringt nur eine mineralogische Untersuchung. Gelegentlich werden auch indische Granatketten mit farbigem Wachs getönt.

Verwendung

Schon lange werden Granate als Edel- und Heilsteine geschätzt. Goldschmiede fertigen seit Jahrhunderten prächtige Schmuckstücke mit Granaten. Auch seine Verwendung als Heilstein ist vielfältig. Man kann ihn ebenso als Rohstein oder Trommelstein auflegen wie als Anhänger oder Ringeinfassung tragen. Die historischen böhmischen Granate, die bereits im 16. Jahrhundert gesammelt wurden, erfreuen sich besonderer Beliebtheit. Granat wird auch zu Schneid-, Schleif-, und Bohrwerkzeugen verarbeitet.

Therapeutische Wirkungen

Der rote Granat beeinflusst im besonderen Maße die inneren und äußeren Geschlechtsorgane. Sexualität und Potenz können mit seiner Unterstützung bis ins hohe Alter angeregt werden.
Der Granat schützt im Allgemeinen das Herz- und Kreislaufsystem. Knochenbau, Gelenke und Sehnen werden durch ihn gestärkt. Dies gilt insbesondere bei Kindern und Jugendlichen in Wachstumsphasen.
In Granat sind viele Mineralsubstanzen enthalten, die den Stoffwechsel stark anregen. An den Körperstellen, auf die er aufgelegt wird, erhöht sich der Stoffwechsel insgesamt. Der Organismus regeneriert somit auch bei Wunden schneller und leichter.
Auf seelischer Ebene wirkt Granat aufbauend und stärkend in allen Lebensbereichen. Zudem fördert dieser Edelstein das Gemeinschaftsdenken, eine positive Lebenseinstellung, erweitert den geistigen Horizont und trägt zur Selbstverwirklichung bei. In hoffnungslosen Lebenslagen schafft er Mut und Vertrauen. Man löst sich leichter von alten Vorstellungen und wendet sich neuen Ideen zu. Als mystischer Karfunkel erhellt er Dunkelheit und Trübsal und verleiht neue Hoffnung. In der Meditation entfaltet Granat seine stärkste Energie beim Auflegen auf das Wurzel- und Sakralchakra. Hierbei übt der Stein einen starken Einfluss auf Skelett, Wirbelsäule und innere Organe aus. Seine unterschiedlichen Varietäten weisen jeweils spezielle Heilwirkungen auf.

Anwendungen

Die Heilwirkung des Granats verstärkt sich, wenn er direkt auf der Haut getragen wird. Dabei gilt die Grundregel, ihn eher mehrmals täglich über kürzere Zeitspannen zu tragen als dauerhaft. Der Stein sollte unter fließendem lauwarmem Wasser gereinigt und entladen werden. Aufgeladen wird er in der Sonne.

Grossular

Bezeichnungen, Synonyme und Handelsnamen

Der Name Grossular wurde dem Mineral in Anlehnung an seine stachelbeergrüne Farbe verliehen (lateinisch: »grossularia« = Stachelbeere). Zu seinen wichtigsten Varietäten zählen der bräunlichgelbe bis orangerote Hessonit (→ Seite 324) und der smaragdgrüne Tsavorit (→ Seite 332). Synonyme für Grossular sind Stachelbeerstein, Kalifornischer Rubin und Telemarkit. Auch eher mineralogische Bezeichnungen wie Kalktongranat oder Tonkalkgranat, Olytholith, Pyreneit, Wiluit, Rosolith, Ernita und Gissonit treten auf.

Einige Farbvarietäten tragen eigene Namen, wie der farblose Leukogranat, der bernsteingelbe Succingranat, der braungelbe Romanowit sowie der rosafarbene Landerit oder Xalostocit. Als grüne Varietäten sind Granatjade, Südafrikanische Jade, Transvaaljade, Transvaalnephrit und der intensiv grüne chromhaltige Chrom-Grossular bekannt.

Chemische Eigenschaften

$Ca_3Al_2[SiO_4]_3$

Grossular ist ein Aluminiumsilikat mit Kalzium aus der Mineralklasse der Inselsilikate. Die physikalischen und chemischen Eigenschaften

---

Physikalische Eigenschaften

Kristallsystem	Kubisch
Härte (Mohs)	7−7,5
Dichte (g/cm³)	3,59−3,68
Spaltbarkeit	Keine
Bruch	Muschelig
Farbe, Glanz	Farblos, braunorange, gelb- oder stachelbeergrün, Glasglanz
Lichtbrechung	1,734−1,745
Doppelbrechung	Keine
Strichfarbe	Weiß

---

stimmen mit denen des Granats überein. Anteile an Chrom, Eisen, Mangan, Natrium oder Nitrat beeinflussen die Färbung des Minerals.

Geschichte und Mythos

Schon in der Antike wurde der Stein dazu eingesetzt, eine meditative Verbindung zu den Göttern herzustellen. Vor allem der grüne klare Grossular war in der Antike bei Griechen und Römern ein begehrter Edelstein. In jener Zeit wurde er jedoch oft mit Beryll oder Smaragd verwechselt.

Entstehung

Der Grossular entsteht tertiär in metamorphisierten, unreinen Kalkgesteinen, aber auch in Skarn, Marmor und Granatfels. Begleitmineralien sind Vesuvian, Diopsid, Kalkspat und Chlorit.

Vorkommen

Fundorte sind die Insel Elba (Italien), Auerbach (Deutschland), Rumänien, Zermatt (Schweiz), Russland, Mexiko, USA, Korea und Südafrika, aber auch Skandinavien, Schottland und Irland.

Charakteristika

Grossular ist ein hartes und schweres Mineral mit Glasglanz. Es ist spröde, zeigt aber keinerlei Spaltbarkeit. In reiner Form erscheint es farblos. Ansonsten kann die Farbe grau, bräunlich, gelblich, grün, rosa oder durchsichtig sein.

Verwechslungen

Es gibt Verwechslungen mit Demantoid, Smaragd und Turmalin.

Imitationen

Es sind keine Fälschungen bekannt.

Verwendung

Grossular wird als Edel- und Heilstein verarbeitet und angeboten. Er ist als Anhänger, Trommelstein, Handschmeichler und Cabochon im Handel erhältlich, jedoch als Schmuckstück nicht so bekannt wie Pyrop und Almandin. Durchsichtige und hübsch gefärbte Steine sind von besonders großem Wert.

Therapeutische Wirkungen

Dieser Stein hat eine unterstützende Heilwirkung auf die kranke Leber. Er hilft gegen Gelbsucht und eine Überproduktion von Gallensaft. Des Weiteren stärkt Grossular die Nieren und lindert rheumatische sowie arthritische Erkrankungen. Er stärkt den Knochenbau und hilft bei Osteoporose, Rachitis und ähnlichen Erkrankungen. Grossularwasser hat durch seinen hohen Kalziumgehalt eine vorbeugende Wirkung auf Knochenerkrankungen. Das Knochengewebe wird durch Mineralien und Spurenelemente versorgt und gestärkt, und die Knochenstruktur erhält insgesamt eine größere Elastizität.

Auf der geistigen Ebene verleiht Grossular eine positive Lebenseinstellung und stärkt die Willenskraft. Es schützt vor Depressionen und Ängsten. Bei Schul- und Prüfungsängsten kann der Stein hilfreich sein.

Grossular wirkt besonders gut über das Herzchakra. In der Kombination mit Rosenquarz und Turmalin kann die Heilkraft wesentlich erhöht werden.

Anwendungen

Dieser Stein sollte direkt am Körper getragen werden. Es empfiehlt sich, ihn regelmäßig zur Reinigung und Entladung, mindestens einmal monatlich, in eine mit Wasser gefüllte Schale zu legen. Danach sollte er in die Sonne gelegt und wieder aufgeladen werden.

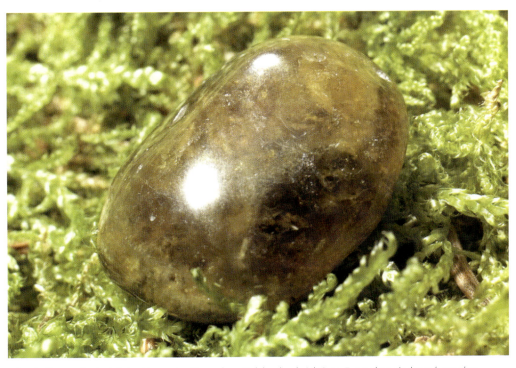

»Stachelbeere« bedeutet der Name des Grossulars. Solche durchsichtigen Exemplare sind von besonders großem Wert und werden von Kennern auch als Schmucksteine geschätzt.

Hessonit

Bezeichnungen, Synonyme und Handelsnamen

Der braunrote Hessonit ist eine Varietät des Grossulars. Sein Name wird aus dem griechischen »hesson« abgeleitet, das »gering« bedeutet, ein Hinweis darauf, dass Hessonit als geringwertiger Granat eingestuft wurde. Synonyme sind unter anderem Kaneelstein, Zimtstein, Transvaalnephrit, Romanzovit und Tonkalkgranat.

Chemische Eigenschaften

$Ca_3(Al,Fe)_2[SiO_4]_3$

Die physikalischen und chemischen Eigenschaften stimmen mit Grossular überein. Hessonit ist ein Vertreter der Kalzium-Aluminium-Grossulare. Seine orangebraune Farbe verdankt er dem Eisen.

Geschichte und Mythos

Der braune bis dumpfrote Hessonit ist der bekannteste Stein unter den Grossularen. Königin Viktoria von England machte ihn durch ihre persönliche Vorliebe in der Modewelt bekannt. Ende des 20. Jahrhunderts entdeckte man einen goldfarbenen Trabanten des Hessonits. Seine hohe Lichtbrechung und niedrige Spaltbarkeit machen ihn fast dem gleichfarbigen Topas ebenbürtig.

> Seine braunrote, manchmal staubig wirkende Farbe hat dem Hessonit im Volksmund die Bezeichnung Zimtstein eingebracht.

Physikalische Eigenschaften

Kristallsystem	Kubisch
Härte (Mohs)	6,5–7
Dichte (g/cm³)	3,59
Spaltbarkeit	Keine
Bruch	Muschelig
Farbe, Glanz	Braunrot, zimtfarben
Lichtbrechung	1,734–1,754
Doppelbrechung	Keine
Strichfarbe	Weiß

Entstehung

Hessonit entsteht tertiär in Kontaktmarmoren, auf Klüften von Serpentiniten und Rodingiten.

Vorkommen

Die Fundorte liegen vorwiegend in Russland, Mexiko, Deutschland, Rumänien, Italien, Sri Lanka, Brasilien und Tansania.

Charakteristika

Hessonit erscheint in warmen Braun-, Rot- und Orangetönen, seine Kristalle sind durchscheinend bis durchsichtig. Von den anderen Grossularen unterscheiden sich diese Steine durch ihre Mosaikstruktur.

Verwechslungen, Imitationen

Hessonit lässt sich gut von anderen Mineralien unterscheiden und wird nicht imitiert.

Verwendung

Hessonit wird als Heil- und Schmuckstein verwendet. Man kann ihn als Trommelstein, Handschmeichler, Anhänger und Cabochon im Handel erwerben.

Therapeutische Wirkung

Dieser Stein fördert Selbstachtung und geistige Regsamkeit. Auch bei psychosomatischen Erkrankungen kann er helfen. In der Meditation eignet sich Hessonit wie Grossular hervorragend für das Herzchakra. Beide Steine verhelfen zu einer objektiveren Selbsteinschätzung. Dies kann die Grundlage dafür bilden, sich von Abhängigkeiten (Nikotin) zu befreien.

Bei Lähmungserscheinungen der äußeren Gliedmaßen kann Hessonit hilfreich sein. Außerdem harmonisiert Hessonit den Stoffwechsel und reguliert Über- und Unterfunktion der Schilddrüse.

Anwendungen

Hessonit soll wie alle Granatvarietäten am Körper getragen werden. In Form von Tee wird dieser Stein auch gerne als Schlaftrunk eingenommen.

Es empfiehlt sich, Hessonit regelmäßig zur Reinigung und Entladung, mindestens einmal monatlich, in eine mit Wasser gefüllte Schale zu legen. Danach sollte er in die Sonne gelegt und wieder aufgeladen werden.

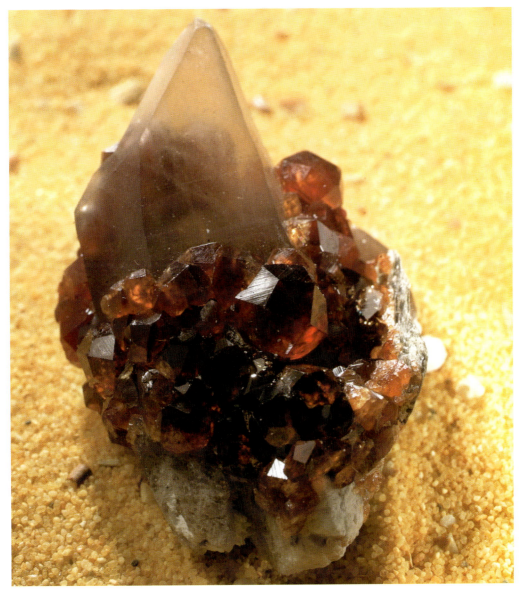

Hessonit ist mineralogisch gesehen Grossular (→ Seite 322), hat jedoch wegen seiner schönen Zimtfarbe und der ausgeprägten Kristallstruktur eine ganz eigene Ausstrahlung.

Pyrop

Bezeichnungen, Synonyme und Handelsnamen

Der Name Pyrop stammt ab von dem griechischen Begriff »pyropos« für feurig, bezogen auf die glutrote Farbe des Steins. Aufgrund der Farbähnlichkeit verwechselte man Pyrop jahrhundertelang mit Rubin, sodass auch heute noch Synonyme wie Adelaide-, Amerikanischer, Australischer, Böhmischer oder Colorado-Rubin gängig sind. Andere Bezeichnungen für das »Feuerauge« sind Böhmischer Diamant, Chrom-Pyrop sowie Kap-Granat.

Chemische Eigenschaften

$Mg_3Al_2[SiO_4]_3$

Die physikalischen und chemischen Eigenschaften stimmen mit jenen des Granats überein. Pyrop kann verschiedene Einschlüsse wie kristallinen Apatit, rundliche Pyriteinschlüsse, Rutilnädelchen, schwarze Ilmenit- und Sphaleritplättchen aufweisen.

Geschichte und Mythos

Schon Kaiser Karl IV. (1355–1378) trug Schmuckstücke aus »Böhmischen Granaten«. Im 18. und 19. Jahrhundert galt der tiefrote Pyrop als Modestein. Ein großer ovaler Pyrop-Cabochon schmückt zusammen mit unzähligen Brillanten den Orden des Goldenen Vlieses im Grünen Gewölbe von Dresden.

Zur Herstellung von Pyropessenz den Kristall über Nacht in Leitungs- oder Mineralwasser legen. Die Essenz wird aufgetupft.

Entstehung

Das »Feuerauge« entsteht in Ultrabsiten, Serpentiniten und Seifen. Begleitmineralien sind Diamant, Phlogopit und Olivin. Diamantgräber schätzen Pyrop als Leitmineral.

Vorkommen

Fundorte liegen unter anderem in Deutschland, in der Tschechei, Schottland, Sri Lanka sowie Südafrika, das die besten Sorten roter Granate liefert.

Charakteristika

Pyrop bildet durchsichtige Körner von schöner, dunkelroter, feuriger Farbe und hohem Glanz. Seine Kristalle zeichnen sich durch vollkommene geometrische Formen (Würfel oder Rhombendodekaeder) aus.

Verwechslungen, Imitationen

Es gibt Ähnlichkeiten mit dem Almandin, Rubin, Spinell und dem Turmalin. Mitunter werden Glasimitationen gehandelt.

Verwendung

Pyrop wird in Form von Cabochons, Facetten und Tumblerarbeiten angeboten. Aufgrund seiner Härte wird er als Schleifmittel zur Bearbeitung anderer Granate verwendet.

Therapeutische Wirkungen

Pyrop gibt Gelassenheit und neuen Lebensmut. Er gilt allgemein als stabilisierend, stärkt den Blutkreislauf und fördert die Blutbildung. In der Meditation schafft er eine Verbindung zur inneren Weisheit. Pyrop wirkt gut über das Wurzel- und das Scheitelchakra.

Physikalische Eigenschaften

Kristallsystem	Kubisch
Härte (Mohs)	7–7,5
Dichte (g/cm³)	3,58–3,80
Spaltbarkeit	Keine
Bruch	Muschelig
Farbe, Glanz	Dunkelrot, blutrot, Glasglanz
Lichtbrechung	1,714–1,760
Doppelbrechung	Keine
Strichfarbe	Weiß

Anwendungen

Am besten den Stein mit direktem Hautkontakt tragen, zum Beispiel als Kettenanhänger oder Kugelkette. Dabei gilt die Grundregel, ihn eher mehrmals täglich über kürzere Zeitspannen zu tragen als dauerhaft. Pyrop kann auch als Essenz verwendet werden, welche die Haut schützt und beruhigt. Pyrop unter fließend lauwarmem Wasser reinigen und entladen und zum Aufladen in die Sonne legen.

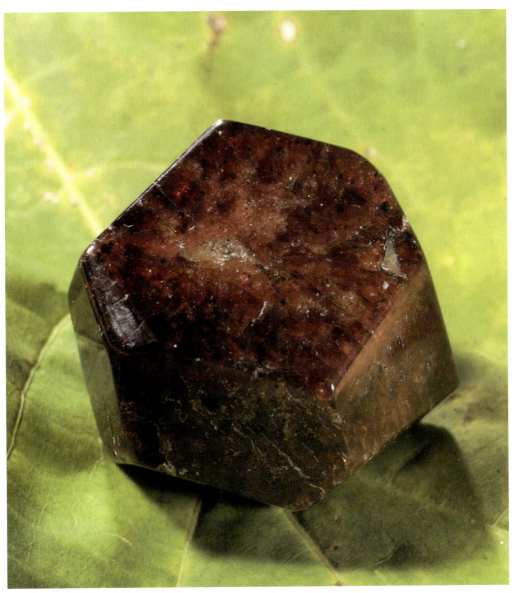

Der Pyrop ist ein ausgesprochen kraftvoller Heilstein, der auch eingesetzt wird, um seinem Träger Emotionen deutlicher zu machen. Seine perfekt geometrischen Kristalle wirken wie äußere Anzeichen dieser Stärke.

Rhodolith

Bezeichnungen, Synonyme und Handelsnamen

Rosenrot bis lilafarben ist diese Pyropvarietät, und so trägt sie ihren Namen Rhodolith (griechisch: »rhodos« = Rose) zu Recht. Als rotes Almandin-Pyrop-Mischkristall wird Rhodolith auch Orientalischer Granat genannt. Er ist verwandt mit dem rötlich orangen Malaya-Granat.

Chemische Eigenschaften

$(Mg, Fe)_3 Al_2[SiO_4]_3$

Die chemischen und physikalischen Eigenschaften stimmen mit Granat und Pyrop überein. Der Rhodolith ist das Bindeglied zwischen Pyrop und Almandin. Mit ihnen bildet er die Serie der Pyrandine. Dem Gehalt an Magnesium und Eisen verdankt der Rhodolith seine rosenrote Färbung und den starken Glanz.

Geschichte und Mythos

Es sind keine Überlieferungen bekannt.

Entstehung

Rhodolith ist eine Unterart des Pyrops. Er kristallisiert in Form von Massen, plattenartigen Schichten und Körnchen.

> *Dank der großen Härte sind die Granate eine eher unempfindliche Gruppe von Mineralien, sodass sie sich auch für Schmuck eignen.*

Physikalische Eigenschaften

Kristallsystem	Kubisch
Härte (Mohs)	7 – 7,5
Dichte (g/cm³)	3,58 – 3,80
Spaltbarkeit	Keine
Bruch	Muschelig
Farbe, Glanz	Lila, rosenrot, Glasglanz
Lichtbrechung	1,714 – 1,760
Doppelbrechung	Keine
Strichfarbe	Weiß

Vorkommen

Man findet Rhodolith vorwiegend in Argentinien, Indien und Sri Lanka, aber auch in Madagaskar, Tansania, Brasilien und Kenia.

Charakteristika

Die Kristalle des Rhodoliths bilden sich zu Dodekaedern und Trapezen. Seine Farben erscheinen rot, hellrot und purpur.

Verwechslungen, Imitationen

Das Erscheinungsbild des Rhodoliths ist so charakteristisch, dass Verwechslungen kaum zu befürchten sind. Auch Imitationen sind nicht bekannt.

Verwendung

Rhodolith zählt zu den weit verbreiteten Granaten mit Edelsteinqualität. Aus diesem Grund wird er sowohl zur Schmuckherstellung als auch in der Lithotherapie gerne und häufig eingesetzt und ist in verschiedenen Formen erhältlich.

Therapeutische Wirkungen

Zusätzlich zu den Eigenschaften von Granat und Pyrop kann Rhodolith zur Behandlung von Herz- und Lungenerkrankungen eingesetzt werden.

Auf seelisch-geistiger Ebene bringt Rhodolith seinem Träger inneren Frieden, Tiefe und Harmonie. Er wird auch als »Inspirationsstein« bezeichnet, dessen Energie ins Herz eindringt und Liebe weckt. Der Rhodolith wirkt über alle Chakren.

Anwendungen

Am besten den Stein mit direktem Hautkontakt tragen, zum Beispiel als Kettenanhänger oder Kugelkette. Dabei gilt die Grundregel, ihn eher mehrmals täglich über kürzere Zeitspannen zu tragen als dauerhaft. Beim Auflegen kann die

Wirkungszeit des Steins gut kontrolliert und dosiert werden. Rhodolith kann auch als Essenz verwendet werden, welche die Haut schützt und beruhigt. Zur Herstellung der Essenz einen Rhodolithkristall über Nacht in Leitungswasser oder stilles Mineralwasser legen. Die Essenz wird mit einem Wattebausch aufgetupft. Den Stein unter lauwarmem Wasser reinigen und entladen und zum Aufladen in die Sonne legen.

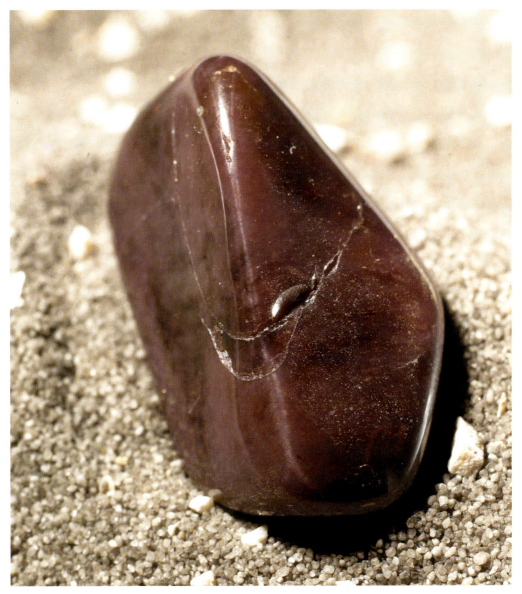

Als polierter Trommelstein zeigt der Rhodolith seine ins Violette tendierende Farbe. Geringe Anteile an Titan unterscheiden ihn von seinen engsten Verwandten Pyrop und Almandin.

Spessartin

Bezeichnungen, Synonyme und Handelsnamen

Diese Granatvarietät wurde nach ihrer Fundstelle im Spessart benannt. Häufige Synonyme sind Braunsteinkiesel und Mangangranat. Schwarzer Spessartin ist als Pechgranat bekannt, leuchtend orangefarbener als Mandaringranat.

Chemische Eigenschaften

$Mn_3Al_2[SiO_4]_3$

Spessartin ist ein Aluminiumsilikat aus der Mineralklasse der Inselsilikate. Die Mangananteile können durch Eisen ersetzt werden. Mangan oder Eisen bestimmen auch die Farbe des Spessartins.

Geschichte und Mythos

Es sind keine Überlieferungen bekannt.

Entstehung

Spessartin bildet sich in Form von Massen, überwiegend in Pegmatiten, gelegentlich auch in kontaktmetamorphen Gesteinen. Seine Begleitmineralien sind Rhodonit, Pyroxmangit, Feldspat und Quarz.

Spessartin ist ein für Lithotherapeuten, Wissenschaftler und Sammler gleichermaßen interessantes Mineral.

Physikalische Eigenschaften

Kristallsystem	Kubisch
Härte (Mohs)	7–7,5
Dichte (g/cm³)	4,12–4,20
Spaltbarkeit	Keine
Bruch	Muschelig
Farbe, Glanz	Orange, rotbraun, hell- bis dunkelbraun, Glasglanz
Lichtbrechung	1,795–1,815
Doppelbrechung	Keine
Strichfarbe	Weiß

Vorkommen

Fundorte liegen unter anderem in Deutschland, Polen, Finnland, Schweden, Tschechien, der Slowakei, Österreich und Russland. Edelsteinqualitäten finden sich in Sri Lanka, Madagaskar, Birma und Brasilien.

Charakteristika

Als klarer, großer und facettenreich geschliffener Stein gilt der Spessartin als einer der hübschesten Granate. Die durchscheinend bis undurchsichtigen Steine erscheinen rosa, blassorange, orangerot sowie hell- bis dunkelbraun. Spessartin kommt körnig, als Kristall in Dodekaedern oder Trapezen sowie als Kombination vor. Neben den unregelmäßigen Aggregaten findet man auch perfekt geformte Einzelkristalle. Seine starke Lichtbrechung verleiht ihm eine besonders starke Leuchtkraft. Wegen seiner reinen, ausgeprägt orangen Strahlengarben gebührt dem Mandarin-Spessartin ein Ehrenplatz.

Verwechslungen, Imitationen

Häufig wird Spessartin mit Andalusit, Chrysoberyll, Feueropal, Topas, Titanit und Hessonit verwechselt. Imitationen sind nicht bekannt.

Verwendung

Nur die besonders hübschen Exemplare aus Sri Lanka, Brasilien und Birma werden zu Schmuckstücken verarbeitet.

Therapeutische Wirkungen

Spessartin wirkt bei Depressionen stimmungsaufhellend und hilft gegen Alpträume. Bei Kalziummangel im Stoffwechsel soll er einen ausgleichenden Einfluss nehmen.

Dieser Stein hat sich auch bei sexuellen Problemen bewährt.

Anwendungen

Den Stein direkt auf der Haut tragen, am besten mehrmals täglich über kürzere Zeitspannen. Das gibt dem starken Stein ausreichend Gelegenheit, seine Wirkung zu entfalten. Geeignet ist natürlich jede Form von Schmuckstein, zum Beispiel ein Ring oder auch ein Kettenanhänger. Der Stein soll unter fließendem lauwarmem Wasser gereinigt und entladen werden. Aufgeladen wird er in der Sonne.

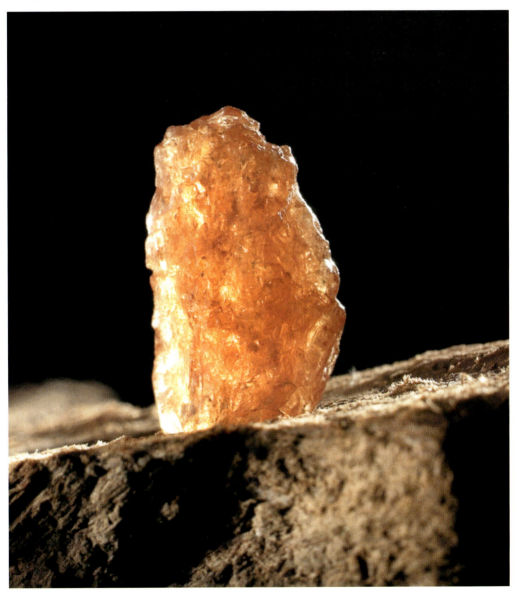

Der orange bis bräunlich gefärbte Spessartin bildet mit Pyrop und Almandin die so genannte Pyralspitreihe. Als Mischkristall gehört auch Rhodolith zu den engsten Verwandten dieser Granatvarietät.

Tsavorit

Bezeichnungen, Synonyme und Handelsnamen

Tsavorit ist neben Hessonit die wichtigste Grossularvarietät. Er wurde nach seinem Fundort Tsavo in Kenia benannt. Synonyme sind Tsavolith (= Stein aus Tsavo) und Vanadium-Grossular, wegen der durch Vanadium bedingten Färbung.

Chemische Eigenschaften

$Ca_3(Al, Cr, V)_2[SiO_4]_3$

Tsavorit ist ein Aluminiumsilikat mit Kalzium aus der Mineralklasse der Inselsilikate. Die physikalischen und chemischen Eigenschaften stimmen mit denen des Granats bzw. des Grossulars überein. Die aluminium- und vanadiumhaltige Varietät des Granats weist die gleiche komplizierte Summenformel auf (→ Seite 318). Anteile an Chrom oder Vanadium bringen die smaragdgrüne Färbung des Minerals hervor.

Geschichte und Mythos

Der leuchtend grüne, lange Zeit mit Smaragd oder Beryll verwechselte Stein ist seit der Antike ein beliebter Schmuckstein. Man muss davon ausgehen, dass Tsavorit unerkannt als dieser Stein verehrt und gehandelt wurde.

Geringe Beimengungen von Vanadium verleihen dem Tsavorit seine schöne grüne Farbe, die ihn klar von anderen Grossularen unterscheidet.

Entstehung

Tsavorit entsteht tertiär in metamorphisierten, unreinen Kalkgesteinen, aber auch in Skarn, Marmor und Granatfels. Begleitmineralien sind Vesuvian, Diopsid, Kalkspat und Chlorit.

Vorkommen

Die smaragdgrüne Grossularvarietät wurde erstmals 1972 in Kenia beschrieben. Er ist sehr selten und wird außer in Kenia nur noch an einigen Stellen in Tansania gefunden.

Charakteristika

Tsavorit ist ein hartes und schweres Mineral. Es ist spröde, zeigt aber keinerlei Spaltbarkeit. Tsavorit kommt in Form von Massen, körnig und als Kristall in Form von Dodekaedern und Trapezen vor.

Verwechslungen

Verwechslungen mit Demantoid, Smaragd und grünem Turmalin sind wegen der großen Farbähnlichkeit möglich.

Imitationen

Fälschungen sind nicht bekannt.

Verwendung

Tsavorit gilt wegen seiner starken Lichtbrechung als begehrter Edelstein. Auch als Heilstein wird er gerne eingesetzt.

Therapeutische Wirkungen

Auf geistiger Ebene verhilft dieser Stein zum eigenständigen Denken und zur Selbstständigkeit. Er mobilisiert Kräfte, die zur Umsetzung neuer Pläne notwendig sind. Er wird auch bei chronischen Erkrankungen angewendet. Tsavorit wird zudem bei Behandlungen von Sinnesstörungen, wie Augenzucken oder Ohrensausen, eingesetzt.

Physikalische Eigenschaften

Kristallsystem	Kubisch
Härte (Mohs)	7 – 7,5
Dichte (g/cm³)	3,59 – 3,68
Spaltbarkeit	Keine
Bruch	Muschelig
Farbe, Glanz	Smaragdgrün
Lichtbrechung	1,734 – 1,745
Doppelbrechung	Keine
Strichfarbe	Weiß

Anwendungen

Der Stein sollte direkt am Körper getragen werden. Dafür eignen sich zum Beispiel ein Anhänger oder eine Kugelkette, aber auch jedes andere Schmuckstück, das Hautkontakt hat.

Es empfiehlt sich, ihn regelmäßig, mindestens einmal monatlich, zur Reinigung und Entladung in eine mit Wasser gefüllte Schale zu legen. Danach sollte er in die Sonne gelegt und wieder aufgeladen werden.

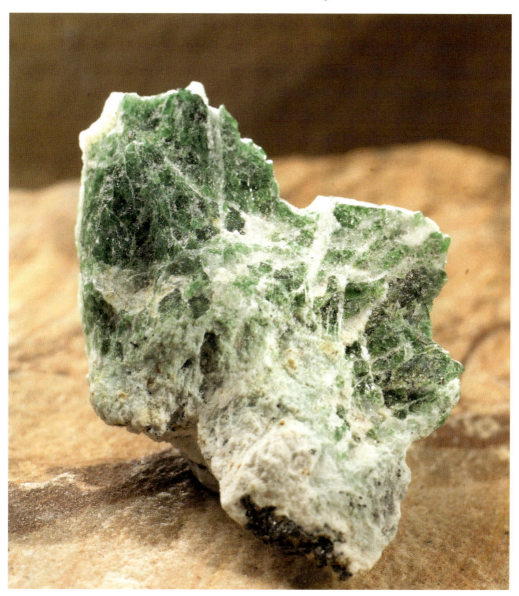

Tsavorit gehört als Mischkristall zu der Ugranditreihe der Granate. Damit sind Grossular, Andradit und Uwarowit seine engsten Verwandten, Verwechslungen gibt es aber vor allem mit Smaragd und Demantoid.

Uwarowit

Bezeichnungen, Synonyme und Handelsnamen

Der Uwarowit wurde nach einem russischen Adeligen, dem Gelehrten, Politiker und ab 1818 Präsident der Akademie der Wissenschaften, Sergej Uwarow (1786–1855), benannt. Synonyme für dieses seltene Mineral sind Chromgranat, Trautwinit und Kalkchromgranat.

Chemische Eigenschaften

$Ca_3Cr_2[SiO_4]_3$

Die physikalischen und chemischen Eigenschaften stimmen mit jenen des Granats überein. Sein Chromgehalt verleiht dem Uwarowit die prächtige, dunkelsmaragdgrüne Farbe. Eine Besonderheit des Uwarowits ist, dass er nicht von Säuren angegriffen wird und nicht vor der Lötlampe schmelzbar ist.

Geschichte und Mythos

Wie zahlreiche Edelsteinvarietäten war auch der Uwarowit lange Zeit ein unerkannter Unbekannter. Wegen seiner äußerlichen Ähnlichkeit mit dem schon wesentlich länger bekannten Smaragd muss man heute davon ausgehen, dass Uwarowit in seiner früheren Geschichte fälschlicherweise als solcher verehrt und gehandelt wurde.

Physikalische Eigenschaften

Kristallsystem	Kubisch
Härte (Mohs)	7,5
Dichte (g/cm³)	3,41 – 3,52
Spaltbarkeit	Keine
Bruch	Muschelig
Farbe, Glanz	Smaragdgrün bis dunkelgrün, Glas- bis Diamantglanz
Lichtbrechung	1,87
Doppelbrechung	Keine
Strichfarbe	Weiß

Entstehung

Uwarowit findet man gemeinsam mit Chromit in Serpentiniten, metamorphen Kalksteinen, besonders auch in Eisen und Magnesium führenden Gesteinen sowie im Skarn. Begleitmineralien sind Chromdiosid, Chromit und Kämmerit.

Vorkommen

Dieses Granatmineral ist überaus selten. Schleifwürdige Steine von einem Karat sind so rar, dass sie als Museumsstücke gelten. Man findet Uwarowit in Russland, Finnland, Südafrika, Kanada, Polen, USA, Norwegen sowie Äthiopien.

Charakteristika

Üblicherweise kommt Uwarowit in Form kleiner Kristalle mit gestreiften Flächen vor. Man findet ihn aber auch als Krustenüberzug und in körnigen Massen. Meist sind die Kristalle durchsichtig bis durchscheinend.

Häufige Verwechslungen

Der Uwarowit wird leicht mit Demantoid und Smaragd verwechselt.

Imitationen

Es sind keine Fälschungen bekannt.

Verwendung

Dieses Mineral wird nur selten zu Schmuck verarbeitet. Es ist in erster Linie für Sammler und Wissenschaftler von Bedeutung.

Therapeutische Wirkungen

Uwarowit fördert den Mut zur Individualität, die Begeisterung für eine Aufgabe und die Klarheit des Denkens. Er gibt Frieden, Ruhe und Gelassenheit. Uwarowit wirkt fiebertreibend und hilft bei Nieren- und Blasenbeschwerden. Er wirkt anregend auf das Herzchakra und kann stabilisierende Effekte auf Beziehungen haben.

Anwendungen

Uwarowit sollte direkt am Körper getragen werden. Dafür eignen sich zum Beispiel ein Anhänger oder eine Kugelkette, aber auch jedes andere Schmuckstück, das Hautkontakt hat. Es empfiehlt sich, ihn regelmäßig, mindestens einmal monatlich, zur Reinigung und Entladung in eine mit Wasser gefüllte Schale zu legen. Danach sollte er in die Sonne gelegt und wieder aufgeladen werden.

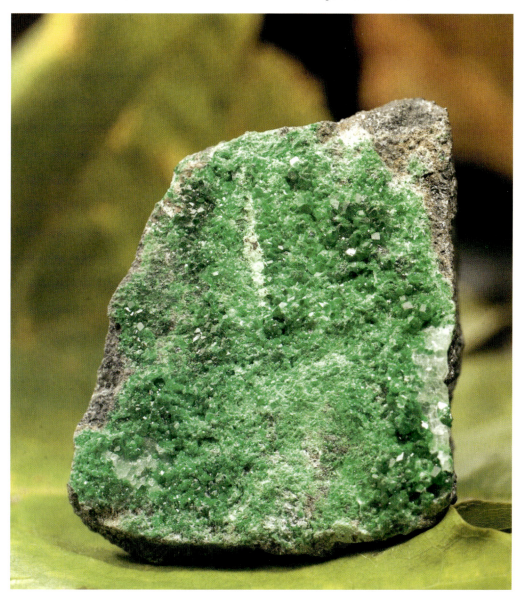

Mitunter bildet Uwarowit Krustenüberzüge auf dem Muttergestein, dann sind die leuchtend smaragdgrünen Kristalle eher klein. Uwarowit gehört mit Grossular und Andradit zur Ugranditreihe der Granate.

Korundgruppe

Der Gruppe des Korunds entstammen einige der farbenprächtigsten, seltensten und kostbarsten Steine überhaupt.

Die Berühmtheiten: Rubin und Saphir
Zu Korunden zählen Varietäten wie der rote Rubin. Auch er wurde, wie der Granat, in früheren Zeiten als Karfunkel bezeichnet. So soll der Karfunkelstein, aus dem der sagenumwobene Gral gefertigt wurde, aus Rubinen und Granaten bestanden haben. Die alten Griechen nannten den Rubin »die Mutter aller Edelsteine«, die Römer »die Blume unter den Steinen«, die Inder »Herr der Edelsteine«. Der Rubin zählt bis heute zu den teuersten Edelsteinen weltweit. In Bezug auf seine Härte wird er nur noch vom Diamanten übertroffen.

Der blaue Saphir ist den heiligen Schriften des alten Indien zufolge dem Planeten Saturn geweiht. Sein Name stammt von dem griechischen »sappheiros«, was so viel wie blauer Stein bedeutet. Er erscheint jedoch in allen Farben, mit Ausnahme von Rot. Der Saphir kommt häufiger vor als der Rubin, gehört aber auch zu den wertvollsten Edelsteinen. Im englischen Kronschatz befinden sich beispielsweise zwei berühmte Saphire, der »Stuart-Saphir« und der »St.-Edwards-Saphir«. Der größte je gefundene Saphir wiegt über zwölf Kilogramm und wurde in Oberbirma ausgegraben.

Stillere Schönheiten
Der Name des orangefarbenen Padparadscha leitet sich aus dem Singhalesischen ab und bedeutet so viel wie »zu Füßen des Herrschers«. Er gilt als der anmutigste Stein dieser Mineralgruppe und ist auch sehr selten. Seit Jahrhunderten wird er als Schmuck- und Heilstein geschätzt. Auch der unscheinbar trübe gemeine Korund, der farblose Leukosaphir sowie der Schmirgel gehören zu dieser Gruppe. Unter Kennern stellt man die Farbe des Steines immer voran und spricht vom grünen Korund, rosa Korund und so weiter. Nur beim farblosen Leukospahir und beim Padparadscha ist das

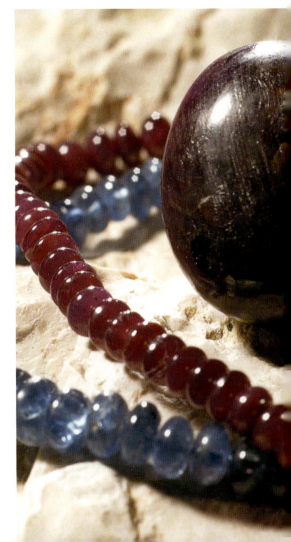

nicht notwendig, da der Name selbst die Farbe des Steines schon verrät.

Korunde bestehen aus kristallisierter Tonerde. Ihre Verbindung setzt sich aus Aluminium und Sauerstoff zusammen. Das Zusammenspiel dieser Elemente bringt ein schweres, hartes und dauerhaftes Mineral hervor. In reiner Form tritt der Korund farblos auf. Durch verschiedene Beimengungen bedingt, findet man ihn aber auch in allen Farben des Regenbogens.

Alle Korunde gehören zur Mineralklasse der Oxide. Sie sind eigentlich Verbrennungsprodukte, denn wird ein Stoff verbrannt, verbindet er sich mit Sauerstoff, daher der Name. Die entstehenden Oxide sind sehr stabile Verbindungen, die daraus gebildeten Mineralien sehr hart.

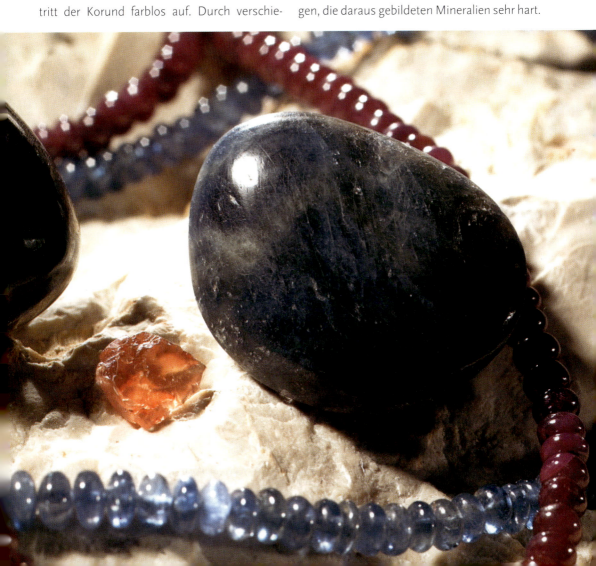

Padparadscha

Bezeichnungen, Synonyme und Handelsnamen

Der Name Padparadscha leitet sich von einem singhalesischen Wort ab und bedeutet so viel wie »zu Füßen des Herrschers«. Damit, dass in Asien Herrscherstatuen meist auf einer Lotusblüte stehend gefertigt wurden, erklärt sich das Synonym für diesen Stein: Lotosblume oder auch Morgenblüte. Es handelt sich um einen orangefarbenen Saphir, der stets rote Farbzentren besitzt und von großer Leuchtkraft ist. Aus diesem Grund und seiner warmen und seltenen Farbtönungen wegen ist er sehr beliebt.

Chemische Eigenschaften

Al_2O_3 + Cr, Fe, Ti, V

Padparadscha gehört zur Mineralklasse der Oxide. Farbgebende Substanzen sind Chrom, Eisen und Vanadium.

Geschichte und Mythos

Für Padparadscha gelten die Überlieferungen des Saphirs (→ Seite 344). Der Stein wurde als Trank gegen Tierbisse oder -stiche verabreicht und als Stein der Weisheit, Treue und Vernunft verehrt.

Um einen Trank gegen gefährliche Tiergifte herzustellen, wurde in der Antike ein Padparadscha einige Tage in Wasser gelegt.

Entstehung

Padparadscha ist aus sehr unterschiedlichen gesteinsbildenden Prozessen hervorgegangen. Er entsteht in Pegmatiten, Peridotiten, Amphiboliten, Gneisen, Marmoren sowie als Fremdeinschluss in vulkanischen Gesteinen. Muttergesteine sind dolomitisierte Marmore, Basalte und Pegmatite.

Vorkommen

Als besonderer Fundort sticht Ceylon hervor, ansonsten wird Padparadscha gemeinsam mit Saphir gefunden.

Charakteristika

Als anmutigster und edelster Vertreter der Korundfamilie gilt der orange, mit einem Rosastich veredelte Padparadscha. Dieser Saphir zeichnet sich durch seine exquisite Farbe und Seltenheit aus.

Verwechslungen, Imitationen

Sind nicht bekannt.

Verwendung

Der Padparadscha wird vor allem als Schmuck- und Heilstein seit Jahrhunderten geschätzt.

Therapeutische Wirkungen

Padparadscha und andere farbige Saphire wirken nicht so stark wie blauer Saphir. Sie zeichnen sich jedoch durch andere Eigenschaften aus. Diese Steine nehmen besonders auf das Lymphdrüsensystem einen positiven Einfluss. Damit verbunden ist auch eine Kräftigung von Milz und Knochenmark. Das daraus resultierende Wohlbefinden erstreckt sich auf den gesamten Organismus.

Padparadscha bestärkt positive Charaktereigenschaften. Er schützt vor schlechten Einflüssen in der Partner- und Freundschaft. Neid,

Physikalische Eigenschaften

Kristallsystem	Trigonal
Härte (Mohs)	9
Dichte (g/cm³)	3,95–4,03
Spaltbarkeit	Keine
Bruch	Muschelig, uneben, splittrig
Farbe, Glanz	Rötlich bis orangegelb, Glasglanz
Lichtbrechung	1,762–1,778
Doppelbrechung	–0,008
Strichfarbe	Weiß

Missgunst und Überheblichkeit können durch die Einflüsse des Padparadschas verschwinden. Der Stein ist wie ein Schutzschild für seinen Träger und wirkt besonders gut über das Nabel- und Sakralchakra.

Anwendungen
Padparadscha kann am Körper getragen oder aufgelegt werden. Nach Gebrauch reinigt man diesen Stein unter fließendem lauwarmem Wasser (wie bei Saphir, → Seite 347).

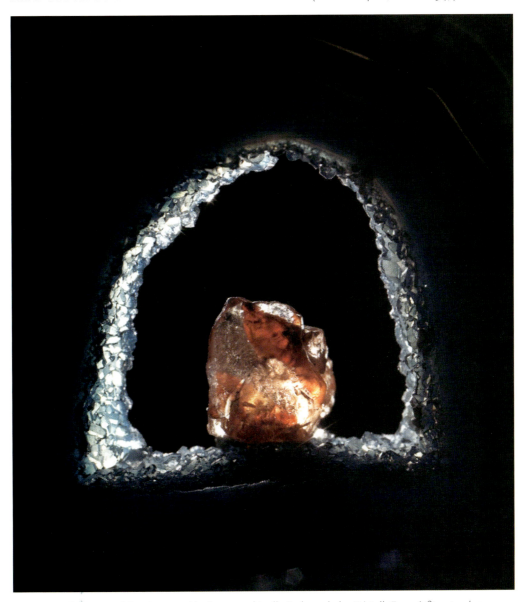

In warmen Orange- und Rottönen strahlt dieser prachtvolle Padparadscha-Kristall. Er genießt unter den »Fehlfarben« des Saphirs (also allen nicht blauen Farbtönen) die größte Anerkennung.

Rubin

*Nimm mich wie ein Rubin in deine Glut
und lass aus des Errötens dunkler Tiefe,
lass mich dein Glanz, dein reines Feuer sein.*

Aus: Otto Conradt, Edelsteingedichte

Bezeichnungen, Synonyme und Handelsnamen

Der Name Rubin leitet sich von dem lateinischen Wort »rubeus« für »rot« ab. Anfang des 19. Jahrhunderts ordnete man ihn der Korundgruppe zu. Synonyme für den Rubin sind unter anderem Dementspat, Hartspat, Smyris oder Taubenblut. In früherer Zeit bezeichnete man den Rubin, ebenso wie den roten Spinell und Granat, als Karfunkelstein.

Chemische Eigenschaften

Al_2O_3+ Cr, Ca, Fe, Mg, Si, Ti, Zn

Rubin gehört als Aluminiumoxid zur Korundfamilie und zur Mineralklasse der Oxide. Chrom ist farbgebend, bei bräunlichen Tönen außerdem Eisen. Der Vanadiumgehalt wiederum bestimmt Blautönungen. Es ist jedoch das in den oberen Hälften der Erdkruste so selten vorkommende Chrom, das den Rubin zu

> *Mut, Tapferkeit und Willenskraft wurden dem Rubin seit jeher zugesprochen, und so ist er der Stein der Löwe-Geborenen.*

Physikalische Eigenschaften

Kristallsystem	Trigonal
Härte (Mohs)	9
Dichte (g/cm³)	3,97 – 4,05
Spaltbarkeit	Schlecht, manchmal Absonderung nach der Basis
Bruch	Muschelig
Farbe, Glanz	Rot, in verschiedenen Tönungen, Glasglanz
Lichtbrechung	1,766 – 1,774
Doppelbrechung	0,008
Strichfarbe	Weiß

einem der rarsten Edelsteine macht. Nur chromhaltigen Korund bezeichnet man als Rubin.

Geschichte und Mythos

Einer ist rot wie reines Blut und heißt rubinus.

Aristoteles

»Mutter aller Edelsteine« nannten die alten Griechen den Rubin. Die Römer wiederum sprachen von der »Blume unter den Steinen«. Derlei Lobpreisungen verdankt dieses Prachtstück seiner Seltenheit und Schönheit.

Der Rubin gilt als das Blut der Erde. Auch der sagenumwobene Karfunkel, aus dem das Gralsgefäß gefertigt wurde, soll aus Rubin oder Granat bestanden sein. Legenden besagen, dass der Rubin als Stein gewordene, göttliche Kraft die geistige und sinnliche Liebe miteinander vereint. Seit Urzeiten verkörpert er die Kraft der Liebe und des Lebens. Gleichzeitig gilt dieser Edelstein als Symbol für die Treue.

Erste heilkundliche Anwendungen sind aus dem Mittelalter bekannt. Man setzte ihn als Zauber gegen die Pest ein. Verdunkelte sich seine Farbe, wechselte sein Besitzer rasch den Ort, um sich vor Ansteckung zu schützen. Erhellte sich der Stein, kehrte er wieder zurück.

Sonnenkraft für Herrscher

In der mittelalterlichen Astrologie ordnete man den Rubin dem Mars zu. Er wird als Glücksstein der im Zeichen des Löwen Geborenen bezeichnet und verspricht Gaben wie Freiheit, Ansehen und Güte. Im prunkvoll strahlenden Rubin sah man auch die gewaltige Sonnenkraft gespeichert – ein Grund dafür, warum Kaiser und Könige diesen kostbaren Stein seit Jahrhunderten schätzten. Ein Rubin von 250 Karat zierte beispielsweise die Böhmische Wenzelskrone von Karl dem IV. Zu den größten nicht facettierten Steinen zählt der Edward-Rubin. Er wiegt 167 Karat. Man findet ihn im Britischen Naturhistorischen Museum in London.

Entstehung

Bei der Kristallisation von Rubin sind Marmor, Basalt, Pegmatit sowie metamorphe Gesteine beteiligt. Man findet den Rubin vor allen Dingen in besonderen Marmoren und auf Seifen-

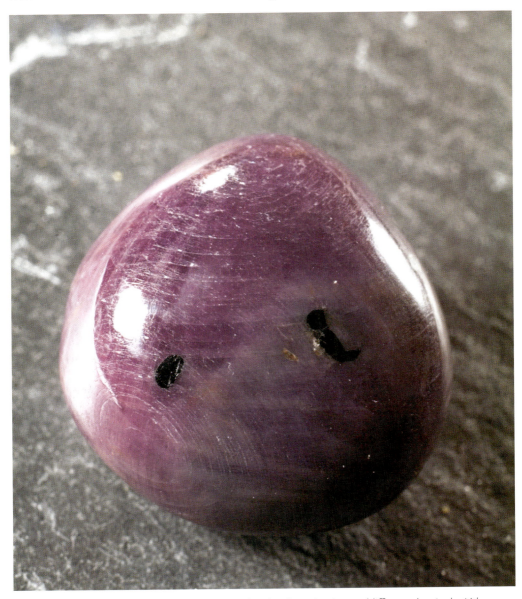

Einfarbiges Tiefrot zeigen die begehrtesten Rubine, die als Schmucksteine geschliffen werden. In der Lithotherapie verwendet man auch die weniger beliebten Farbnuancen und Steine mit Streifen oder Flecken.

lagerstätten. Die Art seiner Einschlüsse gibt meist auch einen Hinweis auf seinen Fundplatz.

Vorkommen

Der Rubin wird wegen seiner hohen Dichte normalerweise durch Waschen von Flusskiesen, Sanden und sonstigen Verwitterungsmaterialien ausgesondert. Danach wird er in einem Konzentrat angereichert und von Hand verlesen.

Die Gewinnung ist vielerorts einfach und primitiv wie vor hunderten von Jahren. Allerdings arbeiten einige staatliche Gesellschaften neuerdings mit hoch technisierten Geräten. In jeder Fundstätte gibt es anders getönte Steine. Der Siam-Rubin bezeichnet beispielsweise nicht seine Herkunft, er macht vielmehr eine Aussage über seine Qualität.

In Oberbirma werden seit Jahrhunderten verschiedene Fundstellen ausgebeutet. Die rubinführende Schicht liegt knapp unter der Oberfläche. Dort findet man jene taubenblutfarbenen Steine, die als die wertvollsten Rubine gelten. Nur ein geringer Teil eignet sich jedoch für die Schmuckherstellung.

Die bedeutendsten Rubin-Fundorte liegen in Birma, Thailand, Sri Lanka und Tansania. Fundorte von geringerer Bedeutung finden sich unter anderem in Australien, Afghanistan, Brasilien oder Indien.

Charakteristika

Dieser Stein zählt zu den teuersten Edelsteinen weltweit. Seine meist gedrungene Gestalt verdankt er der Verbindung aus einem sechsseitigen Prisma mit großen Endflächen, dessen Kanten meist durch kleine Rhomboederflächen abgestumpft sind. Rubine bilden höchst selten große Kristalle. Oft sind verschiedene steile Bipyramidenflächen gleichzeitig entwickelt. Dadurch entstehen die tonnenförmig gewölbten Kristallformen. Ab und an findet man auch

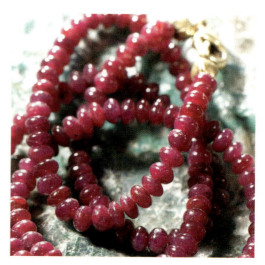

Bei einer Rubinkette wirkt der direkte Hautkontakt sowie die Goldfassung verstärkend.

mehrere hintereinander angeordnete Zwillingsbildungen, die durch Anwachsstreifen und Lamellenaufbau charakterisiert sind.

Härtestes Mineral nach dem Diamant

In Bezug auf seine große Härte wird der Rubin nur vom Diamanten übertroffen. Allein dieser Stein vermag ihn zu ritzen. Auch die hohe Lichtbrechung und das hohe spezifische Gewicht weisen auf die Einzigartigkeit des Rubins hin. Nicht umsonst sprechen die Inder auch vom »Herrn der Edelsteine«

Der Rubin besitzt wie alle Korunde keine Spaltbarkeit, ist jedoch in bestimmten Richtungen teilbar. Sein Farbenspektrum reicht von rosa bis karminrot und orangerot. Besonders begehrt ist die so genannte Taubenblutfarbe. Dabei handelt es sich um ein reines Rot mit einem Stich ins Bläuliche. Meist ist die Farbverteilung jedoch ungleich oder fleckig.

Durch eingelagerte Rutilnädelchen entsteht manchmal Asterismus. Bei entsprechendem Cabochonschliff kommt es auch zum Katzenaugeneffekt.

Verwechslungen

Es gibt zahllose Verwechslungsmöglichkeiten mit anderen roten Steinen wie Almandin, Hyazinth, Pyrop, Spinell oder Zirkon.

Imitationen

Seit Anfang des Jahrhunderts erhält man synthetische Rubine mit Edelsteinqualität. Sie gleichen den natürlichen in den chemischen, physikalischen, vor allem aber in den optischen Eigenschaften. Die künstlichen Steine sind jedoch an ihren Einschlüssen zu erkennen.
Im Handel gibt es zahlreiche Nachahmungen. Glasimitationen und Dubletten aus einem Granat-Oberteil und einem Glas-Unterteil sind bekannt. Gerne werden auch Methoden wie Erhitzen, Wachsen oder Ölen eingesetzt.

Verwendung

Rubine werden bis heute gerne als Macht- und Statussymbole von Monarchien und Fürstenhäusern eingesetzt. Seit Jahrtausenden nutzt man die roten Prachtexemplare als Schmuck- und Heilsteine. Wegen ihrer großen Härte werden alle Korunde gerne als Schleifmittel verwendet. Man findet sie auch als Lagerstein für Uhren und andere Präzisionsinstrumente.
Große Steine werden selten angeboten. Eine der wenigen Ausnahmen bildet hierbei das Riesenexemplar »Rosser Reeves Ruby«, der 138 Karat wiegt. Es handelt sich um einen Sternrubin in der Größe einer Walnuss. Man findet ihn im Smithsonian Institution in Washington. Ebenso bekannt ist der »De-Long-Sternrubin« mit 100 Karat, der im Naturhistorischen Museum von New York zu bewundern ist.

Therapeutische Wirkungen

Vor Jahrhunderten nutzten die Menschen diesen kostbaren Stein, um mit ihm ihr Schicksal zu »erwürfeln«. Der Rubin sollte helfen, Lösungen und Entscheidungen zu finden. Mit seiner Hilfe sammelt man Energie und regt die Konzentration an.

Dieser Edelstein wirkt auf das Herz- und Kreislaufsystem. Er begünstigt die Versorgung des Körpers mit Nähr- und Wirkstoffen sowie mit Sauerstoff. Gleichzeitig wird der Abtransport von Stoffwechselendprodukten und Schadstoffen begünstigt. Rubin senkt den Blutdruck und bewahrt dadurch das Herz vor Erkrankungen. Bei Frauen in den Wechseljahren wirkt er ausgleichend. Zudem hilft er übergewichtigen Menschen, die an Stoffwechselerkrankungen leiden. Der Stein reguliert und gleicht Drüsenfunktionen aus.

Auch als Glücksstein der Liebe gilt der Rubin. In der Partnerschaft verstärken sich durch seine Unterstützung Harmonie, Sensibilität, Liebe und Treue. Außerdem schützt er vor Neid, Intrigen und Missgunst. Der Rubin steht für Lebenskraft, Leidenschaft und starke Gefühle. Er entfaltet seine Energien am besten über das Wurzel- und Herzchakra. In der Meditation beantwortet er längst verdrängte Lebensfragen. Daraus ergeben sich neue Perspektiven und Visionen.

> Kugelketten aus Rubin sollten am besten etwa acht Stunden in einer Schale mit Hämatittrommelsteinen aufladen dürfen.

Anwendungen

Rubin sollte mit direktem Hautkontakt am Körper getragen werden. Roh oder gemugelt eignet er sich am besten zum Auflegen. Eine besondere Heilwirkung sollen Rubinketten aufweisen. Sie wirken blutdruckregulierend, insbesondere während der Menstruation. Eine Gold- oder Silberfassung soll die Heilwirkung erhöhen.
Reinigung und Entladung erfolgen ein- bis zweimal monatlich unter fließendem lauwarmem Wasser. Aufgeladen wird dieser Stein unter direkter Sonneneinstrahlung.

Saphir

Der klare Saphir
Er ist ein heiteres Sternenkind,
wie alle Joviskinder sind,
blickt das Leben so freundlich an,
man meint, er hätt uns was Liebes getan.
Mit leichten Scherzen
versöhnt er die Herzen,
in glühenden Schmerzen
kühlt er die Herzen.
Drum sorgenfrei,
fest und treu
trag ihn am Herzen!

Aus: Theodor Körner, Die Monatssteine

Bezeichnungen, Synonyme und Handelsnamen

Saphir bedeutet »Blauer Stein« (griechisch: »sappheiros« = blauer Stein). Auf Sanskrit spricht man vom »sauritana«, einem dem Saturn geweihten Stein.

Diese edle Varietät des Korunds umfasst alle Farben außer Rot. Fälschlicherweise wird häufig von grünem, gelbem oder orangem Saphir gesprochen. Wenn jedoch Saphir ohne Zusatz

genannt wird, meint man immer den blauen Vertreter.

Bis in das Mittelalter nannte man den heutigen Lapislazuli Saphir. Erst spät erkannten Forscher die Edelsteinqualitäten des Korunds und konnten daraufhin Lapislazuli und Korund beziehungsweise Saphir unterscheiden.

Synonyme für Saphir sind Hartspat, Demantspat, Harmophan, Sanritana und Smyris. Je nach Farbe oder Zeichnung werden einige Varietäten benannt:

Girasolsaphir – Katzenauge
Katzensaphir, Luchssaphir – Saphir mit fleckiger Färbung
Leukosaphir – Farblose Varietät
Padparadscha – Lachsfarbener Saphir (→ Seite 338)
Purpursaphir – Violette Varietät
Sri-Lanka-Alexandrit – Saphir mit Farbwechsel
Topasasterien – Gelber Sternsaphir
Telesia – Kornblumenblaue Varietät

Chemische Eigenschaften

Al_2O_3 + Cr, Fe, Ti, V

Saphir gehört zur Korundgruppe und damit zur Mineralklasse der Oxide. Er verfügt über dieselben chemischen und physikalischen Eigenschaften wie der Rubin. Farbgebend sind beim Saphir jedoch Titan, Vanadium- und Eisenoxid. Das häufigere Auftreten von Saphir im Vergleich zum Rubin begründet sich durch den enthaltenen Farbstoff. Titan-Eisen-Verbindungen findet man vermehrt in den oberen Schichten der Erdkruste. Als Begleitmineralien treten beispielsweise Spinell, Rubin, Topas und Granat auf.

Geschichte und Mythos

Die Kraft des Saturns wollten sich Kaiser und Könige seit alters her nutzbar machen. Um 200 n. Chr. schrieb Damigeron: »Der Saphir ist von Gott großer Ehren teilhaftig, Könige pflegen ihn um den Hals zu tragen.« In der Bibel

---

Physikalische Eigenschaften

Kristallsystem	Trigonal, tonnenförmig, taflig
Härte (Mohs)	9
Dichte (g/cm³)	3,95 – 4,03
Spaltbarkeit	Keine
Bruch	Kleinmuschelig, uneben, splittrig
Farbe, Glanz	Blau in verschiedenen Tönungen, farblos, rosa, orange, gelb, grün, violett, schwarz, Glasglanz
Lichtbrechung	1,762 – 1,778
Doppelbrechung	– 0,008
Strichfarbe	Weiß

vergleicht ihn der Prophet Hesekiel mit dem Blau des Himmelszeltes: »Siehe, über der festen Platte, die sich zu Häupten der Cherubine befand und anzusehen war wie ein Saphir, war etwas wie ein Thron zu sehen.«

Gegen giftige Tierbisse oder -stiche verabreichte man im antiken Griechenland einen Trank, in den einige Tage vorher ein Saphir gelegt wurde. Zudem verehrten die Griechen den Saphir als Stein der Weisheit, Treue und Ver-

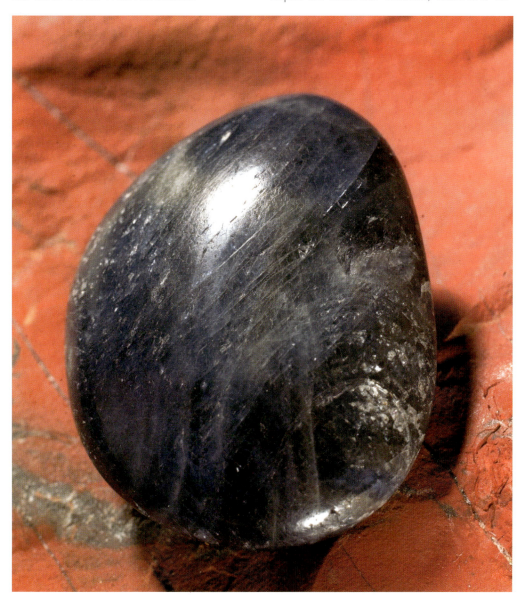

Auch wenn man heute das Farbspektrum der Saphire anerkennt und mehrere Farben in schleifwürdigen Qualitäten als Schmucksteine verwendet, sind solche tiefblauen Färbungen nach wie vor die begehrtesten.

nunft. Für die Ägypter galt er als Symbol der Treue und somit auch als Schutzstein der Ehe.

Himmelsstein des Mittelalters
Im Mittelalter leitete man die magische Kraft dieses Prachtexemplars unmittelbar von Gott her. Durch seine blaue Farbe stellte er die Verbindung zum Himmel dar. Zugleich symbolisierte er Freundschaft und Treue. Er verlieh Gesundheit und schützte vor dem Bösen. Hildegard von Bingen wiederum nutzte ihn als Heilstein und versuchte mit seiner Hilfe krankhafte Besessenheit zu heilen. In der Astrologie galt der Saphir als Glücksstein für die im Zeichen der Fische Geborenen. Dieser Stein sollte seinen Träger vor Verrat schützen, seine Gesundheit bewahren und die Reinheit seiner Seele bewirken.

Berühmte Kronjuwelen
Große Saphire gelten als Seltenheit. Im englischen Kronschatz befinden sich gleich zwei

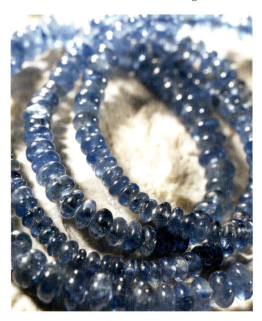

Kleine Saphire wurden hier zu einer Kugelkette gefügt, die gute Heilwirkungen erzielt.

berühmte Saphire, der »Stuart-Saphir« und der »St.-Edwards-Saphir«. Der »Stern von Asien«, ein Sternsaphir mit 330 Karat, wurde von der Smithsonian Institution erworben. Im Grünen Gewölbe von Dresden findet man einen außergewöhnlich prachtvollen Säbel aus dem 17. Jahrhundert. Der goldene Griff ist mit blauen Saphiren und Diamanten besetzt. Der größte Sternsaphir, mit einem Gewicht von 12,6 Kilogramm, wurde in Birma gefunden.

Entstehung
Blaue Saphire sind aus sehr unterschiedlichen gesteinsbildenden Prozessen hervorgegangen. Sie entstehen in Pegmatiten, Peridotiten, Amphiboliten, Gneisen, Marmoren sowie als Fremdeinschluss in vulkanischen Gesteinen. Muttergesteine sind dolomitisierte Marmore, Basalte und Pegmatite.

Vorkommen
Da Saphir aus den gleichen chemischen Elementen besteht wie der Rubin, sind auch die Vorkommen mit denen des roten Verwandten häufig gleich. Er wird fast nur auf angeschwemmten Lagerstätten gewonnen. Von Hand abgetragene Hänge oder Gruben ermöglichen den Abbau der in der Tiefe liegenden edelsteinführenden Schichten. Die Trennung von Ton, Sand und Kies erfolgt durch Auswaschen der Edelsteine. Zu den Fundorten zählen unter anderem Sri Lanka, Birma, Thailand und China.

Charakteristika
Der Saphir ist seit jeher weiter verbreitet als sein Bruder, der Rubin. Wie der Diamant hat er einen stolzen Preis. Es gibt helle und dunkle, reine und gemischte Farbtöne. Sattes Königsblau und Kornblumenblau sind die typischen und daher beliebtesten Farben.
Dieser Edelstein bildet tafelige, prismatische Kristalle mit doppelt-pyramidaler und hexago-

naler Struktur. Er erscheint in Form derber spätiger Massen und bildet gelegentlich auch Zwillinge sowie Viellinge. Durch eingelagerte Rutilnadeln, Haarrisse oder feinste Kanälchen kann Asterismus oder Katzenaugeneffekt entstehen, wie beim Rubin. In Edelsteinqualität zeigt der Saphir Glasglanz.

Verwechslungen
Der blaue Saphir ist unter anderem dem Benitoit, Cordierit, Spinell, Tansanit und Zirkon sehr ähnlich. Gewissheit über die Echtheit eines Steins bringt meist nur die mineralogische Analyse im Labor.

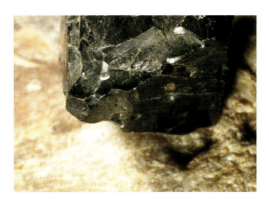

Spinell (→ Seite 259) gehört zu den Steinen, mit denen Saphir oftmals verwechselt wird.

Imitationen
Zu Beginn des 20. Jahrhunderts begann man, synthetischen Saphir zu züchten, der dieselben Eigenschaften haben sollte wie das Original. Dieses Verfahren ist als die so genannte »Verneuil-Synthese« bekannt, benannt nach dem französischen Mineralogen und Erfinder der Synthese.
Seither findet man auch künstliche Sternsaphire in Schmuckqualität. Fachleute raten davon ab, in Urlaubsländern auf scheinbar günstige Angebote einzugehen. Diese Steine sind der Erfahrung nach häufig synthetisch hergestellt, gebrannt oder bestrahlt.

Verwendung
Saphir findet man unter anderem in Form von Cabochons, Facetten oder Tumblerarbeiten. Er ist auch ein sehr beliebter Heilstein. Am Abend entfaltet dieser Stein seine Leuchtkraft am besten, am Tag wirkt er eher dunkel.

Therapeutische Wirkungen
Saphir kräftigt den Darm und wirkt fiebersenkend. Zudem hilft dieser Edelstein bei Sodbrennen, Verdauungsproblemen sowie Magengeruch. Er hat sich bei Rheuma, Gicht, Nervenschmerzen und Neuralgien bewährt. In Form von Ketten oder Essenzen wirkt er gut gegen Hauterkrankungen.
Saphir fördert Konzentration und Geisteskraft. Den Alltagsstress lindert dieses edle Mineral, weil es eine sanfte, stetige Wirkung auf das Nervensystem hat. Auch bei Depressionen und Prüfungsangst soll der Saphir eine positive Wirkung entfalten. Der Stein stärkt Körper, Geist und Seele. Mit seiner Hilfe konzentriert man sich auf die wichtigen Fragen des Daseins und überprüft dadurch selbstkritisch sein Leben. Unwichtige Dinge werden verworfen, dafür gewinnt Essenzielles an Bedeutung. Nicht umsonst bezeichnet man den Saphir auch als »Stein der Weisen«. Am besten wirkt er über das Stirnchakra, kann jedoch durch seine hohe Energie über alle Chakren eindringen.

Anwendungen
Saphir sollte am Körper getragen oder aufgelegt werden. Nach Gebrauch reinigt man den Saphir unter fließendem lauwarmem Wasser. Man entlädt diesen sehr kräftigen Edelstein in einer Schale mit Hämatit- und Bergkristalltrommelsteinen über Nacht. Ketten werden in einer trockenen Schale mit Trommelsteinen von Bergkristall über Nacht entladen. Zum Aufladen wird der Saphir in die Sonne gelegt.

Opalgruppe

Opale gibt es in mannigfaltigen Erscheinungsformen und entsprechend zahlreich sind ihre Handelsnamen, so etwa Andenopal, Pinkopal, Hyalith, Prasopal oder der Kascholong aus Russland. Ihre Einteilung erfolgt nach ihrem Farbenspiel, ihrer Transparenz sowie bei den Edelopalen nach ihrer Körperfarbe und ihrem Erscheinungsbild.

Ein Sinnbild für Schönheit

Zwei der bekanntesten Opale sind der Edelopal mit seinem lebhaften Farbenspiel und der gelbrot »flammende« Feueropal. Der Edelopal ist seit Jahrhunderten Sinnbild für Schönheit und Anmut. Aufgrund seiner vielfältigen Erscheinungsformen wird er oft verwechselt, zum Beispiel mit dem Labradorit oder Mondstein, und auch oft imitiert, manipuliert und gefälscht.

Der Feueropal kam erst Anfang des 19. Jahrhunderts nach Europa. In Nord- und Südamerika wird er seit Jahrhunderten als Stein der Liebe verehrt. Da dieser Edelstein recht selten vorkommt, ist er auch entsprechend wertvoll.

Auch weniger bekannte Steine dieser Mineralgruppe lernen Sie in diesem Abschnitt kennen, etwa den Andenopal, Moosopal, Boulderopal, Girasol oder den Schwarzen Opal. Sie sind alle nähere oder fernere Verwandte des Edelopals. Der Andenopal wird beispielsweise nur in Peru gefunden. Der Moosopal wurde erst Anfang des 20. Jahrhunderts entdeckt. Der farbenprächtige Boulderopal kommt nur im australischen Queensland vor. Dem Girasol fehlt das Opalisieren in allen Farben, das für die anderen Exemplare dieser Gruppe so typisch ist. Der Schwarze Opal gehört zu den begehrtesten Schmuck- und Heilsteinen.

Charakteristischer Lichteffekt

Der Begriff Opal geht auf das altindische Wort »upala« für Edelstein zurück. Diese Steine gehören zur Mineralklasse der Oxide. Sie bestehen aus Siliziumdioxid und bis zu zwanzig Prozent aus Wasser.

Das wichtigste Charakteristikum der Opale ist ihr Opalisieren. Die hauchdünnen Schichten

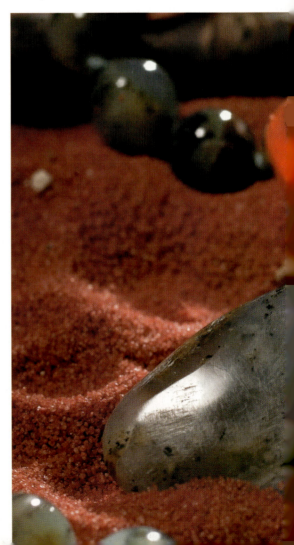

des Edelsteines sind aus einer Mischung aus Kieselsäure und Wasser aufgebaut. Je nachdem, wie dick diese Schichten sind, treten Lichtinterferenzen und -beugungen in den Siliziumdioxid-Kügelchen dieser Schichten auf und erzeugen ein buntschillerndes Nebeneinander leuchtender Farben. Opale kommen in allen Farben vor. Alle Rätsel der Farbschöpfung des Kosmos scheinen sich in ihnen zu vereinigen, weshalb sie auch als die geheimnisvollsten aller Edelsteine gelten.

Früher wurden sie als Steine angesehen, die in sich Teile anderer Edelsteine bergen: das wertvolle Rot des Rubins, das Purpur des Amethysts, das magische Blau des Saphirs und das kostbare Grün des Smaragds.

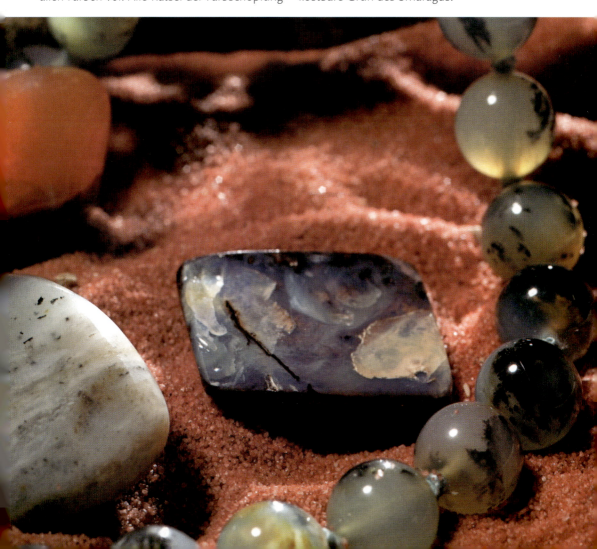

Chrysopal

Bezeichnungen, Synonyme und Handelsnamen

Der Name ist eine Zusammensetzung aus dem griechischen Wort »chrysos« für Gold und dem altindischen Wort für Edelstein, »upala«.

Chemische Eigenschaften

$SiO_2 \cdot H_2O \cdot Cu$

Der Chrysopal zählt zur Mineralklasse der Oxide. Er besteht aus Siliziumdioxid, Wasser und dem farbgebenden Kupfer.

Geschichte und Mythos

Traditionell gilt der Chrysopal als Stein des Meeres und der Weite. Er verkörpert die Sehnsucht nach einer geistigen Heimat. In Südamerika wird er heute noch als Zauberstein in Herzensangelegenheiten eingesetzt.

Entstehung

Chrysopal entsteht sekundär aus kupferhaltigem Kieselsäuregel, das sich durch Wasserverlust verfestigt. Bei stärkerem Kupfergehalt geht Chrysopal in Chrysokoll über.

Die Schönheit der Opale lässt sich nur bei sorgsamer Pflege erhalten – sie benötigen vor allem ausreichend Feuchtigkeit.

Physikalische Eigenschaften

Kristallsystem	Amorph
Härte (Mohs)	5,5 – 6
Dichte (g/cm³)	1,9 – 2,3
Spaltbarkeit	Keine
Bruch	Muschelig, splittrig, spröde
Farbe, Glanz	Blaugrün, hellblau, türkis, Glas- oder Wachsglanz
Lichtbrechung	1,4 – 1,45
Doppelbrechung	Keine
Strichfarbe	Weiß

Vorkommen

Vorwiegend wird Chrysopal in Peru gefördert.

Charakteristika

Chrysopal ist die blaugrüne Varietät des Andenopals. Damit gehört er zu den Gemeinen Opalen, die sich durch durchscheinend bis undurchsichtige Aggregate und fehlendes Farbenspiel von Edel- und Feueropal unterscheiden.

Verwechslungen

Chrysopras zeigt ein sehr ähnliches Erscheinungsbild, ist aber härter (Mohs'sche Härte 6,5 – 7).

Imitationen

Es sind keine Imitationen bekannt.

Verwendung

Der Chrysopal ist als Heilstein und Schmuckstein in Ketten, Ringen, Armbändern, Broschen usw. sehr beliebt.

Therapeutische Wirkungen

Der Chrysopal wird als Heilstein zur Entgiftung und Regeneration der Leber eingesetzt. Er wirkt fiebersenkend und kann für Linderung bei Herzbeklemmungen sorgen.

Seine stimmungsaufhellenden Eigenschaften sind bekannt, ebenso seine Wirkung gegen Mutlosigkeit. Der Stein öffnet für neue Eindrücke und macht gelassen.

Anwendungen

Der Chrysopal soll direkt am Körper getragen werden. Er kann auf das Chakra aufgelegt werden, für welches zum gegebenen Zeitpunkt das größte Bedürfnis besteht. Am stärksten wirkt er über dem Herzchakra. Manchmal empfiehlt sich auch ein Edelsteinelixier.

Die Reinigung und Entladung des Steines erfolgt am besten unter fließendem lauwarmem Wasser. Opalschmuck kann man über Nacht in eine Schale mit Bergkristallen legen und einmal im Monat mit Wasser besprühen. Den Chrysopal sollten Sie nicht in die Sonne legen, da er leicht austrocknet. Auch beim Waschen wird der Schmuck besser entfernt, da Opale auf Säuren und Seifen sehr empfindlich reagieren und unter Umständen ihren Glanz verlieren. Um Wasserverlust vorzubeugen, sollten wertvolle Steine immer in feuchter Watte aufbewahrt werden.

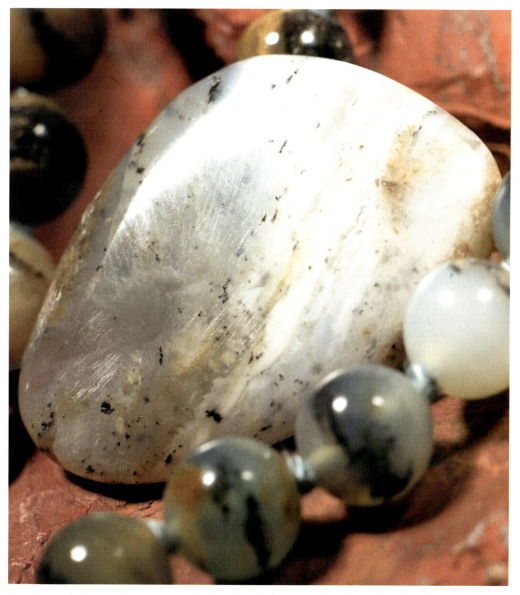

Der Chrysopal gehört zu den Gemeinen Opalen. Statt des bunten Farbspiels, das die Edelopale kennzeichnet, zeigt er die typische milchig-bläuliche Opaleszenz.

Edelopal

*Er hat das zarte Feuer eines Karfunkels,
in ihm wohnt der glänzende Purpur
des Amethysts, das prächtige Meer-
grün des Smaragds, das goldene Gelb
des Topas und das tiefe Blau des Saphirs,
so dass alle Farben in wunderbarer
Mischung zusammen glänzen.*

Aus: Plinius der Ältere (24–79 n. Chr.), Naturalis historia

Bezeichnungen, Synonyme und Handelsnamen

Der Begriff Opal geht auf das altindische Wort »upala« für Edelstein zurück. Im antiken Griechenland wurde der Opal »opalios« und später im alten Rom »opalus« genannt. Es existieren einige Synonyme wie Granulin, Neslit oder Weese, die sich allerdings nie gegen die Bezeichnung Opal durchsetzen konnten.

Chemische Eigenschaften

$SiO_2 \cdot H_2O$

Opale zählen zur Mineralklasse der Oxide. Sie bestehen aus Siliziumdioxid und bis zu 20 Prozent aus Wasser. Der Stein reagiert empfindlich

Im Unterschied zum Opalisieren bezeichnet Opaleszieren den milchig-bläulichen Schimmer und den Perlglanz des Gemeinen Opals.

auf Wasserverlust und sollte daher feucht gelagert werden.

Geschichte und Mythos

In den Sagen und Mythen des Altertums wird der Opal vielfach mit den Göttern in Verbindung gebracht. Der griechischen Mythologie zufolge sind im Opal jene Tränen des Zeus verewigt, die er im Kampf gegen die Titanen vergoss.

Quer durch die Kulturen und über die Epochen hinweg war der Opal Sinnbild der Schönheit und Anmut, im Orient galt er zudem als Symbol der Hoffnung und der Treue. In Indien wird er bis heute als Talisman getragen.

Entstehung

Opal entsteht bei der Zersetzung von wässrigen Kieselsäurelösungen (Silikaten) und scheidet als Kieselsinter aus heißen Quellen aus. Die Temperaturen liegen dabei unter 100 °C.

Unter günstigen Bedingungen beträgt die Entstehungszeit nur wenige Wochen, wie künstliche Opalzüchtungen belegen: Auf den Stollenwänden einer türkischen Mine wurde die Bildung von Opalüberzügen untersucht und daraus auf die Entstehungsdauer unter natürlichen Bedingungen geschlossen.

Vorkommen

Opale werden weltweit abgebaut, die größten Vorkommen befinden sich allerdings in Australien, von wo die weißen, dunklen und schwarzen Opale stammen. Aus Queensland kommt der Boulderopal, eine edle Varietät mit Opaladern in Toneisenstein. Die klassische Fundstelle für Edelopale ist allerdings Schlesien, wo der Prasopal gefunden wird. Weitere Edelopalvorkommen gibt es in Mexiko, USA, Brasilien, Honduras, Indonesien und Äthiopien.

Physikalische Eigenschaften

Kristallsystem	Amorph, nierige, traubige Aggregate
Härte (Mohs)	5,5–6
Dichte (g/cm³)	1,98–2,5
Spaltbarkeit	Keine
Bruch	Muschelig, splittrig, spröde
Farbe, Glanz	Alle Farben, teilweise opalisierend
Lichtbrechung	1,44–1,46
Doppelbrechung	Keine
Strichfarbe	Weiß

Aus Peru stammen die Andenopale: der Pinkopal und Chrysopal. Hyalith kommt aus Tschechien, Kascholong aus Russland und der Türkei sowie aus der Slowakei nahe der Grenze zu Ungarn.

Charakteristika

Wichtigstes Charakteristikum des Edelopals ist der Lichteffekt des Opalisierens (→ Seite 58). Das Rätsel dieses wunderschönen Licht- und Farbenspiels auf der Oberfläche des Steins

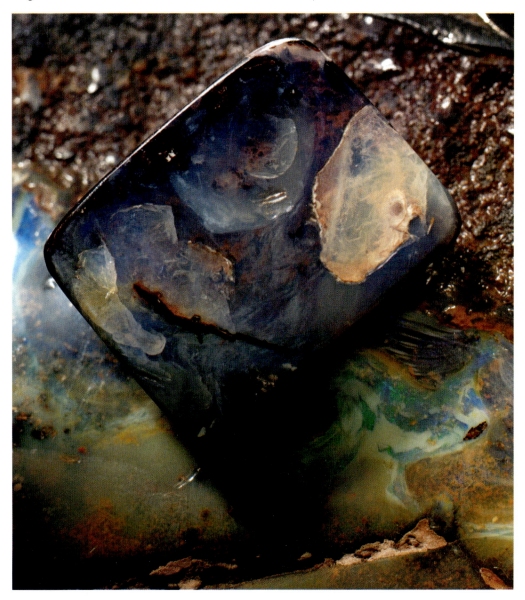

Ein polierter und ein Rohstein des Edelopals, die an der Bruchstelle die bunte Musterung und das charakteristische Opalisieren zeigen.

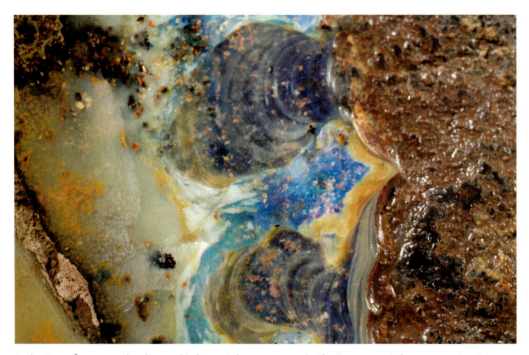

In der Vergrößerung werden die verschiedenen Anlagerungen und teilweise geometrisch ausgewogenen Muster offenbar, die einige Varietäten des Edelopals kennzeichnen.

wurde vor einigen Jahren mit Hilfe des Elektronenmikroskops gelöst. In der Vergrößerung zeigte sich, dass Opal aus unzähligen winzigen, aneinander haftenden Siliziumdioxid-Kügelchen (Cristobalit) besteht. Dadurch kommt es zu Interferenzen und Lichtbeugungen – je nach Größe der Kügelchen entstehen so unterschiedliche Farben.

Das Spektrum der verschiedenen Edelopale ist so groß, dass es verschiedene Gruppierungsmerkmale gibt, um die Vielfalt zu ordnen. Edelopale werden nach Farbenspiel und Transparenz vom durchsichtigen Kristallopal bis hin zum undurchsichtigen Opalith sortiert. Nach Körperfarbe unterscheidet man die Edelsteine vom Schwarzopal über Dunklen und Hellen bis zum Feueropal. Die Einteilung nach Erscheinungsbild greift die verschiedenen Zeichnungen auf: Bilderopal zeigt ansprechende Felder und Schichten, Contra-Luz-Opal zeigt sein Farbenspiel nur bei durchscheinendem Licht, der Hydrophan oder Wasserauge nur nach Wasseraufnahme. Der Leoparden-Opal weist kleine Basaltbläschen auf, Rolling Flash offenbart ein »rollendes« Lichtband und so fort.

Hervorzuheben ist der schwarze Harlekin-Opal, dessen Farbspektrum in geometrischen Feldern angeordnet ist. Die schwarzen Edelopale sind generell wegen ihres lebhaften Farbenspiels besonders begehrt.

Verwechslungen

Häufige Verwechslungen gibt es mit Ammolith, Labradorit, Mondstein und Perlmutt.

Imitationen

Es gibt gute Fälschungen aus Glas und Kunststoff. Ebenso werden geringerwertige Mineralien gefärbt, imprägniert und synthetisiert. Dünne Edelopale werden mit Gemeinem Opal oder Onyx unterlegt, um sie auf diese Weise dicker und wertvoller zu machen. Da die Opallagen im Muttergestein häufig sehr dünn sind, ist dieses Verfahren weit verbreitet. Es nutzt die vorhandenen Ressourcen optimal aus, ohne die Farbeneffekte und die Ausstrahlung des Steins zu verändern. Solange man also darauf achtet, dass eine Schicht echten Opals verwendet wird, ist dieses Verfahren durchaus zu akzeptieren.

Darüber hinaus werden Dubletten und Tripletten gehandelt, die allerdings kaum Opal enthalten. Angesichts der vielfältigen Erscheinungsformen der Opale und den entsprechend zahlreichen Möglichkeiten ihrer Imitation kann völlige Sicherheit nur eine mineralogische Untersuchung geben.

Verwendung

Opal ist ein seit alters her begehrter Schmuckstein, aus dem neben Schmuck in allen Varianten auch Facetten, Cabochons und Handschmeichler sowie Trommelsteine hergestellt werden. Eine als Heilstein besonders beliebte Form ist der Kettenanhänger, der für das Tragen mit direktem Hautkontakt gut geeignet ist.

Therapeutische Wirkungen

Der Edelopal wirkt mit seinen Energien in körperlicher Hinsicht besonders auf das Verdauungssystem. Darüber hinaus beschleunigt er die Bildung neuer Blutkörperchen und kann daher bei Anämie empfehlenswert sein. Opalwasser oder -tee schützt die Haut vor Unreinheiten; in Asien gelten sie seit Jahrhunderten als Elixiere mit umfassender Heilkraft.

> ## Emotionale Kräfte der Opalfarben
>
> **Gelber Opal** vermittelt Selbstbewusstsein, die reine Freude am Leben und (auch sinnlichen) Genuss
>
> **Grüner Opal** verleiht Lebensmut, vermittelt Glück und fröhliche, unverstellte Lebensbejahung
>
> **Violetter Opal** spendet Trost, vermittelt auch Demut und die Kraft, das Leben so annehmen zu können, so wie es ist, verleiht Hoffnung

Auf geistiger Ebene werden dem Opal fördernde Effekte auf Kreativität, Erotik und die musischen Künste zugesprochen. Er gilt als ein Stein, der Vitalität, Lebensfreude und Zufriedenheit bringen und entsprechend auch zur Besserung depressiver Verstimmungen angeraten werden kann.

Anwendungen

Der Edelopal sollte direkt am Körper getragen, zur Behandlung des gesamten Organismus am Herzbereich und zur lokalen Therapie auf die betroffenen Körperstellen aufgelegt werden. Im seelischen Bereich können seine Wirkungen auch durch Betrachten oder Meditation genutzt werden. Opale sind wasserhaltige Steine und sollten deshalb auch unter fließendem lauwarmem Wasser gereinigt und entladen werden.

Selbst beim Händler werden Opale oft in feuchter Watte gelagert. Wird ein Opal zu trocken, so verliert er sein Farbenspiel, und es entstehen Risse.

Opalketten werden besser in einer Schale mit Bergkristallen entladen und einmal im Monat mit Wasser besprüht.

Darüber hinaus empfiehlt es sich, Opale über Nacht in eine Schale mit Wasser zu legen. Sie sollten nicht in die Sonne gelegt werden, da der Stein sonst austrocknet. Vermieden werden sollte auch der Kontakt von Opalen mit Säuren und Seifen, denn dies zerstört den Glanz dieser Steine.

Feueropal

Bezeichnungen, Synonyme und Handelsnamen

Der Name Feueropal leitet sich von seiner feuerroten Farbe ab. Der Stein schillert rot bis orange – jenes Farbenspiel, das als »Feuer« bezeichnet wird. Anfang des 19. Jahrhunderts brachte Alexander von Humboldt die ersten Feueropale von seinen Reisen mit nach Europa.

Verbreitete Synonyme sind Opalo de fuego für den Feueropal mit Farbenspiel, Vidrio für Feueropal ohne Farbenspiel und Simar-Opal für den braunstichigen, türkischen Feueropal.

Chemische Eigenschaften

$SiO_2 \cdot H_2O$

Der Feueropal gehört als Mineral der Opalgruppe zur Mineralklasse der Oxide. Er besteht aus Siliziumdioxid mit eingelagertem Eisenoxid (Fe_2O_3), das ihm die rötliche Färbung verleiht, und enthält bis zu 20 Prozent Wasser.

Geschichte und Mythos

Die nord- und mittelamerikanischen Ureinwohner verehren diesen Stein seit Jahrhunderten. Seiner leuchtend roten Farben wegen stellt er das Symbol der Liebe dar.

> *Im präkolumbianischen Mexiko wurde Feueropal vielfach zu Zeremonialgegenständen für religiöse Riten verarbeitet.*

Entstehung

Feueropal entsteht bei der Zersetzung von wässrigen Kieselsäurelösungen (Silikaten), und scheidet als Kieselsinter aus heißen Quellen aus. Die Temperaturen liegen dabei unter 100° Celsius. Unter günstigen Bedingungen beträgt die Entstehungszeit nur wenige Wochen. Der Feueropal kann außerdem auch unter vulkanischen Bedingungen entstehen.

Vorkommen

Die bedeutendsten Fundorte des Feueropals liegen in Mexiko, weitere Vorkommen sind in Oregon (USA), in der Ukraine, der Türkei und Kasachstan.

Charakteristika

Je nach ihrem Gehalt an Eisenoxid variiert die Färbung der Feueropale von annähernd farblos über gelb und orange bis dunkelrot. Die Steine zeigen Glas- oder Wachsglanz, mitunter kommt durch die Lichtbeugung das typische Opalisieren (→ Seite 58) hinzu.

Verwechslungen

Es gibt Verwechslungen minderwertiger Qualitäten mit Karneol, die aber bei mineralogischer Untersuchung einfach aufzudecken sind.

Imitationen

Als Imitate sind Fälschungen aus Glas im Handel, die nur durch mineralogische Untersuchung von echten Feueropalen zu unterscheiden sind.

Verwendung

Der Feueropal ist ein seltener und daher wertvoller und auf Grund seiner schönen Färbungen seit alters her beliebter Schmuckstein. Er wird zu Facetten, Cabochons und manchmal auch zu Ketten verarbeitet.

Physikalische Eigenschaften

Kristallsystem	Amorph
Härte (Mohs)	5,5 – 6
Dichte (g/cm³)	2
Spaltbarkeit	Keine
Bruch	Muschelig
Farbe, Glanz	Orange bis feuerrot
Lichtbrechung	1,37 – 1,52
Doppelbrechung	Keine
Strichfarbe	Weiß

Therapeutische Wirkungen

Feueropal ist als ein kräftiger Heilstein bekannt: Durch seine Ausstrahlung bringt er Vitalität und Spontaneität in das Leben. Er ist der ideale Stein für zaghafte Menschen, die Ermutigung und Anstoß benötigen.

Er regt zudem die Hormonproduktion an, fördert die Freude an der Sexualität, gibt Halt in schwierigen Situationen und mobilisiert im Bedarfsfall neue Kräfte. Der Feueropal entfaltet seine stärksten Kräfte an Wurzelchakra und Sonnengeflecht.

Anwendungen

Der Feueropal sollte täglich einige Minuten am Körper getragen werden. In der Meditation setzt man sich auf den Stein und nimmt gleichzeitig einen Blutstein in die Hand: Die Erwärmung des Körpers lässt sich besonders in den Fingerspitzen spüren.

Es empfiehlt sich, Feueropale in einem wassergefüllten Glas aufzubewahren, damit sie gereinigt und aufgeladen werden können. Die Steine dürfen jedoch keinesfalls in der Sonne aufgeladen werden.

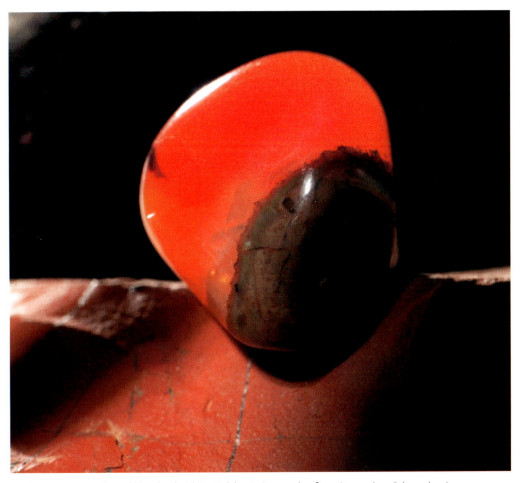

Die besten Feueropale sind klar durchsichtig. Solche Steine werden facettiert und zu Schmucksteinen verarbeitet. Die eher trüben Stücke eignen sich gut als Heilsteine.

Girasol

Bezeichnungen, Synonyme und Handelsnamen

Der Name Girasol hat italienische Wurzeln (»girare« = drehen, »sole« = Sonne). Er wurde im Laufe der Geschichte für verschiedene farblose Mineralien verwendet, bezeichnet heute aber eine enge Verwachsung von Opal und Quarz. Andere Bezeichnungen für Girasol sind Hyalith und Kristallopal.

Chemische Eigenschaften

$SiO_2 \cdot H_2O$

Wie alle Opale und alle Quarze gehört auch dieses Mischmineral aus Opal und Quarz zu den Oxiden.

Geschichte und Mythos

Der Girasol war bereits im antiken Griechenland und in Rom als Schmuck- und Heilstein bekannt.

Entstehung

Girasol entsteht sekundär aus Kieselsäuregel, das sich durch Wasserverlust verfestigt und zum farblosen Opal umbildet. Durch weiteren Wasserverlust entsteht im Laufe langer Zeiträume Quarz. In dem Moment, wenn das Mischungsverhältnis von Opal zu Quarz ausgeglichen ist, haben wir einen Girasol vor uns.

> *Als Heilstein entfaltet Girasol seine besondere Kraft auch in Elixieren oder Tee sowie in der meditativen Betrachtung.*

Vorkommen

Die Fundstätten für Girasol liegen vorwiegend in Brasilien und Madagaskar.

Charakteristika

Die Kristallform des Girasols ist teils amorph, was der des Opals entspricht, und teils trigonal, was der Struktur des Quarz entspricht. Girasol bildet daher keine Kristalle sondern derbe Aggregate. Die Bestandteile Quarz und Opal können sich entmischen. Dann entsteht ein feiner, milchiger Schleier im Stein.

Als geschliffener Stein mit den abwechselnd gelagerten, feinen Lamellen aus beiden Schichten entwickelt der Girasol mitunter einen wogenden Lichtschein oder Asterismus.

Bei längerer Sonneneinstrahlung verliert der Girasol Wasser und wird unansehnlich und rissig.

Verwechslungen

Verwechslungen sind möglich mit Bergkristall oder Wasseropal. Legt man die Steine auf einen dunklen Hintergrund, so lässt seine charakteristische Trübung den Girasol aber heller erscheinen.

Imitationen

Girasol wird durch Glasimitationen, Kunststoffe und gebrannten Amethyst gefälscht. Da die Unterscheidung oft sehr schwierig ist, bringt nur die mineralogische Laboruntersuchung Sicherheit.

Verwendung

Als Schmuck- und Heilstein ist der Girasol beliebt, muss aber wegen der geringen Härte und der Gefahr der Austrocknung pfleglich behandelt werden. Er wird meist als Naturstück oder Trommelstein gehandelt.

Physikalische Eigenschaften

Kristallsystem	Amorph, trigonal
Härte (Mohs)	5,5 – 6,5
Dichte (g/cm³)	2,3 – 2,5
Spaltbarkeit	Keine
Bruch	Muschelig
Farbe, Glanz	Farblos mit bläulichem Lichtschein, Glasglanz
Lichtbrechung	Keine
Doppelbrechung	Keine
Strichfarbe	Weiß

Therapeutische Wirkungen

Der Girasol wirkt vor allem auf die unteren Verdauungsorgane des Körpers: Magen, Darm, Leber, Bauchspeicheldrüse und Gallenblase. Er verschafft Entspannung bei Muskelverkrampfung und fördert den Lymphfluss. Auch als Heilstein bei Sehschwäche oder Augenleiden ist er bekannt.

Der Stein gibt Mut, zu neuen Ufern aufzubrechen, sei es im Beruf, im Liebesleben oder ganz allgemein durch Umzug oder Neuorientierung. Girasol schenkt inneren Frieden und Klarheit.

Anwendungen

Den Stein am besten auf das entsprechende Chakra oder die Körperstelle auflegen. Die größte Wirkung hat der Stein über dem Sonnengeflecht. Girasol liebt es, unter lauwarmem Wasser entladen und gereinigt zu werden. Einmal im Monat sollte er über Nacht in einer Schale mit Hämatit- und Bergkristalltrommelsteinen liegen. Über Nacht in einer Schale Wasser frischt die Farben auf. Die Sonne ist der Feind des Girasols, deshalb sollte er ihr nie direkt ausgesetzt werden.

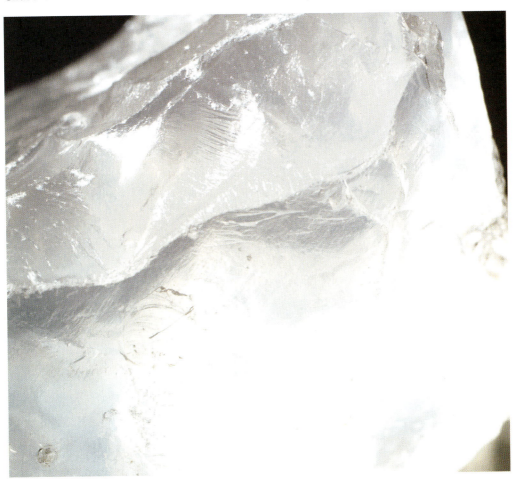

Girasol ist ein Lehrstück über das Werden und Vergehen mineralogischer Schönheiten. Seine Eleganz erwächst aus einfachem Kieselgel, und genauso vergeht sie auch wieder, wenn aus Girasol Quarz wird.

Opalith

Bezeichnungen, Synonyme und Handelsnamen

Der Name weist das Mineral als Opalgestein, genauer: von Opal durchsetztes Gestein, aus (altindisch: »upala« = Edelstein, griechisch: »lithos« = Stein). Auch die Bezeichnungen Goldlace-Opalith, Honigopalith oder Moosopal sind gebräuchlich. Wichtig ist die Abgrenzung zu Kieselgur und Kieselsinter, die im weiteren Sinne ebenfalls als Opalith bezeichnet werden.

Chemische Eigenschaften

$SiO_2 \cdot H_2O$ + Al, Ca, Fe, K, Mg, Mn, Na, O, OH, Si

Die chemische Zusammensetzung des Opaliths kann je nach der Art des verkieselten Gesteins unterschiedlich sein. Obwohl der Opalith ein Gestein ist, wird er im weiteren Sinne zur Mineralklasse der Oxide gezählt.

Geschichte und Mythos

Der Stein ist schon seit der Antike bekannt als Schmuck- und Heilstein.

Entstehung

Opalith entsteht sekundär aus Kieselsäure-Lösung, die durch Verwitterung von silikathaltigen Gesteinen freigesetzt wird. Die Lösung durchdringt poröse sandige und tonige Sedimente. In den Poren entsteht durch Entwässerung Opalith.

Vorkommen

Vor allem in Chile, Peru, der Türkei, Madagaskar und in den USA wird Opalith gefunden.

Von seiner äußeren Gestalt und Wirkung ist der Opalith vielleicht nicht so spektakulär wie andere Opale, aber seine Heilkraft ist umso stärker.

Charakteristika

Wie dem Girasol fehlt auch dem Opalith das für Opale typische Farbenspiel.

Verwechslungen

Verwechslungen sind möglich mit Jaspis, Flint und Hornstein. Zur sicheren Bestimmung sind auf jeden Fall mineralogische Untersuchungen im Labor notwendig.

Imitationen

Imitationen sind nicht bekannt.

Verwendung

Opalith ist als Trommelstein, Handschmeichler, als Schmuckstück in Ketten und Anhängern und selten als Donuts erhältlich.

Therapeutische Wirkungen

Dem Opalith wird eine deutliche Wirkung auf das Schlafzentrum im Gehirn nachgesagt. Er soll das Einschlafen und Erwachen steuern und die innere Uhr trainieren. Schlafstörungen aller Art, sei es durch Erschöpfung, Stress, Krankheit, Sorgen, Schichtarbeit oder zu viel Lärm können mit dem Opalith gelindert oder beseitigt werden.

Der Stein fördert die Selbstheilungskräfte. Weil er die Sauerstoffaufnahme im Organismus erhöht, wird er bei allen Arten von Raucherkrankheiten empfohlen: Husten, Kurzatmigkeit und Durchblutungsstörungen in den Gliedmaßen.

Physikalische Eigenschaften

Kristallsystem	Amorph
Härte (Mohs)	5,5 – 6
Dichte (g/cm³)	2,6 – 2,9
Spaltbarkeit	Keine
Bruch	Uneben
Farbe, Glanz	Gelb, braun, rötlich, Glas- bis Fettglanz
Lichtbrechung	Keine
Doppelbrechung	Keine
Strichfarbe	Weiß bis gelblich

Insgesamt wirkt der Stein ausgleichend gegen Stress und Aggressivität. Darüber hinaus soll er den Gemeinschaftssinn in der Familie und in Gruppen fördern.

Anwendungen
Den Opalith können Sie auf ein Chakra oder auf eine Körperstelle auflegen, der Sie gerne heilende Energie schenken möchten. Er soll insbesondere über die Nebenchakren an den Händen und Füßen sowie am Stirnchakra wirken. Während einer Meditation kann er besondere Entspannung und innere Ruhe und Gelassenheit bringen. Als Heilstein entfaltet der Opalith seine Kraft auch in Elixieren oder Tees.

Wie alle stark wasserhaltigen Opale liebt der Opalith es, unter fließendem lauwarmem Wasser entladen und gereinigt zu werden. Einmal im Monat tut es ihm gut, über Nacht in einer Schale mit Hämatit- und Bergkristalltrommelsteinen oder in einer Schale Wasser zu liegen, was seine Farben und seine Kraft regeneriert. In der Sonne fühlt er sich nicht wohl und sollte ihr nie direkt ausgesetzt werden.

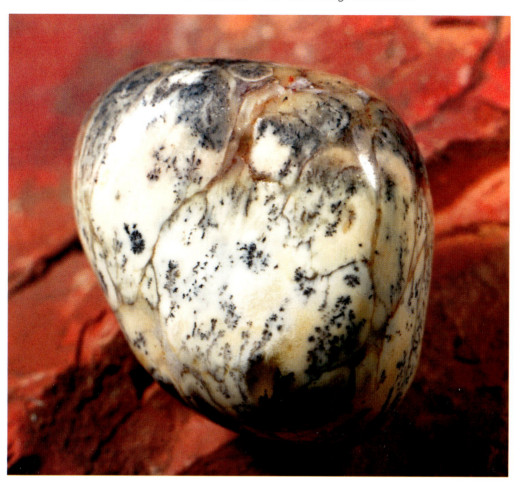

Opalith kann so durchsetzt von anderen Mineralien sein, dass man ihm kaum eine besondere Stellung im Reich der Mineralien zusprechen mag. Und doch ist er ein wichtiger Heilstein.

Quarzgruppe

Quarze sind trigonal kristallisierende Mineralien. Die trigonale Struktur des Gesteins wird dabei aus vier Achsen gebildet. Drei davon liegen in einem Winkel von 120° auf derselben Fläche. Die Hauptachse steht senkrecht auf den anderen drei, so entsteht eine dreifache Symmetrie. Sie können sich eine derartige Struktur so vorstellen: Sie haben einen kastenförmigen Kuchen vor sich. Sie zeichnen auf seine Oberfläche ein Dreieck und schneiden entlang seiner Achsen ein Stück aus diesem Kuchen heraus.

Die chemische Verbindung der Quarze besteht aus Kieselsäure und Sauerstoff. Die Mineralgruppe umfasst eine Vielfalt von Varietäten, von denen die meisten auch dem mineralogischen Laien bekannt sind. Winzige Einlagerungen anderer Mineralien machen die Vielfalt der Steine dieser Gruppe aus. Man unterscheidet deshalb innerhalb dieser Familie nach der Farbe, aber auch nach dem kristallinen Aufbau der Mineralien. Diejenigen Steine, deren Kristalle man mit bloßem Auge erkennen kann, heißen makrokristalline Quarze. Dazu gehören Steine wie der Amethyst, der Aventurin, der Bergkristall, der Zitrin, das Falkenauge, der Rosenquarz, der Rauchquarz und das Tigerauge. Diejenigen Mineralien, deren Kristalle mikroskopisch klein sind, heißen mikrokristalline Quarze. Zu dieser Gruppe zählen die Achate, der Chrysopras, der Heliotrop, der Jaspis und der Karneol.

Vielseitiger Bergkristall
Der Bergkristall ist bei weitem das häufigste Mineral der Kristallfamilie der Quarze. In zahlreichen Sagen und Mythen von Bergvölkern wird von Palästen aus Bergkristallen und von glitzernden Kristallhöhlen erzählt, in denen Feen, Zwerge, Gnome und andere Berggeister ihre Spiele treiben. Schon in den ältesten Gräbern Ägyptens fand man Bergkristalle, die zu allerlei Schmuck, Schalen und Schminktöpfen verarbeitet waren. In Asien machte man magische Kugeln aus Bergkristall, mit denen man in die Zukunft sehen wollte.

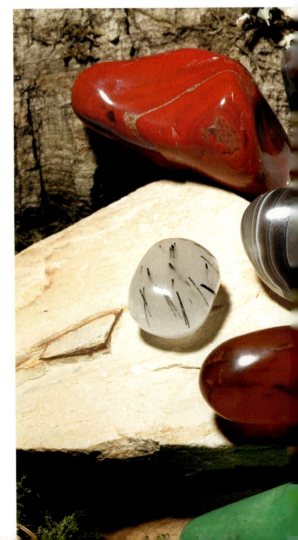

In den Alpen findet man bis heute das Gewerbe der Strahler – Kristallsucher, die die besondere Fähigkeit besitzen, in den Felsen der Hochalpen Bergkristallhöhlen und Drusen aufzuspüren. Tatsächlich existieren beispielsweise zwischen Grimsel und Göschenertal ganze Kristallkeller, in denen Bergkristalle mit Ausmaßen bis zu einem Meter gewachsen waren.

Quarze gehören zu den härtesten Gesteinen dieser Erde. Sie finden deshalb auch vielfältige Anwendung in der Industrie, da Quarze in der Lage sind, Energien zu verstärken, umzuwandeln und zu synchronisieren. Sie werden demzufolge in Audio- und Videogeräten, optischen Linsen, in der Fiber-Optik oder zu Überschallleitungen verwendet.

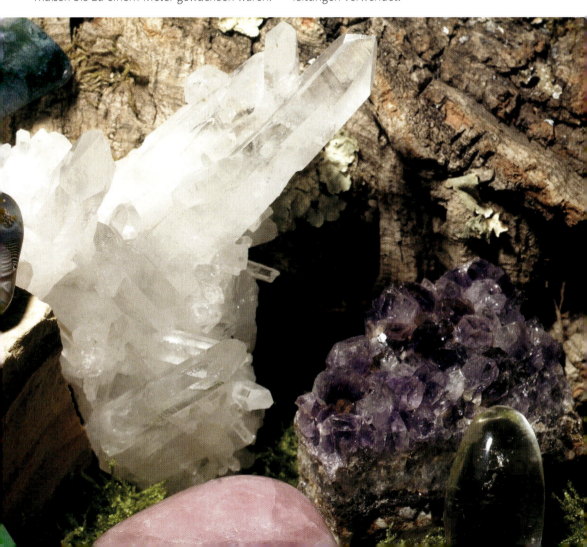

Achat

Bezeichnungen, Synonyme und Handelsnamen

Der Name soll sich von dem in Sizilien gelegenen Fluss Achates, heute Dirillo, ableiten. An seinen Ufern wurden nach Plinius dem Älteren die ersten Achate gefunden. Diese Bezeichnung diente im Altertum allerdings für verschiedene bunt gemusterte Mineralien. Erst nach dem 18. Jahrhundert ist der Name mineralogisch auf gebänderten Quarz eingegrenzt.

Baumachat, Pyritachat und Moosachat gehören nicht zu den Achaten, sondern stellen andere Quarzvarietäten dar. Ältere Synonyme für Achat sind Agstein und Agat. Aufgrund ihrer Vielfalt gibt es je nach Muster, Zeichnung und Struktur unterschiedliche Handelsnamen für Achat:

Augenachat, Ringachat – Achat mit ringförmigen Zeichnungen

Bandachat – Achat mit parallel gezeichneten Bändern von gleicher Stärke

Dendritenachat – Mit moos- und strauchartigen Zeichnungen bzw. Einschlüssen

Donnerei, Sternachat – Gebänderter Achat mit zerklüfteter Oberfläche

> *Sein Mineralienreichtum und die besondere Art der Entstehung bescheren dem Achat eine Fülle an »sprechenden« Zeichnungen und Bänderungen.*

Enhydros, Wasserstein – Achatmandel oder einfarbige Chalzedonknolle, teilweise mit Wassereinschlüssen

Festungsachat – Die ringförmigen Bänderungen haben auswärts gezogene Spitzen, wie beim Grundriss einer Festung

Feuerachat – Achat mit opalähnlichem Farbenspiel

Flammenachat – Achat-Geode mit Wellen- und Flammenzeichnung

Kreisachat – Achat mit exzentrisch oder konzentrisch angeordneten Kreisen der Bänder

Landschaftsachat – Achat mit landschaftsähnlicher Zeichnung

Trümmerachat – Achat aus Bruchstücken, die durch erneute Achatbildung gekittet wurden

Chemische Eigenschaften

SiO_2 + Al, Ca, Fe, Mg, Mn

Achat ist ein Gemenge von dichten und kristallinen Quarzen mit Chalzedon. Er gehört zur Mineralklasse der Oxide.

In den einzelnen Schichten verbergen sich eine ganze Reihe von Fremdstoffen, wie Eisen, Kalzium, Magnesium, Mangan und Aluminium. Der Vielfalt der chemischen Stoffe hat Achat die Fülle seiner Farben und Zeichnungen zu verdanken.

Physikalische Eigenschaften

Kristallsystem	Trigonal
Härte (Mohs)	6,5 – 7
Dichte (g/cm³)	2,60 – 2,64
Spaltbarkeit	Keine
Bruch	Uneben, muschelig
Farbe, Glanz	Alle Farben, gestreift, meist Wachsglanz, selten Glasglanz
Lichtbrechung	1,53 – 1,54
Doppelbrechung	0,004 – 0,009
Strichfarbe	Weiß

Geschichte und Mythos

Der griechische Philosoph Theophrast (372 – 287 v. Chr.) beschreibt um 300 v. Chr. die Wirkungen des Achats auf seinen Besitzer. Dem Merkur geweiht, soll er als Glücks- und Heilstein Liebe bringen und ihm mehr Einfühlsamkeit sowie sexuelle Anziehungskraft verleihen: »Achat macht den Mann für die Frau begehrenswert«, ist hier zu lesen. Die Schmuckstücke und Gemmen der antiken Achatschneidekunst sind heute in internationalen Museen zu besichtigen.

Skarabäen, Gefäße und Ringsteine aus Achat sollten auch im alten Rom Macht und Reichtum sowie Gesundheit und Wohlbefinden bringen. Sie wurden insbesondere als Amulett gegen Gift und Fieber getragen.
Von Anfang des 19. Jahrhunderts an bis heute wird in Idar-Oberstein die Achatverarbeitung betrieben.

Entstehung

Man geht heute davon aus, dass Achat primär bei einer Temperatur von 100–200 °C aus flüssigen Kieselsäuretropfen entstanden ist, die in der flüssigen Lava wie Öl auf dem Wasser schwammen. Als die Lava abkühlte, kristallisierte die Kieselsäure lagenweise aus. Dabei entstanden die charakteristischen Schichten aus Jaspis, Chalzedon, Kristallquarz und Opal. Der Anlass für diesen Wechsel der Kristallisierungsvorgänge ist bis heute nicht geklärt. Die weiße, ausgeblichene Kruste, von der die Achate umgeben sind, geht auf Verwitterungsvorgänge zurück.

Vorkommen

Achate kommen heute vor allem aus Indien, Mexiko, Uruguay und Madagaskar. Die wichtigsten Lieferanten für die Achatindustrie sind jedoch die südamerikanischen Lagerstätten. Dortige Achate sind meist unscheinbar grau und erhalten erst durch chemische Färbung oder auch durch Brennen ihre bunte Farbpracht und die interessanten Strukturen.

Charakteristika

Achate sind kugelige oder mandelförmige Hohlraumfüllungen in kieselsäurearmen Vulkanitgesteinen. Ihre Größe schwankt von einigen

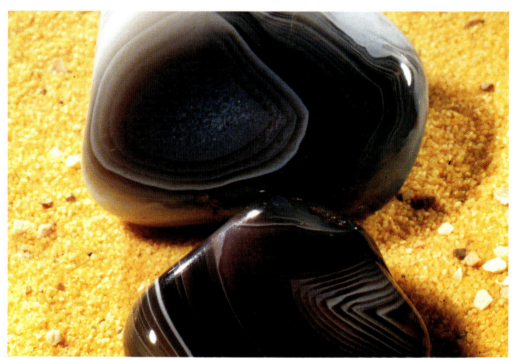

Ein Bandachat mit pfeilförmiger Anordnung und ein Kreisachat. So wie hier lässt sich das lagenweise, langsame Auskristallisieren der einzelnen Schichten in allen Achaten gut nachvollziehen.

Millimetern bis hin zu zentnerschweren Blöcken. Die einzelnen Bänder sind unterschiedlich stark. Das Innere des Achates, die so genannte Mandel, ist mit verfestigter Kieselsäure gefüllt. Wenn diese Füllung unvollständig ist, können sich in den verbleibenden Hohlräumen andere Quarzkristalle bilden, wie beispielsweise Bergkristall, Amethyst, Kalzit oder Hämatit. Eine solche gefüllte Mandel nennt man »Druse«. Ist das Innere hingegen vollständig ausgefüllt, spricht man von einer »Geode«.

Verwechslungen

Zwischen Flint, Jaspis, Hornstein und Achat existieren in der Natur fließende Übergänge, die eine systematische Trennung erschweren.

Imitationen

Heute sind die meisten im Handel befindlichen Achate gefärbt. Die natürlichen Bänderungen werden manipuliert, um prächtigere Varianten hervorzubringen. Dienten einstmals Zucker, rostige Nägel sowie gelbes und rotes Blutlaugensalz zum Färben, so überwiegen heute moderne chemische Farben auf organischer Basis. Derartige Färbungen sind mit dem Auge nur schwer erkennbar. Achat kommt auch zum Fälschen anderer Mineralien zum Einsatz: Rot gefärbt ist er eine Imitation des Karneols, schwarz gefärbt imitiert er Onyx und grün gefärbt den Smaragd.

Ein natürlicher Achat hat meist milchige, oft bräunliche Farbtöne. Grelle Farben weisen auf künstliche Färbung hin.

Verwendung

Achat ist ein seit Jahrhunderten beliebter Schmuck- und Kunstgewerbestein, der vor allem in Idar-Oberstein verarbeitet wird. Die dortigen Edelsteinschleifereien haben die Achatschneidekunst zu weltweit konkurrenzloser Perfektion gebracht. Achat wird meist als Kette, Handschmeichler und in polierten Scheiben angeboten.

Therapeutische Wirkungen

Achat macht den Biss von Skorpionen, Spinnen und Schlangen unschädlich und schützt vor Gefangenschaft.

Aus einer mittelalterlichen Heilschrift

Der gleichmäßige, schalig gebänderte Achat wird seit dem Altertum als Schutzstein gegen Fehl- und Frühgeburten eingesetzt. Auch bei Kopfschmerz, Fieber und fiebrigen Infektionen, Hämorrhoiden, Milz- und Blasenbeschwerden sowie bei Nieren- und Prostataerkrankungen kann er hilfreich sein. Bei überanstrengten Augen empfiehlt sich das kurzzeitige Auflegen einer Achatscheibe.

Auf geistig-emotionaler Ebene wirken Achatscheiben mit Bergkristall im Inneren aktivierend und belebend, helfen bei Abgespanntheit und mangelnder Ausdauer ebenso wie bei herabgesetzter Libido. Darüber hinaus erhöhen sie die Redegewandtheit sowie die Konzentrationsfähigkeit und geistige Leistungsbereitschaft. Zu lebhaften Träumen wird angeregt, wer einen Achat unter das Kopfkissen legt.

Anwendungen

Achat sollte direkt am Körper getragen beziehungsweise auf die zu behandelnden Regionen des Körpers aufgelegt werden. Auch Kugelketten haben sich bewährt, wenn sie regelmäßig getragen werden.

Durch Einlegen in Wasser über Nacht lässt sich ein Elixier herstellen, das regelmäßig zur allgemeinen körperlichen und seelischen Stabilisierung getrunken werden kann.

Achate sollten einmal im Monat unter fließendem lauwarmem Wasser gereinigt und entladen werden. Anschließend werden sie in einer Gruppe mit Bergkristallen wieder aufgeladen.

Amethyst

Der Amethyst
Und manchmal leuchtet es,
als hätte sich der Abend
heimlich bei dir eingenistet,
als wär der Tag,
von dem die Sonne wich,
von herbstlich mildem Dunkel überlistet.
Bist du Symbol der Reife,
die sich satt ergießt
aus deines Glanzes reiche Fülle?
Wird alles Kämpferische an dir matt?
Bist du ein Teil des Friedens,
Teil der Stille?
Als ob in dir aus aller Zeiten Lauf
ein schwerer Seufzer
noch zu lösen sei,
so bange schwingt
die Sattheit deiner Glut,
als schlüg in deinem samtnen Innern
scheu die Wehmut
in dunklen Augen auf,
denn deine Farbe
ist angstvolles Blut.

Aus: Edelsteingedichte, O. Conradt

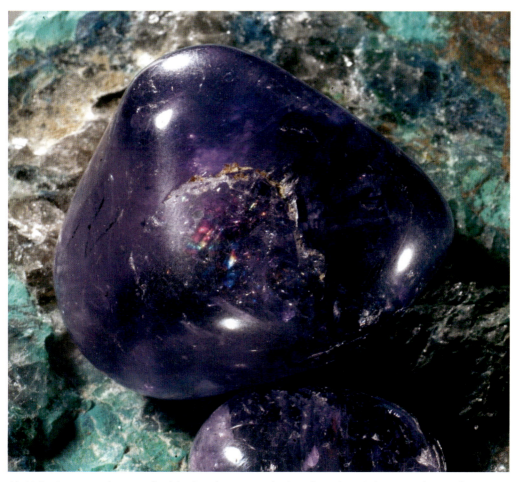

Als Heilsteine verwendet man oft solche Amethysttrommelsteine, die auch zu Anhängern oder Kugelketten verarbeitet werden. Amethystdrusen (→ Foto Seite 83) werden zum Aufladen verwendet.

Bezeichnungen, Synonyme und Handelsnamen

Der Name dieser Varietät leitet sich von dem griechischen »amethyein« ab, was übersetzt »vor Trunkenheit bewahren« bedeutet. Nach altem Volksglauben sollte der Amethyst ernüchternde Wirkungen haben, weshalb er als Amulett gegen Trunkenheit getragen wurde. Die Handelsnamen beinhalten meist ergänzende Beschreibungen der Steine:

Kap-Amethyst – Heller südafrikanischer Amethyst

Amethystquarz – Stark getrübte Amethystart

Chevron-Amethyst – Ein undurchsichtiger Amethyst mit weißen, bänderförmigen Quarzeinschlüssen

Chemische Eigenschaften

SiO_2 + (Al, Ca, Fe, Mg, Li, Na)

Die Quarzvarietät besteht aus Siliziumdioxid und gehört zur Mineralklasse der Oxide. Amethyst enthält Spuren von Magnesium, Eisen, Kalzium, Aluminium, Lithium und Natrium. Dem Eisen hat dieser Stein sein rötlich-violettes Farbspektrum zu verdanken. Sofern zusätzlich Mangan enthalten ist, färbt sich der durchsichtige Amethystkristall hell- bis dunkelviolett.

Physikalische Eigenschaften

Kristallsystem	Trigonal, sechsseitige Prismen
Härte (Mohs)	7
Dichte (g/cm³)	2,63 – 2,65
Spaltbarkeit	Unvollkommen
Bruch	Muschelig, sehr spröde
Farbe, Glanz	Violett, blass rot-violett, Glasglanz
Lichtbrechung	1,544 – 1,553
Doppelbrechung	0,009
Strichfarbe	Weiß

Geschichte und Mythos

Seiner Ernüchterungseffekte eingedenk weihten die alten Griechen diesen Stein Bacchus, dem Patron der rauschenden Festivitäten und Gelage, und somit auch den Zechern. Nicht von ungefähr trank man im antiken Hellas gerne aus Pokalen und Bechern, die aus Amethyst gefertigt waren.

Außer als Schutz vor den Auswirkungen zu reichlichen Alkoholgenusses trugen die alten Hellenen den Stein auch vielfach gegen Schadenszauber: Er galt als zuverlässiger Glücksbringer, dessen Kräfte auch dazu verhelfen sollten, echte von falschen Freunden zu unterscheiden.

Amethyst spielte stets auch eine Rolle in religiösen Zusammenhängen. Buddhistische Mönche in Indien wie auch in Nepal nutzen Ketten aus Amethystperlen – ähnlich dem Rosenkranz – zum Aufsagen von Gebeten und zum Meditieren. In der katholischen Kirche dient Amethyst seit Jahrhunderten als Zierstein für Weihgefäße wie auch für Bischofsinsignien.

Entstehung

Amethyst entsteht hydrothermal aus einer leicht eisenhaltigen Kieselsäurelösung bei Temperaturen zwischen 100 und 250°C. Er füllt Hohlräume auf Klüften und in Ergussgesteinen, in Erzgängen und auf alpinen Klüften.

Vorkommen

Die bedeutendsten Fundstätten liegen in Australien, Brasilien, Uruguay, Sambia, Mexiko sowie in Madagaskar und Indien.

Charakteristika

Die Spitzen der trigonalen Kristalle sitzen meist auf zahnähnlichen »Wurzeln« und bilden auf diese Weise so genannte Kristallrasen. Dieser kleidet einen Hohlraum vollständig aus, sodass die typische Amethystdruse entsteht.

Verwechslungen

Verwechslungsmöglichkeiten bestehen mit Turmalin, Topas, Spinell oder auch Edelberyll. Die genaue Bestimmung ist im Labor durch mineralogische Untersuchungen möglich.

Imitationen

Als Rohstein wird Amethyst kaum gefälscht, wohl jedoch in geschliffenem Zustand: Imitationen aus Glas, Spinell, Topas und Turmalin finden sich ebenso häufig wie synthetisch hergestellter Amethyst. Verbreitet ist auch die Farbverbesserung durch Bestrahlen. Vor allem Schmuckstücke aus Indien sind oftmals in dieser Weise durch Röntgenstrahlung »behandelt« und damit aufgewertet.

Für die Herstellung von Amethystwasser wird der Kristall über Nacht in Leitungswasser oder einfaches Mineralwasser gelegt.

Verwendung

Amethyst ist ein seit der Antike sehr beliebter Schmuck- und Kunstgewerbestein. Da die einzelnen Kristalle aber sehr klein sind, ist deren weitere Bearbeitung ziemlich kompliziert und verteuert den Stein. Bei Schmuckstücken aus Amethyst handelt es sich meist um Anhänger oder Kugelketten; vielfach sind auch Trommelsteine im Handel erhältlich. Bei der Anschaffung eines Amethysts zu Heilzwecken sollte man beachten, dass die einzelnen Kristalle unterschiedliche Spitzen ausbilden: Sie kristallisieren rechts gedreht, was als männlich bezeichnet wird, oder links gedreht und damit weiblich. Männliche Kristalle wirken sich besser auf den weiblichen Organismus und weibliche besser auf den männlichen Organismus aus.

Therapeutische Wirkungen

Amethyst macht den Menschen wacker und vertreibt die bösen Gedanken und bringt gute Vernunft, macht mild und sanft.
Konrad von Megenberg, 1350

Der Amethyst ist einer der vielseitigsten Heilsteine, der gegen zahlreiche Störungen des körperlichen wie psychischen Befindens eingesetzt werden kann. Bereits Hildegard von Bingen empfahl den Amethyst gegen Geschwülste und Hautflecken sowie für reinere Gesichtshaut.

Darüber hinaus gilt der Amethyst als ernüchternd. Entsprechend fördert er Konzentrationskraft wie geistige Aufnahmebereitschaft und wirkt zudem beruhigend auf Herz und Nerven: In der Nacht unter das Kopfkissen gelegt, vertreibt er Sorgen und Alpträume. Kopfschmerzen und Migräne werden durch eine aufgestellte Amethystdruse gelindert. Zudem wird der Amethyst empfohlen bei schmerzhaften Insektenstichen und Hauterkrankungen, Atemwegsbeschwerden und Störungen im Magen-Darm-Trakt.

Während der Meditation unterstützt er die emotionale Empfindungsfähigkeit, besonders die Fähigkeit der Hingabe und stärkt das Vertrauen. Amethyst wirkt am besten über das Scheitelchakra.

Anwendungen

Der Amethyst sollte auf die betroffenen Stellen aufgelegt oder direkt am Körper getragen werden. Bei der Meditation wird der Stein ruhig betrachtet. Amethystwasser wird am besten morgens auf nüchternen Magen getrunken, um den Stoffwechsel anzuregen. Ebenso kann man es auf die Haut zur lokalen Behandlung auftupfen. Amethystdrusen können zur Reinigung der Raumluft wie auch zur Klärung bei negativen Schwingungen in einem geschlossenen Raum angewendet werden. Einmal im Monat empfiehlt es sich, den Amethyst unter lauwarmem Wasser zu entladen und zu reinigen. Er sollte nicht in der Sonne aufgeladen werden, sondern in einer Amethystdruse.

Aventurin-Quarz

Bezeichnungen, Synonyme und Handelsnamen

Der korrekte Name ist Aventurin-Quarz, in Abgrenzung zum Aventurin-Feldspat (Sonnenstein). Der Name (italienisch: »a(lla) ventura« = aufs Geratewohl) geht auf den erstmals in Italien hergestellten, so genannten Glasfluss zurück: geschmolzenes Glas, in das feine Kupferspäne eingestreut wurden, und zwar »auf das Geratewohl«. Das Ergebnis war Glas, das ähnlich glitzerte wie der Aventurin, und so kam der Stein schließlich zu seinem Namen.

Als Synonyme tauchen auf: Avanturin, Tibetstein, Chrysoquarz und Venturin. Die Handelsnamen Goldstein und Eosit bezeichnen orangefarbenen Aventurin, Grünquarz den dunkelgrünen, und Blauquarz steht für blauen Aventurin (→ Seite 376).

Chemische Eigenschaften

SiO_2 + Fuchsit oder Hämatit (siehe dort)
Aventurin bildet wegen der vielen Einschlüsse keine Kristalle, sondern derbe Massen. Hier sind in den Quarz entweder Fuchsit (→ Muskovit) oder Hämatit eingelagert. Durch ersteren

Zur Zubereitung von Aventurinwasser zu Heilzwecken wird der Stein die Nacht über in eine Schale mit Wasser gelegt.

erhält Aventurin-Quarz eine grüne, durch letzteren eine rotbraune Färbung. Aventurin-Quarz zählt zur Mineralklasse der Oxide.

Geschichte und Mythos

Die Griechen nähten ihren Kriegern Aventurine in die Kleidung, auf dass sie ihnen Mut und Tapferkeit verliehen. In der Antike wurden die Steine zudem bei Medizinrat-Ritualen benutzt und dabei jedem der Teilnehmer auf das Herz aufgelegt.

Entstehung

Aventurin gehört zur Familie der Quarze und entsteht hydrothermal im Endstadium der Magmaerstarrung. Er füllt Hohlräume in Pegmatiten.

Vorkommen

Die bedeutsamsten Fundorte liegen in Brasilien, Österreich, Indien, Ural (Russland), Tansania.

Charakteristika

Das fehlende Kristallgitter durch die eingelagerten fremden Stoffe ist eine auffällige Eigenschaft dieser Quarzvarietät. Das Schillern der einzelnen Hämatit- oder Fuchsitplättchen ist charakteristisch für den Aventurin und wird entsprechend auch »Aventurisieren« genannt.

Verwechslungen

Bei grünem Aventurin besteht die Gefahr von Verwechslungen mit Aventurin-Feldspat, Analcim, Jade und Smaragd. Die rotbraune Varietät kann mit Dolomit verwechselt werden. Im Handel erhält man häufig ein Kunstglas mit Kupfereinlässen, das den irreführenden Namen »Aventuringlas« trägt. Es wird in China in Massen produziert, ist jedoch für einen Fachmann leicht von einem echten Aventurin zu unterscheiden.

Physikalische Eigenschaften

Kristallsystem	Trigonal, kryptokristallin
Härte (Mohs)	7
Dichte (g/cm³)	2,64 – 2,69
Spaltbarkeit	Keine
Bruch	Splittrig bis uneben
Farbe, Glanz	Grün, rotbraun, goldbraun, schillernd, Glas- oder Pechglanz
Lichtbrechung	1,544 – 1,553
Doppelbrechung	+0,009
Strichfarbe	Weiß

Imitationen
Rotbrauner Aventurin wird gerne durch Goldfluss imitiert. Grüner Aventurin wird, vor allem in China, oft gefärbt.

Verwendung
Der Aventurin ist ein beliebter Schmuck- und Kunstgewerbestein, der in vielen Formen im Handel angeboten wird; so beispielsweise als Cabochon, Trommelstein und Anhänger. Bei der lithotherapeutischen Verwendung wird nicht zwischen Fuchsit-Aventurin und Hämatit-Aventurin unterschieden.

Therapeutische Wirkungen
Aventurin-Quarz hilft bei Allergien und Hautunreinheiten sowie bei Akne. Regelmäßige Waschungen der Haare mit Aventurinwasser lindern Schuppen und Haarausfall. Unter das Kopfkissen gelegt, bewirkt er tiefen, nach Krankheiten und Operationen besonders heilsamen Schlaf. Aventurin regt den Stoffwechsel und dadurch auch den Fettabbau an. Bei Herzschwäche und Herzrhythmusstörungen wird der Stein zur Stärkung und Mobilisierung direkt auf das Herzchakra gelegt.

In seelischer Hinsicht gilt Aventurin als idealer Stein zur Förderung und Erhaltung einer positiven Lebenseinstellung.

Anwendungen
Aventurin-Quarz sollte direkt am Körper getragen werden, allerdings nicht länger als zwölf Stunden lang. Er ist auch gut zur Meditation durch stilles Betrachten geeignet. Einmal im Monat sollte er unter fließendem Wasser entladen und anschließend in der Sonne wieder aufgeladen werden.

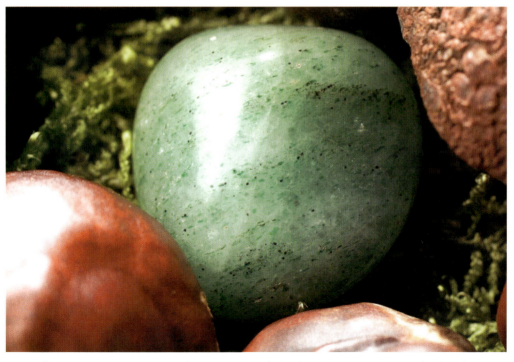

Typisch für Aventurin-Quarz sind die vielen Einsprengsel, die bei der grünen Varietät aus Fuchsit bestehen. Er steht für Individualität und Selbstbestimmung und kann eine Hilfe bei Sorgen und Konflikten sein.

Bergkristall

Bezeichnungen, Synonyme und Handelsnamen

Der Name dieses wohl sicherlich bekanntesten Minerals bedeutet Eis (griechisch: »krystallos« = Eis). In der Antike glaubte man wegen seines Aussehens, dass es sich beim Bergkristall um eine besondere Art von gefrorenem Wasser handele, das nicht mehr auftaut.

Bis ins 18. Jahrhundert hinein nannte man diese Quarzvarietät, abgeleitet von dem griechischen Begriff, schlicht Kristall. Dann erhielt sie den Zusatz »Berg«, um in der aufkommenden Mineralogie, die Kristall nun auch für die Erscheinungsformen der Gesteine verwendete, keine Verwirrung zu stiften. Während es bis auf Bergeis, Strahl und Wassertropfenquarz keine weiteren Synonyme für den Bergkristall gibt, ist die Zahl seiner Handelsnamen sehr groß. Die meisten von ihnen bringen dabei den Bergkristall mit dem Diamanten in Zusammenhang: Alaska-Diamant, Irischer Diamant, Mari-Diamant, Schweizer Diamant, Deutscher Diamant, Pseudodiamant, Tolfa-Diamant oder Lake-George-Diamant usw. lauten die Bezeichnungen für Bergkristalle bestimmter Herkunft. Mineralogisch werden darüber hinaus einige Formvarianten eigens benannt. Bergkristalle aus alpinen Flussgeröllen kommen auch unter dem Namen Rheinkiesel auf den Markt.

> *Bis heute gilt der Bergkristall, fern seiner mineralogischen Einordnung und vielfältiger Erscheinungsformen, als der Kristall schlechthin.*

Chemische Eigenschaften

SiO_2 + (C, Cl, K, Na, S)

Der Bergkristall ist ein fast reiner Kristallquarz und zählt zur Mineralklasse der Oxide. Neben Siliziumdioxid besteht er aus Einschlüssen von Kalzium, Kalium, Natrium, Schwefel oder Chlor.

Geschichte und Mythos

Der Bergkristall ist wohl der populärste Edel- und Kunstgewerbestein. Auf Grund seiner weltweiten Vorkommen sind in fast allen Kulturen Mythen und Legenden entstanden, die sich um diesen Stein ranken, seine Kräfte beschreiben und sein besonderes Verhältnis zur Menschheit darstellen. Die Römer opferten Bergkristalle auf den Altären der Tempel zu Ehren ihrer Götter, im asiatischen Kulturkreis diente er den buddhistischen Mönchen in der Meditation als Stein der Erleuchtung. Die nordamerikanischen Ureinwohner legen ihn bis heute ihren Neugeborenen in die Schlafstatt. Die Bewohner manch bergiger Regionen sahen im Bergkristall zu Eis gewordene Heilige, die in Eispalästen fernab der Zivilisation lebten.

Entstehung

Bergkristall findet sich in Drusen, Gängen und auf Klüften. Er entsteht hydrothermal aus gänzlich reiner Kieselsäurelösung.

Ein vollkommen klarer Kristall bildet sich nur, wenn die wichtigsten Entstehungsbedingungen wie Druck, Mineralstoffe und Temperatur über längere Zeit konstant bleiben. So kann der Bergkristall kontinuierlich wachsen. Legt er allerdings eine Wachstumspause ein – wobei

Physikalische Eigenschaften

Kristallsystem	Trigonal mit sechsseitigen Prismen
Härte (Mohs)	7
Dichte (g/cm³)	2,65
Spaltbarkeit	Unvollkommen
Bruch	Muschelig, sehr spröde
Farbe, Glanz	Farblos, Glasglanz
Lichtbrechung	1,544 – 1,553
Doppelbrechung	+ 0,009
Strichfarbe	Weiß

es sich hier um gewaltige Zeiträume von Jahrmillionen handeln kann – lagern sich auf der Kristalloberfläche andere Stoffe wie unter anderem Eisenoxide oder Kalzit ab. Solche Bergkristalle heißen Phantom- oder Gespensterquarze.

Vorkommen
Bergkristall findet sich weltweit, die wirtschaftlich bedeutendsten Vorkommen liegen jedoch in Brasilien, Madagaskar, USA, Mexiko, Russland und Österreich.

Charakteristika
Seine unterschiedlichen Entstehungsbedingungen lassen den Bergkristall in vielfältiger Form kristallisieren – ein Spektrum, das Mineralogen ein Wissenschaftlerleben lang beschäftigen kann. In Größe und Umfang können diese so verschiedengestaltigen Kristallformen mit teilweise mehreren Metern aufwarten.

Bergkristalle sind meist klar und zeigen nur gelegentlich Trübungen und Einschlüsse mit Flüssigkeit, so genannte Libellen. Hierbei handelt es sich um eine Luftblase in Verbindung

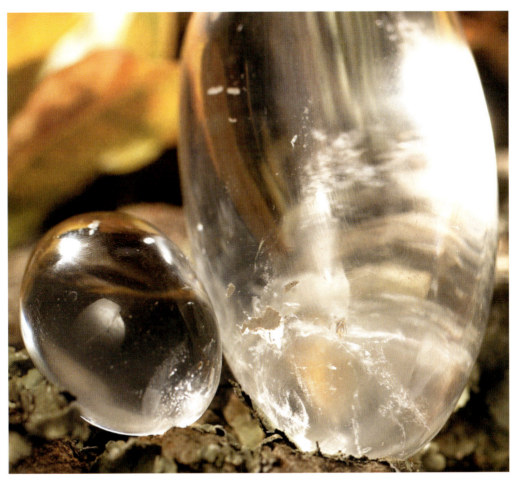

Faszinierend glasklar, sodass alle Einschlüsse und Risse im Kristall deutlich zu sehen sind, und farblos wie ein Wassertropfen wirkt rund polierter Bergkristall – daher auch sein Name »krystallos« – »Eis«.

mit Flüssigkeit. Bergkristalle mit solchen Einschlüssen werden wegen ihres Aussehens auch Wassertropfenquarz genannt.

Auch aufgewachsene Hornblenden, Chloritblättchen und eine Reihe von Fremdmineralien als Einschlüsse finden sich bei Bergkristall. Eingeschlossene dünne Lufthäute in Rissen führen zum Irisieren: Bunte Regenbogenfarben leuchten auf, die solchen Bergkristallen die Bezeichnung Regenbogenquarz eingehandelt haben.

Verwechslungen

Im Rohzustand sind Verwechslungen selten, geschliffen allerdings häufig: Um Verwechslungen mit anderen farblosen Edel- und Schmucksteinen sowie mit Glassteinen eindeutig auszuschließen, hilft nur die mineralogische Untersuchung im Labor.

Imitationen

Bestrahlt man Bergkristalle mit Gammastrahlen, werden sie rauchfarben. Aus Bergkristall stellt man heute auch vielfältige Diamantimitationen her, ebenso wie die so genannten »Schmelzquarze« und »rekonstruierten Bergkristalle« immer häufiger auftauchen. Letztere sind nichts anderes als Glasimitationen. Sicherheit über die Echtheit eines Bergkristalls kann angesichts der heute immer perfekter werdenden Fälschungen nur eine mineralogische Untersuchung geben.

Verwendung

Der Bergkristall ist ein beliebter Schmuck- und Kunstgewerbestein, der zu vielen verschiedenen Gegenständen verarbeitet wird. Das Spektrum reicht von Ringen über Vasen, Pokale und Figuren bis hin zu ganzen Leuchtern. Als Heilsteine sind vor allem gewachsene Kristalle, aber auch Cabochons und Ketten beliebt. Bis vor einigen Jahrzehnten war Bergkristall ein wichtiger Rohstoff in der optischen und elektronischen

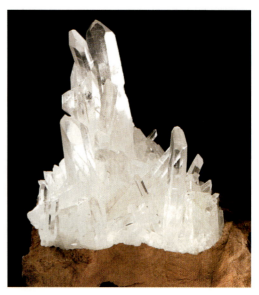

Bergkristall ist makroklin, man kann seine Kristalle mit dem bloßen Auge erkennen.

Industrie. Inzwischen haben ihn die kostengünstigeren synthetischen Quarze jedoch aus dieser Funktion verdrängt.

Therapeutische Wirkungen

Bergkristall ist ein überaus vielseitiger und dementsprechend weit verbreiteter Heilstein. Die Vielfalt seiner Erscheinungsformen bringt allerdings auch in der heilkundlichen Verwendung einige Besonderheiten mit sich.

Die Ausrichtung der Kristalle

Betrachtet man seine heilenden Kräfte vom energetischen Standpunkt aus, so stellt man fest, dass die von ihm an der Basis und den Seiten aufgenommene Energie zur Spitze hingeleitet wird und von dieser in ihrer Gesamtheit in einer bestimmten Drehrichtung abstrahlt. Diese Eigenheit gilt es grundsätzlich bei der Anwendung vorweg zu berücksichtigen, denn je nach Drehrichtung werden unterschiedliche therapeutische Effekte erzeugt –

die durch den Kristall strömende Energie wird entsprechend seiner inneren Struktur in Drehung versetzt.

»Männliche« Kristalle

Rechtsdrehende Kristalle bringen neue Energien, regen Stoffwechsel, Nervenaktivität wie Durchblutung an und wirken eher wärmend. Die rechts drehende Abstrahlung wirkt insgesamt sammelnd, aufladend und verdichtend. Sie wird dem Prinzip des Yang zugeordnet, weswegen man sie auch als »männliche« Kristalle bezeichnet.

»Weibliche« Kristalle

Die links drehenden Kristalle lösen Schmerzen, Spannungen und energetische wie seelische Blockaden auf. Der Zugang zum Unterbewusstsein wird freigelegt, wodurch es zu neuen Erkenntnissen und Einsichten in bislang verborgene Wesensinhalte kommen kann. Links drehende Kristalle haben einen kühlenden Effekt, wirken insgesamt zerstreuend, entladend und auflösend. Diese Bergkristalle werden Yin zugeordnet und demzufolge dem weiblichen Prinzip.

Zwillingskristalle

Daneben gibt es noch die sehr seltenen neutralen Kristalle: die verzwillingten Kristalle, bei denen sich die energetische Drehrichtung aufgrund gegenläufiger Schraubenachsen exakt aufhebt. So können sie die Drehung des durchfallenden Lichts und der Energie nicht verändern. Derartige neutrale Kristalle spenden reine Energie und fördern vorhandenes Potenzial zu Tage. Sie stärken und erhalten die Lebenskraft.

Der Stein der klärenden Wirkung

Entsprechend seiner Reinheit und Klarheit fördert der Bergkristall die Intuition und klare Wahrnehmung: Er hilft, in den »inneren Spiegel« zu blicken und sich selbst, seine Bedürfnisse wie auch Konflikte, besser zu erkennen. Die Gedanken werden fokussiert und wirklich bedeutsame Dinge treten deutlicher zum Vorschein. Entsprechend dieser Wirkungen auf seelisch-geistiger Ebene ist der Bergkristall auch ein ausgezeichneter Meditationsstein.

Die klärende Wirkung macht sich auch in körperlicher Hinsicht bemerkbar, weswegen dieser Stein als lindernd bei Schwindelanfällen und Gleichgewichtsstörungen sowie bei Gehirn- und Augenerkrankungen gilt.

Bergkristall wird auch eingesetzt gegen Herzbeschwerden, Darm- und Magenerkrankungen, Hautbeschwerden, Krämpfe und Störungen im Hormonsystem. Der Bergkristall wirkt über alle Chakren.

Anwendungen

Für therapeutische Anwendungen werden vor allem gewachsene Kristalle und Kristallgruppen eingesetzt. Kleine Bergkristallzapfen kann man in der Jacken- oder Hosentasche oder als Anhänger an einer Halskette tragen. Zur lokalen Behandlung empfiehlt sich das Auflegen direkt auf die Haut. Dabei sollte die Spitze zur betroffenen Stelle hin ausgerichtet werden.

Größere Bergkristalle eignen sich dagegen gut zum Aufstellen in Wohnräumen, um diesen ein gutes und starkes Energiefeld zu verleihen. Als Druse verstärkt der Bergkristall die Wirkung der anderen Heilsteine.

Um beispielsweise den Arbeitsplatz von negativen Energien zu reinigen, kann ein größerer Bergkristall aufgestellt werden.

Der Bergkristall sollte einmal im Monat unter fließendem lauwarmem Wasser entladen und danach in der Sonne oder in einer Bergkristallgruppe wieder aufgeladen werden.

Bergkristallketten sollte man über Nacht in einer trockenen Schale mit Hämatittrommelsteinen reinigen und entladen.

Blauquarz / Saphirquarz

Bezeichnungen, Synonyme und Handelsnamen

Blauquarz ist ein Oberbegriff für verschiedene Quarzvarietäten. Unter seinem Namen werden im weiteren Sinne alle blauen Kristallquarze, derbe Quarze sowie quarzhaltige Magmatite wie Syenit zusammengefasst. Synonym für Blauquarz ist Lasurquarz.

Zu Blauquarz gehört auch Saphirquarz, der im engeren Sinne jene Steine bezeichnet, die durch Einlagerungen von Turmalinnadeln oder Krokydolithfasern ihre blaue Farbe gewinnen. Seine Varietäten werden weiter spezifiziert:

Blauer Aventurin – Synonym für Saphirquarz mit Krokydolith

Raiomin, Aqualith – Synonym für Saphirquarz mit Turmalin

Chemische Eigenschaften

SiO₂

Blauquarz gehört zur Quarzgruppe und zur Mineralklasse der Oxide. Blauquarz und Saphirquarz sind aus Mikrokristallen von Quarz aufgebaut. Sie enthalten Einschlüsse verschiedener Mineralien wie Rutil, Magnetit, Sodalith oder Turmalin.

Physikalische Eigenschaften

Kristallsystem	Trigonal
Härte (Mohs)	7
Dichte (g/cm³)	2,64 – 2,69
Spaltbarkeit	Keine
Bruch	Muschelig, splittrig
Farbe, Glanz	Blau, hellblau, Glasglanz
Lichtbrechung	1,544 – 1,553
Doppelbrechung	+0,009
Strichfarbe	Weiß

Geschichte und Mythos

Zu Blauquarz und Saphirquarz gibt es keine eigenen Überlieferungen.

Entstehung

Blauquarz entsteht primär in Pegmatiten, vorwiegend in hydrothermalen Gängen und Klüften. Saphirquarz entsteht ebenfalls primär in Pegmatiten, aber selten in hydrothermaler Bildung.

Blauquarz und Saphirquarz werden nicht immer unterschieden, obwohl ihre Färbung mineralogisch unterschiedlich entsteht.

Vorkommen

Die größten Vorkommen bildet der Saphirquarz. Fundorte liegen unter anderem in Brasilien, Kolumbien, Österreich, Südafrika, USA. Blauquarz wird vorwiegend in den Alpen und in Kolumbien gefunden.

Charakteristika

Beim Blauquarz handelt es sich um ein grobkörniges, trüb blaues Quarzaggregat. Genau genommen bezieht sich sein Name lediglich auf jene Steine, deren Färbung an faserigen, feinen Rutil- oder Turmalineinschlüssen entsteht. Sind Turmalinnadeln oder Krokydolithfasern gut sichtbar blau gefärbt, spricht man jedoch vom Saphirquarz. Im Gegensatz zum Saphirquarz bildet der Blauquarz häufig sichtbare Kristalle und ist hellblau bis durchscheinend. Saphirquarz enthält grobkristallinere Einschlüsse, erscheint hell- bis dunkelblau und meist undurchsichtig. Man findet ihn vorwiegend in derben, körnigen Massen. Beide Gesteine sind trigonal und zeigen Glasglanz.

Häufige Verwechslungen

Verwechslungen gibt es mit Dumortieritquarz und Lapislazuli. Es ist auch sehr schwierig, Blauquarz und Saphirquarz voneinander zu unterscheiden. Das beste Unterscheidungsmerkmal ist die Größe der Einschlüsse, die im Saphirquarz mit bloßem Auge erkennbar sind.

Imitationen
Gelegentlich werden gefärbte Exemplare von Saphirquarz angeboten.

Verwendung
Der Blauquarz ist vorwiegend ein Sammlermineral. Der derbe Saphirquarz ist auch als Rohstein, Handschmeichler, Trommelstein und Anhänger im Handel erhältlich. Über die Heilwirkungen dieser beiden Steine ist nicht so viel bekannt, wie über die der anderen Vertreter der Quarzfamilie.

Therapeutische Wirkungen
Auf geistiger Ebene bringen Blauquarz wie Saphirquarz Gelassenheit. Beide wirken kühlend und fiebersenkend.
Der Blauquarz stärkt das Immunsystem. Er verleiht innere Ruhe, aber auch Vitalität. Dieser Stein hat sich auch gut bei Gesichtsneuralgien bewährt. Blauquarzkugeln sollen eine verdrängende Wirkung bei Erd- und Röntgenstrahlen haben. Insgesamt steigert dieses Mineral das Durchhaltevermögen und hilft auch bei depressiven Verstimmungen. Er wirkt besonders gut über das Stirn- und Halschakra.

Anwendungen
Es wird empfohlen, den Blauquarz über längere Zeit am Körper zu tragen. Der Stein entfaltet seine reinigende Wirkung jedoch auch bei ruhiger Betrachtung.
Der Blauquarz soll unter fließendem lauwarmem Wasser entladen werden. Anschließend kann er in der Sonne wieder aufgeladen werden. Ketten sollen über Nacht in einer trockenen Schale mit Hämatittrommelsteinen gereinigt und entladen werden.

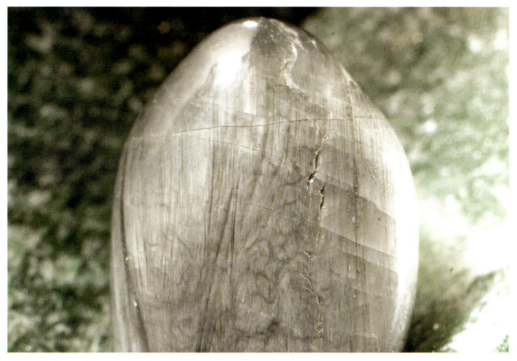

Über die Wirkung von Blauquarz und Saphirquarz ist noch nicht sehr viel bekannt, aber wer sich seiner lichten Schönheit öffnet, wird seine kühlenden und klärenden Eigenschaften zu schätzen wissen.

Chalzedon

Drum hat Natur des Chalzedons Kraft,
die still bescheidene, freundlich geschafft,
dass er mit wechselndem Farbenspiele
erfreue des Herzens dunkle Gefühle.
Denn freundlich ist er im lichten Morgen
und auf den voll blühenden Fluren,
er treibt aus der Brust die quälenden Sorgen
und lässt nur die Sorgen der Liebe zurück.

Aus: Theodor Körner, Monatssteine

Bezeichnungen, Synonyme und Handelsnamen

Seinen Namen hat er vermutlich der Stadt »Calchedon« am Bosporus zu verdanken. Dort sollen sich auch die ältesten Fundstellen dieses Edelsteins befinden. Es gibt noch zahlreiche alte Synonyme für diesen Stein wie Saphirin, Schwalbenstein, Quarzin, Myrickit, Beekit, Zoesit, Milchstein, Rednerstein. Die Schreibweise Kalzedon gilt als veraltet. Handelsnamen wie Kalifornischer Mondstein oder Blauer Mondstein sind irreführend, da es sich bei Chalzedon niemals um Mondstein handelt.
Als Chalzedon bezeichnet man sowohl die Gruppe der mikrokristallinen, faserigen Quarze als auch – im engeren Sinne – den eigentlichen

> *Als altbekannter, bereits in der Antike verwendeter Stein existieren zahlreiche, auch volksmundliche Namen für den Chalzedon.*

Chalzedon, einen bläulich weißgrauen Quarz. Je nach Färbung, Zeichnung und Zusammensetzung hat dieser Stein mehrere Varietäten:
Kupfer-Chalzedon – Durch Kupfereinschlüsse blaugrün gefärbt mit metallischen rotbraunen Kupferpunkten
Plasma – Von Chlorit oder Serpentin dunkelgrün gefärbter Chalzedon
Dendriten-Chalzedon – Chalzedon mit baum- und moosähnlichen Einschlüssen.
Sarder – Brauner Chalzedon
Rosa Chalzedon – Durch Spuren von Mangan rosa gefärbt

Chemische Eigenschaften

SiO_2
Chalzedon ist ein mikrokristalliner, wasserhaltiger Quarz und gehört zur Mineralklasse der Oxide. Während blauer Chalzedon fast rein ist, enthalten die anderen Vertreter verschiedene Elemente. Chromchalzedon weist beispielsweise Chrom auf, Dendriten-Chalzedon beinhaltet Manganoxid.

Geschichte und Mythos

In der Antike schnitt man aus Chalzedon so genannte Kameen. Diese figürlichen Darstellungen wurden mit dem Zeichen der Luft- und Wassergötter versehen. Man brachte die Chalzedon-Kameen mit dem Wetter, aber auch mit der Gabe des Redens in Verbindung. Demosthenes übte seine Stimme, indem er gegen das Rauschen des Meeres anschrie. Um auch eine klare und deutliche Aussprache zu trainieren, soll er dabei einen Chalzedon in den Mund genommen haben. Als Chalzedon wurden in der Antike verschiedene Edelsteine bezeichnet.
In Tibet galt Chalzedon als Symbol für Reinheit und Konzentration. Die Indianer wiederum verehrten ihn als heiligen Stein. Hildegard von Bingen setzte ihn im 12. Jahrhundert gegen Gallenbeschwerden ein.

Physikalische Eigenschaften

Kristallsystem	Trigonal, fasrige Aggregate
Härte (Mohs)	6,5 – 7
Dichte (g/cm³)	2,58 – 2,64
Spaltbarkeit	Keine
Bruch	Uneben, schalig
Farbe, Glanz	Bläulich, weißgrau, matt oder Wachsglanz
Lichtbrechung	1,530 – 1,540
Doppelbrechung	0,004 – 0,009
Strichfarbe	Weiß

Entstehung

Chalzedon entsteht primär oder sekundär aus wässrigen Kieselsäurelösungen. Durch langsames Austrocknen bildet sich zunächst Kieselsäuregel, danach Opal sowie Christobalit, denen zuletzt der faserige Quarz folgt. Er kommt häufig als Hohlraumfüllung oder Kruste in magmatischen und sedimentären Gesteinen vor.

Manchmal bildet er sich auch, indem Kieselgel organische Substanzen wie Holz, Korallen oder Muschelschalen, ersetzt.

Vorkommen

Blauen Chalzedon gibt es vorwiegend in Namibia, der Türkei, Indien und Südafrika. Sonstige Fundorte liegen unter anderem in Brasilien, Indien, Sri Lanka, Madagaskar, USA.

Charakteristika

Der Chalzedon ist kryptokristallin, das heißt, er bildet keine sichtbaren Kristalle. Vielmehr handelt es sich um ein dichtes Aggregat aus feinen Quarzfasern. Makroskopisch zeigen diese Mineralien radialstrahlig aufgebaute, stalaktiti-

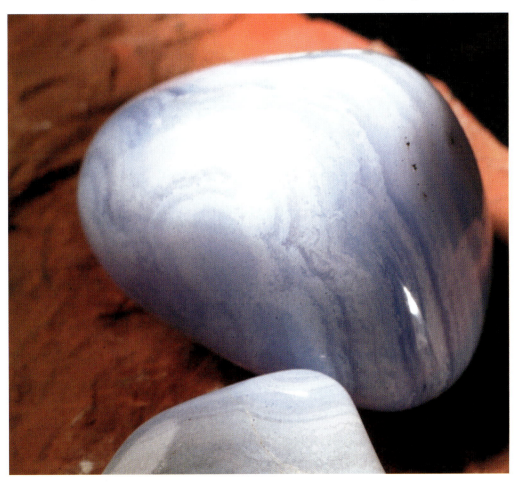

Chalzedon ist im weiteren Sinne der mikrokristalline Quarz, dessen einzelne Kristalle man im Gegensatz zu den makrokristallinen Quarzen wie zum Beispiel Bergkristall mit bloßem Auge nicht erkennen kann.

sche, traubige oder nierige Formen. Gelegentlich zeigen sie Bänderung oder aber erscheinen gleichmäßig transparent. Als Abscheidung an kieselsäurehaltigen heißen Quellen bilden sich auch oft so genannte »Chalzedon-Rosetten«. Dabei handelt es sich um körnige Aggregate, die an die Form von Blüten erinnern. In der Heilkunde sind sie von großem Interesse.

Der Chalzedon ist immer porös und dadurch auch färbbar. Durch die eingelagerten Mineralteilchen entstehen die unterschiedlichen Färbungen. Die zu dieser Gruppe gehörigen Steine erscheinen milch- oder opalfarbenen, graublau, weißlich oder blassbraun. Die Farben können in mehreren Schichten oder in Flecken von wechselnder Farbtiefe verteilt sein.

Steine dieser Gruppe sind wachsglänzend oder matt. Bereits leichte Erwärmung kann zur Änderung der Farbe führen.

Verwechslungen

Verwechslungsmöglichkeiten gibt es mit anderen Quarzen, Opalen oder Tansanit. Kupfer-Chalzedon ist dem Chrysopal ähnlich, Plasma dem Heliotrop. Chromchalzedon ähnelt dem Chrysopras. Rosa Chalzedon gleicht dem Rosenquarz.

Imitationen

Um intensivere Rot- und Grüntöne zu erhalten, werden Chalzedone gerne gebrannt. Zudem gibt es Imitationen aus Glas und anderen Quarzen. Im Handel werden überdies gestreifte künstlich gefärbte Achate als Chalzedone angeboten.

Verwendung

Chalzedone sind seit alters her beliebte Schmuck- und Heilsteine. Aus ihnen werden Ringe, Halsketten, Kugelketten und Hand-

schmeichler gefertigt. Wirtschaftlich verwertbare Synthesen sind nicht bekannt.

Therapeutische Wirkungen

Chalzedon wirkt besonders im Hals- und Stimmbereich. Er senkt das Fieber, hilft bei Entzündungen und Grippe. Zudem baut er Wassereinlagerungen im Gewebe ab. Der Stein wird gerne auch stillenden Müttern empfohlen. Er regt den Milchfluss an und schützt vor Brustentzündungen. Chalzedon-Rosetten werden gerne gegen Beschwerden an Augen, Ohren, Haut oder an weiblichen Geschlechtsorganen eingesetzt.

Im Allgemeinen findet Chalzedon auch als so genannter »Schlafstein« Verwendung. Unter das Kopfkissen gelegt, soll er böse Träume vertreiben. Menschen, die im öffentlichen Leben stehen und oft Ansprachen und Reden halten, führen am besten einen Chalzedon in der Tasche mit. Der »Rednerstein« steht für Kontaktfreudigkeit, Kommunikation und Offenheit. In der Meditation verleiht dieser Stein Gelassenheit und Ruhe. Er entfaltet seine Kraft am besten über das Halschakra.

Ruhe und Gelassenheit sind die beiden Begriffe, mit denen die Heilwirkung des Chalzedons am engsten verbunden ist.

Anwendungen

Chalzedon kann direkt am Körper getragen oder aufgelegt werden. Leicht gesalzenes Chalzedonwasser hilft bei Heiserkeit, Husten und Bronchialerkrankungen. Rezept: Man lässt den Chalzedon eine Stunde im Wasser ziehen. Dann kocht man die Lösung mit zwei Messerspitzen Steinsalz auf.

Dieser Stein sollte einmal monatlich unter fließendem warmem Wasser entladen werden. Zum Aufladen legt man ihn am besten in eine Amethystdruse. Ketten legt man über Nacht in eine trockene Schale mit Hämatittrommelsteinen. So werden sie gereinigt und entladen.

Chrysopras

*In Dezembers Wut
starrt all der Natur lebendigs Blut;
es birgt sich die Erde im Nebelkranze.
Es deckt sich die Flur mit des Schnees Glanze;
nur in des Chrysopras lichtem Blick
kehrt des Lebens Farbe zurück.
Und wie er im abgestorbenen Greis
das künftige Leben verkündet leis
und so die Hoffnung nicht sinken lässt,
so hält er im Herzen die Hoffnung fest.
Trag ihn voll Glauben, wenn du bangst,
er bezwingt des Herzens quälende Angst,
macht die Seele freudig in Gefahr
und schließt im heiligen Kreise das Jahr!*

Aus: Theodor Körner, Die Monatssteine

Bezeichnungen, Synonyme und Handelsnamen

Der grüne Chrysopras ist eine Chalzedonvarietät. Sein Name kommt aus dem Griechischen und bedeutet »Gold-Lauch«. Genau lässt sich die Bedeutung dieses Begriffs nicht mehr nachvollziehen. Die genaue Zuschreibung des Namens geschah erst im 18. Jahrhundert. Vorher

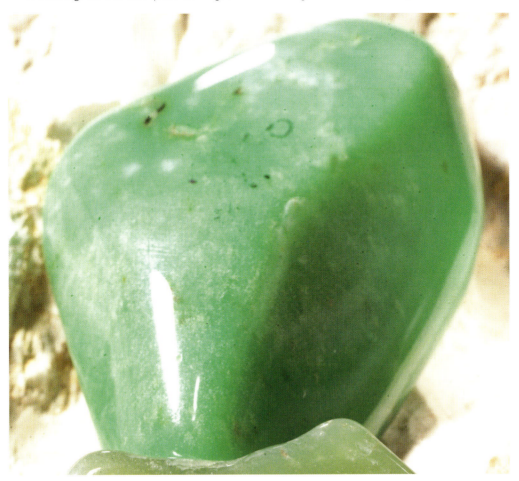

Der apfel- bis lauchgrüne Chrysopras wurde schon im 14. Jahrhundert in Oberschlesien gefördert. Von hier kam zum Beispiel das Material für die Vertäfelung des Schlosses Sanssouci in Potsdam.

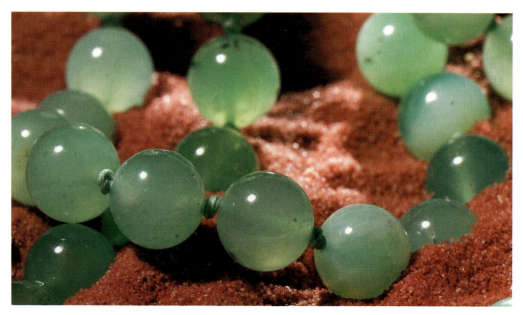

Eine Kette aus Chrysopraskugeln fördert die Entgiftung, Entschlackung und Durchblutung. Sie kann als dauerhafter Schutz vor Herzerkrankungen, zum Beispiel bei Übergewicht, getragen werden.

wurden auch andere grüngelbe Steine unter dem Namen geführt. Synonyme für Chrysopras gibt es nicht.

Als Handelsnamen kommen Südpazifik-Jade und Zitronen-Chrysopras für gelblich grüne Varietäten vor.

Physikalische Eigenschaften

Kristallsystem	Trigonal, mikrokristalline Aggregate
Härte (Mohs)	6,5–7
Dichte (g/cm³)	2,58–2,64
Spaltbarkeit	Keine
Bruch	Rau, spröd
Farbe, Glanz	Grün, apfelgrün, Wachsglanz
Lichtbrechung	1,530–1,540
Doppelbrechung	0,004–0,009
Strichfarbe	Weiß

Chemische Eigenschaften

SiO_2

Beim Chrysopras handelt es sich um einen nickelhaltigen Chalzedon, der zur Mineralklasse der Oxide gehört. Der Anteil an Nickel sorgt auch für die grüne Farbe des Minerals.

Geschichte und Mythos

Im antiken Griechenland verehrten die Menschen den Chrysopras als Stein der Familie. Er sollte die Liebe des Ehepaares sowie den Zusammenhalt der Familie bewahren.

In Ägypten trug man den Stein auch als Schutz gegen die Pest. Eine hohe Heilkraft bei Gichterkrankungen und bei der allgemeinen Entgiftung des Körpers sprach Hildegard von Bingen dem Stein zu.

Der Chrysopras war der Lieblingsstein Friedrich des Großen. Die Leute sahen in ihm auch ein Symbol der Liebe zur Wahrheit und der Gerechtigkeit.

In früheren Jahrhunderten verarbeiteten Handwerker den Chrysopras gerne als Dekorstein in verschiedenen Bauwerken. So findet man ihn unter anderem im Veitsdom zu Prag und im Schloss Sanssouci in Potsdam.

Entstehung

Chrysopras entsteht sekundär. Man findet ihn in Serpentingestein und in Verwitterungsmassen von Nickel-Lagerstätten als Knollen- und Spaltenfüllungen. Chrysopras entsteht häufig gemeinsam mit Serpentin und Opal.

Vorkommen

Bedeutendster Fundort im 14. Jahrhundert war Frankenstein in Oberschlesien. Seit den sechziger Jahren liefert besonders Queensland, Australien qualitativ sehr hochwertige Sorten. Weitere Vorkommen liegen unter anderem in Brasilien, Indien, Russland, Südafrika.

Charakteristika

Der Chrysopras gilt als der wertvollste Stein in der Chalzedongruppe. Sein Kristallsystem ist trigonal, aber das Mineral bildet keine sichtbaren Kristalle aus, sondern nur winzige Fasern, die einen radialstrahligen Aufbau zeigen.

Chrysopras besitzt eine weiche smaragdgrüne bis apfelgrüne Farbe. Größere Stücke sind selten, oft von Rissen durchzogen, und sie erscheinen ungleichmäßig in der Farbe. Der Stein zeigt Wachsglanz. Durch Hitze und Sonnenlicht kann die Farbe verblassen.

Zur Herstellung von Chrysoprasessenz legen Sie den Stein am besten über Nacht in Leitungs- oder auch Mineralwasser.

Verwechslungen

Die Abgrenzung zu anderen durchscheinend grünen Steinen fällt gelegentlich sehr schwer. Verwechslungen gibt es unter anderem mit Chromchalzedon, Prasopal, Variscit, Smithsonit, Prehnit und Jade.

Imitationen

Als Fälschung findet man in der Hauptsache künstlich grün gefärbte Chalzedone oder Achate. Sicherheit gibt nur eine mineralogische Untersuchung.

Verwendung

Seit der Antike ist Chrysopras als Schmuck- und Heilstein beliebt. Man erhält ihn in Form von kunstgewerblichen Gegenständen genauso wie als Schmuckstein, Trommelstein, Cabochon oder als Rohstein zum Aufstellen. Er gehört zu den teureren Edelsteinen.

Therapeutische Wirkungen

Dieser Stein regt die Entgiftung und Entschlackung an. Er hilft bei Durchblutungsstörungen und befreit die Herzkranzgefäße von Verengungen. Raucher und übergewichtige Menschen sollten stets einen Chrysopras bei sich tragen. Chrysoprasessenz hilft bei Unfruchtbarkeit und Potenzstörungen. Dieses Mineral lindert auch Hauterkrankungen wie Neurodermitis.

Im Allgemeinen fördert Chrysopras das Selbstvertrauen, wirkt gegen Alpträume und verleiht innere Sicherheit. Chrysopras gilt auch als Stein des Herzens. Deshalb wirkt er am besten über das Herzchakra.

Anwendungen

Chrysopras soll am Körper getragen werden. In Form einer Scheibe kann er auf die Leber gelegt oder als Essenz eingenommen werden. Vor Gebrauch sollte der Chrysopras unter fließendem Wasser entladen werden. Zum Aufladen legt man ihn am besten alle zwei Wochen in eine Bergkristallgruppe.

Die Aufbewahrung in feuchten Tüchern oder Watte kann den Stein vor dem Ausbleichen schützen.

Falkenauge

Bezeichnungen, Synonyme und Handelsnamen
Der Stein verdankt den Namen seinem Aussehen, das einem Falkenauge ähnelt. Ein durch die faserige Struktur des Kristalls hervorgerufener Lichteffekt (Chatoyieren) verstärkt diesen Eindruck, insbesondere, wenn er als hoher Cabochon geschliffen wurde.

Falkenauge kommt gemeinsam mit dem verwandten Tigerauge vor, unterscheidet sich von diesem jedoch durch seine blaugraue Farbe. Beide tragen teilweise die gleichen Synonyme: Katzenaugen-Quarz, Pseudokrokodolyth und Schillerquarz.

Chemische Eigenschaften
SiO_2 + Na_2 $(Mg, Fe, Al)_5$ $(OH/Si_4O_{11})_2$

Falkenauge gehört zur Quarzgruppe und zur Mineralklasse der Oxide. Sein Krokydolith-Anteil gehört hingegen zu den Kettensilikaten.

Geschichte und Mythos
Arabischen Überlieferungen zufolge schärft das Falkenauge den Verstand und verleiht seinem Besitzer Heiterkeit. Da er an ein wachsames Auge erinnert, musste er auch vor dem bösen Blick bewahren: So schützte man sich im Mittelalter mit einem Falkenauge-Amulett vor Geistern, Hexen und Dämonen.

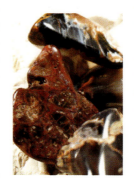

Pietersit enthält Falkenauge und Tigerauge.

Entstehung
Falkenauge bildet sich durch die Verkieselung von Krokydolith-Fasern: Krokydolith ist ein eisenreiches Asbestmineral von blauer bis graublauer Farbe, das sich in Eisenerzlagerstätten bildet. Sein Name bedeutet Wollflockenstein (griechisch: »krokos« = Wollflocke, »lithos« = Stein). In der Pseudometamorphose von Krokydolith und Quarz führen hydrothermale und kieselsäurereiche Lösungen dazu, dass die Krokydolith-Fasern fest in den entstehenden Quarz eingeschlossen werden.

Vorkommen
Die bedeutendsten Vorkommen liegen in Südafrika, außerdem in Australien, Birma, Indien sowie in den USA.

Charakteristika
Da sich Falkenauge als Spaltenfüllung bildet, entstehen keine Kristalle: Die Steine liegen als derbe Quarzader im Gestein. Die Krokydolith-Fasern sind monoklin, der sie umgebende Quarz hingegen trigonal.

Verwechslungen, Imitationen
Es gibt keine Verwechslungen. Fälschlich wird Falkenauge manchmal als Tigerauge bezeichnet. Fälschungen sind nicht bekannt.

Verwendung
In der Industrie dient Falkenauge als Rohstoff für die Asbestgewinnung. Zudem ist er ein beliebter Schmuck- und Heilstein, der als Kugelkette, Trommelstein, Anhänger und Handschmeichler im Handel zu erwerben ist.

Physikalische Eigenschaften

Kristallsystem	Trigonal
Härte (Mohs)	7
Dichte (g/cm³)	2,64 – 2,71
Spaltbarkeit	Keine
Bruch	Faserig
Farbe, Glanz	Blaugrau, blaugrün, Seidenglanz
Lichtbrechung	1,534 – 1,540
Doppelbrechung	Keine
Strichfarbe	Bleigrau

Therapeutische Wirkungen

Falkenauge hilft, auch in schwierigen Situationen den klaren Überblick zu behalten. Der Stein empfiehlt sich besonders, wenn die Stimmung labil ist und man sich und das Zutrauen ins Leben in Details zu verlieren droht. Er kann Partnerschaften festigen und seinem Träger mehr Mitgefühl und emotionale Aufgeschlossenheit verleihen.

Falkenauge blockiert die Energie im Körper und kann insofern übergroßer Nervosität entgegenwirken. Auch bei hormonellen Störungen und Schmerzen erweist er sich als hilfreich. Falkenauge wirkt am stärksten über das Stirnchakra.

Anwendungen

Da Falkenauge den Energiefluss im Körper hemmt, sollte er nicht länger als drei Tage getragen werden. Zur Meditation kann er dagegen ohne Bedenken über einen längeren Zeitraum eingesetzt werden. Falkenauge sollte in trockenen Hämatittrommelsteinen entladen und anschließend in einer Bergkristalldruse wieder aufgeladen werden.

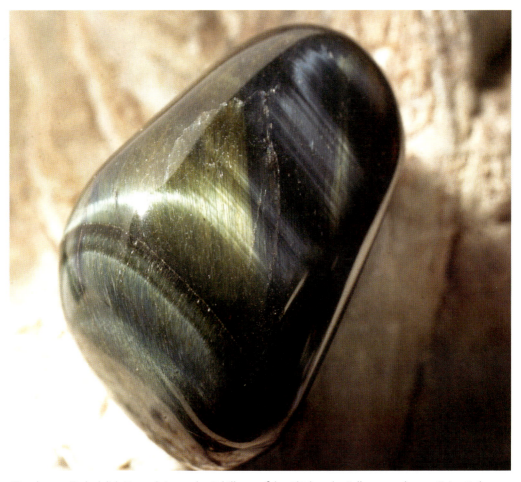

Eingelagerte Krokydolith-Fasern bringen das Schillern auf den Flächen des Falkenauges hervor. Seine Farbe dagegen ist unbeeinflusst vom Fremdmineral, im Gegensatz zum Tigerauge.

Heliotrop

Der Heliotrop, von der Natur erkoren,
ward vom Saturnus kalt geboren;
doch ist er nicht aller Wirkung bar,
er macht die trübe Stirne klar
und schützt vor des Giftes heimlicher Pein;
in der Herzgrube will er getragen sein.

Aus: Theodor Körner, Monatssteine

Bezeichnungen, Synonyme und Handelsnamen

Bei diesem dunkelgrünen Stein mit roten punktförmigen Einschlüssen handelt es sich um eine weniger bekannte Chalzedonvarietät. Der Name Heliotrop bedeutet Sonnenwendstein (griechisch: »helios« = Sonne, »tropos« = Wendung). Er bezieht sich vermutlich auf seine frühere Verwendung bei magischen Ritualen. Synonyme sind unter anderem Blutjaspis, Hildegardjaspis, Blutstein, Märtyrerstein und Xanthus.

Chemische Eigenschaften
SiO_2

Der Heliotrop gehört zur Mineralklasse der Oxide. Die roten Flecken auf seiner Oberfläche werden durch Einschlüsse von Eisenoxid (rote Farbe) und Hornblendenadeln (grüne Farbe)

> Heliotrop wird wegen seines charakteristischen Äußeren und abweichender Heilanwendungen getrennt von Chalzedon betrachtet.

verursacht. Heliotrop ist das Bindeglied zwischen Chalzedon und Jaspis.

Geschichte und Mythos

Im antiken Griechenland wurde der Heliotrop als Licht bringender Erdenstein dargestellt. Seine grüne Farbe verkörperte in der griechischen Mythologie die üppige Natur und Leben, während die roten Tupfer für das Leben spendende Plasma der Erde standen. Der am Körper getragene Edelstein sollte eine innige Verbindung zu den Göttern herstellen und seinem Besitzer ein langes Leben bescheren.

Legenden aus Ägypten und Indien beschreiben den Heliotrop als kraftvollen Heil- und Schutzstein gegen Krankheiten und Feinde.

Bei Hildegard von Bingen ist Heliotrop ein mystifizierter Edelstein. Die roten Tupfer sind in ihrer Beschreibung ein Abbild des Blutes Jesu. Deshalb nannte man den Stein auch Hildegard-Jaspis oder Jesus-Stein. In Kombination mit bestimmten Kräutern sollte sich die Sonne verdunkeln, und Menschen sollten unsichtbar zu machen sein.

Den Kreuzrittern versprach das Mineral Mut, Tapferkeit und Schutz vor Verletzungen. Ein prachtvolles Exemplar des Heliotrops ist auch unter den zwanzig Edelsteinen der Stückleinkette (16. Jahrhundert), die im Germanischen Museum in Nürnberg ausgestellt ist.

Entstehung

Heliotrop entsteht sekundär, wenn Kieselgel langsam durch Austrocknen zum Chalzedon erstarrt. Dabei dringen eisen- und magnesiumhaltige Lösungen in die zähe Masse ein. Heliotrop füllt Gesteinsmandeln und Hohlräume in vulkanischem Gestein. Häufig findet man den Stein gemeinsam mit Turmalin, Beryll und Glimmer.

Physikalische Eigenschaften

Kristallsystem	Trigonal
Härte (Mohs)	6,5 – 7
Dichte (g/cm³)	2,58 – 2,64
Spaltbarkeit	Keine
Bruch	Rau, spröde
Farbe, Glanz	Dunkelgrün mit roten Punkten, Wachsglanz
Lichtbrechung	1,530 – 1,539
Doppelbrechung	Etwa 0,006
Strichfarbe	Weiß

Vorkommen

Die bedeutendsten Fundstätten liegen in Indien. Weitere Vorkommen liegen unter anderem in Australien, Brasilien, China, USA und Österreich.

Charakteristika

Heliotrop kommt in dichten, trauben- und nierenförmigen Aggregaten oder als Spaltenfüllung im Gestein vor. Er kristallisiert trigonal, bildet aber nur mikrokristalline, mit bloßem

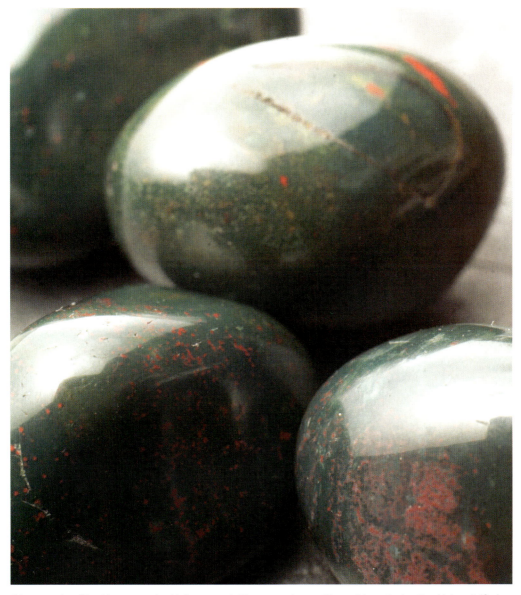

Die unregelmäßige Musterung des Heliotrops mit Einsprengseln von Eisenoxid war in der Geschichte vielfach Ausgangspunkt für mystische Deutungen. Heute wird er als kraftvoller Heilstein genutzt.

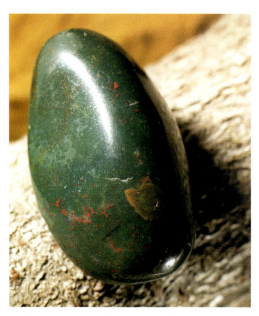

Heliotrop eignet sich für akute Beschwerden wie Ohrensausen oder eine drohende Erkältung.

Auge nicht sichtbare, faserige und körnige Aggregate.
Heliotrop bietet kein einheitliches Bild, die charakteristische Färbung und Zeichnung zeigt sich aber bereits beim Rohstein. Die undurchsichtige dunkelgrüne Farbe mit den punktförmigen roten Einlagerungen zeigt Wachsglanz. Die Farben des Heliotrops sind nicht immer lichtbeständig.

Verwechslungen

Sind nur wenige Eisenoxid-Sprengsel im Heliotrop enthalten, kann er mit Plasma oder grünem Jaspis verwechselt werden.
In der englischen Sprache wird der Heliotrop »bloodstone« (Blutstein) genannt. Im Deutschen ist der Blutstein jedoch immer ein Hämatit (→ Seite 176). Auf dem Markt wird dieser Stein fälschlich auch als Blutjaspis angeboten, obwohl er kein Jaspis ist. Diese Verwechslung wird aus seiner grünen Farbe, der strahlenartigen Struktur und seinem ebenfalls körnigen Aufbau abgeleitet.

Imitationen

Im Handel gibt es Glasimitationen, die mineralogisch leicht nachgewiesen werden können.

Verwendung

Aus Heliotrop werden kunstgewerbliche Gegenstände, Edel- und Heilsteine hergestellt. Das Mineral wird zu Cabochons, Gemmen oder anderen Schmuckstücken verarbeitet. Als Tafelstein geschliffen, schmückt es Herrenringe und Broschen.

Therapeutische Wirkungen

Heliotrop ist ein äußerst kräftiger Heilstein und wird auch »Stein des Mutes« genannt. Bei Stress und Lebensängsten bringt er Körper, Geist und Seele wieder in ihr altes Gleichgewicht zurück.
Zu Beginn einer Erkältung wird der Stein zwischen Herz und Kehle aufgelegt, um die Infektion abzuwehren. Bei Ohrensausen oder Ohrenschmerzen legt man ihn auf die Ohren oder Nase. Mit Heliotropwasser kann man Gicht und rheumatische Beschwerden lindern.
Das Mineral schützt das Herz, die Herzkranzgefäße und fördert deren Durchblutung. Es stärkt die Konzentrationskraft und bewahrt vor Alpträumen. Man setzt Heliotrop auch zur Behandlung von Leber-, Milz-, Nieren- und Lungenbeschwerden ein. Er schützt Neugeborene und Frauen während der Schwangerschaft. Es wirkt besonders gut über das Herzchakra.

Anwendungen

Zum Aufstellen im Zimmer eignen sich größere Trommelsteine. Dieser Stein sollte nach Gebrauch unter fließendem warmem Wasser entladen werden. Anschließend wird er in einer Bergkristallgruppe aufgeladen.

Jaspis

Die Mauer war aus Jaspis und die Stadt selbst aus lauterm Gold so rein wie Glas. Die Grundmauern waren mit allerlei Edelsteinen geziert: Der erste Grundstein war ein Jaspis

Worte aus Hellas,
Vision des Propheten Johannes

Bezeichnungen, Synonyme und Handelsnamen

Der Name dieses Steins bedeutet »gesprenkelter Stein« (griechisch: »iaspis« = gesprenkelt). Es ist jedoch davon auszugehen, dass der Name Jaspis zu früheren Zeiten anderen Mineralien zugeordnet war. In der Bibel beispielsweise wird der »Edelste aller Steine« als Jaspis bezeichnet. Im antiken Griechenland wurden alle grünen Mineralien unter dem Oberbegriff Jaspis zusammengefasst. Erst die moderne Mineralogie lieferte die tatsächliche Namenszuordnung: Jaspis bezeichnet bunten, undurchsichtigen Quarz.

Damit ist der Begriffsverwirrung aber immer noch kein Ende bereitet, denn die Vielfalt an Farben, Zeichnungen und Formen, in denen

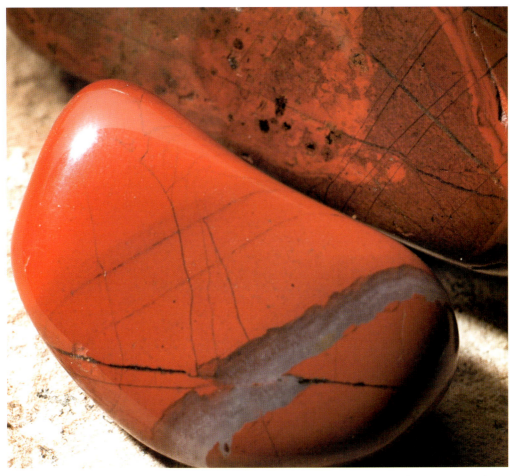

In seltenen Varietäten kann der Jaspis sogar eine leuchtend rote Färbung aufweisen, häufiger sind grüne oder mehrfarbige Steine, weshalb Jaspis oft mit Chalzedon oder Achat verwechselt wird.

dieser Stein auftritt, sorgt auch heute immer wieder für Durcheinander – und für eine Vielzahl von Handelsnamen. Diese sind je nach Farbe, Zeichnung, Fundort und Zusammensetzung verschieden. Da beständig neue Namen auftauchen, kann eine solche Liste jedoch niemals vollständig sein.

Vor diesem Hintergrund wird auch verständlich, warum es nur sehr wenige echte Synonyme für Jaspis gibt: Hornstein, Jasper und Bayat sind die einzigen heute noch geläufigen.

Achatjaspis, Jaspachat – Gelber, brauner oder grün melierter, mit Achat verwachsener Jaspis

Ägyptischer Jaspis, Nilkiesel – Roter oder kräftig gelber Jaspis

Bandjaspis – Jaspis mit lagiger Struktur und einigen breiten Bändern

Hornstein – Feinkörniger, braunroter, grauer oder schwarzer, sehr selten auch grüner Jaspis

Kugeljaspis – Jaspis mit kugelig runder Zeichnung

Landschaftsjaspis – Jaspis mit brauner, landschaftsähnlicher Zeichnung, die durch eingeschlossene Eisenionen bedingt ist

Lavendeljaspis – Violetter Jaspis

Plasma – Gleichmäßig feinkörniges Mineral mit schmutzig grüner Farbe

Silex – Braunrotes, gelbes oder gestreiftes Jaspismineral

Sternjaspis – Jaspis mit kleinen eingeschlossenen Sternquarzaggregaten

Chemische Eigenschaften

SiO_2 + Al, Ca, Fe, K, Mg, Mn, Na, O, OH, Si

Die mikrokristalline Quarzvarietät Jaspis zählt zur Mineralklasse der Oxide. Je nachdem, welche Fremdstoffe in das Siliziumdioxid eingeschlossen sind, variiert seine Farbe: Eisenhydroxid beispielsweise macht den Jaspis gelb, Eisenoxid rot und Aluminiumsilikat grau oder schwarz.

Geschichte und Mythos

Jaspis wird von der Menschheit nicht nur als Schmuck schon seit Urzeiten genutzt: Im Jungpaläolithikum (35000–8000 v. Chr.) wurde er zu Werkzeug oder Waffe verarbeitet. Quer durch die Epochen und Kulturen war der Jaspis der Stein der Priester und Könige, die ihn zur Zierde wie auch zum Schutz trugen. Der Sage nach war auch das Schwert von Siegfried mit einem Jaspis verziert.

Im alten Ägypten fertigte man Amulette und Skarabäen aus ihm, im antiken Griechenland galt er als Stein der Liebenden und diente zudem als Schutz während der Schwangerschaft. Daher rührt auch die Empfehlung des »Patrons der Naturwissenschaften«, Albert Magnus (1200–1280), werdende Mütter sollten einen Jaspis im Bereich der Hüften tragen. Das helfe während der Schwangerschaft, um ein gesundes Kind zur Welt zu bringen und eine leichtere Geburt zu haben.

Altindischen Überlieferungen zufolge galt der gelbe Jaspis auf dem Subkontinent ehedem als Regenzauberstein. Die Schamanen der nordamerikanischen Ureinwohner trugen den Jaspis als Schutzamulett und vollzogen Massagen mit diesem Stein, um auf diese Weise die Libido anzuregen.

Physikalische Eigenschaften

Kristallsystem	Trigonal
Härte (Mohs)	6,5–7
Dichte (g/cm³)	2,58–2,91
Spaltbarkeit	Keine
Bruch	Uneben oder muschelig
Farbe, Glanz	Alle Farben, streifig bis gefleckt, matt, selten Fett- oder Glasglanz
Lichtbrechung	Etwa 1,54
Doppelbrechung	Keine
Strichfarbe	Weiß, braun, rot, gelb

Entstehung

Jaspis entsteht meist sekundär aus gelöster Kieselsäure, die beim Durchdringen des Bodens und des Gesteins viele fremde Stoffe aufnimmt – vor allem Eisenionen, die für die charakteristische Rotfärbung sorgen. Jaspis kann jedoch auch entstehen, wenn durch Verwitterung oder Verwesung Kieselsäure freigesetzt wird. Diese durchdringt Sand- oder Tongestein und verkieselt es. So entstehen bisweilen Jaspisfelsen, wie sie sich unter anderem in Australien und Südafrika finden.

Vorkommen

Fundorte von Jaspis gibt es weltweit. Sehr schöne Exemplare kommen aus Brasilien, Indien, Mexiko, Madagaskar, Australien und aus dem Ural (Russland). Jaspisfelsen finden sich vor allem in den USA in Oregon und Wyoming sowie in Australien und Südafrika.

Charakteristika

Jaspis ist überwiegend in Knollenform oder als Spaltenfüllung zu finden. Er bildet mikroskopisch kleine Kristalle aus, die ihn körnig-dicht und undurchsichtig erscheinen lassen. Entsprechend der enthaltenen Fremdstoffe ist er einmal rötlich, einmal eher gelb, braun oder grün gefärbt. Meist jedoch ist der Jaspis mehrfarbig, geflammt oder gestreift. Unbearbeitet ist er in der Regel matt.

Verwechslungen

Jaspis wird vielfach für einen anderen bunt gemusterten Stein wie Chalzedon oder Achat gehalten. Im Handel werden auch unbekannte bunte Steine oft als Jaspis angeboten.

Imitationen

Fälschungen von Jaspis sind sehr selten. Vielmehr wird er selbst zur Imitation anderer, wertvoller Mineralien verwendet, so beispielsweise als Imitat für Lapislazuli.

Verwendung

Jaspis ist auf Grund seiner attraktiven Farben und Zeichnungen ein begehrter Schmuck- und Kunstgewerbestein für Schalen, Cabochons oder Steinmosaike. In der Eremitage in St. Petersburg sind ganze Säulen aus Jaspis gearbeitet. Er wird auch als Ringstein, Anhänger, Handschmeichler und Kette angeboten.

Therapeutische Wirkungen

➤ Rotbrauner Jaspis hilft besonders bei Erkrankungen der Bauchspeicheldrüse, Leber und Milz. Er empfiehlt sich zudem bei Verstopfung, Durchfall sowie Hämorrhoiden.

➤ Der gelbe Stein bringt innerlich zur Ruhe und steigert Ausdauer, Konzentration und Willenskraft. Er ist ein Wärme bringender Stein, der das Immunsystem stärkt. Der gelbe Jaspis wirkt vor allem auf das Nabelchakra.

➤ Der rote Jaspis wirkt besonders intensiv auf das Wurzelchakra und regt den Energiefluss an. Er macht willensstark und durchsetzungsfähig, gibt Kraft und Vitalität.

➤ Grüner Jaspis ist am besten geeignet, um Ausgeglichenheit und Harmonie zu fördern. Er wirkt Entzündungen entgegen, entgiftet und entschlackt den Organismus.

Jaspiswasser, vor jeder Mahlzeit getrunken, kann Diäten unterstützen. Frauen in den Wechseljahren sollten regelmäßig morgens Jaspiswasser trinken, um die hormonelle Umstellung des Körpers zu erleichtern. Für Jaspiswasser legt man den Stein über Nacht in ein Glas Wasser und deckt es ab.

Anwendungen

Der Jaspis sollte immer direkt auf der Haut getragen werden, denn nur dann kann er seine Energie in vollem Umfang abgeben. Nach Gebrauch wird er unter fließendem Wasser entladen und in der Sonne wieder aufgeladen. Ketten aus Jaspis werden über Nacht in einer Schale mit Hämatittrommelsteinen entladen.

Karneol

Talismann in Karneol
Gläubigen bringt er Glück und Wohl;
steht er gar auf Onyx-Grunde,
küss ihn mit geweihtem Munde!
Alles Übel treibt er fort,
schützet dich und schützt den Ort;
wenn das eingegrabne Wort
Allahs Namen rein verkündet,
dich zu Lieb und Tat entzündet,
und besonders werden Frauen
sich am Talismann erbauen.

Aus: Johann Wolfgang von Goethe,
West-östlicher Diwan; Segenspfänder

Bezeichnungen, Synonyme und Handelsnamen

Sein Name leitet sich vermutlich aus dem lateinischen »corneolus« (Kirsche) ab. In der Antike war Karneol auch unter dem Namen Sarder bekannt. Synonyme sind Kornalin oder Coralin. Der Karneol ist auch unter dem Handelsnamen Fleischachat oder Blutachat bekannt. Gebänderter Karneol wird auch Korall-Achat oder Karneol-Achat genannt.

Chemische Eigenschaften

SiO_2

Karneol gehört zur Quarzgruppe und zur Mineralklasse der Oxide. Farbgebende Substanz

ist Eisen. Die dunkelrote Tönung erhält er durch Hämatiteinschlüsse. Bei niedriger Entstehungstemperatur liegt das enthaltene Eisen als gelb-orangefarbenes Hydroxid vor, bei höherer Temperatur als rotbraunes bis braunes Oxid.

Geschichte und Mythos

Vor allem die Ägypter trugen Karneol gerne als Schmuckstück. Als Symbol der Erneuerung und Treue sollte er die Lebenskräfte verstärken. Als Grabbeigabe bildete er gleichsam die magische Rüstung für das Leben nach dem Tod.
Hildegard von Bingen empfahl das Mineral bei Nasenbluten.

Entstehung

Der orangefarbene bis braune Karneol ist eine Chalzedonvarietät. Karneol entsteht primär aus hydrothermalen Lösungen in Vulkangesteinen. Durch langsames Austrocknen der ins Gestein eingesickerten Kieselsäure kristallisiert Karneol aus. Man findet ihn in Krusten oder Tropfsteinen, aber auch als Mandelfüllungen im Gestein.

Vorkommen

Fundorte liegen in Brasilien, Uruguay, Indien, Botswana.

Charakteristika

Karneol erscheint gelb bis orange, rotbraun und braun. Die fleischrote Farbe ist die begehrteste.
Karneol ist trigonal, bildet aber keine sichtbaren Kristalle, sondern nur kleinste Fasern. Das durchscheinende Mineral erscheint häufig als kleine Knolle oder Kügelchen. Nur selten sind Einlagerungen zu erkennen. Gelegentlich bildet sich eine Art Schleier, oder das Mineral weist feine Bruchlinien auf. Im Sonnenlicht zeigt Karneol in der Regel eine weißblaue Fluoreszenz.

Physikalische Eigenschaften

Kristallsystem	Trigonal
Härte (Mohs)	6,5 – 7
Dichte (g/cm³)	2,58 – 2,64
Spaltbarkeit	Keine
Bruch	Uneben, schalig
Farbe, Glanz	Fleisch- bis braunrot, Wachsglanz
Lichtbrechung	1,530 – 1,540
Doppelbrechung	0,004 – 0,009
Strichfarbe	Weiß

Verwechslungen
Karneol kann mit Jaspis, aber auch mit Feueropal oder rotem Kalzit verwechselt werden.

Imitationen
Oft wird gelber Karneol gefärbt und anschließend durch Hitze behandelt, um die begehrte fleischrote Farbe zu erzielen.

Verwendung
Karneol ist ein beliebter Schmuck- und Heilstein. Man erhält ihn unter anderem als Kette, Handschmeichler, Rohstein, Geode oder Kugel. Auch für Gravurarbeiten findet er häufig Verwendung.

Therapeutische Wirkungen
Der rote Karneol fördert die Blutbildung und die Durchblutung der Organe, hilft aber auch bei Zahnfleischbluten, Unterleibsbeschwerden oder in der Schwangerschaft. Er stärkt die Lebenskraft und schafft eine positive Einstellung.

Anwendungen
Karneol soll direkt auf der Haut getragen oder an der entsprechenden Stelle aufgelegt werden. Spülungen mit Karneolwasser helfen bei Zahnfleischbluten. Karneol soll mindestens einmal im Monat unter fließend lauwarmem Wasser entladen, und in der Sonne über einen längeren Zeitraum wieder aufgeladen werden.

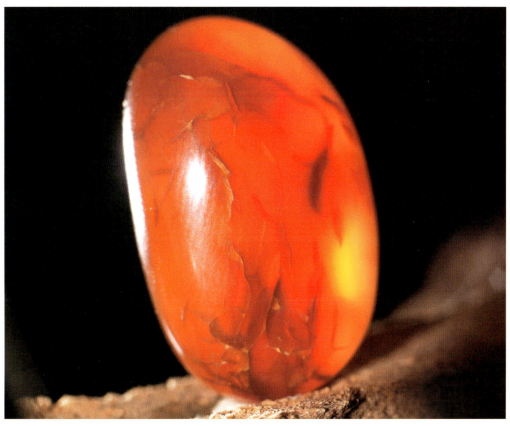

Natürlicher Karneol zeigt im Durchlicht wolkige Farbverteilung mit gefärbter streifiger Tönung. Typisch, auch für den begehrten fleischroten Karneol, sind die dunkelroten Hämatiteinschlüsse.

Moosachat

Bezeichnungen, Synonyme und Handelsnamen

Moosachat ist eine Chalzedonvarietät. Sein Name weist bereits auf sein Erscheinungsbild hin, das durch moosähnliche Einlagerungen gekennzeichnet ist. Jedoch ist die Bezeichnung »Achat« falsch, weil ihm die typische Bänderung dieses Steins fehlt. Synonyme sind Moosjaspis, Cormit oder Vulkanjaspis (mit Hämatiteinschlüssen). Als Handelsnamen existieren Medfordit (USA) oder Indischer Achat

Chemische Eigenschaften
SiO_2

Moosachat gehört zur Quarzgruppe und zur Mineralklasse der Oxide. Dieser farblose, durchscheinende Chalzedon weist schlierenartige oder moosähnliche Einlagerung aus grüner stängliger Hornblende oder grünem Chlorit auf. Durch Oxidation von Eisenbestandteilen erhält Moosachat eine rote bis braune Färbung.

Geschichte und Mythos

Der Moosachat symbolisiert mit seinen eindrucksvollen Einschlüssen Erd- und Naturverbundenheit. Er wird als ein Stein der Freundschaft, aber auch als Glücksstein der Spieler bezeichnet. Arabische Überlieferungen besagen, dass er vor falschen Freunden warne.

Entstehung

Moosachat entsteht sekundär aus Kieselsäure. Diese wird durch Verwitterungsprozesse freigesetzt und durchsickert das Gestein. Die Kieselsäure dickt durch Austrocknen langsam ein. Fließt daraufhin eisen- und magnesiumhaltige Lösung in diese Substanz, bilden sich die moosartigen Schlieren dieses Steins.

Vorkommen

Sehr gute Qualitäten findet man in Indien und im Ural (Russland). Weitere Vorkommen liegen in den USA, in China, Birma und Botswana.

Charakteristika

Moosachat ist trigonal, bildet aber lediglich kleinste faserige Kristalle. Man findet ihn als Spaltenfüllung, Geröll oder in Form von dichten kugeligen Aggregaten. Er ist ein farbloser, durchscheinender und zumeist hell oder einheitlich gefärbter Chalzedon mit typischen dendritischen Einschlüssen.

Verwechslungen

Durch sein charakteristisches Aussehen gibt es kaum Verwechslungen von Moosachat mit anderen Steinen.

Imitationen

Es gibt Imitationen mit Dubletten, die zum Beispiel aus zwei zusammengeklebten Chalzedonscheiben bestehen.

Verwendung

Moosachat ist ein beliebter Schmuck- und Heilstein. Er wird zu Cabochons für Ringe, Anhänger, Ketten aber auch zu Schalen und Dekorstücken verarbeitet. Gerne wird der Stein in dünne Scheiben geschnitten, um seine moos-

Physikalische Eigenschaften

Kristallsystem	Trigonal
Härte (Mohs)	6,5 – 7
Dichte (g/cm³)	2,58 – 2,64
Spaltbarkeit	Keine
Bruch	Rau
Farbe, Glanz	Farblos mit grünen, roten oder braunen Einlagerungen, Wachsglanz
Lichtbrechung	1,530 – 1,540
Doppelbrechung	0,004 – 0,009
Strichfarbe	Weiß

förmigen Zeichnungen noch besser zum Vorschein zu bringen.

Therapeutische Wirkungen

Erst in jüngster Zeit ist die starke Heilwirkung des Moosachats bekannt geworden. Das Mineral regt die Insulinproduktion der Bauchspeicheldrüse an. Dadurch hat er eine ausgleichende Wirkung auf den Stoffwechsel und hilft bei Diabetes. Moosachat stärkt das gesamte Immunsystem, wirkt fiebersenkend und entschlackt Nieren und Lymphbahnen.

Der Moosachat ist auch ein hilfreicher Stein in der Schwangerschaft. Er hilft beim Geburtsvorgang, indem er die Muskulatur lockert. Gleichzeitig aktiviert er den Milchfluss.

Er ist der richtige Stein für naturverbundene Menschen. Moosachat bringt besonders Menschen, die im Freien arbeiten, Glück. Zudem fördert er bei Kindern die geistige Entwicklung und bei Erwachsenen die Denkfähigkeit. Er wirkt starren Denkmustern entgegen und hilft, sich von Drogenabhängigkeiten zu lösen. Am besten entfaltet der Moosachat seine Kräfte über das Herzchakra.

Anwendungen

Moosachat wirkt am stärksten, wenn er auf die Haut aufgelegt wird. Bei Sucht und Drogenabhängigkeit sollte eine Kette getragen werden. Durch regelmäßiges Trinken von Moosachatwasser werden Nieren und Lymphbahnen entschlackt. Gleichzeitig wird dadurch die Verdauung angeregt.

Dieser Stein wird unter fließendem lauwarmem Wasser entladen. Aufgeladen wird er einmal monatlich in einer Bergkristallgruppe oder in einer Schale mit Hämatittrommelsteinen.

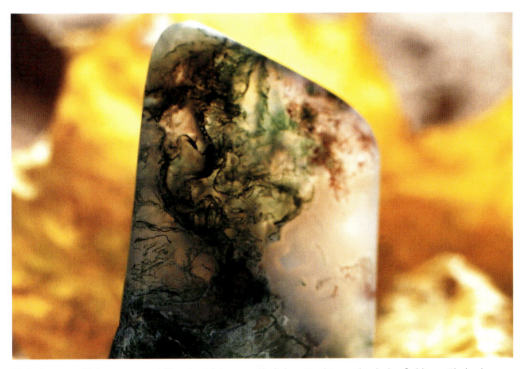

Typische grüne Einlagerungen schlängeln sich in moosähnlichen Strukturen durch den farblosen Chalzedon. Je nach Fundort können auch rote oder braune Einlagerungen vorkommen.

Onyx

Glüht in versöhnter Liebeslust,
und wie lebendig das Herz auch schlägt,
keine Unruhe mehr die Seele bewegt.
So ward ihm denn zum freudigen Leben
der doppelt gefärbte Onyx gegeben,
den Zeus zugleich und Merkur gezeugt,
und dem kein Stein auf der Erde gleicht.
Drum stellt er auch zwiefache Wirkung dar;
denn er macht den Geist lebendig und klar,
doch stärkt er das Herz auch zu kühnerm Wagen;
drum mögen ihn die Gewaltigen tragen.

Aus: Theodor Körner, Monatssteine

Bezeichnungen, Synonyme und Handelsnamen

»Onyx« ist griechisch und bedeutet »Fingernagel«. Die Namengebung hängt mit der schwachen Lichtdurchlässigkeit zusammen oder mit seinem Einfluss auf Nägel, Haare und Haut. Synonyme sind unter anderem Onychel, Soham, Pramnion und Nagelstein. Luchsauge zeigt einen weißen Kreis; Knopfopal bezeichnet eine Mischung aus Onyx und Opal.

Chemische Eigenschaften

SiO_2 + Fe, Mn
Onyx gehört zur Quarzgruppe und zur Mineralklasse der Oxide.

Physikalische Eigenschaften

Kristallsystem	Trigonal
Härte (Mohs)	6,5 – 7
Dichte (g/cm³)	2,58 – 2,64
Spaltbarkeit	Keine
Bruch	Uneben, schalig
Farbe, Glanz	Schwarz, schwarzweiß, rot-weiß, weiß, orangebraun
Lichtbrechung	1,530 – 1,540
Doppelbrechung	0,004 – 0,009
Strichfarbe	Weiß

Seine Farbe hat der Onyx fein verteilten Mangan- und Eisenoxiden zu verdanken.

Geschichte und Mythos

Im Altertum war der Onyx ein überaus geschätzter Schutzstein gegen Zauberei und Krankheiten. Im antiken Griechenland war er ein Symbol für die Liebe.

Im mittelalterlichen Mitteleuropa dagegen wurde Onyx, vermutlich aufgrund seiner düsteren Farbe, für einen Unglücksstein gehalten. Konrad von Megenburg heilte mit dieser Chalzedonvarietät jedoch die Krätze. Hildegard von Bingen behandelte Augen- und Magenleiden mit einem Becher Wein, in den sie zuvor einen Onyx gelegt hatte.

Entstehung

Onyx entsteht primär aus hydrothermalen Kieselsäurelösungen, die mit Mangan und Eisen versetzt sind. Während die Lösungen langsam austrocknen, rutschen sie in Hohlräume und Gesteinsgänge und füllen sie aus.

Vorkommen

Natürlicher Onyx ist sehr selten. Fundorte liegen unter anderem in Brasilien, USA, Mexiko, Indien, Madagaskar.

Charakteristika

Onyx bildet keine sichtbaren Kristalle, sondern erscheint in faserigen, stalagtitischen oder dichten Aggregaten oder in Form von Knollen sowie als Spaltenfüllung im Gestein. Er ist schwarz und manchmal von weißen Bändern durchzogen.

Verwechslungen

Onyx wird mit vielen schwarzen Mineralien wie Gagat, Obsidian oder Turmalin verwechselt, Sicherheit bringt nur eine mineralogische Untersuchung. Verwirrung stiftet der Begriff Onyx-Marmor, der mit dem Mineral nichts zu tun hat.

Imitationen
Da der schwarze Onyx sehr selten ist, erhält man im Handel oft Schmuckstücke aus gefärbtem Achat, Basalt oder Chalzedon.

Verwendung
Onyx ist ein kräftiger Heilstein und ein beliebter Schmuckstein. Man erhält ihn unter anderem in Form von geschliffenen Kugeln, Ketten, Anhängern oder als Einfassungen für Siegelringe.

Therapeutische Wirkungen
Das Mineral schützt die Haut, heilt Wunden und ist auch sehr wirksam bei Sonnenbrand. Menschen, die empfindlich gegen Kälte sind, sollten eine Onyxkette tragen, denn der Stein hat eine starke durchblutungsfördernde Wirkung. Diese gute Eigenschaft nutzt man, um beispielsweise Hörstürze oder Hörgeräusche unterstützend zu behandeln. Zudem wirkt der Onyx sich positiv auf Herz, Milz, Nieren und Drüsen aus. Auf geistiger Ebene bewährt sich dieser Stein bei Depressionen. Er steigert Selbstwertgefühl und Durchsetzungsvermögen. Onyx wirkt auf alle Chakren.

Anwendungen
Onyx sollte über einen längeren Zeitraum direkt auf der Haut getragen oder aufgelegt werden, damit er seine Wirkung gut entfalten kann. Onyxwasser kann man auf erkrankte Hautstellen auftragen. Onyxtee hat eine reinigende und entschlackende Wirkung.
Dieser Stein sollte wöchentlich unter fließendem Wasser entladen werden. Nach längerem Gebrauch wird er am besten in einer Bergkristallgruppe oder in der Erde aufgeladen.

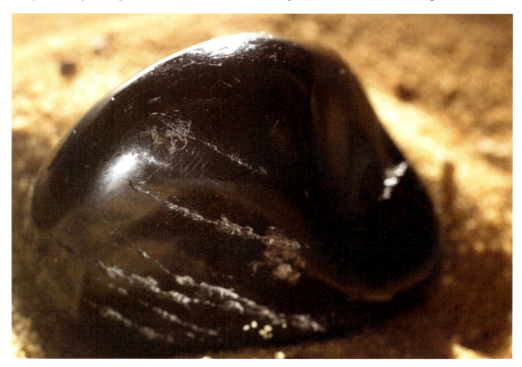

Schwarzer Onyx ist mittlerweile extrem selten, sodass manche davon ausgehen, die Handelsware bestünde ausschließlich aus gefärbtem Chalzedon oder Achat. Beide sind schwer zu unterscheiden.

Prasem

Bezeichnungen, Synonyme und Handelsnamen

Der Name dieser lauchgrünen Quarzvarietät leitet sich von dem griechischen Wort »prasos« ab, das »Lauch« bedeutet und möglicherweise einen Hinweis auf seine grüne Farbe gibt. Synonyme sind Smaragdquarz, Smaragdmutter, Prasius oder Lauchquarz. Als Handelsnamen sind auch auch Budstone oder Afrikanische Jade bekannt.

Chemische Eigenschaften

SiO_2 + Aktinolith (→ Seite 126)
Dieser derbe kristalline Quarz zählt zur Mineralklasse der Oxide. Die gras- bis lauchgrüne Farbe des Prasems wird durch massenhafte Einlagerungen von Aktinolith oder anderen Magnesium-Eisen-Silikaten verursacht.

Geschichte und Mythos

In der Antike bezeichnete man alle unedleren grünen Quarze als »Prasem«. Der Tempel des Apoll in Delphi wurde aus reinem Prasem erbaut, um den Priestern die notwendige Ruhe für eine gerechte Urteilsfindung zu ermöglichen. Im Mittelalter setzte man ihn gegen Augenleiden ein.

Prasem sollte längere Zeit auf der Haut getragen oder in akuten Fällen auf die betroffene Stelle aufgelegt werden.

Entstehung

In der Regel bildet sich Prasem tertiär durch die Metamorphose eisen-, kalzium-, magnesium- und quarzhaltiger Steine. Gelegentlich entsteht dieser Stein auch primär aus hydrothermalen Lösungen auf Klüften und in Gesteinshohlräumen.

Vorkommen

Die bedeutendsten Fundorte liegen in Griechenland, Südafrika, Finnland, Österreich, Australien und in den USA.

Charakteristika

Die Kristalle des Prasems sind gewöhnlich langprismatisch und erreichen manchmal eine Größe von bis zu zehn Zentimetern. Man findet auch Sprossenquarzbildungen sowie keulen- und artischockenförmige Aggregate aus mehreren kleinen Kristallen. In den tertiären Vorkommen kommen jedoch meist derbe oder gefaltete Aggregate vor.

Verwechslungen, Imitationen

Es gibt Verwechslungen mit Jade oder Amazonit. Als Fälschungen wird grün gefärbter Chalzedon, Quarzit oder Jaspis verwendet. Auch gebrannter grüner Quarz ist im Handel.

Verwendung

Prasem hat als Heilstein eine lange Tradition. Er ist als Kette, Anhänger, Trommelstein und Handschmeichler im Handel erhältlich.

Therapeutische Wirkungen

Dieser Stein hilft bei Stress und Herzproblemen. Er wirkt fiebersenkend, lindert Sonnenbrand und Hautentzündungen und unterstützt den Heilprozess bei Schwellungen oder Prellungen. Er wirkt am besten über das Herzchakra.

Physikalische Eigenschaften

Kristallsystem	Trigonal
Härte (Mohs)	7
Dichte (g/cm³)	2,64 – 2,69
Spaltbarkeit	Keine
Bruch	Muschelig, splittrig
Farbe, Glanz	Lauchgrün, Glas- bis Wachsglanz
Lichtbrechung	1,544 – 1,553
Doppelbrechung	0,009
Strichfarbe	Weiß

Auf der geistigen Ebene fördert er Selbstbeherrschung, Versöhnungsbereitschaft und hilft bei Konfliktlösungen. Prasem gilt als idealer »Ruhestein« für hitzköpfige und leicht erregbare Menschen.

Anwendungen
Einmal wöchentlich sollte er unter fließendem lauwarmem Wasser entladen werden. Der Stein kann in der Sonne oder in Hämatittrommelsteinen wieder aufgeladen werden.

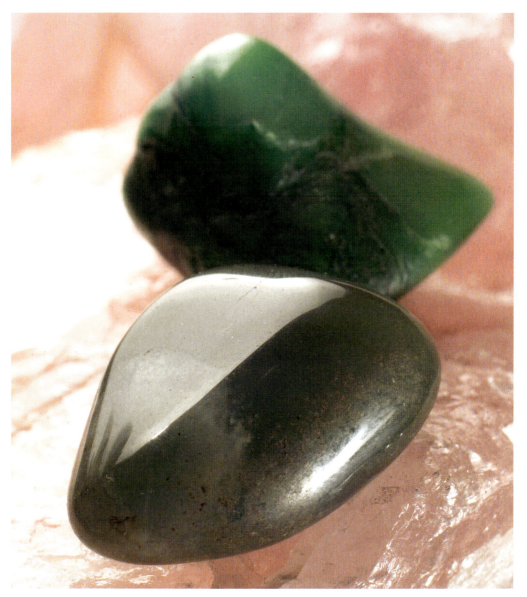

Durch massenhaften Einschluss des Silikates Aktinolith erhält Prasem den typischen Grünton (oben). Andere Silikate bringen andere Grüntöne hervor (unten). Prasem steht für Ruhe und Selbstbeherrschung.

Rauchquarz

Bezeichnungen, Synonyme und Handelsnamen

Den Namen hat diese Quarzvarietät ihrer »rauchigen« Farbe zu verdanken. Fällt diese sehr dunkel aus, nennt man den Rauchquarz auch Morion. Bekannte Synonyme sind Pseudotopas oder Cairngorm; die teilweise bis heute gebrauchte Bezeichnung Rauchtopas ist hingegen falsch. Als Handelsname ist für Rauchquarz die Bezeichnung Colorado-Diamant bekannt.

Chemische Eigenschaften

SiO_2 + Al, Li, Na

Rauchquarz ist eine braune Varietät der Kristallquarze und gehört zur Mineralklasse der Oxide. Die natürliche radioaktive Strahlung trägt maßgeblich zur Ausprägung des »rauchigen« Aussehens bei.

Geschichte und Mythos

Rauchquarz war bereits in der Antike als Schutzstein bekannt: Man sagte ihm nach, dass er sich bei drohendem Unheil dunkel verfärbe. Den alten Römern galt diese Quarzart, sicherlich vor allem ihrer Farbe wegen, als ein Stein der Trauer, der allerdings auch neue Le-

Zur Herstellung von Rauchquarz-elixier sollten Sie den Stein über Nacht in ein Glas Wasser legen und dieses zudecken.

benskraft und Freude geben konnte. Als Symbol für Treue und Freundschaft gilt Rauchquarz im arabischen Raum.

Entstehung

Die Bildung von Rauchquarz erfolgt in der primären Gesteinsbildung in hydrothermalen Prozessen. Dabei gibt das Umgebungsgestein radioaktive Strahlung ab und ionisiert die im Kristallgitter enthaltenen Lithium-Aluminium-Ionen – dadurch entstehen die braunen Farbzentren.

Vorkommen

Die bedeutendsten Fundorte von Rauchquarz liegen in Brasilien, Russland, Madagaskar, Pakistan und in der Schweiz.

Charakteristika

Rauchquarz bildet wie sein enger Verwandter Bergkristall prismatische Kristalle mit typischer Querstreifung der Prismenflächen aus. Auf Grund der radioaktiven Bestrahlung und der großen Spannung, unter der das Kristallgitter dadurch steht, bildet Rauchquarz oft vielflächige Kristalle. Enthält das Kristallgitter des Rauchquarzes Wassereinschlüsse, nennt man ihn Enhydrokristall. Häufig finden sich auch Einschlüsse von Rutilnadeln (→ Seite 243).

Verwechslungen

Es gibt mitunter Verwechslungen geschliffener Steine mit Axinit, Andalusit, Turmalin oder Vesuvian. Als Trommelstein besitzt Rauchquarz Ähnlichkeit mit dem Rauchobsidian und kann entsprechend leicht mit diesem verwechselt werden.

Imitationen

Als Fälschungen von Rauchquarz sind vielfach bestrahlter Bergkristall oder synthetischer Quarz zu finden.

Physikalische Eigenschaften

Kristallsystem	Trigonal
Härte (Mohs)	7
Dichte (g/cm³)	2,63 – 2,65
Spaltbarkeit	Unvollkommen
Bruch	Muschelig, sehr spröd
Farbe, Glanz	Braun bis grau-schwarz, rauchgrau, Glasglanz
Lichtbrechung	1,544 – 1,553
Doppelbrechung	+ 0,009
Strichfarbe	Weiß

Verwendung

Rauchquarz ist wie nahezu alle Quarze ein beliebter Schmuckstein. Er wird als Kette, Kugel, Anhänger und Trommelstein angeboten sowie zu religiösen Gegenständen wie beispielsweise Rosenkranzperlen und Kreuzanhängern verarbeitet.

Therapeutische Wirkung

Rauchquarz ist sehr gut geeignet, um körperliche oder auch seelische Spannungszustände abzubauen. Er hilft dabei, Stress besser zu bewältigen, dessen Auswirkungen auf Psyche und Körper zu mildern und stärkt die Nerven. Entsprechend seiner entspannenden Wirkungen kann Rauchquarz auch bei Gelenk- und Rückenleiden, Krämpfen und generell bei allen nervös bedingten Beschwerden sehr hilfreich sein. Rauchquarzelixier regt den Stoffwechsel an und trägt so auch dazu bei, Fettgewebe abzubauen. Da Rauchquarz auch die Hormonproduktion anregt, fördert er zudem die Libido. Rauchquarz hilft bei der Bewältigung von Trauer und gibt Kraft nach Trennungen: Er motiviert, hellt die Stimmung auf und lindert Ängste. Er wirkt vor allem über das Sakralchakra.

Anwendung

Rauchquarz sollte über längere Zeit am Körper getragen werden, beispielsweise als Kette oder als Anhänger. Zur Schmerzlinderung legt man ihn direkt auf die betroffene Stelle auf. Rauchquarz sollte monatlich unter fließendem lauwarmem Wasser entladen werden. Über Nacht wird er in einer Bergkristallgruppe oder in einer Schale mit Hämatittrommelsteinen wieder aufgeladen.

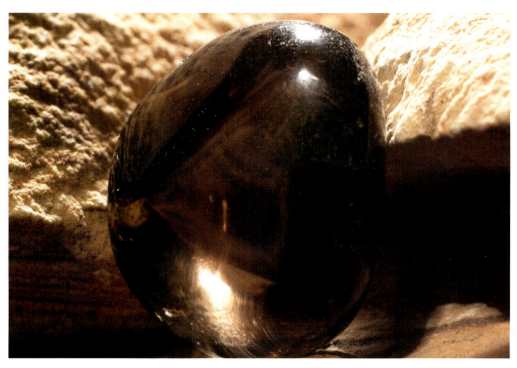

Sehr dunkle, undurchsichtige Varietäten wie dieser Trommelstein werden unter dem Namen Morion gehandelt. Rauchquarz kann auch durchsichtige, helle Kristalle bilden. Der Übergang zum Zitrin ist fließend.

Rosenquarz

Bezeichnungen, Synonyme und Handelsnamen

Beim Rosenquarz handelt es sich um eine rosafarbene Quarzvarietät. Für diesen Stein gibt es lediglich veraltete Synonyme und Handelsnamen wie Rosaline, Montblanc Rubin oder Böhmischer Rubin.

Chemische Eigenschaften

SiO_2 + Na, Al, Fe, Ti

Rosenquarz gehört zur Quarzgruppe und zur Mineralklasse der Oxide. Sein Titangehalt bringt die rosa Färbung hervor.

Geschichte und Mythos

Die griechische und römische Mythologie bezeichnet den Rosenquarz als Stein der Liebe und des Herzens – Amor und Eros sollen diesen Stein zur Erde gebracht haben. Noch im Mittelalter wurde der Rosenquarz gerne für Liebeszauber eingesetzt. Das hübsche Mineral ist unter anderem in der Wandvertäfelung der Wenzelskapelle auf dem Prager Hradschin verarbeitet worden. Bis zum 18. Jahrhundert wurde der Rosenquarz als »gemeiner Quarz« bezeichnet oder dem Milchquarz zugerechnet.

Entstehung

Rosenquarz ist primärer Entstehung und bildet sich aus aluminiumphosphathaltigen hydrothermalen Lösungen auf Klüften. Er kommt in derben Massen, in Drusen, körnigen Strukturen und Adern vor und wird fast ausschließlich in Pegmatiten gefunden.

Vorkommen

Die wichtigsten Fundorte liegen in Indien, Moçambique und in den USA. Vor kurzem wurden auch in Brasilien rosafarbene Kristallquarze entdeckt, die man jedoch »Rosaquarz« nennt.

Der Rosenquarz entfaltet seine heilkräftige Energie auch sehr gut, wenn man ihn als Rohstein im Zimmer aufstellt.

Charakteristika

Rosenquarz ist ein trigonal kristallisierendes Quarzoxid. Da er oft massiv vorzufinden ist, sind gut geformte Kristalle besonders begehrt. Die großen, mit bloßem Auge erkennbaren Kristalle nennt man »Phaneroquarz«. Dieses grobkörnige Quarzgestein ist häufig rissig und sieht etwas milchig aus. Die hellrosenrote Farbe kann fleckig, aber auch gleichmäßig verteilt sein. In der Regel ist dieser Stein durchscheinend und von zahlreichen hellen Rissen durchzogen. Kleine Rutilnadeln verursachen bei Cabochonschliff Asterismus. Gelegentlich bleicht Rosenquarz unter Sonneneinstrahlung aus.

Verwechslungen

Es gibt Verwechslungen mit Kunzit, Topas und Morganit. Geschliffene Steine können auch für rosa Chalzedon gehalten werden.

Imitationen

Im Handel erhält man gefärbten Rosenquarz. Da die Farbe jedoch nur in die Risse eindringt, ist dieser Kunstgriff leicht zu erkennen: Bei magentaroten Einlagerungen handelt es sich immer um einen künstlichen Eingriff!

Physikalische Eigenschaften

Kristallsystem	Trigonal, Prismen
Härte (Mohs)	7
Dichte (g/cm³)	2,65
Spaltbarkeit	Keine
Bruch	Muschelig, sehr spröd
Farbe, Glanz	Kräftig rosa, blassrosa, rosa, Fett- bis Glasglanz
Lichtbrechung	1,544 – 1,553
Doppelbrechung	0,009
Strichfarbe	Weiß

Verwendung
Rosenquarz gehört zu einem der beliebtesten Heil- und Schmucksteine. Er ist in fast allen Formen, kugelrund oder als Cabochon, im Handel erhältlich.

Therapeutische Wirkungen
Rosenquarz ist das Symbol der Nächstenliebe und des Vertrauens. Er ist ein sehr vielseitiger Stein. Dieses Mineral fördert die Durchblutung, hilft bei typischen Frauenleiden, schützt Geschlechtsorgane und fördert die Fruchtbarkeit. Er ist einer der wichtigsten Steine, die gegen negative Energien wie Erd-, Wasser-, oder Elektrosmog eingesetzt werden. Unter das Kopfkissen gelegt, hilft er gegen Schlafstörungen und Depressionen.
Der Rosenquarz fördert Bindungen in Partnerschaft und Freundschaft. Er hilft auch bei Liebeskummer und erleichtert das Loslassen. Insgesamt steigert dieser Stein den Sinn für alles Schöne und Romantik, er steigert das Einfühlungsvermögen und öffnet den Sinn für Emotionen. Am besten wirkt Rosenquarz über das Herzchakra.

Anwendungen
Rosenquarz wird in vielfältiger Form genutzt. Man kann ihn problemlos über einen längeren Zeitraum, in Form von Anhängern oder Ketten, am Körper tragen. Er kann auch als Essenz eingenommen oder auf erkrankte Körperstellen aufgelegt werden. Rosenquarz sollte einmal wöchentlich unter fließendem Wasser oder in einer Schale mit Hämatittrommelsteinen entladen und gereinigt werden. Anschließend wird er in einer Amethystdruse wieder aufgeladen.

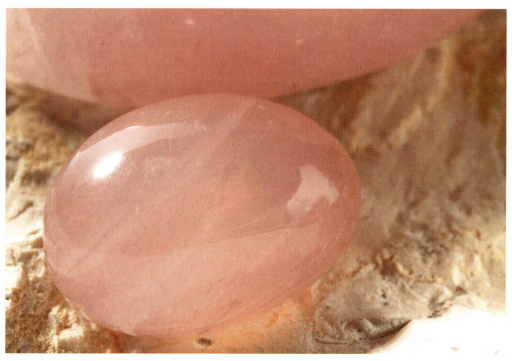

Natürlicher, nicht manipulierter Rosenquarz ist fast immer trüb, mit milchigem Schimmer. Die seltenen klaren Kristalle sind sehr teuer und werden gerne als facettierte Schmucksteine verwendet.

Rutilquarz

Bezeichnungen, Synonyme und Handelsnamen

Der Name dieses reizvollen Minerals bedeutet »rötlicher Quarz« (lateinisch: »rutilus« = rötlich). Er bezeichnet einen Bergkristall oder Rauchquarz mit sichtbaren Einschlüssen von Rutilnadeln.

Häufig verwendete Synonyme für Rutilquarz sind Liebespfeil, Engelshaar, Venushaar und Nadelstein. Synonyme für Rutil selbst sind Titanschörl, Roter Schörl oder Titankalk. Die schwarze Varietät des Rutils heißt Nigrin. Sind die Rutilfasern netzartig miteinander verwoben, spricht man vom Sagenit.

Chemische Eigenschaften

SiO_2 + TiO_2 + Cr, Fe, Nb, Sn, Ta, V

Rutilquarz gehört zur Quarzgruppe und zur Mineralklasse der Oxide. In den klaren Quarzkristall sind kleine Rutilnädelchen eingewachsen. Es findet daher keine Vermischung der Mineralien statt.

Geschichte und Mythos

Rutil gilt seit dem Altertum als Abbild des Venushaares wie auch als Pfeil Amors. Bei Einschlüssen in Bergkristall, Amethyst oder Topas wurde er auch als Weizenstroh oder Engelshaar bezeichnet.

Physikalische Eigenschaften

Kristallsystem	Tetragonal
Härte (Mohs)	7
Dichte (g/cm³)	2,68 – 2,72
Spaltbarkeit	Unvollkommen
Bruch	Muschelig
Farbe, Glanz	Gelb, rot, braun bis schwarz, Glasglanz
Lichtbrechung	Keine
Doppelbrechung	Keine
Strichfarbe	Weiß

In der griechischen Mythologie wird überliefert, dass die Steine des Unterweltflusses Styx aus Rutilquarz waren und diesem Fluss zu seiner starken Strömung verhalfen. Außerdem sollte er den Gottheiten die Fähigkeit verleihen, ihre Versprechungen an die Menschen auch einzuhalten. Aus diesem Grund wurde Rutilquarz häufig als Stein der Wahrheit angesehen und verehrt.

Entstehung

Rutilquarz entsteht meist hydrothermal aus titanhaltiger, gelöster Kieselsäure: Im Zuge der allmählichen Abkühlung werden die feinen Rutilfasern nach und nach von Bergkristall oder Rauchquarz eingeschlossen. Derartig entstandener Rutilquarz findet sich überwiegend auf Klüften oder in Pegmatitgängen.

Vorkommen

Die bedeutendsten Fundorte liegen in Madagaskar und Brasilien. Daneben gibt es auch in Italien, Norwegen sowie in Mexiko einige Vorkommen.

Charakteristika

Rutilquarz bildet prismatische Kristalle mit bipyramidaler Struktur. Der Rutil selbst hingegen ist tetragonal, stets faserig und selten auch zu Bündeln angeordnet. Mitunter finden sich Rutilsterne, bei denen mehrere Rutilfasern auf Ilmenitkristallen aufgewachsen sind und hübsche, meist sechsstrahlige Sterne ausbilden. Der Quarz, der die Rutilfasern umgibt, ist klar bis milchigtrüb, manches Mal auch rauchig getönt.

Verwechslungen

Da Rutilquarz im Aussehen anderen, so genannten Haarsteinen ähnelt, kann er mit diesen verwechselt werden. Dies ist beispielsweise der Fall mit Aktinolith-, Jamesonit- oder Turmalinquarz.

Imitationen

Fälschungen von Rutilquarz sind nicht bekannt.

Verwendung

Rutilquarz wird zu zahlreichen verschiedenen Objekten verarbeitet: Er ist als Rohstein, Kette oder Kettenanhänger, Handschmeichler und in vielen anderen Formen im Handel erhältlich.

Therapeutische Wirkungen

Als Stein der Wahrheit bringt Rutilquarz Klarheit und neue Ideen, fördert neue Vorhaben und das Streben nach Unabhängigkeit und geistiger Freiheit. Dabei hilft er auch, Partnerschaften und Freundschaften zu stabilisieren und auf eine offene, ehrliche Basis zu stellen. Weiterhin wirkt er stimmungsaufhellend, löst seelische Anspannungen und vertreibt Ängste.

In körperlicher Hinsicht wirkt Rutilquarz sich besonders auf den Atmungsbereich positiv aus: Er schützt die Bronchien und lindert Husten und Asthma. Darüber hinaus trägt er dazu bei, den Energiefluss im Organismus zu harmonisieren. Rutilquarz wirkt vor allem über das Halschakra.

Anwendungen

Rutilquarz kann am Körper getragen werden. Bei Erkrankungen der Atmungsorgane legt man den Stein direkt im Bereich der Kehle und der Brust auf. Zur Förderung schöpferischer Fähigkeiten sollte man den klaren Rutilquarz ruhig betrachten.
Der Stein sollte einmal im Monat unter fließendem lauwarmem Wasser gereinigt und danach über mehrere Stunden in der Sonne wieder aufgeladen werden.

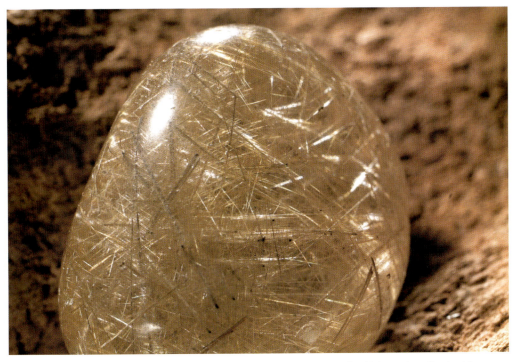

Rutilquarz gehört zu den Haarsteinen, die die Eigenschaften zweier unterschiedlicher Mineralien in sich vereinen. Das Besondere daran ist, dass die Mineralien stets getrennt bleiben.

Tigerauge

Bezeichnungen, Synonyme und Handelsnamen

Seinen Namen verdankt das Tigerauge dem charakteristischen Katzenaugeneffekt auf dem zum gerundeten Cabochon geschliffenen Stein: Ein schmaler, wogender Lichtstreifen blitzt auf der Oberfläche auf. Er wird durch eingeschlossene Hornblendefasern hervorgerufen und erinnert an die geschlitzte Pupille eines Tigerauges. Synonyme sind Pseudokrokydolith, Quarzkatzenauge, Tigerit, Schillerquarz oder auch Wolfsauge. Als Goldquarz bezeichnet man ein durchscheinendes Tigerauge, das viel Quarz enthält.

Chemische Eigenschaften

SiO_2 + Fe OOH

Tigerauge ist ein Siliziumdioxid und gehört zur Mineralklasse der Oxide. Oxidiertes Brauneisen ist für die goldgelbe bis goldbraune Farbe verantwortlich. Der Stein ist sehr säureempfindlich.

Geschichte und Mythos

Wie das Falkenauge wurde das Tigerauge erst vor rund 100 Jahren in Südafrika, im West-Griqualand, entdeckt. Tigerauge gilt neben Topas als Glücksstein für den Monat November.

Entstehung

Tigerauge ist ein Verwitterungsprodukt des Falkenauges. Es entsteht durch Pseudomorphose von Krokydolith (Hornblendeasbest), indem der Quarz die Krokydolithfasern verdrängt. Durch Oxidation des Eisens im Krokydolith entsteht die goldgelbe Farbe, seine stängelige Struktur bleibt unverändert. Tigerauge findet man zusammen mit Falkenauge als zentimeterdicke Platten.

Vorkommen

Wichtigster Fundort ist Südafrika (West-Griqualand). Dort abgebaute Rohsteine dürfen jedoch nicht ausgeführt werden. Weitere Vorkommen liegen in Australien, China, Indien, Myanmar (Birma), Namibia und in den USA.

Charakteristika

Als Spaltenfüllung bildet Tigerauge keine Kristalle sondern faserige Aggregate aus. Eingelagerte unregelmäßige Fasern verursachen Streifen, die das reizvolle Farbenspiel des Tigerauges ausmachen. Die Transparenz ist undurchsichtig. Eine Ausnahme bildet hier allerdings der durchscheinende Goldquarz. Die Farben dieses Schmuck- und Heilsteins variieren von goldgelb bis goldbraun.

Verwechslungen, Imitationen

Verwechslungsgefahr mit anderen Steinen besteht nicht, jedoch sind die Übergänge zu Falkenauge fließend, und auch miteinander verwobene Aggregate aus beiden Mineralien kommen vor.

Rotes Tigerauge wird künstlich hergestellt, indem ein Stein gebrannt wird. Das Eisen oxidiert dann, und der Stein verfärbt sich rot. Er wird dann auch Ochsenauge genannt.

Verwendung

Tigerauge ist ein beliebter Ornament- und Schmuckstein. Er wird zu Broschen, Halsket-

---

Physikalische Eigenschaften

Kristallsystem	Trigonal
Härte (Mohs)	6,5 – 7
Dichte (g/cm³)	2,64 – 2,71
Spaltbarkeit	Keine
Bruch	Faserig
Farbe, Glanz	Goldgelb, goldbraun, Seidenglanz (auf den Bruchflächen)
Lichtbrechung	1,544 – 1,553
Doppelbrechung	0,009
Strichfarbe	Gelbbraun

ten oder kunstgewerblichen Figuren verarbeitet. Daneben ist er auch als Rohstein, Handschmeichler, Trommelstein oder Donut erhältlich. Durch seine magische Ausstrahlung, hervorgerufen durch sein faszinierendes Äußeres, erfreut sich die Quarzvarietät heute noch großer Beliebtheit als Schutz- und Heilstein.

Therapeutische Wirkungen

Dieser Heilstein verlangsamt den Energiefluss im Körper. Auf diese Weise hilft er gegen Kopfschmerzen, Migräne und bei nervösen Erregungszuständen. Ferner sollen alle Krankheiten des Bewegungsapparats positiv beeinflusst werden, wie zum Beispiel Rheuma, Osteoporose, Rücken- und Gelenkschmerzen oder Hexenschuss.

Auf seelischer Ebene verleiht Tigerauge Mut in aussichtslos wirkenden Lebensabschnitten. Es hilft dabei, den Überblick auch in schwirigen Situationen zu bewahren. Die eigenen Wünsche treten stärker hervor, sodass die richtige Entscheidung in Zweifelsfällen leichter fällt. Positive Aspekte wie Willenskraft und Konzentration auf das Wesentliche werden geweckt. Eine besonders gute Wirkung erzielt Tigerauge am Nabelchakra.

Anwendungen

Tigerauge wird aufgelegt oder maximal eine Woche lang als Kette und Anhänger getragen. Für geistige Anwendungen empfiehlt sich die Meditation. Gegen Knochen- und Gelenkschmerzen haben sich Bäder und Elixiere bewährt. Der Stein wird unter fließendem Wasser gereinigt. Dadurch entlädt er sich gleichzeitig. Aufgeladen wird er, indem man ihn einige Stunden dem Sonnenlicht aussetzt.

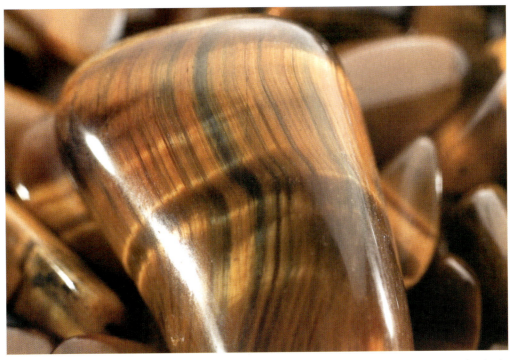

Schon bei einem einfachen Trommelstein des Tigerauges zeigt sich die schöne, wogende Chatoyance, die durch die faserige Struktur des Kristalls hervorgerufen wird.

Turmalinquarz

Bezeichnungen, Synonyme und Handelsnamen

Turmalinquarz bezeichnet einen durchsichtigen Bergkristall mit Einschlüssen von schwarzen Turmalinnadeln. In den Nadeln befindet sich meist schwarzer Schörl. Der Begriff Turmalin wird von dem singhalesischen Wort »turamali« abgeleitet, das sich in etwa mit »Kleines aus der Erde« übersetzen lässt.

Als Synonyme für Turmalinquarz sind Nadelstein oder Haarstein bekannt; allerdings werden auch andere Quarze mit Einschlüssen so genannt, wie beispielsweise der Rutilquarz (→ Seite 404).

Chemische Eigenschaften

$SiO_2 + NaFe_3(Al,Fe)_6[(OH)_4(BO_3)_2Si_6O_{18}]$
(Turmalin, Schörl)

Für die Einordnung in das Mineraliensystem ist der Quarzanteil im Turmalinquarz ausschlaggebend. Daher gehört er zur Quarzgruppe und zur Mineralklasse der Oxide.

Geschichte und Mythos

Im alten China galt der Turmalinquarz als Stein der Harmonie, der das Zusammenspiel der beiden Prinzipien Yin und Yang zu regulieren und dadurch den Fluss der Energien konstant zu halten vermag.

Entstehung

Turmalinquarz entsteht in primären Gesteinsbildungsprozessen. Dabei werden die zuerst gebildeten Turmalinnadeln später von Quarz umhüllt. Der Stein findet sich ebenso wie der Rutilquarz überwiegend auf Klüften und in Pegmatitgängen.

Regelmäßig im Stein verteilte Turmalinnadeln kennzeichnen die besonders seltenen und begehrten Exemplare des Turmalinquarz.

Vorkommen

Die wichtigsten Fundorte liegen in Brasilien und Madagaskar. Darüber hinaus kommt Turmalinquarz in wenigen Vorkommen in Australien und China vor.

Charakteristika

Turmalinquarz erhält seine besonderen mineralogischen Eigenschaften durch das trigonale Verwachsen von durchsichtigem Bergkristall mit schwarzem Turmalin. Letzterer ist faserig ausgebildet oder liegt in langen, prismatischen Kristallen vor.

Der Quarz, in den der Turmalin eingebettet ist, variiert von klar bis milchig trüb und zeigt Glasglanz.

Verwechslungen

Ebenso wie beim Rutilquarz besteht auch beim Turmalinquarz die Gefahr von Verwechslungen mit anderen so genannten Haarsteinen, beispielsweise mit Aktinolith- (grüne Fasern), Jamesonit- (bleigraue Fasern) oder auch Rutilquarz (gelbe oder rote Fasern). Eine mineralogische Analyse ist mitunter notwendig.

Imitationen

Fälschungen von Turmalinquarz sind nicht bekannt.

Physikalische Eigenschaften

Kristallsystem	Trigonal
Härte (Mohs)	7
Dichte (g/cm³)	2,65 – 2,67
Spaltbarkeit	Unvollkommen
Bruch	Muschelig, spröde
Farbe, Glanz	Farblos, durchsichtig bis durchscheinend, Glasglanz
Lichtbrechung	1,544 – 1,553
Doppelbrechung	+ 0,009
Strichfarbe	Weiß

Verwendung
Turmalinquarz ist in allen erdenklichen Formen als Schmuckstück oder als Kunstgewerbestein im Handel erhältlich.

Therapeutische Wirkungen
Turmalinquarz wirkt sich auf der körperlichen Ebene lindernd bei Hexenschuss, Ischias und Nervenentzündungen aus. Er aktiviert darüber hinaus die Produktion von Vitamin D in der Haut und wird erfolgreich bei Verdauungsstörungen eingesetzt. Generell gilt dieser Stein als gute Unterstützung beim Abbau von Stress und seinen Folgeerscheinungen. Er kann helfen, einen besseren Ausgleich zwischen Aktivität und Ruhe herbeizuführen.

In seelisch-emotionaler Hinsicht hilft Turmalinquarz, um mit schweren Schicksalsschlägen besser fertig zu werden. Der Stein vermittelt Gelassenheit und Weitsicht und lässt seinen Träger die Dinge besser so annehmen, wie sie sind. In Freundschaften und Partnerschaften verhilft er zu einem ehrlicheren, offeneren Umgang miteinander.

Der Stein wirkt besonders gut über das Stirnchakra sowie über die Nebenchakren der Hände und Füße.

Anwendungen
Bei regelmäßiger und ruhiger Betrachtung des Steins kehrt Ruhe in den Körper ein. Massagen mit kugelig geformten Turmalinquarzen eignen sich besonders gut, um negative und schlechte Energien aus dem Körper auszuleiten.

Turmalinquarz sollte ein- bis zweimal im Monat unter fließendem lauwarmem Wasser gereinigt und entladen, anschließend in der Sonne wieder aufgeladen werden.

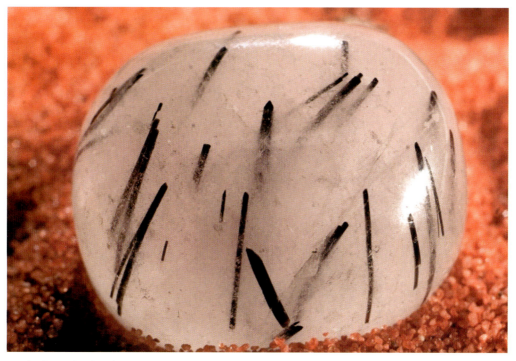

Bei den besonders begehrten Steinen sind die schwarzen Turmalinnadeln parallel im umliegenden Bergkristall angeordnet. Heiltherapeutisch betrachtet, macht dieser Aspekt aber keinen Unterschied.

Zitrin

Bezeichnungen, Synonyme und Handelsnamen

Bis ins späte Mittelalter hinein nannten die Forscher viele gelbe Edelsteine Zitrin. Erst 1546 ordnete man diesen Stein eindeutig dem gelben Quarz zu. Die Quarzvarietät verdankt ihren Namen der zitronengelben Farbe. Synonyme sind Apricosin oder Apricotin und Kojotenstein. Madeira-Zitrin ist der Handelsname für braunen Zitrin. Es gibt eine Vielzahl von Handelsnamen wie Bahia-, Gold-, Colorado-, Böhmischer-, Quarz-, Pseudo-, Palmira-, Spanischer- oder Rio-Grande-Topas.

Chemische Eigenschaften

SiO_2 + Al, Fe, Ca, Li, Na, Mg

Zitrin ist eine gelbe Varietät der Quarze und zählt zur Mineralklasse der Oxide. Als Beimengung kommen Kalzium, Aluminium, Eisen, Lithium, Natrium und Wasserstoff vor. Die zitronen- bis orangegelbe Färbung ist auf feinste Einlagerungen von Eisenhydroxid im Kristallgitter zurückzuführen.

Geschichte und Mythos

In den Legionen Cäsars trugen ihn die Kämpfer als »Schutzstein«. Die Menschen verehrten ihn aber auch als Sonnen- und Lichtstein. Eine Legende besagt, dass das gelbe Mineral auch ein so genannter »Händlerstein« war. Legten die Kaufleute einen Zitrin in ihre Kasse, florierte ihr Geschäft. Dabei sollte der Stein nicht nur Reichtum schaffen, sondern diesen auch bewahren.

Im Mittelalter galt Zitrin als Glücksstein für die im Zeichen der Zwillinge Geborenen. Der gelbe Zitrin wurde dem Sternzeichen der Jungfrau und der orangefarbene Vertreter der Waage zugeordnet.

Entstehung

Zitrin entsteht primär in hydrothermalen Prozessen. Man findet sie vor allem in siliziumreichen Pegmatiten oder auf Drusen und Klüften.

Vorkommen

Fundorte von naturfarbenen Zitrinen liegen unter anderem in USA, Brasilien, Madagaskar, Namibia, Schottland, Argentinien.

Charakteristika

Zitrin kommt in der Natur nur sehr selten vor. Er ist trigonal und bildet prismatische Kristalle mit Querstreifung der Prismenflächen. Seine Farbe ist zitronengelb bis dunkelgelb, aber auch bräunliche Töne sind möglich.

Verwechslungen

Es gibt viele Verwechslungsmöglichkeiten mit gelblichen Edel- oder Schmucksteinen. Besonders mit Orthoklas, Edelberyll, Topas, Apatit und Turmalin.

Imitationen

Im Handel angebotener Zitrin ist gewöhnlich durch Hitze umgefärbter Amethyst oder Rauchquarz. Durch das Brennen erhalten die Steine ihre jeweilige Färbung. Bei 470 °C wird brasilianischer Amethyst zum Beispiel hellgelb, bei 550 °C bis 560 °C dunkelgelb bis rotbraun. Fast alle gebrannten Steine besitzen einen

---

Physikalische Eigenschaften

Kristallsystem	Trigonal, sechsseitige Prismen
Härte (Mohs)	7
Dichte (g/cm³)	2,65
Spaltbarkeit	Keine
Bruch	Muschelig, sehr spröd
Farbe, Glanz	Hellgelb, dunkelgelb, goldbraun, Glasglanz
Lichtbrechung	1,544 − 1,553
Doppelbrechung	+ 0,009
Strichfarbe	Weiß

Stich ins Rötliche. Natürlicher Zitrin dagegen ist blassgelb. Juweliere bezeichnen diesen Stein gerne als Goldtopas. Man erhält auch Imitationen aus gefärbtem Glas.

Verwendung

Zitrin ist ein beliebter Schmuck- und Heilstein. Schönfarbige und durchsichtige Zitrine werden gerne zu Ringen und Anhängern verwendet. Man findet dieses Mineral auch in Form von Ketten oder als Trommelstein. Die gebrannten Steine liegen im mittleren Preisbereich, dagegen ist Naturzitrin sehr teuer.

Therapeutische Wirkungen

Zitrin hilft bei Hormon- und Stoffwechselstörungen. Vor allem wird er jedoch bei Beschwerden im Magen, Zwölffingerdarm und der Bauchspeicheldrüse eingesetzt. Er schenkt neue geistige und körperliche Vitalität. Zudem fördert er den Mut zur Individualität. Bei Kälteempfindlichkeit wirkt Zitrin erwärmend. Er aktiviert und nimmt neue Energie auf. Er verbreitet Optimismus und soll tief sitzende Ängste vertreiben. Er hilft ausgezeichnet bei Familienproblemen, indem er das Zusammengehörigkeitsgefühl verstärkt. Zitrin wirkt gut über das Nabel- und Wurzelchakra.

Anwendungen

Zitrin sollte direkt auf der Haut getragen werden. Für Geübte bieten sich auch Steinmeditationen an. Zitrin-Amethyst-Wasser wird bei Haarausfall empfohlen. Nach dem Gebrauch sollte der Stein unter fließendem Wasser entladen werden. Aufgeladen wird er nachts in einer Amethystdruse oder zwischen Amethysttrommelsteinen.

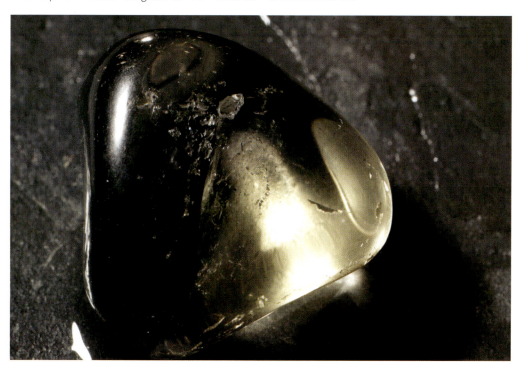

Natürlicher Zitrin zeigt meist eine sehr blasse, durch einen geringen Rotanteil eher kühle gelbe Tönung. Kräftigere, vor allem rötliche Farben können ein Anzeichen für eine Manipulation sein.

Steine organischen Ursprungs

Diese Mineralgruppe umfasst Steine, die aus den Überresten lebendiger Organismen hervorgegangen sind. In entsprechend großer Variationsbreite fallen die verschiedenen Exemplare dieser Gruppe aus.

Wir finden hier den leicht brennbaren Bernstein, der aus dem fossilen Harz einer heute nicht mehr existierenden Kiefernart entstanden ist. Die Ostseestrände waren bis zur zweiten Hälfte des vorigen Jahrhunderts noch bekannt dafür, dass man dort mit etwas Glück immer einen Bernstein finden konnte.

Der Gagat wiederum ist ein fossiler Braunkohle-Brennstoff. Wenn man ihn beispielsweise mit einer glühenden Nadel anpikst, verbreitet sich sofort der typische Geruch verbrannter Kohle. Dieser Stein wurde offenbar schon in prähistorischen Zeiten zur Herstellung von Figuren aller Art benutzt.

Einige der bekanntesten Edelsteine
Die Koralle kommt in schwarzer oder weißer, roter oder blauer Färbung vor. Dieses beliebte Schmuckstück, aus dem Ketten, Armbänder, Ringe und Broschen gefertigt werden, ist aus den Stützskeletten kleiner, in warmen Meeren lebender Polypen hervorgegangen. Diese bilden zum Teil riesige Korallenbänke. Allerdings wird heute immer wieder auf die ständig geringer werdenden Bestände hingewiesen und empfohlen, auf Korallenschmuck zu verzichten.

Die Perle gehört zu den Edelsteinen, die uns am längsten bekannt sind. So ist historisch belegt, dass in China bereits im Jahre 2500 vor Christus mit Perlen gehandelt wurde. Die Wiege dieser Kostbarkeiten liegt in Meeres-, manchmal auch in Süßwassermuscheln und in einzelnen Fällen sogar in Schneckenmuscheln. Aufgrund der großen Nachfrage werden Perlmuscheln heute jedoch in großem Umfang als so genannte Zuchtperlen gezüchtet. Aber bis zum heutigen Tage werden Meeresperlen noch von eingeborenen Perlentauchern in mühsamer und gefährlicher Arbeit ans Licht des Tages gebracht.

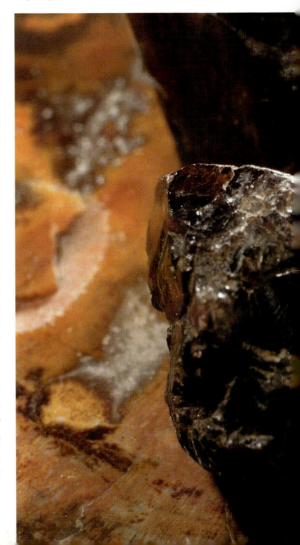

Schönheiten aus Meeren und Wäldern
Neben diesen bekanntesten Vertretern der Steine organischen Ursprungs gibt es auch weniger populäre Vertreter, etwa den Baumquarz, Perlmutt und den Seeopal.
Bei den beiden Letzteren handelt es sich um Muscheln, die in tropischen oder subtropischen Gewässern geborgen werden und seit Jahrtausenden zu den Heilsteinen zählen. Der Baumquarz entstand aus versteinertem Holz aus Bäumen, die bereits vor Jahrmillionen abgestorben sind.
Die Härte der Varietäten in dieser Mineralgruppe ist in der Regel gering und liegt zwischen 2,5 und 4 auf der Mohs'schen Härteskala.

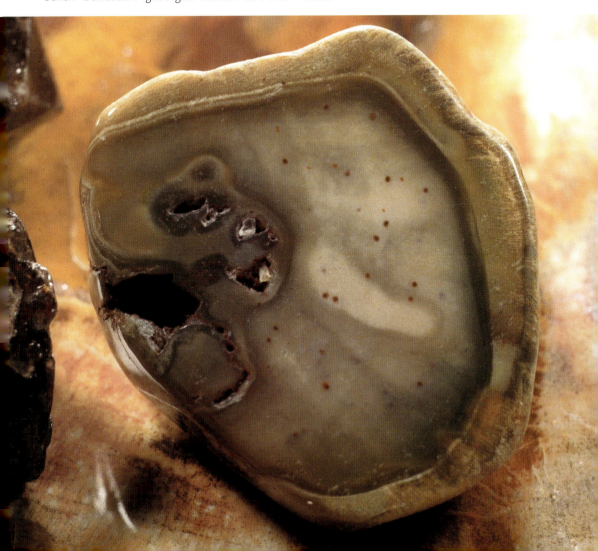

Bernstein

Bezeichnungen, Synonyme und Handelsnamen

Der Name Bernstein ist seit dem 13. Jahrhundert belegt. Er leitet sich von dem niederdeutschen Begriff »börnen« ab, der für »brennen« steht. In der Tat lässt sich Bernstein mit einem Streichholz leicht entzünden.

In älteren Überlieferungen wird der Bernstein oftmals als »Augstein« oder »Agstein« bezeichnet, was auf die alte volksmedizinische Auffassung zurückgeht, dass er »den Augen wohl tut«. Weitere, meist ältere und nur noch selten gebrauchte Namen sind Gentner, Glessit, Luchsstein, Pechopal, Saftstein und Strohräuber.

Auch heute noch ist die lateinische Bezeichnung Succinit (lateinisch: »sucus« = Baumharz) anzutreffen, die auf den organischen Ursprung von Bernstein verweist. Als Handelsname taucht Amber auf. Dieser Begriff wird jedoch auch für jüngere fossile Harze gebraucht und sollte deshalb nicht verwendet werden.

Bernstein mit Insekteneinschlüssen wird »Inklusen-Bernstein« oder einfach »Inkluse« genannt. Fundstücke von der Küste heißen vielfach »Seestein«, denn noch vor nicht allzu langer Zeit waren Bernsteinfunde dort häufig.

> *Die Bezeichnung Electrum oder Elektron verweist auf die Eigenschaft des Bernsteins, sich durch Reibung elektrisch aufzuladen.*

Physikalische Eigenschaften

Kristallsystem	Amorph
Härte (Mohs)	2 – 2,5
Dichte (g/cm³)	1,05 – 1,09
Spaltbarkeit	Keine
Bruch	Muschelig, spröde
Farbe, Glanz	Gelb, braun, auch andere Farben
Lichtbrechung	1,539 – 1,545
Doppelbrechung	Keine
Strichfarbe	Weiß

Chemische Eigenschaften

$C_{10}H_{16}O + (H_2S)$

Als Stein organischen Ursprungs gehört Bernstein keiner Mineralklasse an. Auch die Summenformel kann nur eine ungefähre Angabe darstellen, wie sich die Mengenverteilung der beteiligten Elemente Kohlenstoff, Wasserstoff und Sauerstoff zusammensetzt.

Geschichte und Mythos

Das besonders im Baltikum reich vorkommende »Gold des Nordens« gilt als der erste Edelstein der Menschheit: Bei Bernstein handelt es sich um mehr als eine Million Jahre altes versteinertes Baumharz. Jüngere Harzfossilien werden meist als Kopal oder auch als Amber bezeichnet.

Schon seit 3000 Jahren »im Handel«

Die Verwendung des Bernsteins datiert bis in die Vorgeschichte zurück. Bereits im 10. Jahrhundert v. Chr. war das Mineral den Assyrern bekannt. Auf regelrechten »Bernsteinstraßen« wurde der begehrte Stein von seinen Fundstätten an der Ost- oder Nordsee in alle Himmelsrichtungen und bis nach Kleinasien und Nordafrika transportiert. Dies zeugt von seiner schon damals großen Bedeutung.

Geschichten aus der Götterwelt

Die Griechen verbrannten zu Ehren des Zeus Bernstein als »Sonnenstein« – ein Brauch, der auf den Mythos von Phaeton, den Sohn des Sonnengottes Helios, zurückgeht.

Natürlich gibt es vor allem an den Fundorten des Bernsteins zahlreiche Geschichten, in denen er eine Rolle spielt. Einer litauischen Sage zufolge verliebte sich vor langer Zeit die Meeresgöttin der Ostsee in einen armen Fischersmann. Perkunas, der Donnergott, zerstörte aus Eifersucht über diese zarten Bande den Bernsteinpalast, in dem die Göttin am Meeresgrund wohnte. Seither werden nach Stürmen Trümmer des Palastes an die Ostseeküste gespült, stets begleitet von kleinen Bernsteinstückchen – den Tränen der Meeresgöttin.

Gerätschaften und Schmuck
An Skeletten von Wikingern wurden Armbänder gefunden, die den Träger vor Gefahren schützen sollten. In Griechenland fanden sich bei Ausgrabungen Bernsteinschalen und -becher.

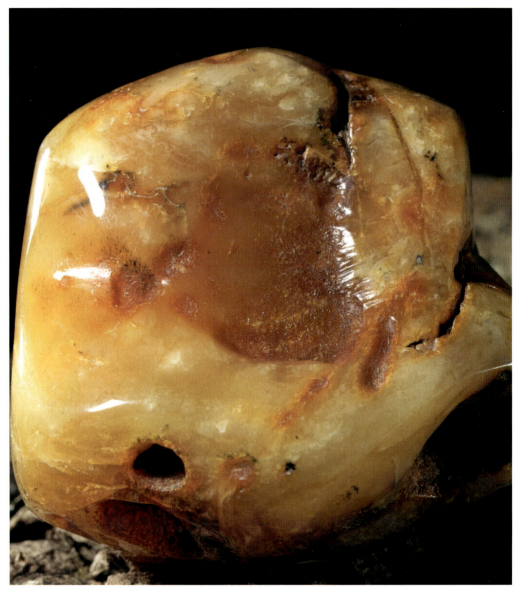

Ein roher Bernstein kann markante Risse und Einbuchtungen aufweisen. Wird dagegen ein durchsichtiges Exemplar in Form geschliffen, kann man es auf den ersten Blick mit Zitrin verwechseln.

Entstehung

Der Ursprung von Bernstein liegt in den Harzabsonderungen einer heute nicht mehr existierenden Kiefernart namens »Pinus succinifera«. Im Laufe der Jahrmillionen versteinerte dieses fossile Harz. Während der Sedimentation wurde es entwässert. Dadurch oxidierten die enthaltenen organischen Moleküle oder verbanden sich im Zuge der so genannten Polymerisation zu immer längeren Ketten. Nach und nach entwickelte sich auf diese Weise der feste, dabei jedoch leichte Bernstein.

Vorkommen

Die größten Fundstellen finden sich in Ostpreußen, nahe Palmnicken an der Samlandküste. Dort ist der Bernstein in der so genannten »blauen Erde« eingebettet, einem Ton aus dem frühen Tertiär, der sich bis in die Ostsee hineinzieht. Große Bernsteinvorkommen liegen auch auf dem Grund der Ostsee. Durch Stürme mit entsprechend bewegter See werden Teile davon freigelegt und an Land gespült. Dieser Seebernstein ist von besonders fester Struktur.

Durch die eiszeitlichen Gletscherbewegungen wurde Bernstein von den Ostseegestaden auch bis in die Ukraine verfrachtet. Weitere Fundorte sind die Dominikanische Republik, Libanon, Jordanien, Rumänien, Sizilien, Spanien und die USA.

Charakteristika

Bernstein ist überwiegend tropfen- oder knollenförmig, besitzt eine homogene Struktur und häufig eine Verwitterungskruste. Fast immer enthält Bernstein Bläschen unterschiedlicher Größe in so großer Zahl, dass er getrübt erscheint. Je weniger Bläschen eingeschlossen sind, desto klarer ist der Stein. Die Bläschen bestehen aus Wasser und einem terpentinhaltigen Öl, das von der Wissenschaft heute als Überrest des Zellsaftes der Bernsteinkiefer angesehen wird.

Reaktionen auf Hitze, Äther, Säure & Co.
Kocht man Bernstein in Rübsamenöl, kann eine vollständige Klärung erreicht werden. Dieses Verfahren wird als »Klarkochen« bezeichnet. Gelegentlich weisen Bernsteine Einschlüsse von Pyrit auf, häufiger jedoch sind Insekten und Pflanzenteile eingeschlossen. Solche Steine werden als Inklusen-Steine oder Inklusen gehandelt.

Äther kann Bernstein nicht lösen, wohingegen Kopal, sein jüngerer Bruder, von dieser Substanz angegriffen werden kann. Aufgrund seiner organischen Abstammung als entwässertes Harz ist Bernstein jedoch empfindlich gegen Laugen, Säuren, Alkohol wie auch gegen Parfüm. Letzteres sollte man beim Tragen von Ketten oder Armbändern aus Bernstein berücksichtigen. Auch heiße Bäder sind ein Feind des Bernsteins.

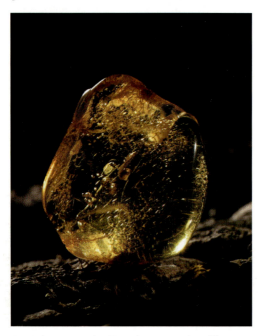

Das Wissen um seine Entstehung vor Jahrmillionen unterstreicht den mystischen Charakter des Bernsteins.

Entzündet man Bernstein mit dem Streichholz, so verströmt er einen angenehmen, dem Weihrauch ähnlichen Duft.

Verwechslungen

Aufgrund seiner geringen Dichte ist Bernstein relativ einfach zu unterscheiden. Gelegentlich kommt es zu Verwechslungen mit Fluorit, Zitrin, Onyx-Marmor, Sphalerit oder Ambroid.

Imitationen

Imitationen sind leider sehr häufig, und es gibt mehr gefälschte als echte Bernsteine. Häufig sind Fälschungen aus Glas und Kunstharz sowie mit in Kunststoff eingeschmolzenem Bernstein.

Verwendung

Seit alters her ist Bernstein ein begehrter Schmuck- und Edelstein. Im 17. und 18. Jahrhundert erreichte seine Beliebtheit ihren Zenit: Aufwändige Trink- und Waschgarnituren, sogar ganze Schreibsekretäre aus Bernstein waren über Generationen hinweg en vogue.

Zu sagenhafter Berühmtheit gelangte das so genannte »Bernsteinzimmer«, das der preußische Monarch Friedrich Wilhelm I. 1716 dem russischen Zaren Peter dem Großen zum Geschenk machte: eine insgesamt 55 qm umfassende Wandvertäfelung aus Bernstein. Die Thronfolgerin von Peter dem Großen, die Zarin Elisabeth, ließ die Bernsteintäfelung schließlich im Katharinenpalais von Zarskoje Selo, dem heutigen Puschkin, südlich von St. Petersburg, einrichten. Während des Zweiten Weltkrieges entwendeten deutsche Truppen die Vertäfelung des Bernsteinzimmers und brachten sie nach Ostpreußen in das Königsberger Schloss. Seitdem ist sie spurlos verschwunden und bis heute währt das Rätselraten über ihren Verbleib. Als Heilsteine werden meist Trommelsteine oder Schmuckstücke verwendet.

Pressbernstein aus minderwertigen Fundstücken heißt Ambroid. Die Steine werden unter Hitze aufgeweicht und bei hohem Druck zusammengefügt.

Therapeutische Wirkungen

Seit Jahrtausenden dient Bernstein auch als Heilstein, vor allem zur Förderung der Wundheilung – schließlich ist Harz auch der »Wundverband« des Baumes. Weiterhin wurden ihm schon früh gute Wirkungen bei Stoffwechselstörungen, Asthma und Erkältungskrankheiten zugeschrieben: Der römische Historiker Plinius der Ältere (23–79 n. Chr.) empfahl in seiner »Naturalis historia« das Tragen einer Bernsteinkette als wirksamsten Schutz gegen Mandelentzündungen. Ebenso häufige Anwendung fand und findet Bernstein zur Linderung von Gicht, Rheuma, Arthrose und nicht entzündlichen Gelenkschmerzen. Bernsteinkettchen können Babys und Kleinkindern die Schmerzen beim Zahnen erleichtern.

Seiner alten Symbolik als Sonnenstein zufolge vermag Bernstein depressive Verstimmungen zu bessern, Lebensfreude zu schenken und positives Denken zu fördern. Seine Wirkungen auf psychischer Ebene entfaltet er gut über das dritte Chakra, auf dem Solarplexus, zum Beispiel als Kettenanhänger.

Anwendungen

Bernstein sollte über längere Zeit direkt auf der Haut getragen werden, beispielsweise als Kettenanhänger, Kette oder Armband. Eine Hand voll kleiner Bernsteinkörnchen über Nacht in ein Glas Wasser gelegt, ergibt Bernsteinelixier. Dieses kann auf die betroffenen Regionen aufgetupft werden und soll so Rheuma- und Nervenschmerzen ebenso wie Gicht und Arthrose lindern.

Bernstein sollte in einer Bergkristallgruppe aufgeladen werden, nicht in der Sonne, da hier die Gefahr besteht, dass er brüchig wird. Zum Entladen und Reinigen hält man ihn unter fließendes lauwarmes Wasser.

Gagat

Bezeichnungen, Synonyme und Handelsnamen

In antiken Schriften wird als Namensgeber für dieses Mineral der Fluss Gages in Kleinasien angegeben. Aus dem französischen Namen »Gayet« beziehungsweise »Jayet« entwickelte sich in England die Bezeichnung »Jet«. In der englischen Provinz Yorkshire gab es reichhaltige Vorkommen. Als der Schmuck von dort nach Deutschland exportiert wurde, hat sich der Name dieses Steins auch hier als »Jett« eingebürgert. Gagat wird zudem als »schwarzer Bernstein« oder »schwarzer Amber« bezeichnet.

Chemische Eigenschaften

C, O, H, N

Bei Gagat handelt es sich um versteinerte Braunkohle, die große Mengen an Kohlenwasserstoffen (Bitumen) enthält. Das fossile Holz enthält rund 80 Prozent Kohlenstoff, zehn Prozent Sauerstoff, fünf Prozent Wasserstoff und ein Prozent Stickstoff.

Geschichte und Mythos

Aus Gagat wurden bereits in prähistorischer Zeit Figuren hergestellt. Indianische Völker setzten seine positiven Energien ein, um Schicksalsschläge und Todesfälle leichter zu überwinden. Vor gut 100 Jahren hatte der Gagat als Trauerschmuck noch große Bedeutung, auch als Schutzstein vor schwarzer Magie war er sehr beliebt. Heute hat man den Schmuckstein vergessen, als Heilstein wird er aber immer noch gerne verwendet.

Entstehung

Gagat rechnet man zum fossilen Brennstoff Braunkohle. In pflanzlichen Substanzen (Holz und Zellulose) reichert sich durch Zersetzung im Laufe von Jahrmillionen immer mehr Kohlenstoff an. Im Prozess der Inkohlung entsteht zuerst Torf, dann Braunkohle und schließlich Steinkohle. Als bitumenhaltige Braunkohle ist Gagat brennbar.

Vorkommen

Braunkohlevorkommen als Fundstätten für Gagat gibt es unter anderem in Brasilien, Deutschland, England, Frankreich, Polen, Russland, Spanien und in den USA.

Charakteristika

Gagat ist amorph, bildet also keine geordnete Struktur und ist deshalb keinem Kristallsystem zuzurechnen. Dieser Stein kommt in derben Massen vor und ist undurchsichtig dunkelbraun bis schwarz. Er lässt sich sehr gut polieren. Gelegentlich sind Pyriteinschlüsse zu finden. Kommt der schmelzbare Gagat mit einer glühenden Nadel in Berührung, verbreitet sich der typische Kohlegeruch.

Verwechslungen

Verwechslungsgefahr besteht mit Anthrazit, Asphalt, Kännelkohle oder schwarzem Onyx.

Imitationen

Nachahmungen aus Glas, Hartgummi oder Plastik sind bekannt. Als Gagatimitation wird auch die schwerere Kännelkohle (Cannelkohle) verwendet.

Physikalische Eigenschaften

Kristallsystem	Amorph
Härte (Mohs)	2,5 – 4
Dichte (g/cm³)	1,30 – 1,35
Spaltbarkeit	Keine
Bruch	Muschelig
Farbe, Glanz	Dunkelbraun, schwarz, Wachsglanz
Lichtbrechung	1,640 – 1,680
Doppelbrechung	Keine
Strichfarbe	Schwarzbraun

Verwendung

Gagat wird zu Trauerschmuck, Rosenkränzen und kleineren Kunstgegenständen verarbeitet. Als Trommelstein, Rohstein oder Anhänger ist er ebenfalls erhältlich.

Therapeutische Wirkungen

Dieser Heilstein wird vor allem gegen Gelenkentzündungen wie Arthritis und Rheuma eingesetzt. Er stärkt die Knochen und hilft gegen Rückenschmerzen, Bandscheibenvorfälle oder andere Beschwerden, die ihren Ausgangspunkt an der Wirbelsäule haben. Auch bei Erkältungen, Bronchitis und Asthma hat sich Gagat bewährt. Zudem gilt er bei Magenverstimmungen und Erkrankungen des Verdauungsapparats als wichtiger Heilstein. Er kann auf Reisen vor Darmreaktionen auf die ungewohnte Kost schützen.

Auf geistig-seelischer Ebene verleiht Gagat den nötigen Mut, um einen Neuanfang beispielsweise nach einer Trennung zu wagen. Auch beim Tod eines geliebten Menschen kann Gagat ein wichtiger Begleiter sein. Er hilft den Zurückgebliebenen, sich aus Depressionen oder Selbstvorwürfen zu befreien, Trauer zuzulassen und dadurch leichter über den Verlust hinwegzukommen.

Anwendungen

Gagat wird aufgelegt oder am Körper getragen. Besondere Wirkung entfaltet er auf dem Stirnchakra. Auch zur Meditation ist er gut geeignet. Aufgrund seiner starken Wirkung sollte er des Öfteren unter fließendem Wasser gereinigt werden, dadurch entlädt er sich gleichzeitig. Aufgeladen wird Gagat in einer Schale mit Bergkristall.

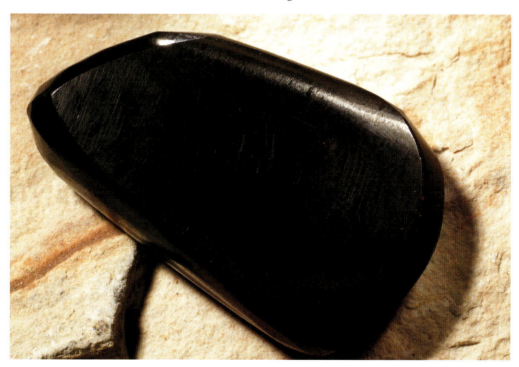

Gagat ist versteinerte Kohle, und so erfreut er sich einer hohen Dichte. Der Stein hat eine gute Polierfähigkeit, sodass er gerne zu kleineren Schmuckstücken verarbeitet wird.

Koralle

Bezeichnungen, Synonyme und Handelsnamen

Der Name Koralle leitet sich von dem griechischen Begriff »korallion« ab, der das harte und kalkige Skelett von Korallen bezeichnet. Koralle werden auch die Meerestiere genannt, aus deren sterblichen Überresten sich die Korallenstöcke bilden.

Synonyme sind Apfelkoralle, Arachneolith und Astroit. Hinter der Bezeichnung »Petoskey-Stein« verbirgt sich fossiler Korallenkalk, der auch unter dem Namen »Versteinerte Koralle« gehandelt wird.

Chemische Eigenschaften

$CaCO_3$ + Fe, Mg

Korallen bestehen aus Kalzit und gehören zur Mineralklasse der Karbonate. Der Eisenanteil (Fe) bestimmt über das Ausmaß der Rottönung. Schwarze und blaue Korallen enthalten zudem organische Bestandteile.

Geschichte und Mythos

Die Koralle dient seit Jahrtausenden als Schutz vor bösen Mächten, Krankheiten sowie als Glücksbringer: Auf die Bronzezeit datierte

> *Der Petoskey-Stein ist als Heilstein eine gute, auch ökologisch vertretbare Alternative zu den vom Aussterben bedrohten Edelkorallen.*

Funde von Waffen mit Verzierungen aus roter Koralle zeugen davon. Die Ägypter gaben den Verstorbenen Korallenästchen mit auf den Weg ins Jenseits, auf dass sie dort vor üblen Kräften bewahrt blieben. Im Land der Pharaonen war man der Ansicht, dass in Korallen göttliche Blutstropfen enthalten sind und folgerte daraus eine unfehlbare Schutzwirkung für all jene, die diesen Stein bei sich tragen. Außer als Talisman wurden Korallen im Altertum, insbesondere im mediterranen Raum, in Kleinasien und Palästina als Orakel eingesetzt.

Der griechischen Mythologie zufolge sind Korallen aus dem Blut der Medusa entstanden, welches bei deren Enthauptung durch Perseus ins Meer spritzte und erstarrte. Bis heute werden – meist rote – Korallen als Amulettstein getragen. Heiligenfiguren und Rosenkränze werden aus ihnen gefertigt.

Entstehung

Korallen sind die Stützskelette kleiner, überwiegend in warmen Meeren vorkommender Polypen. Diese leben in Kolonien aus vielen Tausenden von Einzeltierchen und erbauen auf

Physikalische Eigenschaften

Weiße und rote Koralle		Schwarze und blaue Koralle	
Kristallsystem	Trigonal	Kristallsystem	Amorph
Härte (Mohs)	3–4	Härte (Mohs)	4
Dichte (g/cm³)	2,6–2,7	Dichte (g/cm³)	1,34–1,46
Spaltbarkeit	Keine	Spaltbarkeit	Keine
Bruch	Unregelmäßig, splittrig, spröde	Bruch	Uneben
Farbe, Glanz	Matt rot, rosa, weiß	Farbe, Glanz	Blau, schwarz, im Rohzustand matt
Lichtbrechung	1,486–1,658	Lichtbrechung	1,486–1,658
Doppelbrechung	0,160–0,172	Doppelbrechung	0,160–0,172
Strichfarbe	Weiß	Strichfarbe	Grau

diese Weise die so genannten Korallenstöcke. Strauchartige verzweigte Gebilde, aufgebaut aus kohlensaurem Kalk und festgewachsen auf dem Meeresboden – ein in sich geschlossener, lebendiger Mikrokosmos. Abgestorbene Korallen werden fortwährend von lebenden überwachsen und so können sich ganze Atolle und Riffe teilweise riesigen Ausmaßes bilden. Das Great Barrier Reef vor der nordaustralischen Küste ist das berühmteste Beispiel für die enorme Größe, die Korallenbänke erreichen können.

Vorkommen

Die Korallenbestände sind weltweit stark vom Aussterben bedroht. Neben dem Great Barrier Reef finden sich weitere lebende Korallenriffe noch im Roten Meer und im Golf von Biscaya, im Indischen Ozean und im Malayischen Archipel, in der Karibik und in den Gewässern vor den Kanarischen Inseln und der japanischen Küste. Fossile Fundstellen von Korallen gibt es in Süditalien und Sardinien.

Zur Korallenernte werden weitmaschige Netze von Kuttern über den Meeresboden ge-

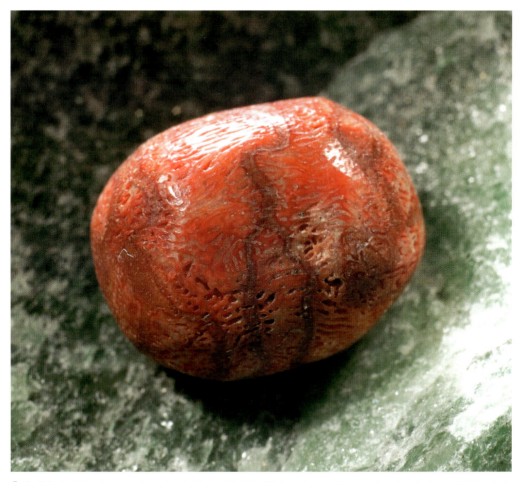

Äußerlich sind Korallen vor allem durch die spröde Oberfläche gekennzeichnet, die unbearbeiteten Stücke sind matt. Rote Korallen entpuppen sich heute zunehmend als gefärbte weiße Exemplare.

schleppt. Vielfach werden Korallen auch manuell von Tauchern »gepflückt«. Nach der Ernte werden die Weichteile von den Korallen abgerieben und diese je nach Qualität sortiert. Der Haupthandelsplatz für Korallen ist seit über 200 Jahren Torre del Greco, südlich von Neapel gelegen. Hier werden heute auch Exemplare aus Japan, Australien und Hawaii verkauft.

Charakteristika

Unterschieden wird die Edelkoralle – die rote oder rosa Variante – von der Schwarzen und Blauen Koralle, die als Schmuck- und Edelsteine keine Bedeutung besitzen. Das Farbspektrum der Edelkoralle reicht von weiß, über hellrot bis lachsfarben (Momo), zu mittelrot (Sardegna), ochsenblutrot (Moro) bis hin zu Exemplaren mit rosa, weißen und rötlichen Flecken, den so genannten Engelshautkorallen.

Die Edelkorallenstöcke können eine Höhe von bis zu 40 cm erreichen und weisen eine durchschnittliche Astdicke von 6 cm auf. Schwarze und blaue Korallen, die aus organischer Hornsubstanz bestehen, können eine Höhe von bis zu drei Metern erreichen.

Korallen sind im Rohzustand matt – erst Polieren verhilft ihnen zu dem uns bekannten glasglänzenden Auftritt. Korallen sind empfindlich gegen Säuren, Parfüm, Kosmetika und heißes Wasser.

Verwechslungen

Die geschliffene rosa Variante kann mit Karneol, Rhodonit, Spessartin und der rosafarbenen Conch-Perle verwechselt werden.

Imitationen

Da Rote Koralle sehr teuer ist, gibt es zahllose Imitationen aus Horn, Kunststoff, Kautschuk, Glas und Knochen. Weithin verbreitet ist auch das Färben von Weißer Koralle. In den letzten Jahren kommen zunehmend perfektere Fälschungen auf den Markt, bei denen nur noch die Untersuchung im Labor Aufschluss über deren Echtheit geben kann.

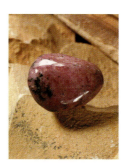

Rote Koralle kann mit Rhodonit (Foto) verwechselt werden.

Verwendung

Es gibt Halsketten, Armbänder, Ringe und Broschen wie auch allerlei kunstgewerbliche Gegenstände und Skulpturen: Korallen waren und sind sehr beliebt, vor allem als Schmuck- und Heilstein. Leider, muss man sagen, denn dies droht zu ihrer Ausrottung zu führen.

Therapeutische Wirkungen

Die Koralle ist das Symbol für Freude und soll entsprechend Herzlichkeit und emotionale Wärme ins Leben bringen. Sie verhilft zu einer gesunden Selbstakzeptanz, lindert Ängste und psychische Anspannung, stärkt Partnerschaften und fördert die Zuneigung. In körperlicher Hinsicht empfiehlt sich Koralle zur Unterstützung während der Schwangerschaft und in den Wechseljahren. Bei Jugendlichen sorgt sie für ein gesundes Knochenwachstum. Weitere Einsatzbereiche sind grippale Infekte, Mandelentzündungen und Bronchitis.

Während rote Korallen auf das Wurzelchakra wirken, greifen rosa Korallen besser am Herzchakra.

Anwendungen

Alle Korallen wirken im Halsbereich getragen oder im Bereich des Kehlkopfes am fünften Chakra. Einmal monatlich legt man sie über Nacht in Salzwasser, um sie zu entladen. Alternativ können sie auch mit Meersalz bedeckt werden. In die Sonne sollten Korallen niemals gelegt werden, da sie sonst Schaden nehmen.

Perle

Die Perle
Legtest die Hand an deines Busens Wellung,
der sich im Atem drängend in sie hob,
sie trank die Schöne seiner jungen Schwellung,
darauf der Mattglanz einer Perle wob.

Aus dem Volksmund

Bezeichnungen, Synonyme und Handelsnamen

Die genaue Herkunft der Bezeichnung Perle ist nicht gesichert (lateinisch: »perula« = kleine Birne oder »sphaerula« = kleine Kugel). In der Poesie werden Perlen manchmal als »Engelstränen« bezeichnet, moderne Synonyme fehlen dagegen völlig.
Im Handel wird unterschieden zwischen den einseitig flachen Boutonperlen, den unregelmäßig und bizarr geformten Barockperlen und den kleinen, natürlichen Süßwasserzuchtperlen, den Keshi-Perlen (japanisch: »keshi« = Mohnsamenkorn).

Chemische Eigenschaften

$CaCO_3$ + organische Substanz + Wasser
Perlen gehören auf Grund ihres hohen Kalzium- und Aragonitanteils zur Mineralklasse der Karbonate.

Geschichte und Mythos

Der Perlenhandel ist in China bereits seit 2500 v. Chr. historisch belegt. Es gibt aber Fundstücke noch höheren Alters: Von der persischen Königin Achemenid ist eine Perlenkette erhalten, welche die Monarchin vor über 4000 Jahren trug und die heute im Ägyptischen Museum in Kairo besichtigt werden kann. Auch die Königin von Saba soll mit Vorliebe Perlenschmuck getragen haben.

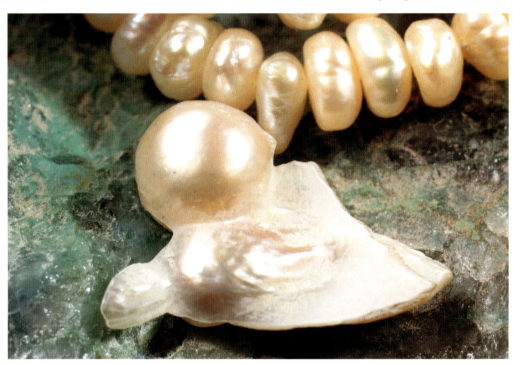

Wächst eine Perle nicht im Bindegewebe, sondern an der Innenwand der Muschel an, so kann diese den Ort des Eindringlings nicht genau abgrenzen und erweitert ihre Abwehrreaktion – die Perlmuttbildung.

Durch die Eroberungsfeldzüge Alexander des Großen gelangten Perlen aus dem Fernen Osten in das Abendland. Hier erlag man rasch der Faszination der schillernden Exoten, die angesichts ihrer Fremdartigkeit und weiten Handelswege zu horrenden Preisen gehandelt wurden. Perlenschmuck zu tragen blieb bis in die Neuzeit hinein dem Adel und dem Klerus vorbehalten. Erst ab dem 16. Jahrhundert konnte sich auch das allmählich entstehende Bürgertum perlmutternes Geschmeide leisten.

In der Dichtung standen Perlen vielfach als Metapher für die vollkommene Schönheit einer Frau.

Entstehung

Die Wiege der Perlen steht in Meeresmuscheln, seltener in Süßwassermuscheln und nur in Einzelfällen auch in Schnecken, hier vor allem in der Trompetenschnecke. Ihre Entstehung wird als Reaktion gegenüber Fremdkörpern, die zwischen Muschelschale und Mantel oder in das Innere des Mantels eingedrungen sind, in Gang gesetzt: Die Schleimhaut wird gereizt und eine lokale Entzündung hervorgerufen. In der Folge kapselt das Tier den unangenehmen Eindringling mit dem normaler-

weise zum Aufbau seiner Schale verwendeten Perlmutt ein. Diese Hornsubstanz, Conchyn genannt, bildet in dünnen Häutchen Zwischenschichten und Verbindungssubstanz. Denn aus dem in Perlmuttsekret eingeschlossenen Fremdkörper entsteht die Perle.

Runde und halbrunde Perlen

Ist eine Perle an der inneren Wand der Muschel eingewachsen, wird sie bei der Gewinnung abgetrennt und ist deshalb halbkugelig geformt. Solche Perlen werden als Blister- oder Schalenperlen bezeichnet. Durch ein entsprechend geformtes Stückchen Perlmutt ergänzt man sie vor ihrer weiteren Verarbeitung zur Kugelperle. Gelangt ein Fremdkörper allerdings in das Bindegewebe innen im Mantel, entsteht eine freie, kugelig gerundete Perle.

Wie der Natur nachgeholfen wird

Nach der Art der Entstehung unterscheidet man die echten, natürlich gebildeten Perlen von Zuchtperlen. Für deren Erzeugung werden die Muscheln durch das Einfügen von Fremdstoffen zur Perlenproduktion veranlasst. Eine Methode, die bereits im 13. Jahrhundert in China angewendet wurde: Man heftete kleine Gegenstände an die Innenwand der Muscheln, um sie dann von Perlmuttsekret überziehen zu lassen.

Süßwasserperlenzucht wird ebenfalls seit langer Zeit betrieben, beispielsweise im Biwa-See in Japan. Die Vorgehensweise ist ähnlich wie bei den Meeresmuscheln, nur hängen die Süßwassertiere hier in Käfigen an Bambusgerüsten ein bis zwei Meter tief im Wasser.

Vorkommen

Perlen werden in Europa, im Persischen Golf, Sri Lanka, Birma, China, Japan, Australien, im Golf von Mexiko, Karibik und Polynesien gefunden. Die Zucht findet vornehmlich in Japan, Australien und Südostasien statt.

Physikalische Eigenschaften

Kristallsystem	Orthorhombisch
Härte (Mohs)	3–4
Dichte (g/cm³)	2,60–2,78
Spaltbarkeit	Keine
Bruch	Uneben
Farbe, Glanz	Weiß, rosa, silber-, creme-, goldfarben, grün, blau, schwarz, Perlmuttglanz
Lichtbrechung	1,52–1,66
Doppelbrechung	– 0,156
Strichfarbe	Weiß

Charakteristika

Die Farbe der Perlen wird durch die Färbung des Conchyns bestimmt. Durch die Aufnahme natürlicher Farbstoffe, meist Metalloxide, nimmt diese organische Hornsubstanz Farben von Weiß oder Zartrosa über Zartgelb, Goldgelb und Rötlich, Bräunlich bis hin zu Grünlich an. Sogar blaue und schwarze Perlen gibt es, die ihre Farbe einem sehr dunkel gefärbten Conchyn verdanken.

Der charakteristische perlmutterne Glanz – Schmelz, Orient oder Lüster genannt – entsteht an der Perlenoberfläche durch die hauchdünne Schichtung von Aragonitblättchen und den Zwischenhäuten des Conchyns. Durch Beugungserscheinungen des Lichts an der Perlenoberfläche können Perlen auch in schillernden Regenbogenfarben auftreten.

Nur Fachleute können den Unterschied zwischen Zucht- und Naturperle erkennen.

Die Wachstumsgeschwindigkeit von Perlen ist gering. Naturperlen bilden jährlich eine Schicht von etwa 0,09 mm Dicke, während Zuchtperlen auf die vergleichsweise beachtliche Jahresleistung von 0,15 mm kommen. Die Größe der Perlen schwankt zwischen der eines Stecknadelkopfes und der eines Taubeneis.

Verwechslungen

Verwechslungen zwischen Naturperlen und Zuchtperlen sind sehr häufig. Ihre Unterscheidung ist nur bei Durchleuchtung möglich.

Imitationen

Es gibt Imitationen aus Glas, Kalzit, Muscheln, Schneckengehäusen und Kunststoff. Um beliebte Farben zu erzeugen, werden Perlen gebleicht und anschließend gefärbt.

Verwendung

Im Handel erhält man lose Perlen und Perlenketten. Die übliche Länge einer Halskette ist 40 cm, doppelt so lange Ketten heißen Sautoirs. Bei der Verwendung von gleich großen Kugeln spricht man von Choker. Werden die Perlen hingegen von der Größten in der Mitte ab nach außen hin kleiner, nennt man dies Chute. Die Bewertung der Perlen und damit ihr Handelspreis ist abhängig von deren Form, Farbe, Größe und ihrem Glanz.

Therapeutische Wirkungen

Perlen stehen symbolisch für Ehrlichkeit und Reinheit. Ihr schöner Glanz und ihre Ebenmäßigkeit machen sie zudem zum Inbegriff von Vollkommenheit.

Auf körperlicher Ebene werden Perlen zur Linderung von Bandscheibenschmerzen und Fiebersenkung empfohlen. Das Tragen einer Perlenkette soll auch vorbeugend gegen Migräne und Kopfschmerzen helfen.

Da Perlen zu 90 Prozent aus Kalzium bestehen, leisten sie einen wichtigen Beitrag zum Aufbau der Zähne und der Knochen. Hier kann Perlenwasser – dazu einige Perlen über Nacht in Wasser legen und den Überstand trinken – angewendet werden, dies stabilisiert auch den Hormonhaushalt.

Auf psychischer Ebene bewirkt das Tragen von Perlen Zufriedenheit, lindert depressive Verstimmungen und fördert das geistige Wachstum. Perlen wirken besonders gut am Nabelchakra.

Anwendungen

Perlen sollten direkt auf der Haut getragen werden. Ohne regelmäßigen Hautkontakt werden sie stumpf. Da Perlen empfindlich sind, sollen sie nicht mit Parfüm oder Make-up in Berührung kommen. Die Perlenkette wird über Nacht in Meersalzwasser gelegt und in einer Muschel wieder aufgeladen.

Turmalingruppe

Dass diese Mineralgruppe eine ganze Vielzahl von Varietäten umfasst, wurde erst im 18. Jahrhundert entdeckt, als man begann, die komplexe chemische Struktur dieses Materials zu erforschen. Heute werden die verschiedenen Arten des Turmalins zum einen anhand ihrer chemischen Unterschiede, zum anderen anhand der Farben definiert. Die Gruppe der Turmaline gehört zur Mineralklasse der Silikate.

Der »Aschetrekker«

Der Begriff Turmalin leitet sich aus der singhalesischen Sprache ab. »Toramolli« heißt übersetzt »der Stein, der die Asche anzieht«. Wahrscheinlich bezieht sich dieser Ausdruck auf die Eigenschaft des Turmalins, durch Reiben oder Erwärmen elektrische Energie zu entwickeln. Spezifisch für diese Mineralgruppe ist nämlich das Element Bor. Es macht den Stein polar, das heißt an einem Ende positiv geladen, sodass er Schwefelpulver oder Asche magnetisch anzieht. In dieser Eigenschaft als »elektrisches und magnetisches Kristall« wurde der Turmalin bereits bei den alten Griechen eingesetzt. In der Antike dienten Turmaline nicht nur als Schmuck, sondern auch als Glücks-, Zauber- und Heilsteine. Holländische Seefahrer brachten die Steine nach Europa und verwendeten sie zunächst, um mit ihren magnetischen Kräften die Asche aus ihren Pfeifen zu entfernen.

Der farbenreichste Stein

Der Farbreichtum der Turmaline übertrifft den aller anderen Edelsteingruppen. Farblose Steine sind sehr selten, meistens haben sie auch einen Stich ins Gelbliche oder Rötliche. Der schwarze Turmalin wird auch Schörl genannt. Diese Bezeichnung geht auf einen Bergmannsausdruck des späten Mittelalters zurück. Er bedeutet so viel wie »unreines, unnützes Erz«. Dass es sich jedoch durchaus nicht um ein unnützes Mineral handelte, wussten schon die Ägypter und die alten Griechen, die den Schörl als Schmuck-, Zauber- und Heilstein verwendeten.

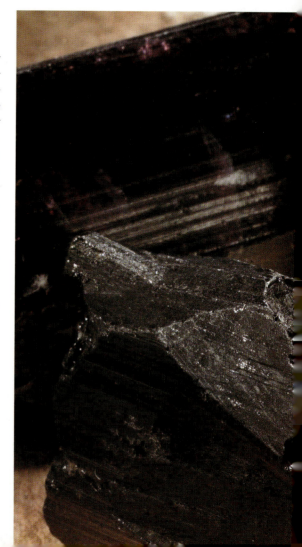

Der Grüne Turmalin ist durch die Beimengung von Chrom und Vanadium zu seiner Farbe gekommen und wird mitunter auch als Verdelith bezeichnet. Im Roten Turmalin, auch Rubellit genannt, finden sich Mangan und Lithium, im Blauen Turmalin, der auch den Namen Indigolith trägt, Eisen und Chrom und im Schörl Eisen und Limonit. Aber auch farbig gemischte Steine kommen vor, etwa der Wassermelonen-Turmalin oder der Mohrenkopf-Turmalin aus Elba. Bei Letzterem sind die beiden Enden der Prismen verschiedenartig gefärbt, nämlich blassgelb und schwarz, was ebenso bei den so genannten Türkenköpfen der Fall ist, die in Brasilien zu Tage gefördert werden. Heute zählen Turmaline zu den begehrtesten Heiledelsteinen.

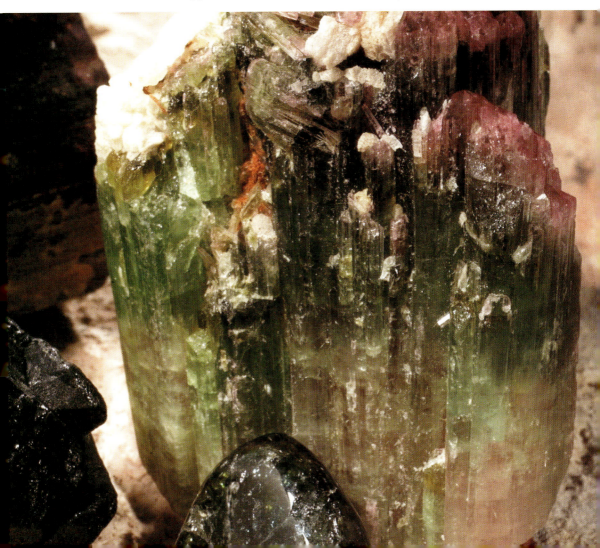

Rubellit

Bezeichnungen, Synonyme und Handelsnamen

Rubellit ist der Rote Turmalin (lateinisch: »rubellos« = rötlich). Weitere Handelsnamen beziehen sich auf Fundorte der Steine: Sibirischer Rubin oder Daourien (französisch für Sibirien) für sibirische Exemplare, San-Diego-Rubin für kalifornische.

Chemische Eigenschaften

$Ca(Li, Al, Mn)_3 (Al, Mn)_6 [FO(OH)_4 (BO_3)_3 Si_6O_{18})]$

Wie bei allen Turmalinen ist auch beim Rubellit die chemische Zusammensetzung höchst kompliziert, folgt jedoch dem Grundmuster der Turmaline (→ Seite 432). Farbgebend sind vor allem geringe Mengen an Mangan.

Geschichte und Mythos

Rubellit ist der Stein der Wahrheit, der Liebe und der Partnerschaft. Im alten Ägypten glaubte man, dass der rote Turmalin Erleuchtung bringe und durch sein inneres Feuer vor Leid und schwarzen Gedanken bewahre.

Entstehung

Rubellit in Edelsteinqualität entsteht hydrothermal, wenn heißes Wasser Mineralstoffe aus umliegendem Gestein löst und diese bei Abkühlung als neue Mineralien auskristallisieren.

Physikalische Eigenschaften

Kristallsystem	Trigonal
Härte (Mohs)	7–7,5
Dichte (g/cm³)	2,9–3,2
Spaltbarkeit	Gut
Bruch	Muschelig, splittrig
Farbe, Glanz	Rosig bis rosarot
Lichtbrechung	1,616–1,652
Doppelbrechung	–0,014––0,044
Strichfarbe	Weiß

Vorkommen

Die Fundstätten des Rubellits liegen vorwiegend in Italien, Russland, den USA, Moçambique, Namibia und Brasilien.

Charakteristika

Die strahlend rosa bis roten Kristalle des Rubellits sind durchsichtig bis durchscheinend.

Verwechslungen, Imitationen

Rubellit kann mit anderen rosa oder roten Steinen verwechselt werden, zum Beispiel rosa Topas. Da er keine anderen auffälligen äußeren Merkmale besitzt, kann nur eine Laboruntersuchung Klarheit verschaffen.

Es sind Imitationen aus synthetischem Spinell und Glas bekannt. Rosa Rubellit wird bestrahlt, um die Farbe zu intensivieren. Auch gebrannter brauner Turmalin wird als Fälschung von Rubellit angeboten.

Verwendung

Rubellit wird als Heil- und Schmuckstein verwendet.

Therapeutische Wirkungen

Roter Turmalin bewirkt eine Reinigung und Entgiftung des Körpers, indem die Leber aktiviert und gekräftigt wird. Der Stoffwechsel wird angeregt, was sich positiv auf Verdauungsstörungen auswirkt. Der Rubellit gilt als besonderer Stein für die Frau. Er soll vor Unfruchtbarkeit und Erkrankungen der Geschlechtsorgane bewahren. Menstruationsschmerzen werden gelindert, die Hormonumstellung in den Wechseljahren gerät sanft und ohne Beschwerden. Eine positive Wirkung zeigt Rubellit ebenfalls für das Immunsystem, das er aktiviert gegen Viren und Bakterien sowie gegen Strahlung. Er verbessert zudem die Leitfähigkeit der Nerven. Roter Turmalin erhöht die Sensitivität und hilft Ängste zu überwinden. Der Stein macht zielstrebiger und kontaktfreudiger.

Anwendungen

Rubellit kann am Körper getragen, aufgelegt oder als Essenz eingenommen werden. Er sollte regelmäßig unter fließendem warmem Wasser gereinigt und entladen werden. Schmuckstücke werden am besten einmal im Monat über Nacht in einer trockenen Schale mit Hämatit- und Bergkristalltrommelsteinen gereinigt und entladen. Das Aufladen erfolgt an der Sonne oder in einer Amethystdruse.

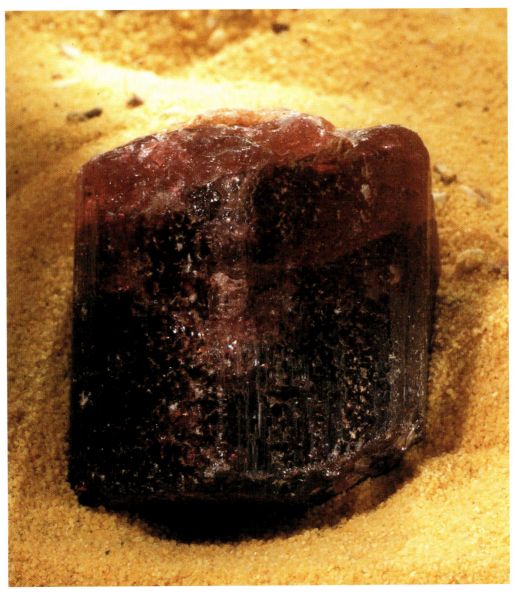

Als Rohstein wirkt der Rubellit unscheinbar, aber im Edelsteinschliff kommen seine Farbe und seine hohe Lichtbrechung zur Geltung – dann gehört er zu den schönsten Edelsteinen.

Schörl

Bezeichnungen, Synonyme und Handelsnamen

Der Begriff Schörl geht auf einen Bergmannsausdruck des späten Mittelalters zurück und bedeutet »unreines, unnützes Erz«. Dies geht auf die Eigen- oder besser »Unart« der Turmaline zurück, bestimmte Erze zu durchsetzen und so brüchig zu machen. Als Synonym für Schörl werden unter anderem die Bezeichnungen Aphrizit, Schorlet, Schirl und Schörgel gebraucht.

Chemische Eigenschaften

$NaFe_3 Al_6 [(OH, F)_4 (BO_3)_3 Si_6O_{18}]$
$+ Fe_3^+$, Ca, Cr, Li, Mg, Mn, Ti
Alle Turmaline sind Borsilikate aus der Mineralklasse der Ringsilikate. Im Schörl bilden Natrium, Eisen und Aluminium die Hauptbestandteile neben Bor und Siliziumoxid.

Geschichte und Mythos

Für die Ägypter und Griechen war der schwarze Turmalin der Stein des Selbstvertrauens und des Durchhaltevermögens. Bei den nordamerikanischen Ureinwohnern galt er als allgemeiner Schutzstein und wurde vielfach für Amulette und Talismane genutzt.

Turmalin kommt weltweit vor, aber in Brasilien liegen die unterschiedlichsten Farbvarietäten oft in ein und demselben Gesteinsgang.

Physikalische Eigenschaften

Kristallsystem	Trigonal
Härte (Mohs)	7–7,5
Dichte (g/cm³)	2,82–3,32
Spaltbarkeit	Keine
Bruch	Kleinmuschelig, uneben bis spröde
Farbe, Glanz	Schwarz, Glas- bis Fettglanz
Lichtbrechung	1,614–1,666
Doppelbrechung	–0,014–0,032
Strichfarbe	Grauweiß

Entstehung

Schörl entsteht ebenso wie die Turmaline Dravit und Buergerit liquidmagmatisch, also direkt aus dem heißen, flüssigen Magma. Man findet ihn in Granit und Pegmatit in Gängen und Drusen.

Vorkommen

Die bedeutendsten Fundorte für Schörl liegen in Brasilien, Afghanistan und Madagaskar.

Charakteristika

Schörl ist ein stark eisenhaltiger und magnesiumhaltiger Turmalin von schwarzer Farbe.

Verwechslungen

Der Rohstein ist gut zu unterscheiden, im Schliff kann Schörl aber mit anderen schwarzen Steinen verwechselt werden. Erster Anhaltspunkt für eine Unterscheidung ist aber schon der grauweiße Strich.

Imitationen

Verbreitet sind Imitationen aus schwarzem Glas.

Verwendung

Der schwarze Turmalin ist ein beliebter, weniger kostspieliger Heil- und Schmuckstein. Er ist als Rohstein, Kristall, Anhänger sowie als Kette im Handel erhältlich.

Therapeutische Wirkungen

Der schwarze Turmalin wirkt sich auf Grund seines großen Eisengehaltes anregend auf den gesamten Energiefluss aus und steigert allgemein die körperliche Vitalität. Schörl kann den Knochenbau kräftigen und Muskelverhärtungen und Gelenkentzündungen lindern. Zudem wirkt er positiv bei Gürtelrose, Nervenentzündungen und Arthritis.

Bei Stress und Anspannung wirkt Schörl entspannend und verbessert das Selbstwertgefühl. Schörl wirkt über das Stirnchakra, das Wurzelchakra und über die Nebenchakras der Arme und Beine.

Anwendungen

Direkt am Körper tragen, auflegen oder aufkleben. Regelmäßig unter fließendem lauwarmem Wasser entladen, anschließend in der Sonne oder in einer Amethystdruse aufladen.

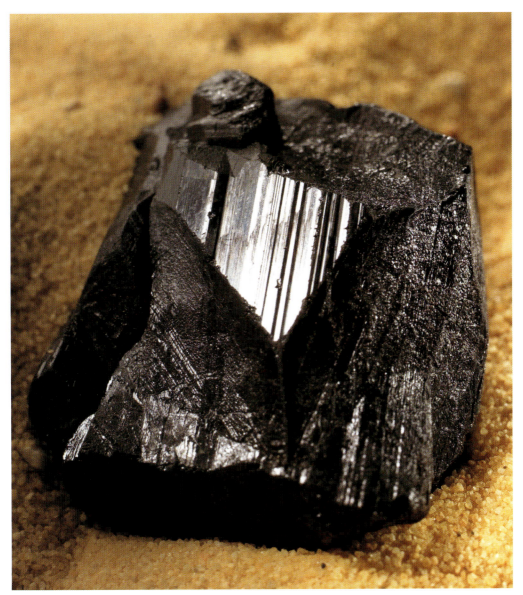

Seinen ersten Fundort in den Erzminen sieht man solchen Rohsteinen des Schörls noch deutlich an. Aber auch diese Turmalinvarietät wurde und wird vielfach als Schmuck- und Heilstein genutzt.

Turmalin

Afrikanischer Turmalin

Sahet ihr die grünen Nächte
in dem chtonischen Kristall?
Dreieckflügel, schwarz und feurig,
himmelan und Niederfall,
boten sie dem Himmel Erde,
reichten den Gebreiten Licht:
Nehmet, kostet von dem Mahle,
da der Herr die Brote bricht!
Schlürfend köstliche Verwirrung,
schenkt sich jede Fläche ganz
und wird Fata und Oase,
atmet, zeugt, ist Tod und Tanz.

Aus: Otto Conradt, Edelstein-Gedichte

Bezeichnungen, Synonyme und Handelsnamen

Der Begriff Turmalin leitet sich von dem singhalesischen Wort »turamali« oder »toramolli« her, das übersetzt »der Stein, der die Asche anzieht« bedeutet. Seine Eigenschaft, durch Reiben oder Erwärmen elektrische Anziehungskraft zu entwickeln, war also schon früh bekannt. Um 1500 datieren die ersten Belege für den Begriff Schörl, der damals für Turmalin allgemein verwendet wurde. Erst nach der Entdeckung, dass der Turmalin eine ganze Gruppe von Mineralien umfasst, setzte sich auch der Name Turmalin durch.

Im Volksmund existierten einige Bezeichnungen, die sich von der äußeren Erscheinung bestimmter Turmalinarten ableiten. »Mohrenkopf« steht für nahezu farblosen Turmalin mit schwarzem Kristallende, »Wassermelone« für Turmalin mit rotem Kern und grüner Schale. »Türkenkopf« bezeichnet grünen Turmalin mit rotem Kristallende. Auch einige veraltete Synonyme sind bekannt, wie Aschentrekker, Aschenzieher, Bergflachs, Kalbait oder Trip.

Chemische Eigenschaften

$XY_3 Z_6[(OH, F)_4 (BO_3)_3 (Si_6O_{18})]$
(allgemeine Summenformel)

Turmalin gehört zur Mineralklasse der Ringsilikate. Ihre Farbenpracht verdanken die Turmaline ihrem Gehalt an Chrom, Eisen, Kobalt, Nickel, Mangan, Titan und Lithium. In der allgemeinen Summenformel stehen X, Y und Z für wechselnde chemische Elemente. So werden nach ihrer chemischen Zusammensetzung folgende Turmalinarten unterschieden:

Buergerit – $NaFe_3Al_6 [F|O_3|(BO_3)_3|Si_6O_{18}]$ = Eisen-Turmalin

Dravit – $NaMg_3Al_6[(OH)_4|(BO_3)_3|Si_6O_{18}]$ = Magnesium-Turmalin

Elbait – $Na(Li Al)_3 Al_6[(OH)_4|(BO_3)_3|Si_6O_{18}]$ = Lithium-Thurmalin

Liddicoatit – $Ca(Li, Al)_3 Al_6 [(OH)_4|(BO_3)_3|Si_6O_{18}$ = Kalzium-Turmalin

Tsilaisit – $NaMn_3Al_6 [(OH)_4|(BO_3)_3|Si_6O_{18}]$ = Mangan-Turmalin

Uvit – $CaMg_3 (Al_5,Mg) [(Oh)_4|(BO_3)_3|Si_6O_{18}]$ = Magnesium-Turmalin

Physikalische Eigenschaften

Kristallsystem	Trigonal, mit dreieckigem Querschnitt, rundliche Seiten, deutliche Längsstreifung
Härte (Mohs)	7–7,5
Dichte (g/cm³)	3,02–3,26
Spaltbarkeit	Keine
Bruch	Kleinmuschelig, uneben bis spröde
Farbe, Glanz	Farblos, rosa, rot, gelb, braun, grün blau, violett, schwarz, mehrfarbig, Glas- bis Fettglanz
Lichtbrechung	1,614–1,666
Doppelbrechung	–0,014–0,032
Strichfarbe	Je nach Art verschieden, von weiß bis braun sind alle Strichfarben vertreten

Geschichte und Mythos

Bereits in der Antike wurde dem Turmalin in zahlreichen Kulturkreisen große Wertschätzung zuteil, wenn er auch aufgrund seines enormen Farbspektrums vielfach mit ähnlichen Mineralien wie Smaragd oder Rubin verwechselt wurde. Ein griechischer Mythos erzählt von einer Göttin, die mit einem Turmalin geschmückt war, welcher nachts den gesamten Tempel hell erleuchten konnte.

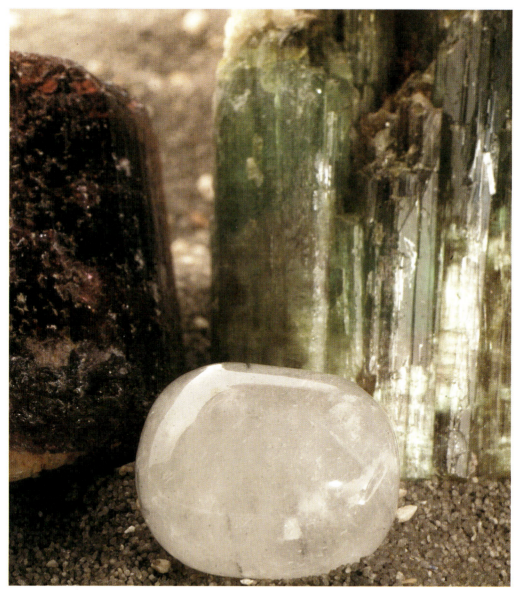

Bei vielen afrikanischen Stämmen war Turmalin ein wichtiges Requisit der Schamanen. Er galt als »Erzählstein«, der in schwierigen Zeiten Einsicht bringen konnte, was Probleme verursacht hatte.

In Ägypten wird das lebhafte Farbenspiel der Turmaline darauf zurückgeführt, dass diese aus dem Inneren der Erde über den Regenbogen bis hinauf zur Sonne gehen, welche ihnen schließlich ihre Strahlkraft verleiht.

Im alten Indien nutzte man die Steine wegen ihrer elektrischen Anziehungskraft dazu, die Richtung zu bestimmen, aus der »Gutes« kommen wird. Nach Europa kamen die Steine Anfang des 18. Jahrhunderts. Hier wurde er alsbald zum Lieblingsstein der Biedermeierzeit.

Entstehung

Turmalin entsteht primär aus saurem, borhaltigem Magma. Man findet ihn in Schiefer und in Kalkgestein, auf Seifenlagerstätten und alpinen Klüften. Als typisches Kontaktgestein ist seine Entstehung und sein späteres Erscheinungsbild abhängig von der Art, wie die Magma auf das umliegende Gestein einwirkt.

Vorkommen

Turmalin wird weltweit abgebaut, die bedeutendsten Fundorte liegen allerdings in Brasilien, wo der Stein in allen Farben vorkommt. Weitere Vorkommen sind in Australien, Birma, Indien, Pakistan, Sri Lanka, Nigeria, USA und in Italien, vor allem auf der Insel Elba, sowie im Tessin in der Schweiz.

Charakteristika

In ihrem Farbenreichtum übertreffen die Turmaline alle anderen Mineralgruppen. Farblose Steine sind sehr selten, meist haben farbschwache Steine wenigstens einen Stich ins Gelbliche oder Rötliche.

Das Farbspektrum der Turmaline

Je nach Farbe werden im Handel folgende Varietäten unterschieden. Die wichtigsten werden auch einzeln dargestellt.

Achroit – Fast farblos, sehr selten

Buergerit – Nach dem US-Kristallographen Martin J. Buerger benannter Eisen-Turmalin

Dravit – Gelbbrauner bis dunkelbrauner Turmalin, nach dem Fluss Drave in Kärnten benannt

Elbait – Nach dem häufigsten Fundort Elba benannter Lithium-Turmalin

Indigolith – Blauer Turmalin in allen Tönungen

Liddicoatit – Nach dem Fundort in Madagaskar benannter, vielfarbiger Kalzium-Turmalin

Olenit – Nach dem Fundort am Olenek-Fluss in Sibirien benannter, blassrosafarbener Natrium-Aluminium-Turmalin

Paraiba – Nach dem Fundort in Brasilien benannter, smaragdgrüner, auch neonblauer kalziumhaltiger Turmalin

Rubellit – Rosa bis roter Turmalin (lateinisch: »rubellit« = rötlich), auch mit einem Stich ins Violette (→ Seite 428)

Schörl – Schwarz, sehr verbreitet (→ Seite 430)

Siberit – Nach dem Vorkommen in Sibirien (Ural) benannte, lilarote bis violette Varietät

Tsilaisit – Nach dem Fundort in Madagaskar benannter, dunkelgelber, manganreicher Mangan-Turmalin

Uvit – Nach dem Fundort in Sri Lanka benannter, meist brauner Magnesium-Turmalin

Verdelith – Grüner Turmalin in allen Nuancen (italienisch: »verde« = grün) (→ Seite 436)

Am häufigsten sind grüne Turmaline. Steine aus Brasilien sind berühmt für ihr charakteristisches tiefes Grün. Turmaline besitzen die charakteristische Eigenschaft, sich durch Erhitzen oder Reiben elektrisch aufzuladen: die so genannte Pyroelektrizität. Diese findet sich auch bei einigen anderen Mineralien. Sie bewirkt, dass kleine Teilchen angezogen werden. Auch durch Druck werden Turmaline elektrisch aufgeladen (Piezoelektrizität).

Die Kristalle des Turmalins haben meist einen dreieckigen Querschnitt, sind ein- und aufgewachsen und oft lang gestreckt. Vielfach sind die Kristallflächen parallel zur Längsachse gerieft. Turmalin bildet aber auch oft gut ausgebildete Kristalle von prismatischer Gestalt.

Verwechslungen

Ihrem großen Farbenreichtum entsprechend sind die Möglichkeiten ihrer Verwechslung sehr zahlreich. Bei rohen Steinen kann teils das äußere Erscheinungsbild bei der Unterscheidung helfen, bei geschliffenen Steinen hingegen nur die mineralogische Untersuchung durch den Fachmann.

Imitationen

Besonders geschliffene Turmaline werden vielfach gefälscht. Am häufigsten sind Imitationen aus Glas sowie aus synthetischem Spinell. Letztere werden teilweise als »synthetischer Turmalin« im Handel angeboten.

Verwendung

Der Turmalin war und ist ein sehr beliebter Schmuckstein und unter anderem als Kristall, Kugel, Anhänger und Trommelstein erhältlich. Den ausgeprägten Dichroismus der Turmaline nutzen Edelsteinschleifer, indem sie durch entsprechenden Schliff helleren Turmalinen eine tiefere Farbe verleihen und dunklere aufhellen. Dazu werden verschiedene Schliffformen angewandt: der Tafelschliff, Treppen-, Scheren- und

Brillantschliff, der gemischte Schliff und bei Turmalin-Katzenaugen der mugelige Schliff.

Therapeutische Wirkungen

Turmalin symbolisiert mit seinem prächtigen Farbenspiel Reichtum und die Fülle des Lebens. Durch seinen Reichtum an Mineralstoffen und auf Grund seiner elektrischen Leitfähigkeit ist der Turmalin ein kräftiger Heilstein. Er belebt, baut auf und regt den gesamten Stoffwechsel sowie die Meridiane, die Energieleitbahnen des Körpers, an. Vom Turmalin kann man mit Recht sagen, er ist ein Stein für Körper, Geist und Seele. Entsprechend können alle Arten generell bei allen Mangelerscheinungen und körperlichen wie psychischen Schwächezuständen angewendet werden.

Spezifische Indikationen

Blaue Steine helfen bei Wechseljahrsbeschwerden und fördern Durchsetzungsvermögen wie Selbstbewusstsein. Grüne Steine wirken dagegen gut bei depressiven Verstimmungen, zudem stärken sie das Immunsystem. Rote und rosa Turmaline empfehlen sich bei grippalen Infekten. Darüber hinaus steigern sie Empfindungsfähigkeit, Mitgefühl und soziales Bewusstsein. Grüne, rosa und rote Turmaline wirken generell gut auf das Herzchakra, während blaue eher am Halschakra angreifen.

Anwendungen

Turmalin sollte direkt auf der Haut getragen oder direkt auf schmerzende Stellen aufgelegt werden. Zur Unterstützung kann auch Turmalinessenz eingenommen werden; zu deren Herstellung Turmalin über Nacht in Leitungs- oder stilles Mineralwasser legen.

Der Turmalin sollte einmal monatlich unter fließendem Wasser entladen und anschließend in der Sonne wieder aufgeladen werden. Rosa Turmalin, Rubellit, wird dagegen am besten in einer Amethystdruse wieder aufgeladen.

Verdelith

Bezeichnungen, Synonyme und Handelsnamen

Der Grüne Turmalin (lateinisch: »verdis« = grün) kann in älteren Quellen auch unter den Namen Taltait oder Vanadiumturmalin auftauchen. Seine Handelsnamen sind den Fundorten entlehnt: Afrika-Smaragd, Brasil-Smaragd oder Sibirischer Smaragd sind ebenso verbreitet wie Brasil-Chrysolith oder Brasilianischer Peridot.

Chemische Eigenschaften

$Na(Li, Al)_3 (Al, Cr, V)_6$
$[(OH, F)_4 (BO_3)_2 Si_6 O_{18})]$

Wie bei allen Turmalinen ist auch beim Verdelith die chemische Zusammensetzung höchst kompliziert, folgt jedoch dem Grundmuster der Turmaline (→ Seite 432): Die Kationen bestehen aus ein-, zwei- und dreiwertigen Metallionen im Verhältnis 1:3:6, die Anionen aus basischen Gruppen, Borat- sowie Silikatringen im Verhältnis 4:2:1.

Geschichte und Mythos

Im antiken Griechenland wurde der Grüne Turmalin als Stein verehrt, der Licht in die Finsternis zu bringen vermochte. Viele Götterstandbilder wurden mit Verdelith geschmückt, um die Tempel zu erleuchten.

Nach arabischer Überlieferung ist der Verdelith der Stein der Sonne, der das Herz stärkt und vor Alpträumen schützt.

Entstehung

Der klare Verdelith in Edelsteinqualität kann nur hydrothermal entstehen, wenn heißes Wasser Mineralstoffe aus dem umliegenden Gestein löst und diese bei Abkühlung als neue Mineralien auskristallisieren.

Als Schmuckstein bedarf Verdelith ebenso wie alle anderen Turmaline einer häufigeren Reinigung, weil er ständig Staub anzieht.

Vorkommen

Die Fundstätten des Verdeliths liegen in Schweden, Namibia, Brasilien, im Ural und im US-Bundesstaat Maine.

Charakteristika

Der Stein erhält seine charakteristische hellgrüne bis blassgrüne Farbe vor allem durch die Beimengungen von Chrom und Vanadium. Dabei verursacht Chrom eher bläuliche und Vanadium eher gelbliche Grüntöne. Seine Kristalle sind durchsichtig bis durchscheinend.

Verwechslungen

Verdelith kann mit anderen hellgrünen Steinen verwechselt werden. Da er keine anderen auffälligen äußeren Merkmale besitzt, kann nur eine mineralogische Analyse im Fachlabor Klarheit verschaffen.

Imitationen

Es sind Imitationen aus synthetischem Spinell und Glas bekannt. Hellgrüner Verdelith wird bestrahlt, um die Farbe zu intensivieren.

Verwendung

Der Stein wird als Heilstein und Schmuckstein verwendet.

Physikalische Eigenschaften

Kristallsystem	Trigonal
Härte (Mohs)	7−7,5
Dichte (g/cm³)	2,82−3,32
Spaltbarkeit	Keine
Bruch	Muschelig, uneben, spröde
Farbe, Glanz	Grün, Glas- bis Fettglanz
Lichtbrechung	1,61−1,65
Doppelbrechung	−0,014−−0,044
Strichfarbe	Weiß

Therapeutische Wirkungen

Dem Grünen Turmalin wird nachgesagt, dass er den Herzmuskel sowie die Venen und Arterien kräftigt. Auf diese Weise kann er gegen hohen Blutdruck, Herzinfarkt und Schlaganfall vorbeugen.

Verdelith fördert den Sauerstoffaustausch in den Lungen und hilft, sie vor Erkrankungen zu schützen. Bekannt sind auch die Wirkungen auf das gesamte endokrine System und ein positiver Einfluss auf die Hormonproduktion. Verdelith wirkt gegen Entzündungen sowie gegen Verstopfung und Durchfall.

Auf die Nerven wirkt der Stein entspannend und beruhigend und befreit von zu starken emotionalen Schwankungen. Er löst festgefahrene Denkmuster, hilft, selbst gesteckte Ziele besser zu erreichen und bringt Lebensfreude und Gelassenheit.

Anwendungen

Man kann den Grünen Turmalin auf ein Chakra auflegen, am besten auf das Herzchakra, wo er vor allem seine stärkende und ausgleichende Wirkung auf das Herz-Kreislauf-System ausüben kann. Auch andere Körperstellen wie Bauch oder Lunge können durch Auflegen die Unterstützung des Verdeliths erhalten. Als Halskette getragen, kann der Verdelith seine Wirkung auf Nerven und Seele am besten entfalten.

Jeder Turmalin sollte regelmäßig unter fließendem warmem Wasser gereinigt und entladen werden. Ketten werden am besten einmal im Monat über Nacht in einer Schale mit gemischten Hämatit- und Bergkristalltrommelsteinen gereinigt und entladen. Durch Aufladen an der Sonne oder in einer Amethystdruse wird dem Stein seine Kraft zurückgegeben.

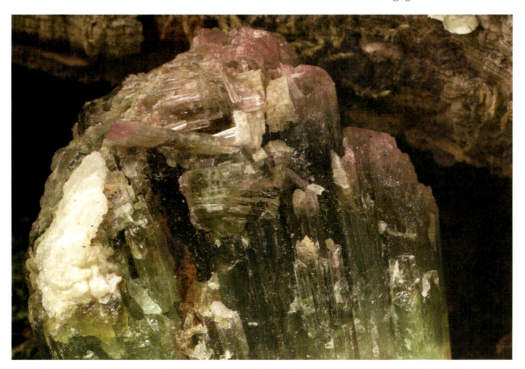

Die hellen Verdelithexemplare geben uns meist die größte Sicherheit, einen naturbelassenen bzw. nicht bestrahlten Stein zu besitzen. Hinter Imitationen kann sich auch synthetischer Spinell verbergen.

Edle Metalle

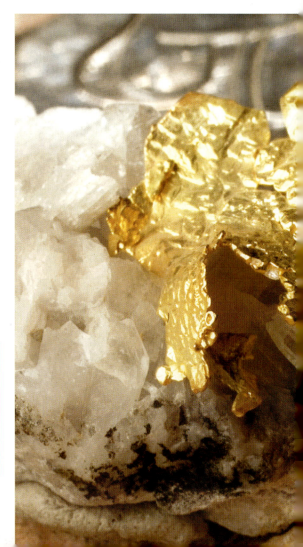

Nur Gold, Silber und die Platinmetalle werden als Edelmetalle bezeichnet. Was sie gegenüber allen bekannten Elementen auf der Erde auszeichnet, ist ihre enorme Beständigkeit und hohe Widerstandskraft gegen Korrosion und Oxidation – gewöhnliche Metalle wie beispielsweise Blei oder Zink würden dadurch geschwächt und aufgelöst. Edle Metalle liegen zudem in Reinform vor: Sie können also auch allein für sich bestehen, ohne wie ihre gewöhnlichen Geschwister chemische Verbindungen eingehen zu müssen. Solche reinen Edelmetalle bezeichnet man als gediegen.

Begehrte Edelmetalle

Neben der Dauerhaftigkeit machte die edlen Metalle auch ihre herausragend gute Verformbarkeit für den Menschen so begehrenswert, denn damit lassen sie sich wesentlich einfacher zu Schmuck und anderen Gegenständen verarbeiten.

Die wichtigsten Gründe für die Jahrtausende währende Faszination der Edelmetalle sind jedoch ihr schöner Glanz, mit dem sie das Auge erfreuen – und ihre Seltenheit. Diese Symbiose von Schönheit und Seltenheit hatte allerdings stets auch ihre dunklen Seiten: Mit Gold wurden Weltreiche errichtet, aber auch zu Fall gebracht, kamen Kulturen zur höchsten materiellen wie ideellen Blüte aber auch in die tiefsten Niederungen von Gier und Hass.

Die Physik des Glanzes

Der für das Auge so angenehme und faszinierende Glanz der Edelmetalle geht auf das Zusammenwirken von Licht und freien Elektro-

---

Die Familie der Metalle

Zu den Metallen zählen:

Goldgruppe – Gold, Silber und Kupfer
Platingruppe – Platin und Platinmetalle
Eisengruppe – Eisen, Kamacit und Taenit
Quecksilber

nen, winzigen Elementarteilchen in der Atomhülle, zurück.

Wird ein Elektron von Licht getroffen, nimmt es Energie auf, wird dadurch auf ein höheres Niveau angehoben und kann so auf einer schnelleren Bahn um den Atomkern kreisen. Diese neue Umlaufbahn kann das Elektron allerdings nicht dauerhaft beibehalten, da sich immer wieder die Anziehungskraft des Kerns durchsetzt. Muss das Elektron deshalb schließlich zu seiner ursprünglichen Bahn zurückkehren, so strahlt es die von ihm aufgenommene Energie in Form von Licht ab – das ist es, was vom Auge als Glanz wahrgenommen wird. Je mehr Energie frei wird, um so stärker erscheint der Glanz des Edelmetalls.

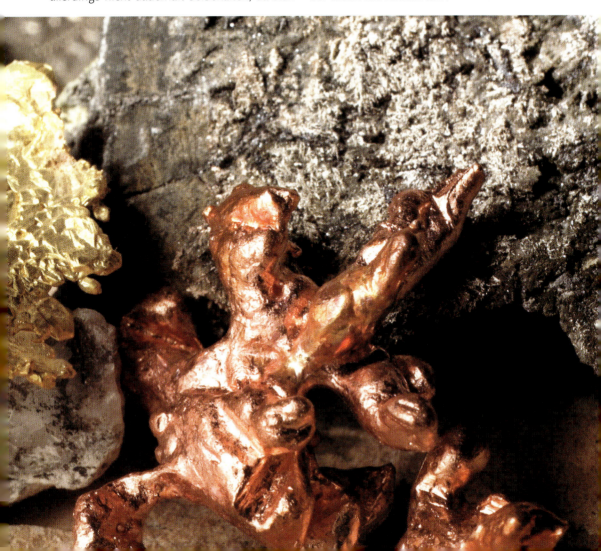

Gold

*Das Gold war das vollkommenste Metall,
ihm konnten keine Eigenschaften zugesetzt
werden, weil es alle besaß; es stellte unter den
Metallen den gesunden Menschen dar.*

Aus: Justus Liebig,
Vierter Chemischer Brief

Bezeichnungen, Synonyme und Handelsnamen

Der Name Gold wurde vermutlich vom indogermanischen Wort »ghel« abgeleitet, was übersetzt »blank« oder »schimmernd« bedeutet. Das chemische Symbol für Gold (Au) ist eine Abkürzung des lateinischen Begriffs »aurum« (Gold). Für Gold gibt es keine Synonyme. Nähere Bestimmungen im Namen sind auf seinen Ursprung zurückzuführen.

Berggold – In Quarzgängen primär gebildetes Gold

Seifen- oder Waschgold – Gold aus sekundären Lagerstätten

Freigold – Das gediegene Edelmetall, das als Mineralstufe noch sichtbar ist

Goldene Fakten

Das Goldgewicht wird in »Troy Unzen« angegeben: 1 Troy Unze entspricht 31,1035 Gramm. In asiatischen Ländern ist die Maßeinheit »Tolas« beziehungsweise »Tael« geläufig. Neben dem Gewicht wird auch die Reinheit des Goldes angegeben. In der Fachsprache nennt man dies »Feinheit«. Die Feinheit gibt den Anteil des reinen Edelmetalls am Gesamtgewicht an. Er wird in »Millième« (1 Millième = 1/1000 der Gesamtmasse) gemessen. Die Farbgebung des Goldes sagt nichts über den Feingehalt aus, da sie durch den Einsatz unterschiedlicher Legierungen beeinflusst werden kann. Die Auflagenstärke (Gold oder Goldlegierung) wird in »Mikron« (1 Mikron = 1/1000 mm) gemessen. Laut Gesetz darf der Feingoldgehalt von Auflagen weder in Tausendstel noch in Karat gestempelt werden.

Chemische Eigenschaften

Au

Gediegenes Gold ist ein metallisches Element, das zur Mineralklasse der Natürlichen Elemente gehört. Die Vertreter dieser Klasse bestehen aus nur einem Element.

Geschichte und Mythos

Im vierten Jahrtausend vor Christus entdeckten ägyptische Arbeiter unter einer Feuerstelle durch Zufall ein wenig im Boden enthaltenes Gold: Es war geschmolzen und hatte sich nach seiner Abkühlung in einen funkelnden Brocken verwandelt. Seitdem währt der Mythos des gelblichen Edelmetalls: Von Kultgegenstand und Totengabe über Zahlungsmittel bis hin zum Motiv für zahllose Kriege hat Gold eine bewegte Bedeutungsgeschichte hinter sich.

Physikalische Eigenschaften

Kristallsystem	Kubisch
Härte (Mohs)	2,5 – 3
Dichte (g/cm³)	15,5 – 19,3
Spaltbarkeit	Keine
Bruch	Hakig, scharfkantig
Farbe, Glanz	Goldgelb, Metallglanz
Strichfarbe	Goldgelb

Feinheit	Gold-anteil	entspricht
999,9 (= 1000)	= 99,9 %	= 24 Karat
917	= 91,7 %	= 22 Karat
750	= 75,0 %	= 18 Karat
585	= 58,5 %	= 14 Karat
416	= 41,6 %	= 10 Karat
375	= 37,5 %	= 9 Karat
333	= 33,3 %	= 8 Karat

Göttliche Beigabe für Herrscher

3000 v. Chr. ist in Ägypten der gezielte Abbau von Gold aus Quarzgängen nachgewiesen. Die Grabkammern der ägyptischen Pharaonen waren reich mit Gold geschmückt. Das Grab Tutenchamuns ist berühmt für seine sagenumwobenen Schätze, zum Beispiel bestand der Sarg aus 100 Kilogramm massivem Gold, und die goldene Maske des Herrschers war mit Edelsteinen reich geschmückt. Als weitere Beigaben fand man in der Grabkammer unter anderem goldene Betten und Streitwagen.

Kunstgegenstand und Kriegsbeute

Ausgrabungen in Troja zeugen davon, dass die Goldschmiedekunst bereits zu damaliger Zeit hoch entwickelt war. Man fand eine große Anzahl von Trinkgefäßen und Schmuckgegenständen aus Gold. Die Zeit um 350 v. Chr. wird als der Höhepunkt der griechischen Goldverarbeitung angesehen.

Über die Jahrhunderte war das kostbare Metall stets auch begehrte Kriegsbeute. Das römische Weltreich unter Cäsar gelangte unter anderem wegen geraubter Gold- und Silberschätze aus

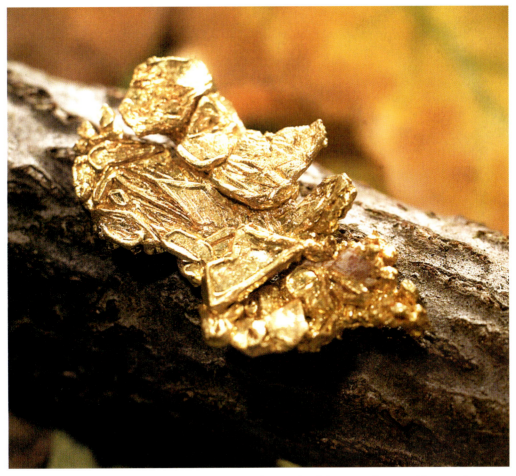

Die Verästelungen und Fältelungen sind ein Hinweis auf die Herkunft dieses Stücks Berggoldes aus primären Lagerstätten, entweder Erzlagerstätten oder Quarzgängen.

Gallien und Spanien zu seinem legendären Ruhm. Gold war die wichtigste Währung. Kritische Zeitgenossen, wie beispielsweise Plinius der Ältere (23–79 n. Chr.), bemängelten den verschwenderischen Luxus des alten Roms. Nicht ohne Grund: Neben Badewannen waren damals sogar Gebrauchsgegenstände wie Schuhnägel aus diesem Metall gearbeitet.

Blutige Geschichte
Zur Zeit der blutigen Kriege in Mittel- und Südamerika im 16. Jahrhundert schleppten die Eroberer tonnenweise geraubtes Gold nach Europa. Der Spanier Hernández Cortés besiegte die Azteken unter ihrem König Montezuma und verschiffte deren gesamte Goldschätze in seine Heimat. Dasselbe geschah mit dem Gold der Inkas, die von dem spanischen Eroberer Pizarro unterworfen wurden.

Schon im Mittelalter versuchten Alchimisten vergeblich, mit Hilfe von Zinnober und Quecksilber wertloses Metall in Gold umzuwandeln. Ein alchimistisches Symbol für Gold war der Kreis, der die strahlende Scheibe der Sonne versinnbildlichen sollte.

Goldrausch
Im 18. und 19. Jahrhundert wurden vor allem in Amerika viele neue Goldvorkommen entdeckt. Es kam zu einem legendären Goldrausch am Klondike, zwischen Kanada und Alaska. Viele Einwanderer versuchten dort ihr Glück. Den Traum vom Reichtum konnten jedoch nur wenige der bis zur Erschöpfung arbeitenden Goldsucher verwirklichen.

Bisher wurden auf der ganzen Welt 75 000 Tonnen des glänzenden Metalls abgebaut. Heute werden pro Jahr rund 700 Tonnen gefördert. Die verbleibenden Reserven schätzt man auf etwa 60 000 Tonnen, wobei die riesigen Vorkommen in den Meeren nicht mitgerechnet sind, da der gezielte Abbau sich hier wirtschaftlich – noch nicht – rechnet.

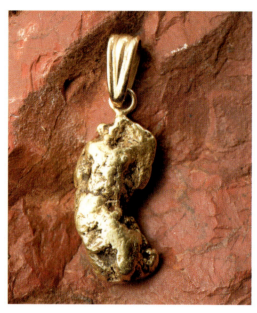

Ein Waschgold-Nugget aus Seifenlagerstätten, einfach in der Form belassen, wie es gefunden wurde.

Entstehung
Man unterscheidet zwischen dem so genannten Berggold und dem Seifen- bzw. Waschgold.

Berggold
Berggold bildet sich pneumatolytisch-hydrothermal in primären Lagerstätten in Quarzgängen oder in unter Vulkanen liegenden Erzlagerstätten. Gediegenes Gold ist hier in Quarz oder Pyrit eingesprengt. Solche Gold-Quarz-Gänge, die verästelt und dadurch sehr lang sein können, sind auch heute noch für die Goldgewinnung von Bedeutung.

Die Mineralien der Gold-Quarz-Gänge setzen sich wie folgt zusammen: Rund 97 Prozent Quarz, daneben unter anderem Pyrit, Arsenopyrit, Pyrrhotin, Chalkopyrit und Turmalin sowie gediegenes Gold, das mit 10 bis 20 Prozent Silber legiert ist. Der durchschnittliche Goldgehalt wird mit 10 bis 30 Gramm pro Tonne Gestein angegeben.

Seifen- oder Waschgold

Bei Seifen- oder Waschgold handelt es sich um gediegenes Gold, das als Blättchen oder Nugget auf sekundären Seifenlagerstätten zu finden ist. Entstanden sind diese Lagerstätten durch Abtragen primärer Goldlagerstätten. Berggold wurde durch Erosion ausgewaschen und in den Niederungen der Flüsse und Bäche abgelagert.

In den Goldseifen findet sich Gold in dünnen, ausgewalzten Blättchen. Seltener kommt es in runden Körnern, den so genannten Nuggets, vor. Nuggets sind üblicherweise relativ klein und wiegen selten mehr als ein Gramm. Sie sind erbsen- bis nussgroß, können in seltenen Fällen aber auch bis zu 60 Kilogramm schwer sein. Seifengold enthält immer weniger Silber als Berggold. Bedeutende Seifenlagerstätten gibt es in Kalifornien, Alaska, Nordkanada (am Klondike) und in den Staaten der ehemaligen Sowjetunion.

Vorkommen

Gold ist überall auf der Welt vorhanden und noch nicht einmal selten. Die Konzentrationen und die Form des Goldes sind allerdings recht unterschiedlich. Die wirtschaftlich bedeutsamsten Fundstätten liegen in Südafrika. Eine so genannte fossile Goldseife existiert in Transvaal (Südafrika). In der größten Seifenlagerstätte der Welt, in Witwatersrand, haben sich aus den ehemaligen Goldseifen wieder feste, goldführende Konglomerate mit Gesteinscharakter gebildet. Die Konglomerate bestehen aus Quarzgeröllen und quarz- und pyritreichem Bindemittel. In diesem Bindemittel findet man gediegenes Gold in Form von feinsten Körnchen. Die Lagerstätte enthält die größte Goldreserve der westlichen Welt.

Weitere Goldfundstätten liegen in Indien sowie Mitteleuropa (Alpen, Fichtelgebirge). Die europäischen Vorkommen sind heute jedoch von geringer Bedeutung.

Charakteristika

Goldkristalle sind meist klein und bilden Oktaeder. Es tauchen aber auch Rhombendodekaeder oder Würfel, jeweils mit einer unebenen Oberfläche, auf. Ebenso treten Kombinationen oder Zwillingsbildungen dieser kubischen Formen auf. Solche gut ausgebildeten Kristalle sind jedoch selten. Viel häufiger kommt Gold in Flocken, Klümpchen oder derben Massen vor. Die Aggregate sind oft draht- oder skelettförmig (dendritisch).

Das im Gestein enthaltene Gold ist oftmals so klein, dass man es nicht mit bloßem Auge erkennen kann. Dennoch kann der Goldgehalt eines Gesteins so groß sein, dass sich der Abbau wirtschaftlich rechnet. Größere Aggregate und Kristalle, die vor allem aus Australien, Alaska und Kalifornien stammen, sind sehr selten und entsprechend gefragt. Der größte bis jetzt bekannte Goldnugget ist rund 214 Kilogramm schwer. Gefunden wurde er in Australien.

Gold ist verwitterungsbeständig, luft-, wasser- und säureresistent. Nur in Chlorwasser und Königswasser kann das edle Metall gelöst werden. Es weist eine sehr hohe Dichte auf. Je mehr Silber enthalten ist, um so geringer fällt diese aber aus. Das Gold ist opak und glänzt metallisch. Sein Farbton »Goldgelb« ist zum eigenständigen Begriff geworden, der auch für andere gelb glänzende Dinge benutzt wird. Je mehr Silber in der Legierung enthalten ist, um so heller wird das Gold.

Weitere Eigenschaften von Gold sind seine sehr gute elektrische wie thermische Leitfähigkeit und Dehnbarkeit. Auf Grund seiner geringen Härte lässt es sich sogar mit einem Messer schneiden – oder mit den bloßen Zähnen eindrücken. Zudem kann man es zu dünnen Blättchen, dem so genannten Blattgold, auswalzen und zu langen Drähten ausziehen. Aus einem Gramm lässt sich ein Draht ziehen, der beachtliche drei Kilometer lang ist.

Legierungen

Gold findet man meist in Form von Legierungen. Auf diese Weise lässt sich die geringe Härte des Goldes ausgleichen und zudem eine Veränderung von Farbe, Schmelzpunkt, Dichte und Zugfestigkeit erreichen. Wichtigste Legierungsmetalle für Gold sind die so genannten »Buntmetalle« wie Kupfer und Nickel, die Rotgold liefern. Legierungen mit Palladium- und Nickelanteil ergeben das so genannte Weißgold.

Rotgold – Enthält 33,3–58,5 Prozent Gold, bis zu 30 Prozent Kupfer und 35 Prozent Silber.

Weißgold – Enthält 65–80 Prozent Gold und 35–20 Prozent Palladium, oder 33,3–75 Prozent Gold, bis zu 66,7 Prozent Nickel sowie bis zu 10 Prozent Kupfer und Zinn.

Münzgold – Enthält 90 Prozent Gold und 10 Prozent Kupfer; es gibt aber auch Münzen aus reinem Gold (99,99 Prozent).

Verwechslungen

Das Edelmetall kann mit gelben Sulfiden wie Pyrit und Chalkopyrit (Kupferkies) verwechselt werden. Die Unterscheidung gelingt unter anderem anhand der Strichfarbe (goldgelb statt schwarz). Verwitterter Biotit (Katzengold) glänzt ebenfalls metallisch gelblich. Auch gelblich angelaufenes Silber kann Gold ähneln.

Imitationen

Direkte Nachahmungen gibt es nicht. Allerdings versuchen einige Fälscher gelegentlich größere Kristalle nachzuahmen und als natürlich gewachsene Stufen im Handel anzubieten.

Verwendung

Von der jährlichen Goldförderung werden fast 80 Prozent zu Schmuck verarbeitet. Weitere Verwendung findet Gold in der Münzherstellung, der Industrie, zur Geldanlage (Notenbanken) und im Gesundheitswesen.

Gediegenes Gold, das aus den Goldseifen oder zusammen mit weiteren gefragten Erzen in anderen Lagerstätten abgebaut wird, ist das wirtschaftlich bedeutendste Golderz. Dieses Edelmetall kommt dank seiner außergewöhnlichen Eigenschaften in der Computertechnologie, Elektronik, Zahntechnik, Reaktortechnik oder Raumfahrt zum Einsatz.

Auch heute noch wird ausgewalztes Blattgold vor allem für Restaurationsarbeiten an historischen Kunstschätzen benutzt.

Goldlegierungen

Legiertes Gold ist härter, lässt sich besser verarbeiten und ist zudem billiger. Legierungen entstehen, indem dem Gold andere Metalle beigemischt werden. Man unterscheidet zwischen Weißgold (Palladium oder Nickel), Gelbgold (Messing) oder Rotgold (Kupfer). Das Mischungsverhältnis, das den jeweiligen Feingehalt des Goldes bestimmt, ist genormt und wird in Tausendstel angegeben. Gold 1000, Gold 750, Gold 585 und Gold 333. In Deutschland werden vor allem Legierungen mit den Feingehalten 750, 585 und 333 zu Schmuck verarbeitet.

Gold 750 – Es ist wie Feingold chemisch sehr beständig.

Gold 585 – Die Legierung ist härter und fester, zugleich aber auch billiger.

Gold 333 – Hier fällt der Goldanteil entsprechend gering aus. Es darf in Deutschland dennoch unter der Bezeichnung »echt Gold« im Handel angeboten werden. Sind diese Legierungen zu kupferhaltig, laufen sie leicht an. Enthaltenes Kupfer oder auch Zink wird unter Umständen bereits durch Ausdünstungen der Haut angegriffen, was zu Rissen führen kann.

Vom Golde

Das Gold ist warm, hat etwas von der Natur der Sonne und ist gleichsam aus der Luft. Ein Mensch, der vergichtet ist, nehme Gold und koche es so, dass kein Schmutz mehr daran ist, und pulverisiere es dann. Er nehme hierauf ungefähr eine halbe Hand voll Semmelmehl, knete dies mit Wasser und gebe in diesen Teig Goldpulver im Gewichte eines Obulus. Dies esse er in der Frühe nüchtern. Am zweiten Tage mache er aus denselben Bestandteilen ein Törtchen und nehme es nüchtern am gleichen Tage, und es wird auf ein Jahr die Gicht unterdrücken.

Aus: Hildegard von Bingen,
Neuntes Buch, Von den Metallen

Therapeutische Wirkungen

Gold intensiviert die Heilkraft aller anderen Heilsteine. In Gold gefasste Edelsteine haben deshalb eine besondere heilende Energie. Das Edelmetall Gold ist als Spurenelement im Organismus enthalten und wirkt dort vor allem hormonregulierend und stoffwechselanregend. Das führt dazu, dass Schlacken schneller ausgeschieden werden. Verkalkung, Gicht und Rheuma werden positiv beeinflusst, und die Muskulatur bleibt elastisch. Insgesamt betrachtet, steigert Gold die Vitalität und wirkt verjüngend auf den Körper.

Das glänzende Metall kann aber auch auf Essstörungen wie Magersucht oder Appetitlosigkeit sowie Esssucht und daraus resultierendes Übergewicht regulierend wirken. Je nach zu Grunde liegender Störung wirkt es anregend oder ausgleichend auf die Nerven. Die Sinne werden gestärkt, wovon besonders auch das Sexualleben profitieren kann.

Das goldgelbe Metall hat eine wohltuende Wirkung bei Depressionen. Es hilft dabei, verloren gegangenen Lebenssinn wieder zu finden und wieder mehr auf die eigenen Bedürfnisse zu achten. Besonders nach Schicksalsschlägen soll man mit Hilfe von Gold das angeschlagene Selbstbewusstsein wieder aufrichten können.

Anwendungen

Gold wird am Körper getragen oder aufgelegt. Auch als Edelsteinelixier entfaltet es seine Wirkung sehr gut. In Gold gefasste Heilsteine können zu engen persönlichen Begleitern mit großer Schutz- und Heilwirkung werden.

Das Edelmetall wirkt besonders gut zusammen mit Smaragd, Bergkristall oder Diamant sowie auf dem Herz- und Halschakra. Entladen wird das Metall unter fließend warmem Wasser, aufgeladen in der Sonne.

Gold in der Medizin

Auch wegen seiner heilenden Kräfte hat das glänzende Metall eine lange Tradition. Es kann nicht nur die Wirkung anderer Heilsteine auf sanfte Weise verstärken, sondern wird auch selbst als Heilmittel eingesetzt.

Unter vielen anderen Heilkundigen wendete der Arzt und Naturforscher Paracelsus (1493–1571) Gold in Form von Tinkturen zur Behandlung von Arthritis an. Auch heute kommt Gold in der Rheumatherapie zur Anwendung.

Gold zur Fertigung von Zahnersatz kann auf eine lange Tradition zurückblicken: Wie Ausgrabungen im alten Ägypten und in Phönizien zeigten, wurde Gold bereits vor 2000 Jahren dazu verwendet. Da reines Gold zur Herstellung von Zahnersatz zu weich ist, wird es mit anderen Metallen verschmolzen beziehungsweise legiert. Durch die Zumischung, in der Regel von Platin, Palladium oder Silber, entstehen Legierungen, aus denen fester, belastbarer Zahnersatz entsteht.

Silber

Bezeichnungen, Synonyme und Handelsnamen

Der Name stammt aus dem altnordischen Sprachraum, vom Germanischen »silabra«, was »licht, hell, weiß« bedeutete. Das chemische Zeichen Ag leitet sich vom lateinischen Wort für Silber (argentum) ab. Dieses wiederum stammt von dem griechischen Wort »argyros«, das weißes Metall bezeichnet.

Chemische Eigenschaften

Ag

Bei gediegenem Silber handelt es sich um ein metallisches Element, das zur Mineralklasse der Natürlichen Elemente gehört. Sein Schmelzpunkt liegt bei 960 Grad Celsius.

Wie alle anderen Elemente tritt Silber meist in Form von chemischen Verbindungen auf. Man findet es in den so genannten Silbererzen, die der Silbergewinnung dienen. Es existieren rund 130 silberhaltige Mineralien. Argentit beziehungsweise Akanthit zählen neben Bleiglanz (Galenit) zu den wichtigsten Silbererzen und werden auch als Silberglanz bezeichnet. Sie unterscheiden sich lediglich durch ihr Kristallsystem, das einmal kubisch, einmal monoklin ist. Diese Sulfide gehören zur Argentitgruppe, die einfache und

> *Silber weist eigene Heilwirkungen auf, steigert jedoch auch die Wirkungen anderer Steine, vor allem bei Türkis und Koralle.*

metallreiche Silberverbindungen aufweist. Argentit besteht aus rund 87 Prozent Silber und 13 Prozent Schwefel, wobei das Silber zum Teil durch Kupfer ersetzt werden kann.

Geschichte und Mythos

Silber wird schon seit alters her zu Gebrauchsgegenständen, Schmuck und Münzen verarbeitet. Archäologische Funde belegen, dass Silber bereits im 4. Jahrtausend v. Chr. zur Herstellung von Schmuck genutzt wurde.

Weite Verbreitung im Mittelalter

Im Mittelalter wurden auch in Europa silberhaltige Lagerstätten ausgebeutet, zum Beispiel im Erzgebirge in Sachsen, das damals seine wirtschaftliche Blütezeit erlebte. Das Edelmetall wurde vor allem in der Münzprägung eingesetzt.

Als alchimistisches Symbol für Silber galt der Halbmond. Die Mondgöttin Luna stand für das Prinzip des Weiblichen. Die Sonne hingegen verkörperte das Prinzip des »männlichen« Goldes, versinnbildlicht durch den Kreis.

Im Jahr 1477 fand man in der St. Georgsgrube im sächsischen Schneeberg eine Hunderte von Zentnern schwere Masse aus Silber. Sofort riefen die aufgeregten Leute Herzog Albrecht von Sachsen herbei, damit er den außergewöhnlichen Fund besichtigen könne. Jener nutzte die Gelegenheit, um an diesem großen Silberbrocken zu speisen. Diese Begebenheit ging als Legende vom »Silbernen Tisch« in die Geschichte ein.

Abbaugebiete mit ertragreichen Vorkommen brachten sogar eigene Münzen heraus. St. Joachimsthal in Böhmen ließ beispielsweise Joachimsthaler prägen. Von dieser Bezeichnung stammt der Begriff »Taler« ab. Davon wurde wiederum der Name Dollar für die amerikanische Währung abgeleitet.

Physikalische Eigenschaften

Kristallsystem	Kubisch
Härte (Mohs)	2,5 – 3
Dichte (g/cm³)	9,6 – 12
Spaltbarkeit	Keine
Bruch	Hakig, plastisch verformbar
Farbe, Glanz	Silberweiß, Metallglanz (Bruchfläche)
Strichfarbe	Silberweiß bis grau

Nachdem in Nordamerika und Mexiko ergiebige Silberminen entdeckt wurden und die spanischen Eroberer neben Gold auch große Mengen an geraubtem Silber nach Europa schifften, verloren die europäischen Vorkommen mehr und mehr an Bedeutung.
Bis ins 18. Jahrhundert hinein hatten Gold und Silber, wirtschaftlich gesehen, die gleiche Bedeutung. Heute überragt das goldgelbe Element das Silber an Wert und Bedeutung.

Entstehung

Silber entsteht zum einen hydrothermal in silberführenden Sulfidlagerstätten, zum anderen sekundär in der Oxidations- und Zementationszone dieser Lagerstätten.
Eine dritte Bildungsmöglichkeit ist die sedimentäre Entstehung in kupferhaltigen Sandsteinen oder Seifenlagerstätten. Edle Silbererze tauchen auch in subvulkanischen Goldlagerstätten auf. Dort finden sich neben gediegenem Silber auch Silbererze.

Vorkommen

Bedeutende Fundstätten liegen in Australien, Bolivien, Chile, Deutschland, den GUS-Staaten, Kanada, Mexiko, Norwegen und den USA.
Im sächsischen Freiberg wurden seit dem 12. Jahrhundert bis Mitte des 20. Jahrhunderts Silber-, Blei- und Zinkerze abgebaut. Genauso fanden sich in den Silbererzgängen im norwegischen Kongsberg außergewöhnlich große Vorkommen an diesem Edelmetall, oft in Form von schön ausgeprägten Silberlocken. Auch Massen von gediegenem Silber waren neben drahtförmigen Aggregaten keine Seltenheit. Silber aus diesen Lagerstätten ist heute eine Rarität und bei Sammlern sehr begehrt.

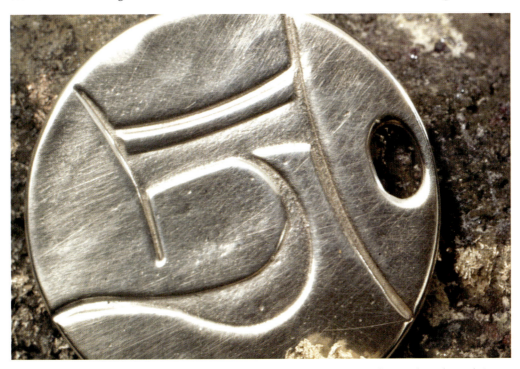

Silber ist sehr weich, und daher lässt es sich auch mit einfachen Mitteln prägen oder zu Schmuck verarbeiten. So kennen wir Münzen und Schmuck schon aus dem 4. Jahrtausend v. Chr.

Charakteristika

Silber zählt zu den seltenen chemischen Elementen, auch wenn es 20-mal so häufig wie Gold vorkommt. Seine Kristallform ist kubisch. Häufig treten draht- oder haarförmige und gekrümmte Aggregate, auch Silberlocken genannt, auf. Darüber hinaus findet man auch derbe Massen wie Platten, Körner und Klumpen. Als Oktaeder oder Würfel ausgebildete Kristalle sind eher selten. Manchmal kommt es zur Zwillingsbildung. Silber ist ein weiches Edelmetall und kann, nach Gold, am besten geformt werden. Es lässt sich hervorragend biegen oder zu durchscheinenden Blättchen auswalzen, ohne dass es zerbricht.

Chemische Reaktionen

Silber ist in Salpetersäure und Schwefelsäure löslich, jedoch nicht in Salzsäure. Schwefelwasserstoff und Schwefelverbindungen lassen Silber dunkler werden. Es läuft an, da der Schwefel mit Silber zu Silbersulfid reagiert. Silberlöffel laufen schwarz an, wenn man mit ihnen Eier verzehrt, weil Eier Schwefelverbindungen enthalten.

Den Glanz erhalten

Silber ist opak und glänzt metallisch auf Bruchflächen oder polierten Flächen. Keine andere Substanz auf der Erde hat ein so hohes Reflexionsvermögen für Licht wie das »weiße Gold«. Charakteristisch ist die silberweiße Farbe. Silber ist jedoch oft mit Silbersulfid überzogen und gelblich oder schwärzlich angelaufen. Dies kann durch das Abreiben mit einem Tuch jedoch beseitigt werden. Ebenso lässt sich das Anlaufen von Silber durch eine Schutzschicht verhindern. Ein bekanntes Verfahren hierzu ist das »Rhodinieren«, bei dem das Silber mit einer dünnen Rhodiumauflage versehen wird. Der wirksamste Schutz vor dem »Anlaufen« des Silbers ist allerdings immer noch sein täglicher Gebrauch.

Silberne Fakten

Das Silbergewicht wird in so genannten Trog Unzen angegeben: 1 Trog Unze entspricht 31,1035 Gramm Silber. Analog zum Gold gibt die »Feinheit« den Anteil des reinen Silbers am Gesamtgewicht in Tausendstel an. Allerdings spricht man bei Silber nicht von Karat. Legierungsmetall ist meist Kupfer.

Häufige Verwechslungen

Gelblich angelaufenes Silber kann Gold ähneln. Wird die obere Schicht abgerieben oder abgekratzt, kommt die Silberfarbe jedoch zum Vorschein. Gediegenes Silber ist nicht so hart wie gediegenes Platin.

Imitationen

Nachahmungen von Silber sind nicht bekannt.

Verwendung

Da Silber Strom und Wärme besser leiten kann als alle anderen Metalle, findet es allen voran in der Elektrotechnik, aber auch in der Fotoindustrie und chemischen Industrie Verwendung. Weitere Bedeutung hat es bei der Fertigung von Münzen, Geschirr (Tafelsilber), Kunstgegenständen und selbstverständlich von Schmuck. Da Silber sehr weich ist, wird es für die Schmuckherstellung oft mit anderen Metallen legiert. Dadurch gewinnt es an Härte.

Feinheit	Silberanteil
999 (= 1000)	= reines Feinsilber
925	= Sterlingsilber: 925 Teile Feinsilber und 75 Teile Legierungsmetalle
835	= 835 Teile Feinsilber und 165 Teile Legierungsmetalle
800	= 800 Teile Feinsilber und 200 Teile Legierungsmetalle

Für die Herstellung von Spiegeln wird Silber im »Silber-Spritzverfahren« direkt auf eine Glasplatte aufgedampft.

Natürlich vorkommende Silberstufen sind unter Sammlern sehr gefragt und haben ihren Preis. Die meisten stammen aus Mexiko oder Peru, da die europäischen Vorkommen weitgehend ausgebeutet oder nicht mehr rentabel sind. Für sie wird in der Regel mehr bezahlt, als nach dem offiziellen Silberpreis üblich ist.

Therapeutische Wirkungen

Das chemische Element Silber intensiviert die Wirkung von Heilsteinen. In Silber gefasste Steine haben deshalb eine besonders positive Energie. Als Metall des Ausgleichs reguliert es die zu schwache oder zu starke Wirkung verschiedener Heilsteine.

Silber steigert besonders die Kräfte von Türkis und Koralle. Bekannt ist der Indianerschmuck, bei dem Silber und Türkis zusammen verarbeitet werden.

Das Edelmetall reguliert den Flüssigkeitshaushalt im Körper. Es wirkt gegen Magenübersäuerung, Magengeschwüre, Übelkeit sowie Sodbrennen in der Schwangerschaft. Zudem werden Erkrankungen der Bauchspeicheldrüse oder Schilddrüsenerkrankungen gelindert.

Das glänzende Metall kommt auch gegen Kopfschmerzen und Halsentzündungen zum Einsatz. Es fördert die Wundheilung bei Schürfwunden und Verbrennungen, da es gegen Bakterien wirkt. Wegen seiner antibakteriellen Wirkung wird Silberpulver in der pharmazeutischen Industrie auch Salben beigemischt. Bei Beschwerden, die durch Luftverschmutzung und Ozonbelastung hervorgerufen werden, ist das Edelmetall ebenfalls zu empfehlen.

Silber in der Medizin

In der Medizin wird Silber vor allem wegen seiner bakterientötenden und antiseptischen Eigenschaft verwendet. Sie beruht auf der Bildung einer dünnen Silberoxydschicht, die beim Kontakt von Silber mit Sauerstoff aus der Luft entsteht. Diese mit bloßem Auge unsichtbare Schutzschicht (AgO_2) ist in geringen Mengen wasserlöslich. Die dabei frei werdenden Silberionen haben eine pilz- und sporentötende sowie antiseptische Wirkung. Bakterien und Keime aller Art werden dadurch unschädlich gemacht, mit einer erstaunlichen Effizienz: Mit nur zwei Gramm Silber lässt sich eine beachtliche Million Kubikmeter Wasser sterilisieren. Der Kenntnis dieses Phänomens bedient sich die Medizin bereits seit langer Zeit, beispielsweise zur Sterilisierung chirurgischer Instrumente.

Auf geistiger Ebene verhilft Silber zu mehr Ruhe und Ausgeglichenheit, vor allem in stress- und konfliktreichen Lebensphasen. Mit Hilfe von Silber kann sein Träger mehr Selbstbewusstsein erreichen. Widersprüche in der eigenen Persönlichkeit werden durch die Klarheit des Metalls leichter überwunden. Silber wirkt sich auch positiv auf die Kontaktfreudigkeit aus. Man begegnet anderen Menschen mit mehr Sicherheit. Die persönliche Lebensführung wird dadurch als leichter empfunden. Angst vor unangenehmen Situationen, die man aufgrund von Schüchternheit oder Unsicherheit gerne vermieden hätte, verschwindet allmählich.

Anwendungen

Silber wird am besten regelmäßig am Körper getragen oder für einige Zeit auf die erkrankten Stellen gelegt. Die stärksten Effekte entfaltet gediegenes Silber sowie eine Gold-Silber-Legierung, das Elektrum. In Silber gefasste Edel- und Heilsteine sind wertvoll und können für den jeweiligen Träger zu persönlichen Amuletten werden.

Kupfer

Bezeichnungen, Synonyme und Handelsnamen

Kupfer wurde bereits in der Antike auf der Insel Cypern im Mittelmeer abgebaut. Die Römer bezeichneten es als »aes cyprium« oder auch »aes cuprum«, als »Erz aus Cypern«. Im Laufe der Jahrhunderte setzte sich das Wort »cuprum« als alleinige Bezeichnung für dieses Edelmetall durch. Daraus wiederum leitete sich das heutige Wort Kupfer ab.

Kupferreiche Mineralien wie Chalkosin (Kupferglanz) oder Chalkopyrit (Kupferkies) hingegen tragen den griechischen Begriff »chalkos« für Kupfer im Namen. Die Bezeichnungen Copper und Rotes Erz sind Synonyme, die heute allerdings kaum noch gebräuchlich sind.

Chemische Eigenschaften

Cu

Das Edelmetall Kupfer gehört zur Mineralklasse der Natürlichen Elemente. Kupfer kommt auch als reines Metall vor, das keine chemischen Verbindungen eingegangen ist. In diesem Fall bezeichnet man es als gediegen.

Kupfer wird bei der Einteilung der elementar auftretenden chemischen Elemente der Goldgruppe zugerechnet, zu der auch Gold und Silber gehören. Kupfer, Gold und Silber können sich theoretisch unbegrenzt miteinander ver-

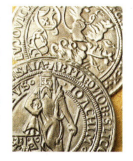

Traditioneller Verwendungzweck ist die Münzprägung.

mischen. Tatsächlich ist dies aber in der Natur nur bei Gold und Silber der Fall. Kupfer bildet mit diesen Edelmetallen keine Mischkristallreihen. Der Grund dafür liegt darin, dass Kupfer hohe Temperaturen für die Legierung benötigt und sich im Abkühlungsprozess wieder entmischt.

Gediegenes Kupfer ist meist rein, kann aber unter anderem auch Eisen (bis zu 2,5 Prozent), Gold (bis zu 3 Prozent), Silber, Arsen und Wismut enthalten.

Kommt dieses Metall mit Feuchtigkeit in Verbindung, wie dies beispielsweise bei Spenglerarbeiten aus Kupfer der Fall ist, bildet sich durch das Zusammenspiel von Kupferoxid, Kohlenstoffdioxid, Luft und Wasser eine grünliche Patina. Dieser Überzug, der das Kupfer unter anderem vor Korrosion bewahrt, besteht vor allem aus Malachit, einem Kupferkarbonat. Auch vorbehandeltes Kupfer, das bereits die schützende grünliche Patina aufweist, ist inzwischen im Handel.

Geschichte und Mythos

Schon in prähistorischer Zeit, vor rund 9000 Jahren nutzten die Erdbewohner Kupfer. Vor allem zur Herstellung von Werkzeugen und sonstigen Gebrauchsgegenständen kam es zum Einsatz. Es gilt als das erste Metall, das von Menschen verwendet wurde. Man verarbeitete es nicht nur im reinen Zustand. Auch Legierungen mit Zinn, also Bronze, wurden damals bereits hergestellt. Mit dem Beginn der Kupferverarbeitung ging die Steinzeit ihrem Ende zu. Die Bedeutung dieses Metalls nahm erst wieder ab, als Eisen entdeckt wurde.

In der Alchimie wird Kupfer durch das Venuszeichen symbolisiert. Seit dem Mittelalter ist auch die heilende Kraft dieses Metalls bekannt und wird vielfältig genutzt.

Physikalische Eigenschaften	
Kristallsystem	Kubisch
Härte (Mohs)	2,5 – 3
Dichte (g/cm³)	8,5 – 9
Spaltbarkeit	Keine
Bruch	Hakig
Farbe, Glanz	Kupferrot, Metallglanz
Strichfarbe	Kupferrot glänzend

Entstehung

Bei gediegenem Kupfer handelt es sich zwar um ein verbreitetes Metall, die jeweiligen Vorkommen sind aber relativ gering. Das Edelmetall bildet sich gelegentlich aus kupferreichen Lösungen in basischen Magmatiten, öfter jedoch als sekundäre Mineralbildung im Zwischenbereich von Zementations- und Oxidationszonen von sulfidischen Erzlagerstätten. Die Bildung in metamorphen Lagerstätten tritt

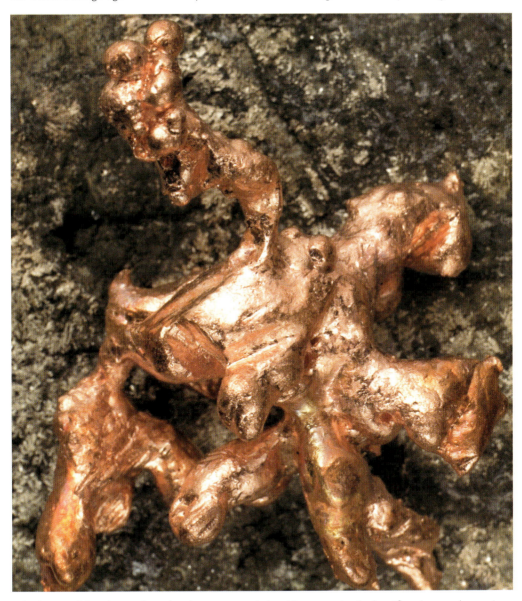

Wie eine Hand liegt das Kupfererz in seinem magmatischen Muttergestein. Auch größere Ansammlungen im Gestein sind bei Kupfer – im Gegensatz zu Gold und Silber – keine Seltenheit.

weniger häufig auf. In Michigan (USA) findet man schöne Stufen aus den weltweit ergiebigsten primären Kupferlagerstätten.

Vorkommen
Die Fundstätten liegen in Afrika, Australien, Deutschland (Siegerland, Odenwald, Erzgebirge/Sachsen), Russland, Kanada und den USA.

Charakteristika
Das Edelmetall Kupfer steht bei der Häufigkeit der Elemente an 25. Stelle. Die Kristallisation vollzieht sich ähnlich wie bei Gold und Silber. Die Kristalle werden größer als bei Gold und Silber, sind aber nicht so zierlich ausgebildet.
Kupfer findet sich meist in derben, kompakten Massen in Form von Klumpen, Platten oder Körnern, die sehr umfangreich auftreten können. Als charakteristisch gelten moosförmige, drahtige sowie skelettförmige (dendritische) Aggregate. Eher selten sind Ausbildungen als Würfel, Oktaeder oder Rhombendodekaeder mit unebener Oberfläche, die auch in Kombination beziehungsweise als Zwillinge vorkommen können.
Der Schmelzpunkt dieses Metalls liegt bei 1083° Celsius. Es lässt sich sehr gut dehnen, formen und schmieden. Aus ihm können hauchdünne Folien und Drähte hergestellt werden. Charakteristisch ist die sehr gute elektrische und thermische Leitfähigkeit, weswegen sich Kupfer gut für die industrielle Verwendung eignet.
Kupfer ist opak und meist mit einer Oxidationsschicht überzogen. Nur auf frischen Bruchflächen zeigt sich Metallglanz sowie die kupferrote Farbe.

Verwechslungen, Imitationen
Verwechslungsgefahr besteht bei Kupfer nicht. Auch Nachahmungen von Kupfer sind nicht bekannt.

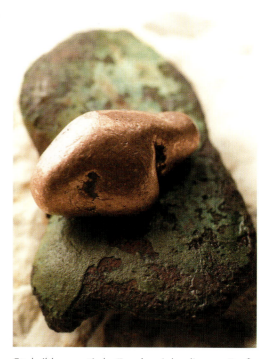

Für heiltherapeutische Zwecke wird gediegenes Kupfer eingesetzt, zum Beispiel als Handschmeichler.

Verwendung
Dieses Metall wird hauptsächlich aus Kupfersulfiden und weniger aus gediegenem Kupfer gewonnen. Diese Eigenschaft hat es mit Silber gemeinsam, das ebenfalls weitgehend aus seinen Verbindungen gewonnen wird. Zu den wichtigen Kupfererzen zählen Sulfide wie Chalkosin (Kupferglanz) und Chalkopyrit (Kupferkies), aber auch Oxide (Cuprit) oder Karbonate (Malachit).

Vielfältiger industrieller Gebrauch
Kupfer ist eines der gebräuchlichsten Metalle und kommt in der Industrie auf vielfältige Weise zum Einsatz. Nach Silber weist es die beste Leitfähigkeit für Strom und Wärme auf, sodass es sich hervorragend für die Herstellung von Drähten eignet. Die Wärmeleitfähig-

keit hingegen kommt vor allem bei der Herstellung von Heizrohren zum Tragen. Auch für Spenglerarbeiten wie Dachrinnen, Dachdeckung oder Fensterbleche an Gebäuden wird häufig Kupfer verwendet.

Häufig in Legierungen

Kupferlegierungen mit Aluminium, Mangan, Silber, Silizium, Zinn oder Zink sind ebenfalls sehr gebräuchlich. Für Bronze verwendet man eine Legierung von 80 bis 90 Prozent Kupfer und 10 bis 20 Prozent Zinn. Verschiedene Legierungen werden eigens benannt und für bestimmte Verwendungszwecke hergestellt.

Bei der Kupferlegierung Rotmessing, die vor allem für Schmuck verwendet wird, beträgt das Mischungsverhältnis 80 bis 90 Prozent Kupfer mit 10 bis 20 Prozent Zink. 60 bis 80 Prozent Kupfer mit 20 bis 40 Prozent Zink legiert ergibt Gelbmessing, das besonders im Maschinenbau zum Einsatz kommt. Aus 75 bis 80 Prozent Kupfer mit 20 bis 25 Prozent Zinn wird die so genannte Glockenbronze legiert, die gerne für hochwertige Spenglerarbeiten und in der bildenden Kunst genutzt wird.

Auch Kupferverbindungen wie Kupferoxid oder Kupfersulfat werden aus Kupfer hergestellt. Sie dienen unter anderem zum Färben von Emaille oder Textilien, zur Erdölentschwefelung oder als Fungizide.

Therapeutische Wirkungen

Gediegen Kupfer regt die Blutbildung und den Blutkreislauf an. Außerdem stärkt es das Immunsystem. Fiebrige Infektionskrankheiten klingen schneller ab. Die Immunlage verbessert sich insgesamt und die Anfälligkeit gegen Krankheiten wird geringer.

Gute Wirkungen werden auch bei Menstruationsbeschwerden erzielt, denn Kupfer wirkt muskelentkrampfend und nervenberuhigend.

Die Fruchtbarkeit wird durch die Anregung der weiblichen Geschlechtsorgane gefördert.

Das Edelmetall reguliert den Stoffwechsel und entgiftet den Körper. Leiden wie Rheuma oder Gelenkverkalkung werden dadurch gelindert oder sogar geheilt.

Psychosomatische Beschwerden wie diffuse Angstzustände oder Depressionen beeinflusst das Metall positiv. Es wird auch häufig eingesetzt, um negative Ausstrahlung von Erd- und Wasserstrahlen zu neutralisieren. Typische Auswirkungen solcher Störfelder können Schlafstörungen sein sowie die Verstärkung bereits bestehender Erkrankungen.

Auf geistiger Ebene verleiht das glänzende Metall mehr Selbstbewusstsein und Entscheidungsfreude. Davon profitieren vor allem schüchterne Menschen, die sich aus Angst, einen Fehler zu begehen, bei verschiedenen Möglichkeiten nicht für eine Option entscheiden können. Kupfer wirkt zudem ausgleichend und harmonisierend. Mit seiner entkrampfenden Wirkung löst es auch geistige und seelische Blockaden.

An einem Leder- oder Stoffband getragen oder als Handschmeichler in der Hosentasche entfaltet Kupfer seine Heilwirkungen.

Anwendungen

Kupfer wird als Scheibe oder Handstück aufgelegt oder am Körper getragen. Besonders intensive Wirkung entfaltet es auf dem Wurzel- und Herzchakra.

Für die optimale Ausnutzung der heilenden Kräfte sollte nur das fast reine, gediegene Kupfer zur Anwendung kommen.

Die Verwendung von Elixier (Kupferwasser) ist nicht zu empfehlen, da hierbei Stoffe in Lösung gehen können, die schädliche, gar toxische Wirkungen entfalten. Kupfer darf entsprechend auch nicht unter Wasser gereinigt und entladen werden, sondern in einer Schale mit Hämatittrommelsteinen. Aufgeladen wird es in der Sonne.

Platin

Bezeichnungen, Synonyme und Handelsnamen

Als spanische Eroberer dieses geheimnisvolle Edelmetall Anfang des 17. Jahrhunderts in Kolumbien fanden, nannten sie es »platina«, »kleines Silber«. Daraus wurde der heutige Begriff Platin abgeleitet. Bis die besonderen Eigenschaften dieses Metalls entdeckt wurden, sollte es noch eine ganze Weile dauern. Platin stand über lange Zeit im Schatten des Silbers, wie diese Namensgebung ganz wörtlich belegt.

Mitte des 18. Jahrhunderts kam schließlich noch der Begriff »Weißes Gold« für Platin auf. Ein weiteres Synonym ist Polyxen, von griechisch »polys« (viel) und »xenos« (fremd). Diese Bezeichnung nimmt Bezug auf die Tatsache, dass Platin viele Beimengungen enthält.

Die Farbe von Platin variiert mit dem Eisengehalt und reicht von weiß bis dunkelgrau. Je mehr Eisen enthalten ist, desto dunkler wird die Farbe.

Nach dem Jahr 1800 wurden noch fünf weitere Platinmetalle entdeckt:

Iridium – Dieses Metall hat – abhängig davon, in welcher Verbindung es vorkommt – verschiedene Farben und wurde nach dieser Eigenschaft benannt (griechisch: »irideios« = regenbogenfarbig). Früher wurde es auch zur Schmuckherstellung verwendet, heute kommt es vor allem bei Platinlegierungen zum Einsatz. Das Platinmetall ist gegen Korrosion nicht anfällig, äußerst hart und schwer zu verformen.

Osmium – Es erhielt seinen Namen nach dem griechischen Wort »osme« (Geruch). Wird das Platinmetall geschmolzen, entwickelt sich ein stechender Geruch. Das blaugraue Osmium besitzt von allen Elementen die höchste Dichte und den höchsten Schmelzpunkt. Es kommt im technischen Bereich zum Einsatz.

Palladium – Im Jahr 1800 gelang es englischen Chemikern zum ersten Mal, Palladium aus Platin zu isolieren. Sie benannten es nach dem kurz zuvor entdeckten Planetoiden Pallas. Das silberweiße Platinmetall ist noch zäher als Platin, allerdings nicht so hart und schwer und außerdem weniger beständig gegen Korrosion. Der Schmelzpunkt liegt im Vergleich zu den anderen Platinmetallen niedriger. Aus Palladium wird Schmuck gefertigt. Überdies dient es zur Legierung von Platin, Silber und Weißgold.

Rhodium – Das rosenfarbige (griechisch: »rhodeos« = Rose) Metall ist in reinem Zustand eher weißlich und sehr korrosionsbeständig.

Ruthenium – Von allen Platinmetallen ist Ruthenium das seltenste. Dieses Metall wird hauptsächlich für Platinlegierungen zur Schmuckherstellung verwendet. Es wurde von seinem Entdecker, einem russischen Chemiker, nach der früheren Bezeichnung für die Ukraine (Ruthenien) benannt.

Chemische Eigenschaften

Pt

Bei gediegenem Platin handelt es sich um ein metallisches Element. Demnach wird es zur Mineralklasse der Natürlichen Elemente gerechnet.

Platin kommt allerdings nur selten in seiner reinen Form vor. Meist ist es mit Eisen legiert. Der Eisengehalt liegt oftmals im Bereich von 4 bis 11 Prozent. Fällt er größer aus, wird die Legierung Eisen- oder Ferroplatin genannt.

Physikalische Eigenschaften

Kristallsystem	Kubisch
Härte (Mohs)	4 – 4,5
Dichte (g/cm³)	21,5 (reines Platin)
Spaltbarkeit	Keine
Bruch	Hakig
Farbe, Glanz	Silbergrau, Metallglanz
Strichfarbe	Silberweiß

Auch Kupfer, Gold und Nickel sowie Platinmetalle können enthalten sein.

Platin ist nur in heißem Königswasser, einer Mischung aus Salzsäure und Salpetersäure, löslich. Sein Schmelzpunkt liegt bei circa 1760° Celsius.

Geschichte und Mythos

Wann Platin in der Geschichte der Menschheit zum ersten Mal verwendet wurde, ist nicht genau geklärt. Man weiß jedoch, dass es bereits in den ersten Jahrhunderten nach Christi Geburt bei den Majas genutzt wurde. Mög-

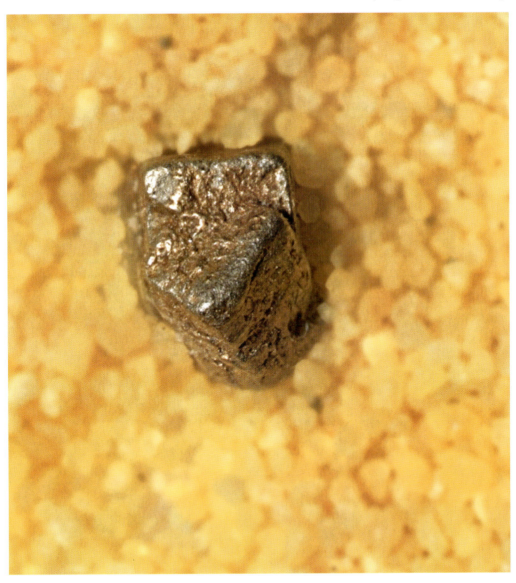

Platin wird meist in winzigen Plättchen in Seifenlagerstätten gefunden, sodass abgerundete Formen vorherrschen. Seine Seltenheit macht dieses Element auch besonders wertvoll.

licherweise hielten diese das Edelmetall aufgrund der ähnlichen Farbe für Silber.

Das verkannte Edelmetall

Im 17. Jahrhundert wurde das so genannte »platina del pinto« von den spanischen Eroberern im Sand des Flusses Pinto in Kolumbien gefunden. Erst 1736 wurde Platin als selbstständiges Element beschrieben, nachdem es von dem spanischen Wissenschaftler Antonio de Ulloa nach Europa gebracht worden war. Mit dem »neuen« Edelmetall wusste man allerdings zunächst nicht viel anzufangen, denn sein enormer Wert war damals noch nicht bekannt. Ganz im Gegenteil, galt es zu früheren Zeiten als eher hinderlich: Die Goldsucher in den südamerikanischen Anden ärgerten sich über das »platina«, das ihre Goldfunde verunzierte und warfen es in die Erde zurück. Fälscherbanden nutzten das »unnütze« Metall, um Münzen und Barren daraus herzustellen, die dann mit einem Goldüberzug versehen als vermeintlich reines Gold verkauft wurden.

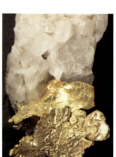

Gold teilt Abschnitte seiner Geschichte mit Platin.

Später Ruhm

Als sich um 1800 herausstellte, dass Platin ebenso unzerstörbar wie Gold und Silber ist, wendete sich das Blatt: Das bis dahin wenig geschätzte Metall entpuppte sich als hoch interessant und begehrenswert. Die schönsten Edelsteine und Kronjuwelen erhielten erst mit einer Fassung aus Platin den ihnen gebührenden Rahmen: 1908 wurde der berühmte 516 Karat schwere Diamant »Star of Africa« in einer Platinfassung am britischen Königszepter angebracht, ebenso wie der legendäre »Kohinoor« des englischen Kronschatzes, der in Platin gefasst ist. Gegen Mitte des 19. Jahrhunderts verarbeitete man Platin bereits in größerem Stil. In Russland wurde das glänzende Metall zur Münzherstellung genutzt, nachdem ergiebige Vorkommen im Ural entdeckt worden waren.

Entstehung

Platin bildet sich vor allem primär in ultrabasischen olivinreichen Gesteinen, besonders in Duniten und Peridotiten. Durch Erosion solcher primären Lagerstätten reichert sich das verwitterungsbeständige und schwere Metall zusammen mit anderen Schwermineralien in den so genannten Platinseifen an. Hier findet man vor allem kleine Plättchen. Größere Nuggets sind eher selten. In geringem Umfang gibt es auch Funde in hydrothermalen Erzgängen.

Vorkommen

Das seltenste Metall ist fünfmal so teuer wie Gold. Es wird meist in Form kleiner Nuggets gefunden, seltener in Verbindung mit anderen Erzen. Die bedeutsamsten Fundstätten liegen in Alaska, Äthiopien, Australien, Kanada, Kolumbien, Südafrika und Russland (Sibirien, Ural). Bis 1825 wurde hauptsächlich Platin aus Kolumbien verarbeitet. Die russischen Vorkommen werden seit 1822 abgebaut. Sie waren so ergiebig, dass sie fast die gesamte weltweit benötigte Menge an Platin lieferten, bis im Jahre 1925 weitere Fundstätten in Südafrika entdeckt wurden.

Charakteristika

Platin ist das Element mit der drittgrößten Dichte mit entsprechend hohem Gewicht von 21,5 Gramm pro cm^2. Ein Würfel, dessen Kanten zehn Zentimeter lang sind, würde also 21,5 Kilogramm wiegen. Reines Platin kristallisiert, wie auch die Platinmetalle Iridium, Palladium und Rhodium, kubisch. Ruthenium und Osmium kristallisieren hingegen hexagonal. Gut ausgebildete würfelige Platinkristalle treten selten auf. Verwachsungszwillinge sind möglich, ebenso wie Einschlüsse von Gas. Dieses Edelmetall ist äußerst zäh, aber relativ weich. Platin lässt sich zu dünnsten Blättchen (0,0025 mm) schlagen und zu extrem langen Drähten verarbeiten. Aus 30 Gramm Platin lässt sich ein Draht ziehen, der über drei Kilometer lang ist.

Die gute elektrische Leitfähigkeit prädestiniert das magnetische Metall, das an der Luft nicht oxidiert, für eine Reihe industrieller Verwendungen. Platin zeigt starken Metallglanz, besonders, wenn es poliert wird.

Die kubischen Platinkristalle wirken anziehend auf sehr strukturierte Persönlichkeiten. Platin ist dem Sternzeichen des Löwen zugeordnet.

Verwechslungen, Imitationen

Eine gewisse Verwechslungsgefahr besteht mit Silber. Gediegenes Silber ist jedoch weicher und bildet Aggregatformen, die bei Platin nicht vorkommen. Nachahmungen von Platin sind nicht bekannt.

Verwendung

Nachdem die Forscher Platin als selbstständiges Element entdeckt hatten, gab es zunächst nur wenige Verwendungsmöglichkeiten für dieses Edelmetall. Der rasante technische Fortschritt im 19. Jahrhundert brachte jedoch einige industrielle Anwendungsgebiete mit sich. Man benutzte Schaltkontakte aus Platin in Telegraphengeräten. Glühfäden aus diesem Metall brachten die Entwicklung von Glühlampen voran. Bis zum heutigen Tag ist Platin ein wichtiger Rohstoff für verschiedene Industriezweige. Platin kommt unter anderem in der chemischen Industrie für medizinische Geräte und Laborbedarf, in der Elektrotechnik oder bei Katalysatoren zum Einsatz.

Wichtiger Schmuck- und Heilstein

Ein Teil des geförderten Metalls wird auch zu Schmuck verarbeitet, allerdings stets in Legierungen. Dadurch werden Eigenschaften wie Härte oder Schmelzpunkt optimiert. Als Legierungsmetalle kommen hauptsächlich die anderen Platinmetalle sowie Gold oder Kupfer in Frage. Kupfer dient dazu, die Härte des Platins zu steigern. Sehr gebräuchlich sind beispielsweise Legierungen aus 96 Prozent Platin und vier Prozent Kupfer sowie Platin-Palladium-Iridium- und Platin-Rhodium-Legierungen. Platin-Gold-Legierungen sind sehr beständig gegen Korrosion und werden eher für den Laborbedarf als für Schmuck verarbeitet.

Platin ist härter als Gold und Silber und damit stabiler, allerdings auch schwerer zu verarbeiten. Zudem ist die Fertigung von Platinschmuck, der oft mit Einlegearbeiten aus Gold kombiniert wird, zeitaufwendig und materialintensiv. Da das Edelmetall als Rohstoff überdies teuer ist, werden nur sehr exklusive Stücke aus ihm gefertigt.

Therapeutische Wirkungen

Natürliche Elemente wie Platin fördern die Selbsterkenntnis und helfen, das eigene innere Wesen zu erkennen. Komplizierte Sachverhalte vereinfachen sich. Platin soll ferner unterstützend bei Partnerschaftproblemen wirken. Auch zerstrittene Parteien bei Rechtsstreitigkeiten und anderen Auseinandersetzungen einigen sich unter Einwirkung von Platin leichter.

Anwendungen

Platin wird am Körper getragen oder aufgelegt. Das Edelmetall wirkt, wie Gold, besonders gut auf dem Herz- und Halschakra. Entladen wird das glänzende Metall unter fließend warmem Wasser, aufgeladen in der Sonne.

Glossar

A

Allochromatisch Bei allochromatischer Färbung der Minerale, womit eine Fremdfärbung durch andere Minerale gemeint ist (griechisch: »allos« = anders).

Amphibole Eine kleine Gruppe komplizierter Silikate von Magnesium, Eisen, Aluminium, Kalzium und anderen Elementen. Ihr Erscheinungsbild ist leicht mit dem anderer Steine zu verwechseln (griechisch: »amphibolos« = unsicher, fraglich).

Amulett Schutzstein oder Glücksbringer, seit Jahrtausenden üblich.

Anflug Feiner Überzug eines Minerals mit anderen Mineralien, der den Glanz verfälschen kann.

Asterismus Sternförmige Lichtreflexe auf den Oberflächen geschliffener Kristalle.

Asthenosphäre Die zähflüssige Masse der Erde im Inneren des Erdmantels, die in einer Tiefe von etwa 35 Kilometern unter der Oberfläche beginnt.

Aventurisieren Lichtreflexion an ungeordneten Kristalleinschlüssen eines Minerals, die ein Schillern verursachen.

B

Bruch Wenn ein spaltbares Mineral unter äußerer Krafteinwirkung zerschlagen wird, spaltet es sich entlang seiner Kristallflächen. Die entstehenden Teilstückflächen nennt man Bruch. Er kann muschelig, splitterig, faserig, glatt oder erdig beschrieben werden.

C

Cabochon Als Cabochons bezeichnet man rund geschliffene Edelsteine.

Chakra Das Wort »Chakra« stammt aus dem altindischen Sanskrit und heißt übersetzt so viel wie »Kreis« oder »Rad«. Chakren sind Energiezentren in unserem Organismus, die Energie aus der kosmischen Strahlung aufnehmen und in Kraft für den Körper verwandeln. Man geht im Wesentlichen von sieben Hauptchakren aus, die entlang der Wirbelsäule angeordnet und eng mit bestimmten Drüsen, Organen und Körperteilen verbunden sind. Jedem Chakra sind bestimmte Lebensthemen, Farben und Edelsteine zugeordnet (→ auch Seite 90).

D

Druse Ein großer Stein, der in der Mitte (der Mandel) einen Hohlraum aufweist. In diesem können sich andere Kristalle ansiedeln. Ist das Innere vollständig ausgefüllt, spricht man von einer Goede. Sind lediglich die Innenwände bedeckt, ist es eine Druse.

E

Edelstein Der Begriff Edelstein ist nicht eindeutig von dem des Halbedelsteins abzugrenzen. Im Allgemeinen werden solche Steine als Edelsteine bezeichnet, die selten, schön und farbprächtig sind und auf der Mohs'schen Härteskala mindestens einen Wert von sieben erreichen. Aber es gibt Ausnahmen von dieser Regel. Der Serpentin beispielsweise hat lediglich eine Härte von drei bis vier, gilt jedoch als Edelstein. Steine aus organischem Ursprung wie etwa der Bernstein sind im eigentlichen Sinne keine Steine, werden jedoch eindeutig als Edelsteine gehandelt.

Elixier Auf der Basis von Wasser erstelltes Heilmittel, in das meistens über Nacht und insgesamt zwölf Stunden lang, ein Edelstein gelegt wurde. Das Mineral gibt seine Informationen über Schwingungen an das Wasser weiter. Elixiere werden zur inneren Anwendung eingesetzt.

Erdkruste Dieser Begriff bezeichnet nicht nur die Oberfläche der Erde, sondern eine 35 Kilometer dicke Granitschicht und eine darunter liegende Basaltschicht.

Erdmantel Unter der Erdkruste befindliche, zähflüssige Gesteinsschichten. Der Erdmantel reicht bis in eine Tiefe von 2800 Kilometer ins Erdinnere.

Evaporit So genanntes Eindampfungsgestein. Es entsteht durch Verdampfungen am Rande von Salzseen oder von Meerwasser in Flachmeeren.

F

Facette Eckig geschliffener Stein.

G

Ganggestein Mineralien, die als erhärtetes Magma (→ dort) in die obersten Schichten der Erdkruste gelangen, aber nicht an die Oberfläche ausgetreten sind.

Gemme Edelsteine oder Halbedelsteine, in die figürliche Darstellungen künstlerisch eingeschnitten wurden.

Gestein Ein Gestein setzt sich aus mehreren Mineralien zusammen. Ausnahmen sind etwa das Steinsalz, Gips oder Karbonate wie der Dolomit. Sie bestehen jeweils nur aus einem einzigen Mineral, werden aber dennoch Gesteine genannt, da sie im herkömmlichen Sinne gesteinsbildend sind.

Glanz Ein wichtiges Bestimmungskriterium für Mineralien. Dabei unterscheidet man Diamantglanz, Wachsglanz, Glasglanz, Pechglanz, Fettglanz, Harzglanz, Perlmuttglanz oder Seidenglanz. Abstufungen: matt, mattglänzend oder hochglänzend. Anflüge, das heißt ein feiner Überzug mit anderen Mineralien, können den Glanz verfälschen.

Globaltektonik Die Bewegung der auf den flüssigen Anteilen des Erdmantels schwimmenden Kontinentalplatten. Der modernere Begriff für Plattentektonik.

H

Habitus Bestimmungskriterium für Mineralien. Habitus nennt man das äußere Erscheinungsbild eines Kristalls, die Art, wie es aufgrund des umliegenden Gesteins gewachsen ist. Das Bild kann zum Beispiel tafelig, nadelig, säulig, faserig oder nierig sein.

Halbedelstein In der Regel werden Halbedelsteine gerne für Gefäße und Dekorationsgegenstände benutzt, weniger als Schmuckstein. Sie erreichen eine Härte unter sieben auf der Mohs'schen Härteskala. Es gibt jedoch Ausnahmen. So haben Achat und Rosenquarz eine Härte über sieben und werden dennoch Halbedelsteine genannt.

I

Idiochromatisch Ein Stein, dessen Farbe nicht durch Mineralbeimengungen, sondern aufgrund des ihn konstituierenden Minerals entsteht, zum Beispiel der Türkis. Idiochromatisch heißt so viel wie eigenfarbig.

Irisieren Dünnblättrige Minerale wie zum Beispiel der Glimmer entwickeln häufig ein farbiges Schimmern, wenn man sie im Licht hin und her dreht. Es entsteht durch Reflexion und Überlagerung von Lichtwellen an den übereinander liegenden Mineralschichten.

K

Kamee Ein erhaben geschnittener Stein. Kameen waren im Mittelalter beliebt als Schmuckstücke.

Karat Die Bezeichnung kommt aus dem Arabischen: »kirat« bedeutet Johannisbrotkern. Dies war das ursprünglich ungenaue Durchschnittsgewicht eines Johannisbrotkerns, mit dem man in Afrika Gold abwog. Heute ist Karat das Maß für das Gewicht von Gold und Edelsteinen. Ein Karat bezeichnet 0,2 Gramm.

Kontinentaldrift Die Bewegung der Kontinentalplatten auf der zähflüssigen Masse des Erdmantels. Diese ist bedeutsam bei der Entstehung, Umverteilung und Durchmischung von Gesteinen.

Kristallformen der Silikate Man spricht von amorphen Silikaten, Gerüst-, Nadel-, Ring-, Band-, Schicht- oder Blattsilikaten, von Insel- und Gruppensilikaten. Diese Formen bezeichnen jeweils den unterschiedlichen Aufbau der Kristallpyramiden aus Silizium und Sauerstoff der Silikate.

Kristallstruktur Ein Bestimmungskriterium für Mineralien. Die verschiedenen Kristallformen sind in sieben Kristallsysteme gegliedert. Man unterscheidet kubische, hexagonale, tetragonale, rhombische, monokline, trikline und trigonale Struktur.

Kristallsymmetrie Der regelmäßige Aufbau von Kristallen wird als Kristallsystem bezeichnet. Durch verschiedene Kriterien wie die Symmetrieebene, -achse oder das Symmetriezentrum wird die Symmetrie genauer umschrieben.

L

Lichtbrechung Trifft ein Lichtstrahl auf eine Oberfläche, wird er abgelenkt bzw. »gebrochen«. Dies ist auch bei Steinen der Fall. Durch Schliff kann dieser Effekt verstärkt werden. Die Lichtbrechung wird nach einem bestimmten Index gemessen.

Lithotherapie So bezeichnet man die Therapie mit Heilsteinen (griechisch: »lithos« = Stein).

Luminiszenz Seltenes, dann aber aussagekräftiges Bestimmungskriterium für Mineralien. Bestrahlt man Minerale mit ultraviolettem Licht, beginnen einige von ihnen zu leuchten. Diese Erscheinung bezeichnet man als Luminiszenz.

M

Magmatit Gestein, das aus Magma, der flüssigen Schmelze aus dem Erdinnern, entstanden ist (griechisch: »magma« = Teig). Magma kann etwa durch die Kontinentaldrift (→ dort) an die Erdoberfläche geraten. Magmatite sind unter anderen Feldspat, Olivin oder Apatit.

Metamorphit Durch Druck und Temperatur verwandelte Magmatite (→ dort). Unter den Metamorphiten findet man Steine wie Quarz, Granat oder Hämatit.

Mohs'sche Härteskala Gutes Bestimmungsmerkmal für Mineralien. Härteskala von eins bis zehn, die zehn Minerale umfasst. Jedes dieser Minerale kann das vorausgehende auf der Skala ritzen. Das weichste Mineral mit dem Härtegrad eins ist Talk, das härteste der Diamant (→ auch Seite 50).

N

Nadis Von den Chakren (→ dort) gehen Energiebahnen aus, die so genannten Nadis.

O

Opalisieren Farbspiele, die beim Opal auftreten. Sie entstehen durch Beugung, Brechung und Reflexion des Lichtes, wenn es auf kleine Siliziumkügelchen im Inneren des Kristalls auftrifft.

P

Plattentektonik Die Bewegung der auf den flüssigen Anteilen des Erdmantels schwimmenden Kontinentalplatten. Der modernere Begriff dafür ist Globaltektonik.

Plutonit Plutonite sind nach dem griechischen Gott der Unterwelt Pluto benannt. Sie entstehen aus flüssiger Magma, die in den unteren Bereichen der Erdkruste erstarrt. Deshalb werden Plutonite auch als Tiefengesteine bezeichnet.

Prisma Körper aus durchsichtigem, lichtbrechendem Stoff – Glas, Quarz oder auch Flussspat. Die Ebenen des Prismas sind in einem bestimmten Winkel zu einander geneigt, sodass Licht räumlich in seine verschiedenen Wellenlängen zerlegt wird.

Pyroxene Steine, die zu dieser Mineralgruppe gehören, sind in der Regel besonders hitzebeständig. Der Name leitet sich von dem griechischen Wort »pyrox« für »feuerabweisend« ab.

S

Skarabäus Eine spezielle Käferart, die als Vorbild für viele kunsthandwerkliche Gegenstände, vor allem aber als Anhänger, dient. Im alten Ägypten wurden Amulette gerne in dieser Form hergestellt.

Sedimentit Magmatische Gesteine (→ Magmatit), die an der Erdoberfläche verwittern. Die wichtigsten Sedimentite sind Salz- und Kalkmineralien.

Spaltbarkeit Ein zuverlässiges Bestimmungskriterium: Schlägt man mit einem Hammer auf einen Stein, spaltet er sich entlang seiner Kristallflächen. Je nachdem, wie glatt die Bruchstellen sind, wird die Spaltbarkeit als vollkommen, sehr gut, gut, deutlich oder undeutlich bezeichnet. Ist ein Mineral nicht spaltbar, spricht man von Bruch.

Strichfarbe Jedes Mineral besitzt eine ganz spezifische Strichfarbe. Um sie herauszufinden, kratzt man mit dem Stein über eine raue Tafel aus Porzellan. Die Farbe, die der erscheinende Strich aufweist, ist weitgehend unabhängig von möglichen Verunreinigungen des Minerals und eignet sich deshalb als Bestimmungsmerkmal.

T

Talisman Glücksbringer in Form eines Anhängers, einer Kette oder eines anderen Schmuckstücks.

Tracht Die Tracht eines Minerals bezeichnet die Kombination der Flächen des Kristalls. Da die Flächen trotz strikter Ausrichtung nach dem Kristallsystem unterschiedlich groß sein können, können Kristalle desselben Gesteins verschiedene Erscheinungsbilder zeigen.

Transparenz Einfaches Bestimmungsmerkmal für Mineralien. Damit bezeichnet man die unterschiedliche Lichtdurchlässigkeit der Minerale.

V

Vulkanit Gesteine, die aus Lava entstehen, wenn diese aus der Erdoberfläche austritt und erkaltet. Vulkanite werden auch Ergussgesteine genannt.

Y

Yin und Yang Die Kräfte des Yin und des Yang wurden im Alten China und in der Philosophie des Tao als gegensätzliches Paar beschrieben. Die beiden Pole ergänzen sich jedoch und bedingen einander. Yin steht vor allem für die weiblich aufnehmende, dunkle und sich zur Erde neigende, mit ihr verbundene Kraft, Yang für die männlich aktive, helle und himmelstrebende.

Z

Zwillingsbildung Im Verlauf ihres Wachstums können einzelne Kristalle ineinander wachsen und so genannte Durchdringungszwillinge bilden. Sie können auch nur in ihrer Fläche zusammen wachsen, dann spricht man von Berührungszwillingen.

Literatur

Agricola, Georgius: → Prescher, H.
von Bingen, Hildegard: Von der Heilkraft der Seele – Die menschlichen Tugenden »Liber Vitae Memorium«. © Bauer Verlag, Freiburg 1998
von Bingen, Hildegard: Heilkraft der Natur – Physica. © Pattloch Verlag Augsburg 1997
Brusius, Hedy: Die Magie der Edelsteine: ihre kosmische Bedeutung, Wirk- und Strahlkraft. © Heinrich Hugendubel Verlag, München 1996
Gebhard, Georg: Das große Lapis Mineralienverzeichnis. © Christian Weise Verlag, München 1979
Gienger, Michael: Lexikon der Heilsteine. © Neue Erde Verlag GmbH, Saarbrücken 2000
Guhr, A. & Nagler, J.: Mythos der Steine. © Ellert & Richter Verlag, Hamburg 1989
Guhr, Andreas, Rätsch, Christian: Lexikon der Zaubersteine aus ethnologischer Sicht. © VMA-Verlag, Wiesbaden 1989
Hochleitner, Rupert: GU Naturführer Mineralien und Kristalle. © Gräfe und Unzer Verlag, München 1991
Matthes, Siegfried: Mineralogie. © Springer-Verlag, Berlin 1993
Melody: Das Handbuch der Edelsteine und Kristalle. © Droemersche Verlagsanstalt, München 1998
Mineralien Datenbank für Windows Version 3.0. © Christian Weise Verlag, München
O'Donoghue, Michael: Gesteine & Mineralien. © Weltbild Verlag GmbH, Augsburg 1992
Prescher, H. (Hrsg.): Georgius Agricola – De natura fossilium libri X – Die Mineralien. In: Georgius Agricola, Ausgewählte Werke, Band IV. © VEB Deutscher Verlag der Wissenschaften, Berlin 1958
Schaufelberger-Landherr, Edith: Die Kraft der Steine. © Boutique Tillandsia, Cham 1993
Schmidt, P.: Edelsteine – Ihr Wesen und ihr Wert bei den Kulturvölkern. © Verlag der Buchgemeinde, Bonn 1948
Schumann, Walter: Edelsteine und Schmucksteine. © BLV Verlagsgesellschaft mbH, München 1994 (2002)
Schumann, Walter: Mineralien – Gesteine. © BLV Verlagsgesellschaft mbH, München 1988 (1997)
Schumann, Walter: Edle Steine. © BLV Verlagsgesellschaft mbH, München 2000
Weidmann, Josef: Das Erkennen und Sammeln der Minerale und Gesteine. © G. Freytag Verlag, München 1959

Bestelladressen und Information im Internet

Unter diesen Adressen können Sie im Internet aktuelle Informationen über Heilsteine einholen, vor allem aber können Sie hier Ihre persönlichen Heilsteine bestellen.

www.heilstein.de – Information und Versand von Heilsteinen
www.ingram-edelsteine.de – Edelsteinversand, darunter auch Heilsteine
www.esogem.de – Information und Versand von Heilsteinen
www.edelsteine-becker.de – Information und Versand von Heilsteinen
www.mg-quartz.de – Versand von Heilsteinen

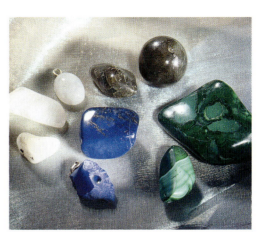

Zahlreiche Heilsteine sind nur sehr schwer erhältlich und am besten über den Versandhandel bestellbar.

Über dieses Buch

Haftungsausschluss

Die Inhalte dieses Buches sind sorgfältig recherchiert und erarbeitet worden. Dennoch können weder die Autoren noch der Verlag für die Angaben in diesem Buch eine Haftung übernehmen.
Weiterhin erklären Autoren und Verlag ausdrücklich, dass sie trotz sorgfältiger Auswahl keinerlei Einfluss auf die Gestaltung und die Inhalte der gelinkten Seiten haben. Deshalb distanzieren sich Verlag und Autoren hiermit ausdrücklich von allen Inhalten aller Seiten und machen sich diese Inhalte nicht zu Eigen. Diese Erklärung gilt für alle in diesem Buch aufgeführten Links.

Bildnachweis

Alle Fotos und Illustrationen: Sascha Wuillemet, Icking
außer: akg-images GmbH, Berlin: 10, 11, 13, 14, 23, 26, 27, 30, 186; Bildarchiv Preußischer Kulturbesitz, Berlin: 12, 17; FOCUS Presse- und Photoagentur, Hamburg: 40 (SPL), 49 (SPL); MAURITIUS Die Bildagentur GmbH, Mittenwald: 2 (AGE); 8/9 (Vidler), 32/3 (Blokhuis), 70/1 (Michael), 214 (Scott); Inge Ofenstein, München: 4/28, 31, 60, 61, 63, 68, 83 (2), 85, 94/5, 461; ullstein bild, Berlin: 21 (Weller),64 (Reuters), 65 (Reuters);

Titelbilder: Inge Ofenstein, München

Wir bedanken uns für die freundliche und fachkompetente Unterstützung bei:
Kristallmuseum Riedenburg, Ursula Scholz-Bauer
Sollner Edelsteinladen, Teresita Schramm

Impressum

Es ist nicht gestattet, Abbildungen und Texte dieses Buches zu digitalisieren, auf PCs oder CDs zu speichern oder auf PCs/Computern zu verändern oder einzeln oder zusammen mit anderen Bildvorlagen/Texten zu manipulieren, es sei denn mit schriftlicher Genehmigung des Verlages.

Weltbild Buchverlag
–Originalausgaben–
© 2003 Verlagsgruppe Weltbild GmbH,
Steinerne Furt 67, 86167 Augsburg
5. Auflage 2004
Alle Rechte vorbehalten

Projektleitung: Friederike Lutz
Redaktion: Susanne Haffner
Bildredaktion: Susanne Allende
Umschlag: X-Design, München
Layout: X-Design, München
Layoutrealisation/DTP: AVAK Publikationsdesign, München
Reproduktion: Typework Layoutsatz & Grafik GmbH,
Bürgermeister-Wegele-Straße 6, 86167 Augsburg
Druck und Bindung: Offizin Andersen Nexö
Leipzig GmbH, Spenglerallee 26–30,
04442 Zwenkau

Gedruckt auf chlorfrei gebleichtem Papier
Printed in Germany
ISBN 3-89897-067-1

Verzeichnis der Indikationen

In alphabetischer Reihenfolge finden Sie hier einen Überblick über Krankheiten und Symptome, die mit Hilfe von Heilsteinen behandelt werden können, sowie allgemeine Schlagworte. Beachten Sie bitte, dass ausgebildete Lithotherapeuten bei einer Behandlung nicht nach einer so formalen Liste vorgehen. Sie beziehen stets Faktoren wie persönliche Lebenssituation, Art der Anwendung, Farbe oder Inhaltsstoffe der jeweiligen Mineralien mit ein. Wenden Sie sich im Falle einer ernsthaften Erkrankung deshalb immer an einen Spezialisten. In vielen Fällen ergänzt sich die klassische Schulmedizin hervorragend mit alternativen Heilmethoden – auch mit der Lithotherapie.

Abgespanntheit Steinsalz
Abwehrstärkung Realgar, Staurolith
Aggressionen Chrysokoll, Opalith
Akne Aventurin-Quarz, Türkis
Allergien Idokras, Rhodonit
Alpträume Amethyst, Chrysopras, Heliotrop, Spessartin
Alterserscheinungen Aquamarin
Anämie Edelopal
Ängste Obsidian, Türkis, Koralle, Mondstein, Rubellit, Rutilquarz, Zitrin
Antriebslosigkeit Moldavit, Pyrit, Tektit, Variscit
Antriebsschwäche Bixbit
Arthritis Schörl
Arthrose Fluorit, Versteinertes Holz
Asthma Bernstein, Malachit, Tigereisen
Atemwegserkrankungen Gagat, Rutil, Tigereisen, Türkis
Aufgeschlossenheit Falkenauge, Magnesit
Aufrichtigkeit Chrysoberyll
Augen Beryllgruppe, Girasol
Ausdauer Achat, Andradit, Blauquarz, Gelber Jaspis, Peridot, Sillimanit, Titanit
Ausgeglichenheit Sodalith
Ausscheidungsorgane Aktinolith

Bandscheiben Aragonit, Gagat, Morganit, Perle
Bauchschmerzen Chrysoberyll

Bauchspeicheldrüse Rotbrauner Jaspis, Silber, Zitrin
Bewegungsapparat Aragonit
Blähungen Vanadinit
Blasenentzündungen Morganit
Blockaden lösen Diamant, Lapislazuli, Kupfer, Chiastolith
Blutarmut Hämatit
Blutbildung Almandin, Kupfer, Pyrop
Blutdruckregulierung Rhodochrosit
Blutdrucksenkung Rubin, Sodalith, Verdelith, Zirkon
Blutgefäße Verdelith
Bodenständigkeit Rutil

Cholesterinspiegel Magnesit
Chronische Erkrankungen Tsavorit

Depressionen Aventurin, Biotit, Gold, Gold-Obsidian, Goldtopas, Onyx, Saphir, Spessartin
Depressive Verstimmungen Aquamarin, Tektit, Bernstein, Goldorthoklas, Perle, Turmalin
Desinfektion Ulexit
Diabetes Muskovit, Sodalith, Moosachat
Diäten Jaspis
Drogenabhängigkeit Moosachat
Durchblutung Aventurin, Scheelit, Bergkristall, Rotbrauner Jaspis, Vanadinit

Ehrlichkeit Perle
Elektrolythaushalt Hornblende
Elektrosmog Rosenquarz
Energie, neue Aktinolith, Coelestin
Energieblockaden lösen Moldavit
Energiefluss Magnetit, Rutilquarz
Entgiftung Beryllgruppe, Chiastolith, Chrysopras, Kupfer, Rubellit
Entscheidungskraft Malachit, Hiddenit, Nephrit
Entschlackung Aktinolith , Gold, Prehnit, Tigereisen
Entwicklung, mentale Smaragd, Moosachat
Entzündungen Verdelith, Alexandrit, Demantoid, Grüner Jaspis, Pyrit, Spinell
Epilepsie Sugilith
Erdstrahlen Blauquarz, Kupfer
Erdung Chrysokoll
Erschöpfung Spinell, Tigereisen
Erste Hilfe Rhodonit
Essstörungen Gold

Familie Muskovit, Opalith, Versteinertes Holz, Zitrin
Fantasie Alexandrit, Labradorit
Fehlgeburt Achat
Fettabbau Aventurin-Quarz
Fettstoffwechsel Prehnit
Fieber Peridot, Saphir, Uwarowit
Fiebersenkung Chalzedon, Chrysokoll, Moosachat, Perle, Prasem, Zirkon

Frauenleiden Biotit, Hämatit, Karneol, Mondstein, Rosenquarz, Rubellit
Fremdbestimmung Biotit
Freundschaft Padparadscha, Rosenquarz, Rutilquarz, Turmalinquarz
Frieden, innerer Rhodolith, Morganit
Fruchtbarkeit Chrysopras, Jadeit, Kupfer, Rubellit, Unakit
Frühjahrsmüdigkeit Zirkon

Gallensteine Tigereisen
Geburt Amazonit, Biotit-Linsen, Malachit, Moosachat
Gefäßverengungen Kunzit
Gefühlsschwankungen Magnesit
Geisteskrankheiten Staurolith
Gelassenheit Pyrop, Blauquarz, Bronzit, Uwarowit
Gelenkbeschwerden Aventurin, Kunzit, Rauchquarz
Geschlechtsorgane Chalzedon, Gips, Rosenquarz
Gewebeschwäche Topazolith
Gicht Bernstein, Labradorit, Saphir, Smaragd, Versteinertes Holz
Grippale Infekte Koralle, Muskovit, Turmalin
Grübeln Dioptas
Gürtelrose Schörl

Haarausfall Aventurin-Quarz
Halsentzündungen Chalzedon, Silber
Hämorrhoiden Achat, Rotbrauner Jaspis
Harmonisierung Diamant, Hornblende, Variscit
Harnwegserkrankungen Chromdiopsid
Hausstauballergie Larimar
Hautentzündungen Prasem
Hauterkrankungen Amethyst, Bergkristall, Saphir, Steinsalz, Feldspat

Hautregeneration Fluorit
Hautstraffung Lepidolith
Hautunreinheiten Aventurin-Quarz, Edelopal
Hautveränderungen Markasit
Heilungsprozesse Dioptas, Moldavit, Nephrit
Herzbeklemmungen Chrysopal
Herzbeschwerden Amazonit, Bergkristall, Peridot
Herzleiden Chrysopras, Rhodolith, Goldorthoklas
Herzrhythmusstörungen Aventurin-Quarz
Hoffnung Topazolith, Violetter Opal
Hormonproduktion Feueropal
Hormonstörungen Falkenauge, Zitrin
Hormonsystem Bergkristall, Diopsid, Perle
Hörsturz Onyx
Hörvermögen Lapislazuli

Immunstärkung Blauquarz, Charoit, Chrysoberyll, Dioptas, Gelber Jaspis, Marmor, Versteinertes Holz
Individualität Uwarowit
Infektionskrankheiten Achat, Kupfer, Tektit
Insektenstiche Amethyst
Inspiration Lapislazuli, Rhodolith
Intellekt Heliodor
Ischias Bronzit, Magnetit, Turmalinquarz

Kälteempfindlichkeit Zitrin
Kalziumaufnahme Marmor, Aragonit, Grossular, Spessartin, Kalzit, Labradorit, Sepiolith
Klarheit Diamant, Rutilquarz, Staurolith, Ulexit
Knochenmark Padparadscha
Knochenwachstum Chrysokoll, Koralle, Larimar
Konflikte Tigereisen, Charoit, Hämatit, Sugulith

Kontaktfreudigkeit Vanadinit, Silber
Konzentration Bronzit, Fluorit, Heliotrop, Kalzit, Saphir, Tigereisen, Amethyst
Kopfschmerzen Achat, Alabaster, Moldavit, Perle, Silber, Silberauge, Staurolith, Amethyst
Krampfadern Hämatit, Spinell, Vanadinit, Versteinertes Holz
Kränkungen Marienglas
Kreativität Blauer Topas, Marienglas, Rhodochrosit
Kreislauf Granat
Krisen Alexandrit, Spinell
Kurzsichtigkeit Beryllgruppe

Lähmung Hessonit
Lebensmut Grüner Opal
Leber Chrysoberyll, Chrysopal, Demantoid, Goldberyll, Grossular, Heliotrop, Rotbrauner Jaspis
Leidenschaft Rubin
Lendenwirbelsäule Scheelit
Lernfähigkeit Diamant
Libido Achat, Rauchquarz
Liebe Almandin, Rhodolith, Rubin, Fluorit
Liebeskummer Rosenquarz
Logisches Denken Topas
Lungen Verdelith, Rhodolith
Lungenentzündung Pyrit
Lymphdrüsen Mondstein, Padparadscha

Magen-Darm-Erkrankungen Bergkristall, Obsidian, Pyromorphit, Serpentin, Verdelith, Weißer Topas
Magengeschwüre Silber
Magenschleimhautentzündung Spinell
Magersucht Gold
Magnesiummangel Bronzit
Mandelentzündung Bernstein, Koralle

Menstruationsbeschwerden
Chrysokoll, Kupfer, Malachit,
Serpentin,Amazonit

Migräne Amazonit, Amethyst,
Perle, Rhodochrosit, Smaragd,
Tigerauge

Milz Heliotrop, Rotbrauner
Jaspis, Padparadscha

Minderwertigkeitsgefühle Kunzit

Mineralhaushalt Steinsalz

Missgunst Padparadscha

Mitgefühl Falkenauge, Tektit,
Turmalin

Motivation Charoit

Mundentzündungen Markasit,
Silberauge

Muskelschmerzen Bronzit

Muskelverkrampfungen
Coelestin, Girasol

Muskelverspannungen Gips

Mut Granat, Heliotrop, Tigerauge,Tigereisen

Nächstenliebe Rosenquarz

Nähr- und Wirkstoffaufnahme
Rubin

Naturverbundenheit Moosachat

Nervenentzündungen Schörl,
Turmalinquarz

Nervensystem, vegetatives
Heliodor, Sodalith

Nervöse Beschwerden
Rauchquarz, Tigerauge

Nervosität Falkenauge,Muskovit

Neuorientierung Aktinolith,
Gagat, Girasol

Neuralgien Blauquarz,
Lepidolith, Saphir

Neurodermitis Chrysopras,
Obsidian, Türkis

Nieren- und Blasensteine Bixbit,
Tigereisen

Nierenleiden Achat, Heliotrop,
Jadeit, Nephrit

Nikotinabhängigkeit Hessonit

Ohrenbeschwerden
Hornblende

Optimismus Coelestin, Marmor,
Zitrin

Orientierungslosigkeit
Andalusit, Chrysokoll

Osteoporose Fluorit, Grossular,
Rhodonit, Tigerauge,
Versteinertes Holz

Parodontose Sterndiopsid

Partnerschaft Chrysoberyll,
Diamant, Falkenauge, Koralle,
Lapislazuli, Padparadscha,
Platin, Rosenquarz, Rutilquarz,
Turmalinquarz, Rubin

Persönlichkeitsentfaltung
Diopsid, Dioptas, Lepidolith

Potenzstörungen Chrysopras

Prellungen Prasem

Prostataerkrankungen Achat

Prüfungsangst Pyrit, Rhodonit,
Saphir, Zirkon, Grossular

Psychosomatische Beschwerden
Hornblende, Kupfer, Muskovit,
Hessonit, Serpentin

Rachitis Grossular

Raucherkrankheiten Chrysopras,
Opalith

Redegewandtheit Achat

Reinigung Diamant

Rekonvaleszenz Azurit,
Epidot

Rheumatische Beschwerden
Bernstein, Biotit, Chiastolith,
Gold, Hiddenit, Labradorit,
Smaragd, Versteinertes Holz

Romantik Rosenquarz

Rückenschmerzen Gagat,
Rauchquarz

Sanftmut Chrysoberyll

Säure-Basen-Haushalt Jadeit

Scharfsinn Demantoid

Schicksalsschläge Gold,
Goldorthoklas, Turmalinquarz

Schilddrüse Azurit, Hessonit,
Kunzit, Lapislazuli, Mondstein,
Silber

Schlaflosigkeit Goldorthoklas,
Lapislazuli

Schlafstörungen Aventurin,
Biotit, Jadeit, Moldavit, Opalith,
Rosenquarz, Tektit

Schlaganfall Verdeltih

Schmerzen Bergkristall,
Malachit, Sugilith

Schock Obsidian, Rhodonit

Schüchternheit Silber

Schulter-Nacken-Schmerzen
Amazonit

Schuppen Aventurin-Quarz

Schuppenflechte Obsidian,
Türkis

Schwächezustände Turmalin

Schwangerschaft Chrysokoll,
Gips, Heliotrop, Karneol,
Koralle, Mondstein, Moosachat,
Türkis, Unakit

Schwindel Bergkristall

Sehkraft Beryllgruppe, Nephrit

Selbstbewusstsein Aventurin,
Feldspat, Gelber Opal, Kupfer,
Topas

Selbstdisziplin Marmor

Selbsterkenntnis Markasit,
Platin

Selbstheilungskräfte Alexandrit,
Larimar, Opalith

Selbstständigkeit Andalusit,
Tsavorit

Selbstvertrauen Kalzit

Selbstwertgefühl Hiddenit,
Lapislazuli,Schörl

Sexualität Edelopal, Feueropal,
Gold, Realgar, Roter Granat,
Spessartin

Sicherheit, innere Nephrit

Sinnesorgane Chalzedon,
Hiddenit

Sinnesstörungen Tsavorit

Sodbrennen Andalusit, Saphir,
Vanadinit

Sonnenbrand Chrysokoll, Onyx,
Prasem

Spontaneität Feueropal

Sprache Chalzedon, Zirkon

Stillen Chalzedon, Moosachat

Stillstand auflösen Feldspat

Stimmungsschwankungen Rutil

Stimmverlust Sodalith
Stoffwechsel Almandin, Bernstein, Charoit, Granat, Markasit, Pyrit, Zitrin
Strahlung Rubellit
Strategisches Denken Chrysoberyll
Stressabbau Goldberyll, Heliotrop, Idokras, Prasem, Schörl, Serpentin, Turmalinquarz

Tatkraft Almandin
Thymusdrüse Labradorit, Lapislazuli, Smaragd
Toleranz Kunzit
Trauer Amazonit, Gagat, Peridot, Rauchquarz
Träume Achat
Trennung Gagat, Rauchquarz, Zirkon
Trost Violetter Opal
Trübsal Granat

Überforderung Aragonit
Übergewicht Chrysopras, Marienglas, Muskovit, Rubin
Überheblichkeit Padparadscha, Scheelit

Übersäuerung Regenbogen-Andradit, Türkis, Variscit
Unabhängigkeit Rutilquarz
Unruhe Variscit

Venenleiden Versteinertes Holz, Blauer Topas
Veränderungen Chiastolith, Steinsalz
Verdauung Edelopal, Girasol, Lepidolith, Pyrit, Saphir
Verdrängung Prehnit
Verjüngung Heliodor
Versöhnung Prasem
Verstopfung Rotbrauner Jaspis
Vertrauen Amethyst, Granat
Verwirklichung, von Idealen Andalusit
Vitalität Blauquarz, Diopsid, Edelopal, Zitrin
Vitaminaufnahme Hornblende
Vitamin-B-Verwertung Pyromorphit
Vitamin-C-Mangel Sterndiopsid
Vitamin-D-Produktion Turmalinquarz
Vorhaben verwirklichen Epidot

Wachstum Granat, Marmor
Wachstum, geistiges Azurit, Perle
Wahrheitsfindung Idokras
Wahrnehmung Bergkristall, Feldspat
Wechseljahre Jaspis, Koralle, Mondstein, Rubellit, Rubin, Turmalin
Weiblichkeit Mondstein
Weisheit Diamant
Weitblick Marmor
Weiterentwicklung Pyromorphit
Weitsichtigkeit Beryllgruppe
Willenskraft Grossular, Tigerauge
Wundheilung Bernstein, Granat, Obsidian, Onyx, Rhodonit, Silber

Zahnen Bernstein
Zahnfleisch & Zähne Titanit, Türkis
Zahnfleischbluten Karneol
Zahnfleischerkrankungen Fluorit, Blauer Topas
Zielstrebigkeit Bixbit
Zivilisationskrankheiten Morganit

Namen und Synonyme

Acanthicon (Akanthikonit) → Epidot 164
Achatjaspis → Jaspis 390
Achivit → Dioptas 162
Achmatit → Epidot 164
Achroit → Turmalin 434
Adamas/Adamant → Diamant 154
Adamsit → Muskovit 216
Adelaide-Rubin → Pyrop 326
Adinol → Albit 300
Adular → Orthoklas 308

Aedelith → Prehnit 228
Afrikanische Jade → Prasem 398
Afrika-Smaragd → Verdelith 436
Agaphit → Türkis 277
Agat (Agstein) → Achat 364
Ägyptischer Jaspis → Jaspis 390
Alabanda-Rubin → Almandin 312
Alabandinrubin → Spinell 259
Alabaster → Aragonit 134, Gips 170
Alalith → Diopsid 159
Alaska-Diamant → Bergkristall 372
Albiklas → Albit 300
Albitjadeit → Jadeit 184
Albit-Mondstein → Mondstein 305

Allagit → Rhodonit 240
Allochroit → Almandin 312
Alm → Kalzit 188
Almandinspinell → Spinell 259
Alomit → Sodalith 256
Amazonenstein → Amazonit 294
Amber → Bernstein 414
American Matrix (Amatrix) → Variscit 284
Amerikanischer Rubin → Pyrop 326
Amethystquarz → Amethyst 368
Amianth → Aktinolith 126
Amphilogit → Muskovit 216
Anachites → Diamant 154
Analbit → Albit 300

Andenopale → Edelopal 353
Androdamant → Fluorit 167
Androdamas → Kalzit 188
Anemousit → Labradorit 302
Anhydroferrit → Hämatit 174
Antigorit → Serpentin 250
Antonit → Muskovit 216
Antozonit → Fluorit 167
Apachengold → Pyrit 230
Apachenträne → Obsidian 222
Apfelkoralle → Koralle 420
Aphrit → Aragonit 134
Aphrizit → Schörl 430
Aplom → Andradit 314
Apothekerspat → Fluorit 168
Apotom → Coelestin 152
Apricosin (Apricotin) → Zitrin
    410
Aqualith → Saphirquarz 376
Arachneolith → Koralle 420
Araukarie → Versteinerter
    Mammutbaum 286
Arendalit → Epidot 164
Arizona-Granat → Granat 318
Arizona-Spinell → Granat 318
Arizonoit → Türkis 277
Armenit → Azurit 136
Arsenikrubin → Realgar 236
Asbest → auch: Serpentin 250
Aschentrekker (-zieher)
    → Turmalin 432
Aspidelith → Titanit 272
Astroit → Koralle 420
Atlantis-Stein → Larimar 196
Atlaserz → Malachit 204
Atlasspat → Aragonit 134
Augenachat → Achat 364
Augenstein → Versteinerter
    Baumfarn 286
Augstein (Agstein) → Bern-
    stein 414
Australischer Rubin → Pyrop
    326
Avanturin → Aventurin-Quarz
    370
Aventurin-Sonnenstein → Aven-
    turin-Feldspat 296
Azorit → Zirkon 289
Azurit-Malachit → Malachit 204

Baguette → Diamant 154
Bahia-Topas → Zitrin 410
Balas-Rubin → Spinell 259
Baldisserit (Baudisserit)
    → Magnesit 200
Bandachat → Achat 364
Bändereisenerz → Tiger-
    eisen 270
Bandjaspis → Jaspis 390
Barockperlen → Perle 423
Bastit → Serpentin 250
Batchelorit → Muskovit 216
Baumopal → Versteinertes
    Holz 286
Baumquarz → Versteinertes
    Holz 286
Bayat → Jaspis 390
Beccarit → Zirkon 289
Beekit → Chalzedon 378
Beilstein → Jadeit 184,
    Nephrit 219
Beinbruchstein → Kalzit 188
Bergamaskit → Hornblende 180
Bergblau → Azurit 136,
    Lapislazuli 192
Bergeis → Bergkristall 372
Bergflachs → Serpentin 250,
    Turmalin 432
Berggrün → Chrysokoll 149,
    Malachit 204
Bergmahagony → Obsidian 222
Berthierin → Serpentin 250
Beustit → Epidot 164
Bilderopal → Edelopal 354
Binarit (Binarkies) → Marka-
    sit 208
Bistagit → Diopsid 159
Bitterkalk → Magnesit 200
Bitterspat → Magnesit 200
Bitterstein → Nephrit 219
Black Prince's Ruby → Spinell
    260
Blackstar → Sterndiopsid 159
Blätterserpentin → Serpentin 250
Blätterspat → Fluorit 168
Blaue Lava → Obsidian 222
Blauer Aventurin → Saphir-
    quarz 376
Blauer Malachit → Azurit 136

Blauer Mondstein → Chalze-
    don 378
Blauer Obsidian → Obsidian 222
Blaustein (Blauspat) → Lapis-
    lazuli 192
Blaustein → Sodalith 256
Blue John → Fluorit 168
Blumen-Obsidian → Obsidian
    222
Blutachat → Karneol 392
Blutjaspis → Heliotrop 386
Blutstein → Hämatit 174,
    Heliotrop 386
Böhmischer Chrysolith
    → Moldavit 213
Böhmischer Diamant → Pyrop
    326
Böhmischer Rubin → Pyrop 326,
    Rosenquarz 402
Böhmischer Topas → Zitrin 410
Boronatronkalzit → Ulexit 280
Bosnischer Meerschaum
    → Magnesit 200
Boulder-Opal → Edelopal 352
Bouteillenstein → Moldavit 213
Boutonperlen → Perle 423
Bowenir (Bowenit) → Serpen-
    tin 250
Brasil-Aquamarin → Topas 274
Brasil-Chrysolith → Verdelith 436
Brasilianischer Peridot
    → Verdelith 436
Brasil-Rubin → Topas 274
Brasil-Saphir → Topas 274
Brasil-Smaragd → Verdelith 436
Braunbleierz → Pyromorphit 234
Braunmenakerz → Titanit 272
Braunsteinkiesel → Spessartin
    330
Bredbergit → Andradit 314
Brillant → Diamant 154
Bucholzit → Sillimanit 254
Budstone → Prasem 398
Buergerit → Turmalin 434
Buntfeldspat → Feldspat 299

Cairngorm → Rauchquarz 400
Californit → Idokras 182
Callaina → Türkis 277

Calyptolith → Zirkon 289
Canaanit → Diopsid 159
Candit → Spinell 259
Carnatit → Labradorit 302
Castellit → Titanit 272
Ceylon-Diamant → Zirkon 289
Ceylonit → Spinell 259
Ceylon-Katzenauge → Chryso-
  beryll 146
Ceylon-Opal → Mondstein 305
Ceylon-Rubin → Almandin 312
Chalchuit → Türkis 277
Chalkostaktit → Chrysokoll 149
Chessylit → Azurit 136
Chevron-Amethyst → Amethyst
  368
Chiastolith → Andalusit 131
Chita → Serpentin 250
Chloromelanit → Jadeit 184
Chlorospinell → Spinell 260
Chromdiopsid → Diopsid 159
Chromgranat → Uwarowit 334
Chrom-Grossular → Grossular
  322
Chrommuskovit → Muskovit 216
Chrom-Pyrop → Pyrop 326
Chrysokoll-Chalzedon
  → Chrysokoll 150
Chrysokollquarz → Chryso-
  koll 150
Chrysoquarz → Aventurin-
  Quarz 370
Chrysotil → Asbest 55,
  Serpentin 250
Citronokalzit → Kalzit 188
Colorado-Diamant → Rauch-
  quarz 400
Colorado-Rubin → Pyrop 326
Colorado-Topas → Zitrin 410
Conchit → Aragonit 134
Connemara → Serpentin 250
Contra-Luz-Opal → Edel-
  opal 354
Copper → Kupfer 450
Coralin → Karneol 392
Cormit → Moosachat 394
Cottait → Orthoklas 308
Cyprin → Idokras 182

Daourien → Rubellit 428
Delawarit → Aventurin-Feld-
  spat 296
Delphinit → Epidot 164
Dementspat → Rubin 340,
  Saphir 344
Dendritenachat → Achat 364
Dendriten-Chalzedon → Chalze-
  don 378
Deutscher Diamant → Berg-
  kristall 372
Dialogit → Rhodochrosit 238
Diamas → Diamant 154
Dichter Rotstein → Rhodo-
  chrosit 238
Didymit → Muskovit 216
Dillenburgit → Chrysokoll 149
Donnerei → Achat 364
Dravit → Turmalin 434
Duparcit → Idokras 182

Edelspinell → Spinell 259
Edeltopas → Topas 274
Eilat-Stein → Chrysokoll 149,
  Malachit 204, Türkis 277
Eisenglanz → Hämatit 174
Eisenglimmer → Biotit 138,
  Hämatit 174
Eisengranat → Almandin 312
Eisenniere, -ocker, -rose
  → Hämatit 174
Eisernes Kreuz → Pyrit 232
Elbait → Turmalin 434
Eltinger Eier → Gips 170
Emser Tönnchen → Pyro-
  morphit 234
Endiopsid → Diopsid 159
Engelhardit → Zirkon 289
Engelshaar → Rutil 243,
  Rutilquarz 404
Enhydros → Achat 364
Eosit → Aventurin-Quarz 370
Epidot-Quarz → Epidot 164
Ernita → Grossular 322
Erythrit → Orthoklas 308
Erzblüte → Fluorit 167
Escherit → Epidot 164
Essigspinell → Spinell 260
Euchlorit → Biotit 138

Falscher Chrysolith → Moldavit
  213
Faseraragon→ Aragonit 134
Faseriger Schwerspat
  → Coelestin 152
Faserkiesel → Sillimanit 254
Faserserpentin → Serpentin 250
Felsit → Orthoklas 308
Fernsehstein → Ulexit 280
Ferrisepiolith → Sepiolith 248
Ferroferit → Magnetit 202
Festungsachat → Achat 364
Feuerachat → Achat 364
Feuerauge → Pyrop 326
Fibrolith → Sillimanit 254
Flaschenstein → Obsidian 222
Fleischachat → Karneol 392
Flusseisenstein → Hämatit 174
Flussspat (Flusserde, Fluss-
  saurer Kalk) → Fluorit 167
Fraueneis → Gips 170
Fuchsit → Muskovit 216

Galaxyit → Labradorit 302
Gelbeisenkies → Pyrit 230
Gelber Beryll → Goldberyll 112
Gelbgrüner Beryll → Heliodor 116
Gelbmenakerz → Titanit 272
Gelbspat → Magnesit 200
Gelf → Markasit 208
Gem Silica → Chrysokoll 150
Genevit → Idokras 182
Gentner → Bernstein 414
Gesundheitsstein → Markasit
  208, Pyrit 230
Giobertit → Magnesit 200
Gipserde (Gipsguhr) → Gips 170
Gipsspat, -stein → Gips 170
Girasolspahir → Saphir 344
Gissonit → Grossular 322
Glanzeisenerz→ Hämatit 174
Glanzspat → Sillimanit 254
Glasmeteorit → Moldavit 213, 214,
  Tektit 268
Glasspat → Fluorit 167
Glaukomit → Sodalith 256
Glessit → Bernstein 414
Glinzerspat → Gips 170
Goldauragranat → Almandin 318

Goldfaser → Serpentin 250
Goldgelber Beryll → Heliodor 116
Goldlabradorit → Orthoklas 308
Goldlace-Opalith → Opalith 360
Gold-Obsidian → Obsidian 222
Goldorthoklas → Orthoklas 308
Goldquarz → Tigerauge 406
Goldstein → Aventurin-Quarz 370
Gold-Topas → Zitrin 410, Topas 274
Granatit → Staurolith 262
Granatjade → Demantoid 316,Grossular 322
Granulin → Edelopal 352
Graueisenkies → Markasit 208
Grießstein → Nephrit 219
Grünbleierz → Pyromorphit 234
Grüner Beryll → Vanadium-beryll 120
Grüner Feldspat → Amazonit 294
Grüner Obsidian → Obsidian 222
Grüner Turmalin → Verdelith 436
Grünerz (Grünspan) → Chryso-koll 149
Grünes Gold → Peridot 225
Grünkies → Pyrit 230
Grünkupferwasser → Malachit 204
Grünquarz → Aventurin-Quarz 370
Grünstein → Serpentin 250
Grünstrahlstein → Aktinolith 126

Haarstein → Epidot 164, Rutil 243, Turmalinquarz 408
Hackmanit → Sodalith 256
Hahnenkamm → Pyrit 230
Halit → Steinsalz 264
Hämatit-Rose → Hämatit 174
Harlekin-Opal → Edelopal 354
Harmophan → Saphir 344
Hartspat → Rubin 340, Saphir 344
Hawaiit → Peridot 225
Hebammenstein → Malachit 204
Heldburgit → Zirkon 289
Heliolith → Aventurin-Feld-spat 296

Henwoodit → Türkis 277
Hepatopyrit → Markasit 208
Herachon → Magnetit 202
Hermannit → Rhodonit 240
Herz → Diamant 154
Heteroklin → Rhodonit 240
Heterophyllit → Biotit 138
Hexagonalglimmer → Biotit 138
Hildegard-Jaspis → Helio-trop 386
Himbeerspat → Rhodo-chrosit 238
Hohlspat → Andalusit 131, Chiastholith 144
Holzachat, -opal → Versteinertes Holz 286
Honigkalzit → Kalzit 188
Honigopalith → Opalith 360
Honigspat → Fluorit 168
Hornblende → 180, auch: Aktinolith 126
Hornmangan → Rhodonit 240
Hornstein → Jaspis 390
Howdenith → Chiastholith 144
Howlith → Magnesit 200
Hussakit → Zirkon 289
Hüttenspat → Fluorit 167
Hyalith → 353, 358
Hyalosiderit → Peridot 225
Hyazinth → Zirkon 289
Hydroborokalzit → Ulexit 280
Hydro-Hämatit → Hämatit 174
Hydrophan → Edelopal 354
Hydropyrit → Markasit 208
Hyposklerit → Albit 300

Imperial-Jade → Jadeit 184
Imperialtopas → Topas 274
Indigolith → Turmalin 434
Indischer Achat → Moos-achat 394
Indisches Katzenauge → Chryso-beryll 146
Inkarose → Rhodochrosit 238
Inkastein → Pyrit 230
Inklusen-Bernstein → Bern-stein 414
Iras/Itam → Diamant 154
Iridium → Platinmetall 454

Irischer Diamant → Berg-kristall 372
Irish Fairy Stone → Pyrit 230
Ivorit → Magnesit 200

Jadealbit → Jadeit 184
Jargon → Zirkon 290
Jaspachat → Jaspis 390
Jasper → Jaspis 390
Jelleit → Andradit 314
Jesus-Stein → Heliotrop 386
Jett → Gagat 418
Johnit → Türkis 277

Kahurangi → Nephrit 219
Kaiserjade → Jadeit 184
Kakpnikit → Rhodonit 240
Kalbait → Turmalin 432
Kalifornischer Mondstein → Chalzedon 378
Kalifornischer Rubin → Gros-sular 322
Kalifornischer Türkis → Variscit 284
Kaliglimmer → Muskovit 216
Kalkchromgranat → Uwa-rowit 334
Kalkeisengranat → Andradit 314
Kalkrhodochrosit → Arago-nit 134
Kalkspat → Kalzit 188
Kalktongranat → Grossular 322
Kallait (Kallalith) → Türkis 277
Kalzedon → Chalzedon 378
Kammkies → Markasit 208
Kanadischer Mondstein → Albit 300
Kandyspinell → Almandin 312
Kaneelstein → Hessonit 324
Kap-Amethyst → Amethyst 368
Kap-Chrysolith → Prehnit 228
Kap-Granat → Pyrop 326
Kap-Smaragd → Prehnit 228
Karfunkel → Spinell 259, Granat 318, Rubin 340
Karneol-Achat → Karneol 392
Kascholong → Edelopal 353
Kashgar-Jade → Nephrit 219
Katangit → Chrysokoll 149

Katzenauge → Chrysoberyll 146, Mondstein 305
Katzenaugen-Quarz → Falkenauge 384
Katzengold → Biotit 138, Markasit 208, Pyrit 230
Katzensaphir → Saphir 344
Katzensilber → Muskovit 216
Kawa-Kawa → Nephrit 219
Keramikspat → Fluorit 167
Kernsalz → Steinsalz 264
Keshi-Perlen → Perle 423
Kiesball → Pyrit 230
Kieselholz → Versteinertes Holz 286
Kieselkupfer → Chrysokoll 149
Kiesel-Kupfer-Smaragd → Dioptas 162
Kieselspat → Albit 300
Kirgisit → Dioptas 162
Klinozoisit → Epidot 164
Kobaltkalzit → Kalzit 188
Kobaltmanganspat → Rhodochrosit 238
Kohlenkies → Pyrit 230
Kohlensaures Mangan → Rhodochrosit 238
Kojotenstein → Zitrin 410
Kole → Fluorit 167
Kolophonit → Andradit 314
Komarit → Serpentin 250
Kongo-Smaragd → Dioptas 162
Koppargrün → Malachit 204
Kopparlasur → Azurit 136
Korall-Achat → Karneol 392
Koreajade → Serpentin 250
Kornalin → Karneol 392
Koupholith → Prehnit 228
Kreisachat → Achat 364
Kreuzstein → Chiastholith 144, Staurolith 262
Kristallopal → Girasol 358
Kugeljaspis → Jaspis 390
Kupferblau → Azurit 136, Chrysokoll 150
Kupfer-Chalzedon → Chalzedon 378
Kupfergrün → Malachit 204

Kupferhydrophan → Chrysokoll 149, Malachit 204
Kupferlapis (Kupferlasur) → Azurit 136
Kupfermalachit → Chrysokoll 149
Kupferocker → Malachit 204
Kymantin → Aktinolith 126
Kypholith → Serpentin 250
Kyßgilbe → Pyrit 230

Labrador → Syenit 302
Labradorit-Mondstein → Mondstein 305
Labradorstein → Labradorit 302
Labradownit → Labradorit 302
Lacroisit → Rhodochrosit 238, Rhodonit 240
Lake-George-Diamant → Bergkristall 372
Landerit → Grossular 322
Landschaftsachat → Achat 364
Landschaftsjaspis → Jaspis 390
Lanzenkies → Markasit 208
Lapis Specularis → Muskovit 216
Lasur (Lasurit) → Lapislazuli 192
Lasur (Lasurmalachit) → Azurit 136
Lasurquarz → Blauquarz 376
Lasurstein (Lasurspat) → Lapislazuli 192
Lauchquarz → Prasem 398
Lavendel-Jade → Jadeit 184
Lavendeljaspis → Jaspis 390
Lawrowit → Diopsid 159
Leber(eisen)kies → Pyrit 230
Lebererz (Leberkies) → Markasit 208
Leberkies → Pyrit 230
Lederit → Titanit 272
Leelith → Orthoklas 308
Lendenstein → Jadeit 184
Leoparden-Opal → Edelopal 354
Leukasbest → Serpentin 250
Leukogranat → Grossular 322
Leukophyllit → Muskovit 216
Leukosaphir → Saphir 344
Liddicoatit → Turmalin 434
Liebespfeil → Rutil 243, Rutilquarz 404

Ligurit → Titanit 272
Lilialith → Lepidolith 198
Liliathit → Lepidolith 198
Linsenspat → Fluorit 167
Liparit → Chrysokoll 149
Lithion-Amethyst → Kunzit 190
Lithion(Lithium-)glimmer → Lepidolith 198
Lithionit → Lepidolith 198
Lithionsmaragd → Hiddenit 178
Lithiumamethyst → Kunzit 190
Lithiumsmaragd → Hiddenit 178
Litholazuli → Fluorit 168
Lithoxyl (Lithokylon) → Versteinertes Holz 286
Lizardit → Serpentin 250
Llanca → Chrysokoll 149
Loboit → Idokras 182
Lotosblume → Padparadscha 338
Loughlinit → Sepiolith 248
Luchsauge → Labradorit 302, Onyx 396
Luchssaphir → Saphir 344
Luchsstein → Bernstein 414
Lucullan (Lucullit) → Marmor 210
Luftsaures Braunsteinerz → Rhodochrosit 238
Lychnis → Spinell 259

Madeiratopas → Zitrin 410
Madeira-Zitrin → Zitrin 410
Magnalumocyd → Spinell 259
Magnesiaeisenglimmer → Biotit 138
Magnesitspat → Magnesit 200
Magneteisen → Magnetit 202
Magnetit-Jade → Jadeit 184, Magnetit 202
Magnetocker → Magnetit 202
Mahagony-Obsidian → Obsidian 222
Malachitkiesel → Chrysokoll 149
Malacom → Zirkon 290
Malakolith → Diopsid 159
Maltesit → Chiastholith 144
Malvenstein → Malachit 204
Mandaringranat → Spessartin 330

Manganamphibol → Rhodonit 240

Mangangranat → Spessartin 330

Manganjaspis → Rhodonit 240

Mankankiesel → Rhodonit 240

Manganolith → Rhodonit 240

Manganspat → Rhodochrosit 238

Mansjöit → Diopsid 159

Maranit → Chiastholith 144

Mari-Diamant → Bergkristall 372

Marienglas → Gips 170, Muskovit 216

Marmolith → Serpentin 250

Marquise → Diamant 154

Martit → Hämatit 174

Märtyrerstein → Heliotrop 386

Matura-Diamant → Zirkon 289

Maturn → Zirkon 289

Mauilith → Labradorit 302

Maxaxaberyll → Aquamarin 104

Maxaxit → Aquamarin 104

Mayait → Jadeit 184

Medfordit → Moosachat 394

Meerschaum → Sepiolith 248

Melanit → Andradit 314

Melichrysos → Zirkon 290

Menakan → Magnetit 202

Menakerz → Titanit 272

Mestitinspat → Magnesit 200

Metaxit → Serpentin 250

Michstein → Chalzedon 378

Miesit → Pyromorphit 234

Mikrofelsit → Feldspat 299

Mikrolin-Mondstein → Mondstein 306

Mohrenkopf → Turmalin 432

Montana-Rubin → Granat 318

Montblanc Rubin → Rosenquarz 402

Moosjaspis → Moosachat 394

Moosopal → Opalith 360

Morgenblüte → Padparadscha 338

Morion → Rauchquarz 400

Mornit → Labradorit 302

Morpholith → Magnesit 200

Moskauer Stein → Muskovit 216

Muria → Steinsalz 264

Murrastein (Murrhina) → Fluorit 167

Muschketowit → Magnetit 202

Mussit → Diopsid 159

Myrickit → Chalzedon 378

Nadelstein → Rutil 243, Rutilquarz 404, Turmalinquarz 408

Nagelstein → Onyx 396

Neolith → Serpentin 250

Neslit → Edelopal 352

New-Age-Stein → Sugilith 266

New-Mexiko-Rubin → Granat 318

Nierenerz → Hämatit 174

Nierenstein → Jadeit 184

Nigrin → Rutil 243

Nilkiesel → Jaspis 390

Nordmarkit → Staurolith 262

Nundorit → Epidot/Quarz 164

Ochsenauge → Fluorit 167, Labradorit 302

Odalith → Sodalith 256

Odinit → Biotit 138

Oisanit→ Epidot 164

Olafit → Albit 300

Olenit → Turmalin 434

Oligoklas → Albit 300

Olivin → Peridot 225

Olytholith → Grossular 322

Onkophyllit → Muskovit 216

Onychel → Onyx 396

Onyx-Marmor → Aragonit 134

Oosit → Muskovit 216

Opalisiertes Holz → Versteinertes Holz 286

Opalo de fuego → Feueropal 356

Orange → Markasit 208

Orangenkalzit → Kalzit 188

Orientalischer Granat → Rhodolith 328

Orientalischer Topas → Korund 64

Orientalisches Katzenauge → Chrysoberyll 146

Orthoklas-Mondstein → Mondstein 305

Oserskit → Aragonit 134

Osmelith → Larimar 196

Osmium → Platinmetall 454

Ostrandit → Zirkon 289

Pajsbergit → Rhodonit 240

Palladium → Platinmetall 454

Palmira-Topas → Zitrin 410

Papageienflügel → Chrysokoll 150, Malachit 204

Parachrosbaryt → Rhodochrosit 238

Paraiba → Turmalin 434

Peanut-Wood → Versteinertes Holz 286

Pechgranat → Andradit 314, Spessartin 330

Pechopal → Bernstein 414

Peganit → Variscit 284

Pektolith → Larimar 196

Pelagosit → Aragonit 134

Pendeloque → Diamant 154

Perdell → Topas 274

Peristerit → Albit 300

Perlmutterspat → Kalzit 188

Perlsalz → Steinsalz 264, Aragonit 134

Petosky-Stein → Korallenkalk 420

Phaestin → Bronzit 140

Philipstadit → Hornblende 180

Phosphorblei → Pyromorphit 234

Photicit → Rhodonit 240

Photolith → Larimar 196

Pictit → Titanit 272

Piemontit → Epidot 164

Pignolienspat → Magnesit 200

Pilarit → Chrysokoll 150

Pinolith → Magnesit 200

Pistazit→ Epidot 164

Pivotit → Spinell 260

Plasma → Chalzedon 378, Jaspis 390

Plattnerit → Türkis 277

Pleonast → Spinell 259

Poliopyrit → Markasit 208

Polyadelphit → Andradit 314

Polychrasilith → Zirkon 289

Polychrom → Pyromorphit 234

Polyxen → Platin 454

Porrizin → Diopsid 159

Pramnion → Onyx 396
Prasius → Prasem 398
Prasmalachit → Malachit 204
Proteit/Protheit → Diopsid 159
Pseudochrysolith → Molda-
    vit 213
Pseudochrysolith → Obsidian
    222
Pseudodiamant → Berg-
    kristall 372
Pseudojade → Serpentin 250
Pseudokrokydolith → Falken-
    auge 384, Tigerauge 406
Pseudonocerin → Fluorit 167
Pseudotopas → Rauchquarz 400,
    Zitrin 410
Punammustein → Nephrit 219
Purpur-Jade → Jadeit 184
Purpursaphir → Saphir 344
Puschkinit → Epidot 164
Pyknit → Topas 274
Pyknophyllit → Muskovit 216
Pyrandin → Granat 318
Pyrenäit → Andradit 314
Pyreneit → Grossular 322
Pyritachat → Pyrit 230
Pyromelan → Titanit 272
Pyrophan → Fluorit 167
Pyrosmaragd → Fluorit 168

Quarzin → Chalzedon 378
Quarzkatzenauge → Tiger-
    auge 406
Quarztopas → Zitrin 410

Radauit → Labradorit 302
Radiotin → Serpentin 250
Raiomin → Saphirquarz 376
Raphit → Ulexit 280
Ratholith → Larimar 196
Ratofkit → Fluorit 167
Rauchmondstein → Mond-
    stein 305
Rauchobsidian → Obsidian 222
Rauchtopas → Rauchquarz 400
Rauschrot → Realgar 236
Rautenspat → Kalzit 188
Rednerstein → Chalzedon 378
Redondit → Variscit 284

Regenbogen-Fluorit → Fluorit 168
Regenbogengranat → Andradit
    314
Regenbogen-Obsidian → Obsi-
    dian 222
Regenbogenstein → Labradorit
    302
Reichit → Kalzit 188
Resanit → Chrysokoll 149
Rheinkiesel → Bergkristall 372
Rhodium → Platinmetall 454
Rhombenglimmer → Lepidolith
    198
Rhomboidalspat → Fluorit 167
Rindenstein → Aragonit 134
Ringachat → Achat 364
Rio-Grande-Topas → Zitrin 410
Riverstone → Kalzit/
    Aragonit 188
Rolling Flash → Edelopal 354
Romanowit → Grossular 322
Romanzovit → Hessonit 324
Rosa Chalzedon → Chalze-
    don 378
Rosaberyll → Morganit 118
Rosaline → Rosenquarz 402
Rosenspat (Rotspat) → Rhodo-
    chrosit 238
Rosinka → Rhodochrosit 238
Rosolith → Grossular 322
Rosstrevorit → Epidot 164
Rotbraunstein → Rhodonit 240
Rote Arsenblende (Arsenik)
    → Realgar 236
Roteisenerz (Roteisenstein)
    → Hämatit 174
Rötel (Rötelkreide) → Hämatit
    174
Roter Bergschwefel → Realgar
    236
Roter Glaskopf → Hämatit 174
Roter Goldschwefel → Realgar
    236
Roter Jaspis → Epidot/
    Feldspat 164
Roter Schörl → Rutil 243
Roter Schwefel (Schwefelarsen)
    → Realgar 236
Roter Turmalin → Rubellit 428

Rotes Braunsteinerz
    → Rhodochrosit 238
Rotes Erz → Kupfer 450
Rotes Rauschgelb → Realgar 236
Rothoffit → Andradit 314
Rotmanganerz → Rhodo-
    chrosit 238
Rotspat → Rhodonit 240
Rotwerde → Hämatit 174
Roubschit → Magnesit 200
Royal Azel → Sugilith 266
Rubicell → Spinell 260
Rubinschwefel → Realgar 236
Rubinspat → Rhodonit 240
Rubin-Spinell → Spinell 259
Russisches Glas (Stein)
    → Muskovit 216
Ruthenium → Platinmetall 454
Rutilquarz → Rutil 243
Rutilstern → Rutil 243

Sabalit → Variscit 284
Sächsischer Diamant
    → Topas 274
Saftstein → Bernstein 414
Sagenit → Rutil 243
Sal → Steinsalz 264
Salzsaures Natron → Stein-
    salz 264
Sandarach (Sandarak) → Realgar
    236
San-Diego-Rubin → Rubellit 428
Sandrose → Gips 170
Sanguin → Hämatit 174
Sanidin → Orthoklas 308
Sanritana → Saphir 344
Saphirin → Spinell 260,
    Chalzedon 378
Saphirspinell → Spinell 260
Sarder → Chalzedon 378
Satellit → Serpentin 250
Säurespat → Fluorit 167
Schaumsalz → Steinsalz 264
Scheelbaryt, -erz, -spat
    → Scheelit 246
Schernikit → Muskovit 216
Schiefergrün → Malachit 204
Schillerquarz → Falkenauge 384,
    Tigerauge 406

Schillerspat → Serpentin 250
Schirl → Schörl 430
Schlangenstein → Serpentin 250
Schmelzstein → Tektit 268
Schneeflockenepidot → Feldspat 299
Schneeflocken-Obsidian → Obsidian 222
Schokoladenstein → Rhodochrosit 238
Schörgel (Schorlet) → Schörl 430
Schreckstein → Malachit 204
Schuppenstein → Lepidolith 198
Schuppiger Roteisenstein → Hämatit 174
Schützit → Coelestin 152
Schwalbenstein → Chalzedon 378
Schwarzer Amber → Gagat 418
Schwarzer Bernstein → Gagat 418
Schwarzer Diamant → Hämatit 174
Schwarzer Obsidian → Obsidian 222
Schwefeleisen (-kies) → Pyrit 230
Schwefelsaurer Strontian → Coelestin 152
Schweizer Diamant → Bergkristall 372
Schwerstein → Scheelit 246
Scorza → Epidot 164
Seekreide → Kalzit 188
Seestein → Bernstein 414
Segelstein → Magnetit 202
Seidenglanzobsidian → Obsidian 222
Seidenspat (Satinspat) → Gips 170
Selenit → Gips 170
Semelin → Titanit 272
Serikolith → Muskovit 216
Serizit → Muskovit 216
Serpentinjade → Serpentin 250
Siam-Aquamarin → Zirkon 290
Siberit → Turmalin 434
Sibirischer Chrysolith → Demantoid 316
Sibirischer Granat → Almandin 312

Sibirischer Olivin → Demantoid 316
Sibirischer Rubin → Rubellit 428
Sibirischer Smaragd → Verdelith 436
Sibirischer Topas → Topas 274
Sideritis → Magnetit 202
Sideroklept → Peridot 225
Sideropyrit → Pyrit 230
Silberauge → Serpentin 250
Silbergranat → Almandin 318
Silber-Obsidian → Obsidian 222
Silbertopas → Topas 274
Siliciophit → Serpentin 250
Silicit → Labradorit 302
Sillimanitjade → Sillimanit 254
Simar-Opal → Feueropal 356
Sinai-Stein → Türkis 277
Sizilianit → Coelestin 152
Skythischer Smaragd → Dioptas 162
Smaragd → Diamant 154
Smaragdfluss → Fluorit 167
Smaragdit → Aktinolith 126
Smaragd-Malachit → Dioptas 162
Smaragdmutter → Prasem 398
Smaragdquarz → Prasem 398
Smyris → Rubin 340, Saphir 344
Sodastein → Sodalith 256
Sogdianit → Sugilith 266
Soham → Onyx 396
Sonnenstein → Aventurin-Feldspat 296
Spanischer Topas → Zitrin 410
Spanischgrün → Chrysokoll 149
Sparklit → Zirkon 289
Spat → Fluorit 167
Specularit → Gips 170, Hämatit 174
Speerkies → Markasit 208
Spektrolith → Labradorit 302
Sphärit → Variscit 284
Sphärodialogit → Rhodochrosit 238
Sphen → Titanit 272
Spiegeleisen (Spiegelerz) → Hämatit 174
Spiegelstein → Gips 170, Muskovit 216

Spinellin (Spinther) → Titanit 272
Splinterglas → Biotit 138
Spodumenamethyst → Kunzit 190
Spodumensmaragd → Hiddenit 178
Sri-Lanka-Alexandrit → Saphir 344
Stachelbeerstein → Grossular 322
Stängelkalk → Aragonit 134
Stangenstein → Topas 274
Starlit → Zirkon 290
Starry-Stone (Starstein) → Versteinerter Baumfarn 286
Stealith → Chiastholith 144
Steatoit → Serpentin 250
Stellarit → Chrysokoll 150, Malachit 204
Stellit → Larimar 196
Sternachat → Achat 364
Sternenstein → Labradorit 302
Sterngranat → Granat 318
Sternrubin → Rutil 243
Sternsaphir → Rutil 243
Stichtit → Serpentin 250
Stragold → Pyrit 230
Strahl → Bergkristall 372
Strahlkies → Markasit 208, Pyrit 230
Strahlschörl → Aktinolith 126
Strohräuber → Bernstein 414
Strömit → Rhodochrosit 238
Succingranat → Grossular 322
Succinit → Bernstein 414
Südafrikanische Jade → Grossular 322
Südpazifik-Jade → Chrysopras 382
Süßwasserzuchtperlen → Perle 423
Syntagmit → Hornblende 180
Syrischer Granat → Almandin 312

Talasskit → Peridot 225
Talcit → Muskovit 216
Talkglimmer → Biotit 138
Talkspat → Magnesit 200
Talkspinell → Spinell 259

Tangait → Variscit 284
Tarnstein → Topas 274
Taubenblut → Rubin 340
Tauerngrün → Serpentin 250
Tawmawit → Epidot 164
Telaspyrin → Pyrit 230
Telemarkit → Grossular 322
Telesia → Saphir 344
Televisionstone → Ulexit 280
Tennspat → Scheelit 246
Tetartin → Albit 300
Teufelswürfel → Hämatit 174
Thallit→ Epidot 164
Tibetstein → Aventurin-Feldspat 296, Aventurin-Quarz 370
Tigerit → Tigereisen 270, Tigerauge 406
Timur Ruby → Spinell 260
Tinkalzit → Ulexit 280
Titankalk → Rutil 243
Titanschörl → Rutil 243
Tiza → Ulexit 280
Tolfa-Diamant → Bergkristall 372
Tomosit → Rhodonit 240
Toneisengranat → Almandin 312
Tonkalkgranat → Grossular 322, Hessonit 324
Topasasterien → Saphir 344
Topazolith → Andradit 314
Torrensit → Rhodochrosit 238, Rhodonit 240
Trachyaugit → Diopsid 159
Transvaaljade → Demantoid 316, Grossular 322
Transvaalnephrit → Demantoid 316, Grossular 322, Hessonit 324
Traubenblei → Pyromorphit 234
Trautwinit → Uwarowit 334
Traversoit → Chrysokoll 149
Treppenkies → Pyrit 230
Trimonit → Scheelit 246
Trip → Turmalin 432
Triphan → Hiddenit 178, Kunzit 190
Triphanspat → Prehnit 228
Trümmerachat → Achat 364
Tsavolith → Tsavorit 332

Tsilaisit → Turmalin 434
Tungsten → Scheelit 246
Turgit (Turit) → Hämatit 174
Türkenkopf → Turmalin 432
Turmalin-Schörl → Aktinolith 126
Tuxtlit → Jadeit 184

Ultramarin → Lapislazuli 192
Unakit → Epidot/Feldspat 164
Unreifer Rubin → Zirkon 290
Unreifes Rotgüldenerz → Realgar 236
Uralchrysolith → Demantoid 316
Uraljade → Serpentin 250
Uralolivin → Demantoid 316
Uralsmaragd → Demantoid 316
Utahlit → Variscit 284
Uvit → Turmalin 434

Vanadinbleierz (-spat) → Vanadinit 282
Vanadiumaugit → Diopsid 159
Vanadium-Grossular → Tsavorit 332
Variscitquarz → Variscit 284
Venturin → Aventurin-Quarz 370
Venushaar → Rutil 243, Rutilquarz 404
Verd-antique → Serpentin 250
Verdit → Serpentin 250
Verkieseltes Holz → Versteinertes Holz 286
Vermeille → Spinell 260, Zirkon 290, Almandin 312
Verquarztes Holz → Versteinertes Holz 286
Versteinerte Koralle → Korallenkalk 420
Vesuvian → Idokras 182
Vidrio → Feueropal 356
Violan → Diopsid 159
Viridin → Andalusit 131
Vitriolkies → Markasit 208
Vulkanjaspis → Moosachat 394

Wachsstein → Serpentin 250
Walkerit → Larimar 196

Wasserauge → Edelopal 354
Wasserchrysolith → Moldavit 213
Wassermelone → Turmalin 432
Wasserstein → Kalzit 188, Achat 364
Wassertropfenquarz → Bergkristall 372
Weicheisenkies → Markasit 208
Weichstein → Malachit 204
Weißer Glimmer → Muskovit 216
Weißer Kies → Markasit 208
Weißes Gold → Platin 454
Williamsit → Serpentin 250
Wiluit → Idokras 182, Grossular 322
Withamit → Epidot 164
Wolfsauge → Mondstein 305, Tigerauge 406
Wolfssalz → Fluorit 167
Wolken-Obsidian → Obsidian 222
Würfelspat → Fluorit 168
Wurmstein → Versteinerter Baumfarn 286
Wüstenrose → Gips 170
Wyoming-Jade → Nephrit 219

Xalostocit → Grossular 322
Xantholit → Staurolith 262
Xantholith → Andradit 314
Xanthopyrit → Pyrit 230
Xanthus → Heliotrop 386
Xenolith → Sillimanit 254
Xylolith → Versteinertes Holz 286

Yü → Jadeit 184
Yü-Stein → Nephrit 219

Zebramarmor → Marmor 210
Zeilanit → Spinell 259
Zellkies → Markasit 208
Zimtstein → Hessonit 324
Zitronen-Chrysopras → Chrysopras 382
Zoesit → Chalzedon 378
Zölestin → Coelestin 152
Zygadit → Albit 300

Stichwortverzeichnis

Ausführlichere Beschreibungen finden Sie auf **halbfett** markierten Seiten.

Aberglauben 25
Aborigines 20
Achat 20, 24, 38, 66, 68, 81, 87, 88, **364**
Adular **308**
Afrikanische Riten 24
Agricola 25
Ägypten 10
Aktinolith 55, **126**
Akupressur 84
Albit 296, **300**
Alexandrit 68, 96, 98, **128**
Allochromatische Färbung 74
Allochromatische Minerale 59
Almandin 87, **312**
Aluminium 79
Amazonit 88, **294**
Amethyst 19, 29, 68, 81, 85, 88, **367**
Amethyst-Druse 83
Ametrin 68
Amorphe Mineralien 38
Amorphe Silikate 54
Amphibole 41, 43, 126
Amphibolit 45
Amulett 10, **11**
Analytische Steinheilkunde 31
Anatas 244
Andalusit **131**
Anden-Krone 120
Andradit 314
Anflüge 52
Anhydrit 36, 41
Anisotrope Mineralien 57
Anthophyllit 41
Anthrazit 49
Anthroposophie 31
Antimon 79
Apatit 39, 41, 43, 50
Apliten 44
Apostelsteine 13

Aqua Aura 152
Aquamarin 66, 68, 79, 87, 88, 96, 98, **104**
Aragonit 41, **134**
Aristoteles 18
Arnoldus Saxo 226
Asbest 55
Asterismus 58
Asthenosphäre 36
Aufbewahrung 82
Aufladen 83
Australit 213, 268
Aventurin 60, 68, 81, 87, 88
Aventurin-Feldspat **296**
Aventurin-Quarz **370**
Aventurisieren 58
Ayurveda-Medizin 17
Azteken 223
Azurit 88, **136**
Azurit-Malachit 68, 136

Ballas 156
Bandsilikate 55
Barock 30
Bartolinus 30
Baryt 38, 43
Basalt 44
Basischer Magmatit 45
Baumachat 364
Bauxit 41
Bediasit 268
Berggold 442
Bergkristall 55, 58, 68, 87, **372**, 404
– zum Aufladen 83
Bernstein 20, 29, 38, 53, 66, 68, 86, 87, **414**
Berührungszwilling 56
Beryll 43, 55, 66, 68, 79, 88, **107**
Beryllgruppe 100
Beryllium 79
Beryllvarietäten, Farben 109
Bestimmung, Tests 60
Bestrahlung 59, 66
Beudant, François 136
Bibel 11, 13
Billitonit 268
Bimsstein 44
Biologische Verwitterung 46

Biotit **138**
Bitumenkohle 48
Bixbit **110**
Blattsilikate 55
Blau, Farbwirkung 76
Blauer Aventurin 296
Blauer Saphir 86, 88
Blaues Auge 16
Blauquarz 296, **376**
Blei 79
Blitzableiter 190
Blitzen 66
Blutjaspis 17
Borate 280
Bort 156
Braun, Farbwirkung 77
Braunkohle 48
Brechungsindex 62
Brekzie 47
Brennen 66
Brocken-(Block-)Lava 42
Bronze 450
Bronzit **140**
Brookit 244
Bruch 52, 63
Bruchflächentest 60

Cape 156
Carbonado 156
Chakren 25, 90
– zugeordnete Steine 91
Chalkopyrit 450
Chalkosin 450
Chalzedon 68, 81, 87, 88, **378**
Charoit **142**
Chatoyieren 146
Chelonit 20
Chemische Verwitterung 46
Chiastolith **144**, 262
Chinesische Medizin 24
Chinesische Riten 18
Chlorit 41
Choker 425
Chrom 79
Chrysoberyll 66, 68, **146**
Chrysokoll 88, **149**
Chrysolith 73, 80, 81
Chrysopal **350**
Chrysopras 81, 87, **381**

Chute 425
Coelestin 39, 41, 98, **152**
Conchyn 424
Conradt, Otto 154, 340, 367, 432
Cordieritkristall 57
Crinoidenkalke 48
Crystal 156
Cymophan (Gymophan) 146

D'Andrade e Silva 314
Darwin-Glas 268
Davidsonit 102
De Beers 67
De-Long-Sternrubin 343
Demantoid 68, 314, **316**
Deutscher Lapis 192, 194
Diamant 18, 38, 49, 50, 63, 66,
   68, 87, 88, 99, **154**
– berühmte 157
– Imitationen 64
– synthetische 67
– Varietäten 156
Dichroismus 57
Dichte 52, 62
Dionysos 19
Diopsid **159**
Dioptas **162**
Diorit 43
Dioritporphyr 44
Disthen 45
Dolomit 36, 38, 41, 43
Doppelspat 57
Dreieck 89
Druse 366
Dubletten 66
Durchdringungszwilling 56
Durchläufer 40, 168, 294, 297
Durchsichtige Minerale 58

Echt Bernstein 66
Echt Gold 444
Edelopal **352**
Edelstein, Definition 38
Edelsteinpegmatite 44
Edeltopas 60, 276
Edle Metalle 100
Edward-Rubin 340
Eigene Varietäten 100
Eisen 35, 80

Eklogit 45
Eldorado 23
Elektromagnetische Strahlung 72
Elemente 34
Elixier zubereiten 86
Emser Tönnchen 96
Energetische Steinheilkunde 31
Energieblockaden aufheben 25
Enhydro-Kristall 400
Enstatit 140
Entladen 83
Epidot **164**
Erdaufbau 34
Erdöl 49
Erzählstein 433
Erzhaltige Mineralien 43
Eschenbach, Wolfram von 318

Falkenauge 81, 88, **384**, 406
Fälschungen **64**
Fancy Diamonds 154
Fantasiefarben 155
Farbe 50
– von Mineralien 59
– von Steinen 60
Färben 65
Farben, Wirkung **73**
Farbspektrum, von Turmalinen
   434
Farbtherapie 74
Farbwirkung, Übersicht 78
Feinheit 440, 448
Feldspat 40, 41, 43, 68, **299**
Feldspatgruppe 55, 100
Ferromagnetismus 202
Feuer 162
Feueropal 68, **356**
Fische 88, 346
Fluor 80
Fluoreszenz 83, 246
Fluorit 39, 41, 43, 50, 57, 58, 68,
   167
Forschungsgruppe Heilsteine 31
Fossile Brennstoffe 49
Freigold 440
Frequenzumwandler 73

Gabbro 43
Gabbroporphyrit 44

Gagat 88, **418**
Ganggesteine **44**
Gaú (Gahu, Gawo) 17
Gelb, Farbwirkung 76
Gelbmessing 453
Geldanlage 93
Gelmagnesit 200
Geode 366
Georgianit 213, 268
Gerüstsilikate 55
Gespaltene Gesteine 44
Gespensterquarz 373
Gesteine **38**
Gesteinsbildende Mineralien
   41
Gesteinsumwandlung 45
Gewicht, spezifisches 52
Gips 36, 38, 39, 41, 50, 56,
   99, **170**
Gipskristalle 58
Girasol **358**
Glanz 52, 61
Glas 58
Glimmer 40, 41, 43, 52, 216
Glimmerarten 138
Glimmerschiefer 45
Globaltektonik 36
Glockenbronze 453
Glücksstein, für Tierkreis-
   zeichen 24
Goethe, Johann Wolfgang
   von 73, 392
Gold 39, 80, **440**
– Farbwirkung 77
Goldberyll 68, **112**
Goldquarz 87
Goldseife 443
Goldtopas 86, 88
Goshenit 102, **114**
Grabbeigaben 10
Granat 41, 45, 52, 55, 57, 68, 81,
   88, **318**
Granatgruppe 100
Granatperiodit 45
Granit 43, 49
Granitporphyr 43, 44
Granulit 45
Grauwacke 45
Griechenland 18

Grossular **322**
Grün, Farbwirkung 76
Grünes Gold 225
Grünschiefer 45
Gruppensilikate 55
Gutenberg-Wiechert-Diskon-
  tinuität 34

Habitus 56, 63
Halbedelstein, Definition 38
Halit 59, **264**
Halogenide 39, 264
Hämatin 66
Hämatit 20, 39, 41, 51, 61, 62, 63,
  66, 68, 80, 86, 88, **174**, 270
– zum Aufladen 83
Handelsnamen 64
Händlerstein 410
Handschmeichler 84
Härteskala, nach Mohs 50
Harzfossilien 414
Haüy, René Juste 30, 162, 164
Haüyn 256
Hayzinth 88
Heilbad 85
Heilsteine
– aufbewahren 82
– aufladen 83
– auflegen 84
– auswählen 86, 89
– Farbwirkung 78
– intuitiv auswählen 93
– reinigen 83
– tragen 84
– Übersicht 101
– Zuordnung zum Chakra 91
Hei-Tikis 21
Heliaden-Mythos 19
Heliodor 96, **116**
Heliotrop **386**
Herthka, Dr. Gottfried 26
Herz 90
Herz-Chakra 92
Hessonit **324**
Hexagonale Struktur 53
Hidden, W. E. 178
Hiddenit **178**
Hildegard von Bingen 26
Hohepriester 13

Holzstein 286
Hornblende 55, **180**
Humboldt, Alexander von 294,
  356
Hyakinthos 290
Hyazinth 82
Hypersthen 140

Idioblasten 45
Idiochromatische Färbung 73
Idiochromatische Minerale 59
Idokras **182**
Igmerald 123
Ilmenit 41
Imitationen 64, **66**, 68
Indien-Jade 296
Indische Medizin 24
Indischer Smaragd 296
Indochinit 213
Inkas 22
Inkohlung 49
Inselsilikate 55
Intuitive Auswahl 93
Intuitive Steinheilkunde 31
Iostrope Mineralien 57
Irisieren 58
Islam 15
Ivory-Coast-Tektit 268

Jade 18, 22, 88, 219
Jadeit 68, **184**
Japanische Riten 18
Jardin 122
Jaspis 28, 270, **389**
Javanit 213, 268
Joachimsthaler 446
Jungfrau 87, 410
Jungsteinzeit 10
Jupiter 88

Kalium 80
Kalkmineralien 41
Kalksinter **49**
Kalkstein 38, 45, 49
Kalzit 39, 41, 43, 50, 52, 68,
  98, **188**
Kalzium 35, 80
Kameen 378
Kaolinit 41

Karat 154
Karbonate 39
Karlsbader Zwillinge 56
Karneol 66, 68, 87, 88, **392**
Kassiterit 244
Katzenauge 79, 87
Katzengold 230
Kehl-Chakra 92
Kieselerde 48
Kieselgur 360
Kieselsäure 35, 39, 54, 360
Kimberlit 49
Kissen-Lava 42
Klaproth, M.H. 244, 289
Klarkochen 416
Klastische Sedimente 47
Knopfopal 396
Kobalt 80
Kobalt-Strahlung 66
Kohlegesteine **48**
Kompresse 85
Konglomerat 47
Kontaktmetamorphose 45
Kontinentaldrift 36
Kopal 414
Koralle 80, 86, 88, **420**
Körner, Theodor 225, 274, 378,
  381, 386, 396
Korund 38, 50
Korundgruppe 100
Krebs 87
Kreis 89
Kreisel 89
Kreuz 90
Kreuzstein 132
Kristall 372
Kristallformen, von Silikaten 54
Kristallmagnesit 200
Kristalloblastisches Gefüge 45
Kristallsysteme **52**, 62
Kubische Struktur 53
Kunstwerke, sakrale 12
Kunzit 68, **190**
Kupfer 80, **450**

Labradorisieren 58
Labradorit 68, **302**
Lapislazuli 66, 68, 81, 86,
  88, **192**

Larimar 196
Lava 42
Legierungen, Gold 444
Legierungen, Kupfer 453
Lepidolith 198
Libellen 373
Lichtbrechung 57
Liebig, Justus 440
Linksdrehende Kristalle 375
Lithium 81
Lithiumglimmer 43
Lithographie 72
Lotosblätter 227
Löwe 87, 340
Lumineszenz 58
Lupenreiner Diamant 157

Madeiratopas 60
Magmatite 40, 41, **42**
Magnesit 39, 88, **200**
Magnesium 81
Magnet, innerer 72
Magnetismus 63
Magnetit 16, 25, 41, 43, 53, **202**
Magnetkies 43
Maimann, Theodore 67
Malachit 38, 48, 68, 80, 88, **204**
Malaya-Granat 328
Mandel 366
Mangan 81
Männliche Kristalle 375
Markasit **207**, 230
Marmor 45, 68, 99, **210**
Mars 86
Massage 84
Matrix-Türkis 277
Mattigkeit 52
Maxaxit 96
Mayas 136
Meditation 84
Medizinmänner 15, 24
Medizinrad-Zeremonie 180
Megenberg, Konrad von 369
Mergel 45
Merkur 86, 87
Mesopotamien 15
Metalle 38, 79
Metallische Elemente 35
Metallischer Glanz 52

Metamorphite 40, 41, **44**
Meteoriten 214
Mica 138
Migmatit 45
Mikrolin 294
Mineralgruppen 99, 100
Mineralien, Definition **38**
Mineralien, gesteinsbildende 41
Mineralklassen **39**
Mineralstoffe 79
Mittelalterliche Medizin 25
Mohs'sche Härteskala 38, **50**
Moldavit 68, **213**
Molybdänglanz 43
Mond 87, 90
Mondstein 17, 68, 81, 87, 88, 294,
    305
Monokline Struktur 54
Monomineralische Gesteine 38
Montmorillonit 41
Moosachat 88, **394**
Morganit 69, **118**
Münzgold 444
Muschelkalk 48
Muskatnuss-Form 15
Muskovit **216**

Nachahmungen **64**
Nadelsilikate 55
Namengebung 96
Natrium 81
Natrolith 41
Natürliche Elemente 39
Neolith 277
Neotürkis 277
Nephrit 21, 69, 80, 81, 88, **219**
Neptun 88
Newton, Isaac 73
Nichtmetalle 79
Nichtmetallischer Glanz 52
Nickel 81
Nosean 256
Nuggets 443
Nung, Shen 24
Nunkirchener Jaspis 192, 194

Oberfläche 62
Obsidian 38, 69, 88, **222**
Ochsenauge 406

Ölen, von Edelsteinen 64
Olivin 43, 55, 87, 88
Olivinfels 45
Omamori 18
Onyx 69, 81, 88, **396**
Opal 21, 38, 39, 52, 69, 81, 86, 88,
    352
Opalgruppe 100
Opalisieren 58
Opalith **360**
Orange, Farbwirkung 75
Organische Gesteine **48**
Organischer Ursprung 100
Orientalischer Topas 64
Orthogneis 45
Orthoklas 50, 69, 299
Oval 90
Oxide 39
Oxidische Erze 35

Padparadscha **338**
Pahoehoe-Lava 42
Papyrus von Ebers 24
Paracelsus 445
Paragenesen 40
Paragneis 45
Patina 450
Pegmatit 43, 44
Pektolith 196
Pelit 45, 47
Peridot 69, 80, 81, **225**
Periodit 43
Perle 80, 88, **423**
Perlmutt 424
Perlmutt-Amulett 18
Petra parideira 138
Pfeifenköpfe 248
Phaneroquarz 402
Phantomquarz 373
Philippinit 213, 268
Phosphate 39
Phyllit 45
Pi 18, 184
Pikrit 44
Pillow-Lava 42
Plagioklase 299
Plankton 48
Platin **454**
Pleochroismus 57

Plinius der Ältere 20
Pluto 88
Plutonite **42**
Porphyrische Struktur 44
Porphyrit 44
Prasem 69, **398**
Prehnit **228**
Premier 154
Prismatische Lichtbrechung 57
Prospector 20
Psammite 47
Psephite 47
Pyramide 90
Pyrit 35, 39, 41, 69, 207, **230**
Pyritachat 364
Pyritsonnen 232
Pyroelektrizität 435
Pyromorphit **234**
Pyrop **326**, 328
Pyroxene 41, 43
Pyroxengranulit 45

Quadrat 90
Quarz 39, 40, 41, 43, 50, 52, 53, 54
Quarzgruppe 100
Quarzit 45
Quarzkristall 15
Quarzporphyr 44
Queenstownit 268

Radioaktivität 66
Radiolarit 48
Rauchquarz 59, 69, 88, **400**, 404
Rauchtopas 60, 64
Raumgestaltung 85
Realgar 39, 53, 96, **236**
Rechteck 90
Rechtsdrehende Kristalle 375
Reese-Türkis 277
Refraktometer 57
Regionalmetamorphose **45**
Reichsinsignien 13
Rekonstruktionen **66**
Reliquiare 13
Renaissance 30
Rezepte, nach Hildegard 29
Rhodinieren 448
Rhodochrosit 39, **238**
Rhodolith **328**

Rhodonit 53, 88, **240**
Rhombische Struktur 53
Rhyolith 45
Riffkalke 48
Ring 11
Ringsilikate 55
Ritzbesteck 51
Ritzhärte 50
River 156
Römische Riten 19
Rosa Jaspis 88
Rosa, Farbwirkung 75
Rosaquarz 402
Rosenquarz 38, 69, 81, 85, 86, **402**
Rosser Reeves Ruby 343
Rot, Farbwirkung 74
Roter Jaspis 86
Rotgold 444
Rotmessing 453
Rubellit **428**, 434
Rubin 16, 39, 58, 67, 69, 79, 86, 87, 260, **340**
Rutil 41, 69, **243**, 404
Rutilquarz **404**

Sakral-Chakra 92
Sakrale Kunstwerke 12
Salz 41, 49, 264
Salzkörner 154
Sandstein 45, 47
Sanidin 294, **308**
Saphir 39, 69, 79, **344**
Saphirquarz **376**
Sardonyx 69, 88
Saturn 88
Säurelöslichkeit 63
Sautoir 425
Schamanen 15, 24
Scheele, Carl Wilhelm 246
Scheelit 39, 69, **246**
Scheitel-Chakra 93
Schichtsilikate 55
Schillerspat 140
Schleifhärte 50
Schmelzquarze 374
Schmelz-Tropf-Verfahren 67
Schneeflockenobsidian 55
Schörl **430**, 432, 434

Schutzamulette 15
Schütze 88, 256
Schwalbenschwanzzwillinge 57
Schwarz, Farbwirkung 77
Schwarzer Mondstein 302
Schwefel 53
Schwingungsenergie 72
Sedimentation 47
Sedimentite 40, 41, 46
Seifengold 443
Selenit 39
Sepiolith **248**
Serizit 41
Serpentin 23, 38, 41, 69, 87, **250**
Serpentinit 45
Siam-Rubin 342
Silber 39, 81, **446**
– Farbwirkung 77
Silica-Glas 268
Silikate 39, **54**
Silizium 81
Siliziumdioxid 42
Siliziumoxid 35
Silliman, Benjamin 254
Sillimanit **254**
Skarabäus 10
Skorpion 88
Smaragd 16, 64, 69, 79, 86, 87, 88, **120**
Smaragd-Türkis 277
Sodalith 69, 88, **256**
Solarplexuschakra 92, 117,119
Sonne 87
Sonnenstein **296**
Spaltbarkeit 51, 63
Spanischer Topas 64
Spatmagnesit 200
Speckstein 22
Spinell 39, 69, 81, 88, **259**
Spinellide 99
Spirale 90
Spodumen 43
Spurenelemente 79
St.-Edwards-Saphir 346
Staurolith 45, **262**
Steinbock 88
Steinfarbe, und Planeten 74
Steinheilkunde, moderne 31
Steinkohle 48

Steinsalz 38, 39, 41, 50, **264**
Steno, Nicolaus 30
Stern 90
Stern von Asien 346
Stern-Almandin 312
Sterndiopsid 160
Sternzeichen 24
Stier 86
Stirn-Chakra 93
Strahlung, elektro-
  magnetische **72**
Strasser, Josef 64
Strass-Steine 64
Strich (Strichfarbe) **50**
Strich 61
Strontianit 41
Strontium 81
Stuart-Saphir 346
Stückleinkette 386
Sugi, Dr. Kenichi 266
Sugilith 69, **266**
Sulfate 39
Sulfide 39, 43
Summenformel 96
Swiss Lapis 192, 194
Syenit 43, 376
Syenitporphyr 44
Symmetrie 54
Synthese 67

Talisman 10, **11**
Talk 41, 50
Tektit 69, 99, 213, **268**
Tetragonale Struktur 53
Teufelsvertreibung 26
Thailandit 268
Theophrast 364
Therak (Theriaca coelestis) 30
Thermolumineszenz 58
Thomson, Thomas 256
Tibetische Riten 17
Tierfiguren, aus Jade 18
Tierkreiszeichen **24**
– passende Heilsteine 86
Tigerauge 69, 81, 87, 270, **406**
Tigereisen **270**
Tinkturen 84
Titan 81
Titania 244

Titanit 41, 69, **272**
Tonmineralien 41
Tonsteine 47
Topas 17, 20, 28, 43, 50, 64,
  66, 69, 80, 88, **274**
Topkapi-Dolch 122
Toskanisches Mosaik 30
Totenkult, ägyptischer 16
Tracht 56, 63
Trachyt 44
Transparenz 58, 61
Travertin 49
Trigonale Struktur 53
Trikline Struktur 54
Trinkkur 85
Tripletten 66
Trommelstein 84
Tropfsteinhöhlen 49
Troy Unzen 440
Tsavorit **332**
Tuffstein 44
Türkis 19, 22, 39, 66, 69, 85,
  88, **277**
Turmalin 43, 45, 62, 69, 81,
  87, **432**
Turmalingruppe 100
Turmalinquarz **408**

Ulex, G. 280
Ulexit **280**
Ultrabasisches Gestein 45
Uran 58
Uranus 88
Uwarowit **334**

Vanadinit 53, **282**
Vanadium 82
Vanadiumberyll 102, 109
Vanadiumerz 282
Variscit **284**
Venus 86, 88
Verdelith **436**
Verneuil 67
Verneuil-Synthese 347
Versteinerter Baumfarn 286
Versteinerter Wald 287
Versteinertes Holz 286
Verwitterungsformen 46
Verwitterungsneubildungen 48

Vesuvian **182**
Vesuvianit 183
Violett, Farbwirkung 77
von Rennes, Marbod 25
von Sevilla, Isidor 25
Vulkanite 42, **43**

Waage 88, 410
Wachsen 85
Wachstumsröhrchen 104
Wandjinas 20
Waschgold 443
Wassermann 88
Wasseropal 305
Wattetest 61
Wegener, Alfred 36
Wehenkreuze 204
Weibliche Kristalle 375
Weiß, Farbwirkung 77
Weißgold 444
Werkzeug 10
Werner, Abraham Gottlob
  146, 182, 225
Wesselton 156
Wichte 52
Widder 86
Wiener Reichskrone 14
Wiener Türkis 277
Wismut 82
Witherit 41
Wolframit 43
Wollastonit 55
Worobjewit 102, 109, 110
Wurzelchakra 90

Yellow 156
Yin und Yang 18

Zahl Zwölf 14
Zeolithe 55
Zink 82
Zinkspat 48
Zinn 82
Zirkon 41, 43, 53, 55, 69, 82,
  88, **289**
Zirkonium 82
Zitrin 64, 66, 69, 87, **410**
Zwillinge 86, 410
Zwillingsbildung 56